黑龙江大学"十二五"规划实验教材

心理咨询与治疗实验教程

谢念湘　佟玉英◇主编

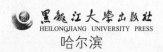

黑龙江大学出版社
HEILONGJIANG UNIVERSITY PRESS
哈尔滨

图书在版编目（CIP）数据

心理咨询与治疗实验教程 / 谢念湘，佟玉英主编
. -- 哈尔滨：黑龙江大学出版社，2014.2（2022.2 重印）
ISBN 978-7-81129-701-0

Ⅰ. ①心… Ⅱ. ①谢… ②佟… Ⅲ. ①心理咨询－高
等学校－教材②精神疗法－高等学校－教材 Ⅳ.
① R395.6 ② R749.055

中国版本图书馆 CIP 数据核字（2014）第 005680 号

心理咨询与治疗实验教程
XINLI ZIXUN YU ZHILIAO SHIYAN JIAOCHENG
谢念湘　佟玉英　主编

责任编辑　张怀玉　张　慧
出版发行　黑龙江大学出版社
地　　址　哈尔滨市南岗区学府三道街 36 号
印　　刷　哈尔滨市石桥印务有限公司
开　　本　787 毫米×1092 毫米　1/16
印　　张　28.5
字　　数　676 千
版　　次　2014 年 2 月第 1 版
印　　次　2022 年 2 月第 5 次印刷
书　　号　ISBN 978-7-81129-701-0
定　　价　56.00 元

前　言

　　"心理咨询与治疗"课程是应用心理学专业的核心课程,同时也是该专业临床方向的重点骨干课程之一。在该课程体系中,作为应用心理学专业的学生,其必须接受专业化的理论教育和实验训练,同时也应该掌握必备的心理咨询与治疗工作的职业道德规范以及心理咨询与治疗的理论和技能技巧。本教材是一本应用性与操作性较强的教材,其编写是建立在学生掌握了相应的理论基础上开展起来的实验和实践教学。该教材选取了目前国际上比较成熟的、公认的心理咨询理论与技术进行实验操作,编著者在多年的教学实践、临床咨询、实验室基金项目等理论教学与实验教学的基础上筛选了比较有代表性的 82 个实验项目。本书强调应用心理学专业的学生在掌握理论的前提下应开展技能操作,使理论与实践有机结合,以此来帮助个体、家庭、团体等解决其所面临的发展问题、社会适应问题以及相应的心理障碍,使人们的生活更加有意义、有效率,幸福指数不断攀升!

　　编著者谢念湘 1990 年开始从事心理学教学工作,1992 年开始从事心理咨询与治疗临床工作,负责编写第一、二、三、四、五、六章内容;编著者佟玉英是医学心理学博士,从事心理学教学工作及临床心理咨询与治疗工作近十年,负责编写第七、八、九、十、十一、十二、十三章内容;杨虹(哈尔滨师范大学)负责编写第十四章第一节的内容、韩冬(哈尔滨医科大学)负责编写第十四章第二节的内容、赵冰(哈尔滨工业大学)负责编写第十四章第三节的内容、蔡颖(哈尔滨工程大学)负责编写第十四章第四节的内容。编著者们将多年的教学与临床理论和经验融进该教材,创设了应用心理学专业的第一本《心理咨询与治疗实验教程》。本书在编著过程中参考了很多学者的资料,在这里一并表示感谢,也希望有机会与学者们共同切磋,为临床心理咨询与治疗实验提供更科学、更完善的操作程序。书中实验报告部分,选取了黑龙江大学应用心理学专业学生刘婧怡、李昂、孙珣来、苟泽法、黎冰洁、刘静、方淑敏的优秀实验报告,在此对他们的辛苦付出表示感谢! 同时也要感谢黑龙江大学出版社编审人员付出的努力,他们的敬业精神和专业素养及工作灵感令我钦敬! 本教材的出版得到黑龙江大学文科实验中心以及教育科学研究学院院长张少杰教授的大力支持,在此诚挚地感谢文科实验中心以及张少杰教授对心理学科实验教材的建设付出的辛苦!

编著者

2013 年 9 月

目录 CONTENTS

第一部分

第一章　心理咨询与治疗概述 ……………………………………………… 1

引　言 ……………………………………………………………………… 2

第一节　心理咨询与治疗 ……………………………………………… 2

第二节　心理咨询基础实验 …………………………………………… 8

第三节　咨询关系的建立 ……………………………………………… 12

第二章　心理诊断技术 …………………………………………………… 46

第一节　初诊接待 ……………………………………………………… 47

第二节　心理诊断的误区 ……………………………………………… 50

第三节　心理诊断的辅助方法 ………………………………………… 53

第四节　与神经症相关的鉴别诊断 …………………………………… 59

第五节　神经症(编码 F43) …………………………………………… 72

第六节　精神障碍 ……………………………………………………… 105

第七节　人格障碍(编码:F60) ……………………………………… 133

第八节　精神病 ………………………………………………………… 139

第九节　应激(相关)障碍 …………………………………………… 142

第三章　临床咨询与会话技术 …………………………………………… 151

第一节　临床心理正常与异常的划分 ………………………………… 152

第二节　临床咨询会话技术之参与性技术 …………………………… 154

第三节　临床咨询会话技术之影响性技术 …………………………… 166

第四节　临床咨询的其他技术 ·· 176

第四章　心理咨询与治疗技术之一——动力治疗方法 ········· 195

第一节　心理动力学技术介绍 ······································· 196
第二节　心理动力学的治疗技术——催眠 ······················· 199
第三节　心理动力学的治疗技术——自由联想 ··················· 206

第五章　心理咨询与治疗技术之二——行为治疗方法 ········· 220

第一节　系统脱敏疗法 ··· 221
第二节　音乐疗法 ·· 226
第三节　冲击疗法 ·· 229
第四节　厌恶疗法 ·· 231
第五节　行为治疗的基本理论 ······································· 234

第六章　心理咨询与治疗技术之三——认知治疗方法 ········· 251

第一节　认知治疗概述 ··· 252
第二节　理论基础 ·· 254
第三节　治疗目标与过程 ··· 256

第七章　心理咨询与治疗技术之四——人本治疗方法 ········· 277

第一节　人本治疗方法 ··· 278
第二节　叙事疗法 ·· 300

第八章　心理咨询与治疗技术之五——森田疗法 ············· 305

第一节　森田疗法的特点与发展 ····································· 306
第二节　森田疗法的治疗原则与方法 ······························· 308

第九章　心理咨询与治疗技术之六——内观疗法 ············· 322

第一节　内观疗法概述 ··· 323
第二节　内观疗法的治疗方法 ·· 324

第十章　心理咨询与治疗技术之七——交互分析疗法 ········· 334

第一节　沟通分析理论的发展阶段 ··································· 335
第二节　交互分析疗法 ··· 336

第十一章　心理咨询与治疗技术之八——家庭疗法 ················· 344

    第一节　家庭疗法概述 ···································· 345
    第二节　家庭疗法的相关实验 ···························· 345

第十二章　心理咨询与治疗技术之九——沙盘疗法 ················· 371

    第一节　沙盘疗法的简介 ································· 372
    第二节　沙盘游戏治疗的过程 ···························· 373

第十三章　心理咨询与治疗技术之十——心理剧疗法 ··············· 381

    第一节　心理剧疗法概述 ································· 382
    第二节　心理剧疗法的相关实验 ·························· 385

第十四章　心理咨询与治疗技术之十一——团体疗法 ·············· 397

    第一节　团体理论概述 ·································· 398
    第二节　团体理论 ····································· 399
    第三节　团体辅导指导者的特质 ·························· 400
    第四节　团体咨询与辅导的方法 ·························· 401

第二部分

实验一 ··· 9
实验二 ··· 10
实验三 ··· 23
实验四 ··· 27
实验五 ··· 29
实验六 ··· 33
实验七 ··· 34
实验八 ··· 34
实验九 ··· 36
实验十 ··· 41
实验十一 ··· 42
实验十二 ··· 44

实验十三 ·· 48

实验十四 ·· 52

实验十五 ·· 55

实验十六 ·· 62

实验十七 ·· 67

实验十八 ·· 78

实验十九 ·· 82

实验二十 ·· 90

实验二十一 ··· 101

实验二十二 ··· 102

实验二十三 ··· 104

实验二十四 ··· 115

实验二十五 ··· 119

实验二十六 ··· 120

实验二十七 ··· 126

实验二十八 ··· 136

实验二十九 ··· 140

实验三十 ·· 144

实验三十一 ··· 159

实验三十二 ··· 162

实验三十三 ··· 165

实验三十四 ··· 171

实验三十五 ··· 174

实验三十六 ··· 175

实验三十七 ··· 184

实验三十八 ··· 186

实验三十九 ··· 187

实验四十 ·· 188

实验四十一 ··· 191

实验四十二 ··· 192

实验四十三 ··· 201

实验四十四 ··· 207

实验四十五 ··· 210

实验四十六 ··· 215

实验四十七 ··· 216

实验四十八 ……………………………………………………… 222

实验四十九 ……………………………………………………… 224

实验五十 ………………………………………………………… 227

实验五十一 ……………………………………………………… 230

实验五十二 ……………………………………………………… 233

实验五十三 ……………………………………………………… 236

实验五十四 ……………………………………………………… 239

实验五十五 ……………………………………………………… 243

实验五十六 ……………………………………………………… 246

实验五十七 ……………………………………………………… 261

实验五十八 ……………………………………………………… 264

实验五十九 ……………………………………………………… 281

实验六十 ………………………………………………………… 288

实验六十一 ……………………………………………………… 292

实验六十二 ……………………………………………………… 297

实验六十三 ……………………………………………………… 298

实验六十四 ……………………………………………………… 300

实验六十五 ……………………………………………………… 310

实验六十六 ……………………………………………………… 317

实验六十七 ……………………………………………………… 327

实验六十八 ……………………………………………………… 337

实验六十九 ……………………………………………………… 345

实验七十 ………………………………………………………… 350

实验七十一 ……………………………………………………… 356

实验七十二 ……………………………………………………… 362

实验七十三 ……………………………………………………… 366

实验七十四 ……………………………………………………… 376

实验七十五 ……………………………………………………… 385

实验七十六 ……………………………………………………… 391

实验七十七 ……………………………………………………… 405

实验七十八 ……………………………………………………… 409

实验七十九 ……………………………………………………… 412

实验八十 ………………………………………………………… 418

实验八十一 ……………………………………………………… 433

实验八十二 ……………………………………………………… 438

第一章

心理咨询与治疗概述

✳✳

本章内容提要

　　本章内容是在系统描述心理咨询与治疗的基本含义及阐释心理咨询与治疗理论的基础上,开展"助人自助"、"咨询关系的建立"等实验。

本章教学目的

　　通过本章学习,学生要重点认识心理咨询与治疗的含义,了解心理咨询与治疗学的形成历史以及二十多年来咨询心理学和心理治疗学的发展作用及影响,明确心理咨询与治疗学的研究范围和方法、心理咨询的原则及过程、心理咨询人员应具备的素质和能力以及来访者分析等问题。本章为深入学习和应用心理咨询与治疗体系奠定了理论基础及实践操作技能技巧,使学生学会科学地将理论与实践相结合,确立咨询工作者的职业定位:"助人自助",并与来访者建立良好的咨询关系。

✳✳

■ 引言

心理咨询是指一个协助寻求咨询的个体,这里又称为"求助者"或"来访者",认识自己、建立健康的自我形象、发挥个人潜能、迈向"助人自助"的过程。它的主要范畴包括:教育咨询、职业咨询、心理发展咨询及心理健康咨询。

心理咨询也称心理辅导,是借助于一种特殊的人际关系,运用心理学的理论知识和方法,通过言语、文字及其他信息传递方式,给寻求咨询的个体对象以帮助、启发和指导的过程。心理咨询可以帮助咨询对象避免和消除不良因素的影响,并产生认识、情感和态度上的变化,解决在学习、工作和生活等方面出现的多种疑难问题,从而使其更好地适应环境,发展自我,增进心理健康。这一程序是一种过程,包括一连串有序的步骤和阶段。了解和重视每一个阶段的任务以及重点、难点和注意事项,其有助于咨询工作的顺利开展和咨询效果的有效提高。

随着社会经济的发展与科学技术的进步,人们关注的健康不单是身体健康,心理健康也越来越受到社会各界的广泛关注。提升人们的心理素质、增进人们的心理健康、预防心理疾病等理念已深入人心,同时,各类心理辅导、心理保健、心理治疗、心理咨询等机构如雨后春笋般涌现出来,为社会各类人员提供心理咨询的场所。但是,在很多人心中还有一个困惑:究竟什么是心理咨询与心理治疗呢?就是说服人们,开导人们吗?本章我们将详细阐释心理咨询与治疗。

■ 第一节 心理咨询与治疗

一、心理咨询与治疗

心理咨询就其词义来讲,主要是指:质疑,征求意见,给予指导,即在心理方面给予咨询对象以帮助、劝告、指导的过程。心理治疗是心理咨询师对来访者的各类心理与行为问题进行矫治的过程。一般可通过以下几种方式进行咨询与治疗:

(一)门诊咨询

门诊咨询在一些较大的精神病院、精神病防治院、精神卫生中心和综合性医院,如三级甲等及二级甲等等医院都有设立,并且医院还安排经验丰富的医生、心理专家定期出诊,来访者可按一般门诊手续挂号、就诊,咨询医生要建立病历,详细记录,并根据情况进行家访或邀请来访者的家人来参加咨询,咨询次数可根据实际情况而定。

(二)通信咨询

通信咨询是以书信方式为主的咨询。这种方式方便、普通,被人们广泛采用,是20世纪末人们通常采用的方法。但通信咨询也存在很多缺点,如来访者语言表达不清、文字有误、不懂医学专业术语,咨询医生看不见来访者的真实情况,也不能当面聆听来访者的诉说和当面疏导来访者。因此,往往解决问题不深刻,有时还可能产生一些理解性的偏差。

（三）电话咨询

电话咨询也是一种简便易行的咨询方式，现代社会的快节奏与激烈竞争使人与人之间缺乏应有的接触和帮助，人际互动匮乏，因而易产生情感性障碍。为了防止心理危机的蔓延，可利用电话进行咨询，通过电话获取所需的援助。心理咨询师或治疗师会对打电话来访者给予劝慰或约定时间到门诊复诊及治疗，以协助来访者度过心理危机期。

（四）互联网咨询

互联网咨询是 21 世纪新兴起的咨询方式。人们可以通过网络邮件、网上聊天会话以及网络视频的方式进行谘商会话。互联网咨询也是一种比较方便的咨询方式，但对来访者与咨询师的电脑打字速度都有一定的要求，而且在把握来访者的心理状况等方面也有一定的难度。

心理咨询在我国兴起于 1986 年，迄今已有 30 多年的发展历程。在这段发展历程中，人们对心理咨询的认识多有不同。有的人思想观念陈旧，认为有心理问题是不正常的，将心理问题等同于精神疾病，避讳寻求心理咨询；有的人不知道自己目前的这种情况是否需要接受心理辅导；还有的人知道自己心理上有困惑，但不知道该寻求生理医生的帮助与治疗，还是心理医生的帮助与治疗。那么，什么情况下该寻求心理咨询与治疗呢？

二、心理咨询与治疗的内容

心理咨询与治疗的范围十分广泛：学习、生活、工作、预防、康复、疾病等各个方面所出现的问题都可以寻求心理医生进行咨询，而且咨询既可以是个别的，也可以是集体的。咨询的具体内容如下：

1. 心理问题的预防、问题本身的性质及初步诊断；
2. 依据个体状况制订咨询与康复计划；
3. 分析导致情感障碍（如抑郁、焦虑、恐惧、紧张等）方面的原因，提供指导对策，减缓障碍与消除危机；
4. 合理安排生活、学习及家务劳动，充实精神生活，保持旺盛精力，为克服某些心理上的衰退提供指导；
5. 解决不同年龄阶段的心理卫生和其他疾病防治知识问题，增进身心健康；
6. 构建个人和家庭各成员之间的和谐关系，改善夫妻关系、亲子关系，协调家庭成员的相互关系以促进家庭和睦；
7. 寻求适合自身特点的各种保健知识。

综上所述，心理咨询既是一种心理矫治，又是一种心理预防。它不仅简便易行，而且可以解除人们心理上的痛苦、疑虑，保证身心健康。因此，当人们面临困境、感到无助、处在人生的十字路口徘徊时，建议人们积极寻求心理咨询与援助，将问题交给专业人士解决，这样治愈效果会更突出。

有的人不了解心理咨询，事实上，心理咨询是很好理解的：在心理咨询过程中要注意倾听、分析、少评判、少建议。通常采用的语言是："你认为怎样？你觉得呢？这个问题你是怎么评价的或你怎么看待这个问题？"少说："你听我的没错。我认为……"在咨询中，咨询师要把握一个原则：心理咨询的终极目的是"助人自助"，即帮助来访者学会自我成长。在心理咨询中,要掌握的另一个原则是学会倾听,在倾听的过程中仔细分析其言语内容以及言语没有表达的内容是建立咨询关系的基础,也是让来访者情绪得以宣泄的重要方式。心理咨询是使来访者增强自己的判断力和处事能力,达到自我完善,而不是寻找一个凡事都替来访者包办的人。

通常人们(我们称作求助者或来访者)在求助于心理咨询师的时候会感受到生活中的某种压力,这种压力致使来访者情绪抑郁、焦虑或绝望,当来访者持续受到某些难题的困扰时,其向亲朋好友倾诉会有很大帮助。不过,在有些情况下,来访者并不能或不想和最亲近的人谈论到底发生了什么事情,也许亲朋好友本身就和来访者遇到的问题有关。这时,就有必要挑选一位客观、热情、受过严格系统训练的心理咨询师来协助来访者处理复杂的心理问题。

创设一个平和、宽松、理想的心理治疗环境,使来访者可以自由、安全地谈论个人生活的细节问题是非常有必要的。心理咨询师应该仔细倾听来访者的谈话,并协助来访者理清自己的思绪,认清自己的问题,协助来访者寻求解决问题的方法。

心理咨询不同于一般朋友之间的交往、安慰,不是邻居们彼此之间的苦口婆心,也不是教条主义的空洞说教,更不是思想政治工作。它是一门使人愉快和成长的科学,这里的成长是指心理学意义上的人格成长,它具有心理成熟、增强自主性和自我完善的意思。

心理咨询会使来访者将不愉快的经历当作自我成长的一次良机,竭力使人们积极地看待个人所经受的挫折与磨难,从危机中看到生机,从困难中看到希望。也能使来访者在挫折面前认真反省,总结经验教训,增强生活智慧,以便能够更好地应付日后生活中可能出现的各种不愉快的问题。重要的是要使来访者避免依赖他人,增强个人的独立性和自主性。

咨询师在分析、判断来访者提出的困难问题时,不能带有咨询师的个人情绪和价值观。心理咨询师并不是超人,他们和来访者生活在同一个社会环境里,对各种问题也有自己的看法、情感倾向、人格体系、价值观,如果不注意,就会不自觉地将自己的情绪和价值观带入咨询关系中。因此,心理咨询工作者必须不断地进行自我分析,认识自己的优势与劣势以及人性的弱点与偏见,才能做到客观地分析问题,理解来访者,并进入来访者的内心世界。

三、心理咨询与治疗的程序

(一)预约

心理咨询前请事先预约会谈时间,一般需要提前三天或一周时间预约(心理危机情况可酌情处理,不用预约)。预约时来访者与咨询师协商彼此合适的时间进行咨询,可以避免由于等待而浪费时间,也可以简单地报告自己的症状表现,以便于工作人员为来访者提供一位与来访者的情况较为匹配并擅长此类问题的咨询师。预约本身也是对心理咨询职业化的认可。心理咨询中,有很多来访者是怀着急切的心情来就诊的,他们往往急于解决自己的痛苦,时间观念强烈,想立刻就解决问题,此时,预约不仅对促进来访者本人自我问题的探索起到一个很好的内省作用,而且通过电话预约可以避免因等待而浪费来访者的时间。若有特殊情况不能赴约,需提前 24 小时取消预约。

（二）赴约

在会谈时间确定后,需要来访者准时赴约。准时赴约,不仅是对咨询师职业及本人的尊重,也是来访者认真对待自己问题的标志。这也是咨询师判断来访者是否适合接受心理咨询的评价指标之一。在某种程度上,也可以将其作为预测评估来访者最后可能取得效果的评价指标之一。

另外,因为心理咨询是以"租用时间"的方式提供服务的,所以即使来访者迟到,咨询师也将要求来访者按照约定的时间付费,不会轻易延长,来访者的迟到将给来访者本人带来诸多损失。当然,来访者也不必到得太早,即使提前到达,会谈也仍将在约定的时间开始。通常在约定的时间之前5分钟左右到达比较合适。

（三）准备

首次会谈没有特殊要求,并不要求做特别的准备,尽可能做到真实、客观。心理咨询要求来访者在会谈中,尽可能反映自己的真实情况(咨询师重视的是真实性而不是全部性),来访者可以有必要的隐瞒,其可以使用化名,可以隐瞒其他当事人的名字,可以隐瞒自己的工作单位。咨询师会尊重来访者的隐私权,但来访者尽量不要有不必要的虚假陈述,如修改事情的真实经过、修改问题的客观性、修改自己与其他当事人的真实感受等,这样可能会妨碍咨询师对来访者的问题做出准确的判断。

（四）了解

首次会谈,咨询师通常会先进行一个结构化的工作,即咨询师要讲清楚保密原则及其局限性,要对心理咨询的性质、工作方式以及咨询的流程等相关事宜向来访者做介绍,从而使来访者比较清楚地了解自己的权利和义务。

（五）评估

首次会谈,是心理咨询的初步评估阶段,需要解决以下几个问题:

1. 初步的诊断,需要判断是否有重症精神障碍,比如精神分裂症等,这种情况应该寻求药物治疗,通常不是心理咨询工作的范围;

2. 确定来访者希望解决的问题的焦点和框架;

3. 确定来访者是否适合接受心理咨询,如果适合接受心理咨询,采用什么方式的心理咨询比较合适。

（六）判断

在初步评估结束之后,咨询师将对来访者的问题做出一个初步的判断,这些判断包括诊断、严重性的初步评估、咨询的大致效果等。

（七）协商

咨询师将同来访者一起协商以下一些具体问题:

1. 来访者接受心理咨询的决心;

2. 采用什么形式进行心理咨询;

3. 咨询的频度;

4. 咨询时间;

5. 咨询费用;

6. 付费方式;

7. 关于失约、迟到、意外、请假等情况的处理。

（八）协议

通过上述的评估、判断与协商,初步形成了咨询师与来访者之间的咨询"协议"或者"合同"。这种协议或合同,通常有口头协议和书面协议两种形式,由咨询师与来访者共同协商采取哪种形式。一旦协议形成,这将要求咨询师和来访者共同认真遵守,这意味着咨询师将陪同来访者一起走过其自我探索、自我发现、自我成长、自我超越的心理历程。

（九）注意

由于心理治疗是一个以来访者为主的自我发现、自我更新的过程,其需要来访者自己具有比较强的求助动机,并愿意为此付出持续的努力。因此,请家长或朋友在来访者知晓求助意图、征得来访者同意的前提下,陪伴来访者前来就诊。切忌使用欺骗、隐瞒等方式迫使来访者前来咨询。

（十）付费

付费有利于建立良好的咨询与治疗安全感,同时也是对心理咨询工作者付出劳动的尊重。目前,有部分心理咨询师,免费为来访者做心理咨询,可见,一种情况是初步具备职业资格的人,对自己的职业技能不能确认,带有一种试试看的想法;另一种情况就是双重关系,咨询师与来访者除了咨访关系外还有亲情或友情关系,不方便收费。这种不付费的咨询,其治疗效果也不理想[①]。

四、心理咨询与治疗的步骤

（一）信息收集阶段

此阶段主要任务是广泛深入地收集与来访者问题有关的所有资料,并与寻求咨询的当事人(以下称为来访者)建立初步的信任关系,主要步骤和要求有:

1. 要建立良好和恰当的关系。心理咨询工作者要给来访者以良好的第一印象,使来访者对心理咨询工作者(以下均简称为咨询师)有职业上的信任感,并使来访者感到咨询师愿意帮助他们,同时咨询师应该以热情、自然的态度,亲切温和的言行化解初次见面的距离感、陌生感,使来访者的紧张情绪得到放松。

2. 认真倾听来访者的自述,了解来访者的基本情况、社会文化背景以及存在的问题和要求。并在倾听的基础上对来访者进行简单的分析与评估,为后续的心理咨询工作的开展收集资料。

（二）分析诊断阶段

这一阶段的主要任务是根据收集到的资料和有关信息,对来访者进行分析和诊断,明确来访者问题的类型、性质、程度等,以便确立目标,选择方法,其要求和注意事项有:

1. 明确来访者是否适宜接受心理咨询与辅导。例如来访者是由家人、亲友或单位送来,

---

① 谢念湘.心理咨询与治疗实务[M].哈尔滨:黑龙江教育出版社,2011.

而非本人自愿,没有求助的咨询动机;某些人的文化水平和智力极低,缺乏领悟能力;某些人对心理咨询与辅导及从业人员采取不信任的态度等等。这些人都不适宜在一般情况下进行心理咨询与辅导,为此,要在这一阶段进行分析和诊断,明确适宜的咨询对象。

2.对来访者的问题及原因、形式、性质等进行分析诊断。来访者的有些问题可能包括有精神病的症状,这属于精神病学范畴,要注意区别。心理工作人员要对来访者的问题进行辨认,并对其严重程度予以评估,特别是对问题的原因进行分析,必要时可结合心理测量以及精神科医生会诊等手段进行诊断和分析。

3.此阶段还要进行信息反馈。心理辅导人员要把自己对来访者问题的了解和判断反馈给来访者本人,以求证实和肯定,使其做出进一步决定,考虑其是否继续进行咨询。反馈要注意尽可能清晰、简短、具体和通俗易懂。

（三）目标确立阶段

心理咨询的主要任务是咨访双方在心理分析和诊断的基础上,共同协商和制定心理咨询与辅导的目标,这样以便于双方有明确的努力方向。咨访双方要积极合作,最后咨询结束时以目标为标准从价值、效果等方面进行评估。通过咨询目标,引导咨询过程,并对咨询过程进展和效果进行监控评估,以此来督促双方积极投入咨询。确立目标时的指导语是:通过辅导,你希望解决什么问题,有什么改变,达到什么程度,等等,确立目标应注意以下几点:

1.具体的目标要具备一定的客观标准:明确,可观察,可测量,很清晰,可接近,具备可操作性,可以评估。

2.目标是现实可行的,要根据来访者的潜力、水平及周围环境来制定。

3.目标是心理学方面的,可以通过心理学的手段来达到,而非依靠生物学的或其他干预手段来达到。目标应限制在心理品质和行为特征的改变上,不应以生活干预作为咨询的基本目标。

4.目标应分轻重缓急,近期目标与远期目标相结合,应该经常检查和评估。原则上是双方共同协商确立咨询目标,但是当咨访双方意见不统一时,以来访者要达成的咨询目标为主。

（四）方案探讨阶段

这一阶段的主要任务是根据问题性质及其与环境的联系和来访者自身的条件、资源、能力、经验等等,并结合既定的辅导目标,设计出达到目标的方案、采取的策略、拟使用的技术和方法。明确咨访双方(咨询师、来访者)在什么时间,做什么事件,如何去做,做完如何,等等。此阶段应考虑以下问题:

1.咨询与辅导方案应由咨访双方共同探讨、协商确定,不能由咨询师单方面直接拟订,也不能仅依从来访者来拟订;

2.有效性、可行性。首先设想多种可能的方案,然后对这些方案的优劣进行权衡、评估,最后选择一个合适的、有效的、可行的方案。当然最后选定的方案还应该是经济的和简便的。

（五）行动实施阶段

此阶段的主要任务是根据拟订的方案,采取行动,达到咨询与治疗的目标。在此阶段,心理咨询师运用心理学的方法和技术帮助来访者消除各种心理问题,改变其不良的心理状态,来提高其心理健康水平。这一阶段是心理咨询与治疗最关键的、最具影响力的、最根本的阶段。咨询师对来访者的帮助,常采用领悟、支持、解释和行为指导等方法,支持和引导来访者积极进行自我探索,使其产生新的理解和领悟,克服不良情绪,开始新的有效行为,巩固新的观念以及生活方式,最终使来访者发生真实的转变。此阶段应注意以下问题:

1. 心理咨询工作者要介入来访者的行动过程,对其遇到的困难给予及时的讨论或指导;

2. 保持对行动过程的监控或必要的调整;

3. 随时注意评估进展情况,并创造一种积极的氛围,保持双方良好的关系。

(六)结束阶段

此阶段的主要任务是对咨询与治疗的情况做一个小结,帮助来访者回顾咨询过程的要点,检查目标的实现情况,指出来访者的进步、取得的成绩和需要注意的问题,注意传递正面的、积极的信息:"你现在表现得越来越好了"、"你的悟性很好"、"你的转变很快"等等。此阶段要注意处理好关系,使来访者接受结束与离别,同时进行效果跟进和巩固。此阶段应考虑以下问题:

1. 继续建立良好的咨访关系,直到结束阶段。成功的咨访关系的结束,会使来访者感到不情愿地结束咨询,来访者会产生情绪方面的焦虑,对咨询师甚至产生情感上的依赖,因为来访者担心失去一位最知心的朋友,对未来自己能否独自面对挑战也有顾虑。因此,咨询师应及时说明,今后会仍然关心他们的情况,3—6个月内还会进行回访,也可以依据具体情况打电话或者互联网联系,随时提供一些必要的支持。但切忌做出承诺,不可以向来访者承诺以后双方可以成为好朋友等事宜。

2. 为学习迁移和自我依赖做准备。针对来访者的状况,咨访双方要讨论:咨询结束后,如何自我面对一些问题,如何运用在咨询与辅导中学到的知识和技能处理这些新问题,如何将在咨询过程中学到的应对生活中迷茫的技能、技巧以及处理困惑的措施应用到以后的生活中,从而构建咨询室与社会的链接平台,扩展辅导效果,促进个体成长。

3. 帮助来访者愉快自然地结束咨询与辅导。

心理咨询与辅导是一个过程,由不同的步骤和阶段构成,每阶段都有各自的任务和侧重点。它们相互关联,相互重叠,形成整体。对于从事这一实际工作的工作人员来说,重要的并不在于搞清全过程究竟是几个阶段,而是懂得心理咨询与治疗的每个过程、每个环节、每个阶段与步骤都是极其重要的,都需要高度重视,这才是问题的关键。

第二节 心理咨询基础实验

一、咨询师的角色定位

(一)心理咨询

心理咨询是受过专业训练的人向出现心理困惑的人提供专业的服务和关怀。心理咨询的本身是研究人的科学,是极具挑战性的工作。

(二)心理咨询师的角色定位

作为心理咨询工作者,其在知识上要具有广博的专业修养,一定的学历背景,个人的人格体系中要具备充沛的精力,开放的思想,敏锐的感知,良好的思维反应能力和表达能力。能够运用专业知识帮助人们进行自我调整,协助人们改变自己行为和挖掘来访者自身的最大潜能,使其过上健康而有意义的生活。

二、情绪控制

咨询师帮助来访者使其能够解决问题,并改变来访者的行为。作为心理咨询师,情绪控制的模式是:S(刺激)—O(认知)—R(行为)—C(结果),即外界刺激来源于来访者的负面情绪与行为,咨询师要有效地认知这种情绪与行为产生的原因及心理问题症状的所在,形成对来访者新的行为,如接纳、理解、共情等,站在来访者的角度考虑问题,以专业的身份进行分析和治疗,进而挖掘来访者自身的资源。咨询师应做到不将个人情绪带到咨询工作中,必要的时候有效地认知自己的情绪、调整自己的情绪。

三、本节实验

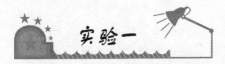

实验一

实验名称:咨访双方角色定位、确立咨询师的职业定位

实验内容:确立咨询师的职业定位。

目的要求:组建三人小组,角色定位:咨询师、来访者、观察者。通过本实验,使学生了解心理咨询的角色定位,作为一名心理咨询工作者需要明确自己的角色:专业的心理咨询师;投入不卷入;不将自己的价值观带进咨询中;保持中立;不偏倚、不歧视、不出主意等。

仪器设备:音像设备、模拟咨询台、单向玻璃观察窗。

实验步骤:

☞ 1.基础情况

个案华明(化名),男,15岁,初中生。父母在外地做生意。华明多年同奶奶生活在一起,目前上初中,也想像其他同学一样,有自己的朋友、自己的学习空间,希望自己有手机、电脑等现代化的学习工具,但奶奶思想比较守旧,认为自己做学生的时候什么都没有,那些东西都是"花架子",只要认真学习,认真听课就什么问题都解决了。为此,华明很苦恼,父母远在他乡,奶奶年岁大了,不理解自己,很难同奶奶沟通。现在没有手机和电脑,和同学沟通很难(很多时候,班级的活动是通过QQ群或手机短信传递的,自己没有手机和电脑,经常什么事情都不知道,在人际交往中很被动)。自己很孤独,认为没有人理解自己,前来主动求助。以下是咨询师与华明的对话:

☞ 2.咨询会话

咨询师:你的父母在外地做生意?

个案:他们不要我了。

咨询师:你有多久没有见到他们?

个案:快两年了。他们经常不回来,过年都不回来,就是不要我了。如果父母过年都不回来看自己的孩子,这就说明他们不喜欢这个孩子。

咨询师:你想他们吗?

个案:一开始特别想,现在不太想了。

咨询师:你同班级谁是好朋友?

个案:没有。大家都不喜欢我,他们嫌我笨,笑话我,嫌我什么都不会。

咨询师:据我了解你学习成绩还是很不错的,在班级每次考试的排名都在前面。

个案:那没有用。同学们说我不是现代人,不会用电脑上网,也不会用手机打电话。大家在一起讨论网上的一些事情,我都听不懂。奶奶只会让我学习,我感觉好无聊。

咨询师:关于学习,你的看法是?

个案:很多时候是无奈,只是应付。我也不喜欢学习,但是没有什么事情可做。奶奶不让我看电视,家里没有电脑也上不了网,课余时间我也只能看看书,打发一下时间。(沉默了一会儿)还有,我发现学习成绩好,偶尔也能让同学们羡慕我,我也不笨,否则学习怎么能好。老师,你帮我劝劝奶奶,让奶奶给我买个手机和电脑吧,行吗?我奶奶太守旧了,同学们都笑话我。

☞ 3.分析与点评

①在本实验中,学生在承担心理咨询师的角色中只要掌握一个角色定位即可。把握心理咨询师的角色:不批评,不指责,不包办代替,不具体为来访者解决其家里是否购买电脑、手机等相关事宜。

②关于来访者对奶奶及父母不满的问题,咨询师在必要的时候可以寻求家庭咨询,与来访者的父母及奶奶沟通,共同解决来访者的困惑。

③关于"学习",咨询师的问话方式主要是引导来访者使其意识到不会使用电脑和手机未必就是"笨",增进来访者的自我认知,挖掘其积极方面。

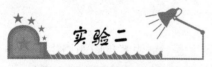

实验名称:协助来访者寻求自身的潜能,做到"助人自助"

实验内容:确立咨询师的职责:明确"助人自助"的含义。

目的要求:组建三人小组,角色定位:咨询师、来访者、观察者。通过本实验,学生需要了解心理咨询师的角色定位,作为心理咨询工作者需要明确自己的角色:协助来访者解决问题,深入挖掘来访者自身的潜能,使来访者在咨询中借助咨询师的帮助达成"助人自助"的目的。

仪器设备:音像设备、模拟咨询台、单向玻璃观察窗。

实验步骤：

☞　**1. 基础情况**

小颖（化名），女，16 岁，职高一年级女生，身材高挑，皮肤白皙，长得很漂亮，因中考失败而选择就读职高。在班主任眼里小颖是一个问题学生，学习不认真，经常迟到、旷课，成绩比较差；在同学眼里小颖性格外向、直率、任性，从不考虑别人的感受，经常得罪人；小颖的父母均是公务员，工作时间比较规范、守时。小颖小时候主要靠外祖父母照顾，老人对外孙女非常宠爱，要什么给什么。父亲对她管教严格，常因学校违纪的事情对小颖大发雷霆，尤其不能容忍小颖在外乱交异性朋友，怕她走弯路，整体感觉在教育小颖方面力不从心。然而小颖对父母表面服从，内心却很不满。亲子关系极其恶劣。

☞　**2. 咨询会话片段**

小颖：我和父亲的关系一直不好，父亲管得太严，太不讲理。

咨询师：你能详细说一下情况吗？

小颖：我父亲是个比较强势的人，家里一切都听他的。每次老师告状，父亲都要骂我，不问青红皂白。我们经常争吵，实在受不了我就离家出走。

咨询师：你父亲脾气不好，他经常同人吵架？

小颖：嗯，也不是，他不同别人吵架，也不同我妈妈吵架，只同我吵架。

咨询师：噢，是这样。

小颖：老师，你说我怎么有这样蛮不讲理的父亲！

咨询师：你刚刚说父亲不同别人吵架，别人会如何评价他呢？

小颖：那我不知道，反正他同我不讲理。

咨询师：你同父亲是怎样沟通的？你能讲一下吗？

小颖：我们没有什么沟通，更缺乏良好的沟通。父亲听风就是雨，我也这样，我们就吵起来了。

咨询师：他不同你母亲吵架？你同你母亲的区别是什么？

小颖：我母亲性格温和，我父亲说什么她都听着，听完了之后再娓娓道来事情的来龙去脉，所以，他们没有针锋相对的时候。哦，老师，你的意思是我也应该像我母亲一样，这样我们之间的矛盾会少很多？

……

☞　**3. 分析与点评**

在本实验中要注重咨询师本人的观念、言语、表情、动作等方面。咨询师要努力做到向来访者提供最权威的专业知识；充分运用咨询的技能技巧帮助来访者分析其目前所面临的困境，帮助其独自面对问题；挖掘来访者自身的潜能，协助其尽快成长，站在更高的层次上给予来访者以人生的启迪，使来访者敢于面对自己的弱项以及不足，并采取积极的行动；咨询中不具体帮助来访者解决问题，而是鼓励来访者自助；不为来访者做选择、做决定，而是引导来访者自己为自己负责。

第三节　咨询关系的建立

罗杰斯曾经指出:许多用心良苦的咨询之所以未能成功,是因为在这些咨询过程中,从未能建立起一种令人满意的咨询关系。

一、咨询关系

咨询关系又称咨访关系,是指咨询师与来访者之间发生的相互关系,是咨询的核心因素。咨询关系是人际关系,这种人际关系是建设性的,要做到不批评、不包办代替、不偏倚,咨询双方要建立亲密的人际关系。

二、建立咨询关系的重要性

1. 来访者信任咨询师,才能畅所欲言,才能采纳咨询师的意见;
2. 咨询师接纳来访者,才能更尽心尽力地为来访者服务;
3. 良好的咨访关系具有帮助人的效果;
4. 良好的咨访关系是咨询的第一步,也是咨询顺利进行的保证。

三、影响咨询关系的主要因素

(一)共情(empathy)

1. 共情的含义

共情又称"投情"、"同理心"、"神入"、"同感"、"共感"、"感情投入"、"同情"、"移情"、"同情心"等。罗杰斯的观点:共情是体验别人的内心世界,就好像是体验自己内心世界的一种能力。它是指咨询师设身处地地去体会来访者的内心感受,达到对来访者境况的心领神会。共情包括三方面的含义:一是咨询师借助于来访者的言谈举止,深入对方内心去体验来访者的情感和思维;二是咨询师借助于知识和经验,把握来访者的体验与其经历和人格间的联系,以便更好地理解问题的实质;三是咨询师运用咨询技巧,把自己的共情传达给来访者,以影响对方并取得反馈。

2. 提高共情水平的方法

(1)咨询师走出自己的参照框架进入来访者的参照框架;
(2)如果不能准确地把握共情的话,可以用探索性的口气来表达,请来访者修正;
(3)共情的表达要因人、地、时、环境,同时也要考虑来访者的文化背景;
(4)表达共情时要语言与目光、表情、姿势等联合使用;
(5)角色把握到位,进得去,出得来,保持"中立"。

咨询师应注意自己不能与来访者达到共情的原因,可尝试探寻一下自身的因素:如看问题是否很主观;是否很封闭,或缺乏开放接纳的态度;是否对来访者有适当的关心;是否愿意进入他们的内心世界分担他们的痛苦和欢乐;自身所处的社会文化传统、习俗、伦理道德等是否影响了对来访者的看法;是否理解来访者所处的历史、文化和民族背景;是否走出了自己的参照标准,而进入到来访者的内心以及是否顾及到了来访者的情感,并且发掘了来访者谈话的隐藏信息。

3. 共情的意义

共情在心理咨询与治疗的过程中十分重要。由于共情,咨询师能设身处地地理解来访者,从而能更准确地把握材料;由于共情,来访者感到被接纳、被理解,从而产生愉快的情绪体验,这有助于建立良好的咨访关系;共情促进了来访者的自我表达、自我探索,从而增强了来访者的自我了解和咨访双方更深入的沟通。对于那些迫切需要获得理解、关怀和倾诉的来访者,共情具有明显的助人效果。

4. 共情表达及其层次

咨询师不仅要了解来访者的感受、信念、价值观等等,而且要善于把对来访者的共情传达给他们。学者伊根把共情分成两种类型:一种是初级共情,它主要运用倾听技巧,重在对对方内心体验的理解并反馈这种理解;另一种是高级准确的共情,它不仅运用倾听技巧,而且常结合使用一些影响技巧,如自我开放、解释等,这种共情反应有较强的影响力,但想要运用得当并不容易。我们举例说明这两种共情反应的差别:

来访者:他不愿意跟我好,这都是我不好。我现在才知道,我既不温柔又不漂亮。我算是完了,没指望……

咨询师:凭什么你认为自己既不温柔又不漂亮呢?

(撇开来访者当前的主要感受,把谈话方向引向另一主题。从共感特质看,这是不合格的,初级共情,属于水平一)

咨询师:你说你现在才知道自己既不温柔又不漂亮?

(咨询师承认她的确既不温柔又不漂亮。也属于水平一)

咨询师:他不再跟你好了,你认为这是你的过错,是因为你没有魅力。

(分析:基本转述了事实内容,但咨询师没有认同她的感受。初级共情,属于水平二)

咨询师:你的意思是他甩了你,这使你非常伤心,并且使你突然觉得自己原来毫无魅力,你因此感到悲观、绝望。

(不仅正确反映了情感和内容,而且隐隐道出了情感和内容之间的联系。情感描述得比来访者更确切。约相当于水平四,属于高级的共情)

(二)积极关注(positive regarding)

积极关注是指在心理咨询过程中咨询师对来访者的言语和行为的积极、光明、正向的方面予以关注,也称为正向关注、积极关怀等,从而使来访者拥有正向的、积极的价值观。积极关注要求咨询师对个体感兴趣、接纳个案,对其有基本的认识和基本的情感。坚定一个信念:来访者是可以改变的。在咨询中,以积极的态度看待来访者,强调来访者的长处,肯定其行为的积极面,并利用其自身的积极因素,达到治疗目标。关注涉及对人的一种基本认识、基本情感。我们知道,多数来访者有一种自我损毁的倾向,他们因为自己某方面的不足,就认为自己一无是处,毫无希望。而且他们对别人的态度又极其敏感,一些在正常情况下人们根本不介意的事情或反应,在他们眼里都容易成为自我损毁的证据。在这样的情况下,咨询师以肯定的态度真诚地对待来访者,接纳他们和关怀他们,能使他们感到自己并非毫无希望。同时,咨询师有选择地注意其积极方面,不仅要锦上添花,更要雪中送炭。并且使他们自身不曾意识到或不予看重的方面突显出来,这样会有助于来访者全面认识自己,增强战胜困难的勇气和信心。

关注既是一种观念,又是一种方法。咨询师对来访者的关注不仅有助于建立咨访关系,促进沟通,而且本身也具有咨询效果。咨询师对来访者的积极关注可以有效促进来访者的自我发现、潜能开发,从而促进自我成长,这正是心理咨询的最高目标。需要注意以下几点:

1.罗杰斯早期"无条件积极关注"。对来访者的言语和行为的积极面或长处给予有选择的关注,利用其自身的积极因素促使来访者发生积极的变化。

2.恰当运用积极关注。咨询师凭借自己过人的敏锐力与洞察力,不仅立足于来访者的客观实际,而且着眼于来访者的内在潜力与价值,不断发现、挖掘来访者身上的闪光点,并且有针对性地予以积极关注,而不是泛泛而谈,既不脱离实际、盲目乐观,也不过分消极和悲观。

3.积极关注有助于建立咨询关系,使来访者拥有积极的价值观,消除其自卑感,且积极关注本身具有咨询效果。

4.积极关注贯穿于整个咨询过程,不仅使咨询师辩证、客观地看待来访者,同时也帮助其辩证、客观地看待自己。

5.有效使用关注

(1)避免盲目乐观

有些咨询师片面地理解关注的含义,表现出对来访者的过度乐观。如:"我发现你身上有好多长处,你所面临的困难算不上什么,一切都会好起来的。"这样的反应如果充斥会谈的整个过程,就会淡化来访者的问题,同时表现出对来访者缺乏共情。

咨询师的工作是要把来访者的观点从注意失败面转到客观分析形势、立足来访者的长处、立足其所拥有的资源上来。

(2)反对过分消极

"你所面临的困难确实很大,你的处境很不乐观,这样下去你会越来越糟糕的。"或许这句话确实反映了来访者的心态,但如果整个咨询过程都采用这种方式,来访者会更加沮丧和绝望。咨询师的反应不能是纯自然的、纯客观的,应符合咨询的原则,应该对来访者负责。

(3)立足实事求是

关注应建立在来访者客观实际的基础上,否则来访者会觉得咨询师是在安慰自己,是咨询师无能的表现。

咨询师不仅要让来访者多关注自己的积极面,而且咨询师也要多立足于来访者的潜力和价值,这正是建立来访者乐观情绪的基础。

(三)尊重(respect)

无条件地积极尊重来访者,尊重来访者的现状以及他们的价值观、人生观和权益,予以接纳、关注、爱护是建立良好咨访关系的重要条件,这些是有效地助人的基础,也是辅导、咨询与治疗成功的基础。在价值、尊严、人格等方面与来访者平等,把来访者作为有思想感情、内心体验、生活追求和独特性与自主性的活生生的人来对待。

1.尊重的意义

传达尊重有两种基本做法:其一是增进,即对来访者的某些反应给予肯定和赞赏;其二是"欣赏不同意见",即对来访者的不同看法、不同打算等表示理解和尊重,对来访者与自己的分歧表现出容忍和理解,这对尊重的表达是至关重要的。甚至有的学者提出了"无条件地尊重",并把此列为使来访者人格产生建设性改变的关键条件之一。

尊重来访者,其意义在于可以给来访者创造一个安全、温暖的氛围,这样的氛围可以使其最大程度地表达自己。

尊重来访者,可使来访者感到自己被接纳,并且获得一种自我价值感,特别是对那些急需获得尊重、接纳、信任的来访者来说,尊重具有明显的助人效果。

2.正确使用尊重

(1)尊重意味着完整地接纳一个人。咨询师应把每一个来访者都作为可以尊重的人来看待,把来访者看成是一个有人权、有价值、有情感、有独立人格的人,这是建立人们互相尊重、平等关系的基础。尊重意味着接纳一个价值观和自己不同,甚至差距很大的来访者,并与之平等交流。

(2)尊重意味着一视同仁。来访者无论年龄、相貌、家庭背景等有什么不同,都应给予尊重,不能轻视或奉承。

(3)尊重意味着以礼待人。咨询师对来访者要以礼待之,言语行动都要有礼貌,即使来访者的言谈举止有些失礼,咨询师也应以礼相待。

(4)尊重意味着信任对方。信任对方是尊重的心理基础之一,没有信任也就很难有尊重。只有信任,才能换来来访者的诚实。

(5)尊重意味着保护隐私。对于来访者讲述的秘密、隐私,咨询师应予以尊重、保护,不应随便外传;对于来访者暂时不愿透露的与咨询密切相关的隐私,咨询师应耐心等待,不可强迫讲述;对于与咨询无关或关系不大的隐私,咨询师不得随便干预,不可以因为自己的好奇而过问与咨询本身不相关的事宜。

(6)尊重应以真诚为基础。尊重并非一味迁就来访者,没有原则,咨询师应在掌握材料的基础上,视咨访关系建立的状况,表明自己的意见,否则会违背真诚的要求。

(7)以尊重为基础,保护来访者的隐私。对来访者的现状、价值观、人格和权益给予接纳、关注和爱护。

(8)尊重来访者,使来访者感到自己被尊重、被理解、被接纳,使其获得一种自我价值感,咨询师应该为他们创造一个安全、温暖的氛围,以使来访者最大程度地表达自己,使其对咨询师产生信任感,唤起自尊心和自信心,强化咨询动机,端正合作态度,增加咨询的主动性和自觉性。咨询师也应开发来访者的潜能,对那些急需获得尊重、接纳、信任的来访者来说,尊重具有明显的助人效果,是咨询成功的基础。尊重的前提是接纳,接纳是尊重的先决条件。

(四)真诚(genuineness)

真诚就是咨询师在咨访关系中"做真正的自己",不把自己藏在专业角色的后面,不戴假面具,不特意取悦对方,不因自我防御而掩饰、修改自己的想法和态度。咨询师应该以"真我的面目"出现在来访者面前,开诚布公,表里如一,真实可信地投身于咨访关系。

1. 咨询师在表达真诚时注意:使用支持性的非言语行为;不过分强调专业角色;言语与非言语的一致性;自我表露适当。

2. 真诚不等于实话实说;真诚不等于自我发泄;真诚的表达应适度。

3. 咨询师应具备积极的人生观,并使之成为咨询氛围的基调。

4. 真诚层次

表一:

层次	注释
一	咨询师隐藏自己的感觉,或者以沉默来惩罚来访者
二	咨询师以自己的感觉来反应,他的反应符合他所扮演的角色,但不是他自己真正的感觉
三	为了增进两人之间的关系,咨询师有限度地表达自己的感情,而不表达否定、消极的情感
四	无论是好的或不好的感觉,咨询师都以言语或非言语方式表达出来,经由这些情感表达,双方的关系会变得更好

5. 真诚的意义

一方面,咨询师的真诚可信以及共情、尊重可以为来访者提供一个安全自由的氛围,这样来访者可以无所顾忌地表露自己的内心,也可以使他们切实感到自己被接纳、被信任、被爱护;另一方面,咨询师本身的真诚坦白会为来访者提供一个良好的榜样,来访者可以因此受到鼓励,以真实的自我和咨询师交流,认识真正的自己并更好地改进自己。

6. 表达真诚的注意事项

关于如何表达真诚的问题,学者伊根提出五点建议:第一,走出角色;第二,多一些自发性,少一些瞻前顾后;第三,不设防;第四,表里一致;第五,分享自我,愿意自我揭示。

我们认为这些建议对真诚的表达是非常有益的。除此之外,还要注意以不伤害来访者、不损害咨访关系为原则。真诚是内心的自然流露,不是靠技巧所能获得的。真诚建立在对来访者有乐观的看法,对来访者有基本的信任,对来访者充满关切和爱护的基础上,同时也应建立在自信谦和的基础上。

(五)热情(warmth)

热情应当是咨询师真情实感的流露,是咨询师对来访者充满爱心和关切的体现。只有将协助来访者解决问题视为己任的咨询师,才能最大程度地表达对来访者的热情和温暖。

1. 表达热情时注意:来访者初次来访时适当询问,表达关切;耐心倾听来访者的讲述,并在倾听过程中关注其言语反映的内容以及非言语的表现;咨询时耐心、认真、不厌其烦;咨询结束时,使来访者感受到温暖。

2. 热情贯穿咨询的始终。遇到阻碍咨询的因素时,更应对来访者表现出热情和耐心,当来访者出现情感上的反复时应不急躁、不厌其烦、热情地帮助来访者。

四、影响咨询关系的其他因素

(一)具体化(specification)

1. 含义

具体化也可称为具体性技术或澄清技术,在心理咨询中,我们常会遇到一些来访者所叙述的思想、情感、事件是模糊、混乱、矛盾、不合理的。这些模糊不清的东西常常是引起他们困扰的重要原因。在咨询过程中,心理咨询师协助来访者清楚、准确地表述自己所持有的观点、所用的概念、所体验到的情感以及所经历的事件,以"何人、何时、何地、有何感觉、有何想法、发生什么事、如何发生"等问题,协助来访者更清楚、更具体地描述其问题。为此,咨询师需要使用具体性技术,其有助于咨询师准确地理解来访者的思维和感受方式,以此来澄清那些重要的、具体的事实。同时具体性技术对于来访者的作用更为复杂,它可以理清来访者自身的观念、事实、感受、态度和欲望。在此基础上,很可能引发其对自己问题产生新的领悟,至少也能消除这种模糊不清状态本身造成的烦恼。

2. 功能

(1)可以澄清来访者所表达的那些模糊不清的观念、情感以及遇到的问题,明白来访者的真实感受;

(2)把话题引向深入,鼓励来访者表达;

(3)让来访者弄清自己的所思所感,明白自己的真实处境,这本身就有助于改善来访者的状态;

(4)提供具体性的榜样;

(5)具体化在实际咨询中可以使咨询师的反应尽量与来访者的感受一致,即帮助咨询师达到准确的共情;由于咨询师诸事做到了具体化,因此一旦对来访者的理解不够准确或产生语言沟通方面的歧义,来访者也会比较容易地对咨询师的错误理解做出纠正,达到有效沟通;通过具体有效的讨论,可以帮助来访者对其个人特殊问题有所理解,同时也使其对当前自己的感受更加清晰。

3. 使用具体化技术的注意事项

咨询与治疗中正确有效地使用具体化技术。一般来说,可以按照四个"W"一个"H"来达到具体化,即:When——具体的时间;Where——具体的场所;What——具体的感受;Why(Want)——具体的原因(期望);How——来访者具体的行为反应。

当来访者出现问题模糊、过分概括以及概念使用不清时应采用具体化技术。问题模糊其实是感受与事实脱节。咨询师应注意的是来访者产生某种情绪背后的事实细节,只有找到产生这些感受的事实细节,咨询师才能理解来访者的感受。通过逐步深入具体地挖掘事实细节,并了解这些事实在来访者知觉加工过程中发生的情况,咨询师才能澄清问题。比如,来访者说"我很烦"、"我很自卑",当人处于这种状态时,往往会被消极情绪所笼罩。咨询师可以说:"你能否告诉我你因为什么而自卑?"通过分解问题,就可以清楚是怎么回事,把问题缩小。

过分概括化是来访者出现的较普遍现象。概括是人类思维的一种基本特性,概括的层次有高有低,并且以事实的特殊过程为转移。极特殊的事实只能做出有限的、低层次的概括,否则就不合逻辑了。在辅导及咨询中,具体化这一与概括化相反的过程,能够帮助来访者发现过分概括的错误,使其对自己的真实情况有准确的认识。一些来访者以偏概全,容易把个别事件扩展开来,使事情越搞越复杂。咨询师使用具体性技术还可以还原事情的本来面目。

如来访者谈到班级的民主选举时说:"我班同学都不喜欢我,在选举的时候,他们都不选我。"

咨询师协助来访者具体化,而非概括化:"你说你班同学都不选你,你们班级有多少人?"

来访者:四十人。

咨询师:那有多少人没有选你呢?

来访者:很多人,我总共得了十八票,还没有超半数……

可见来访将没有超半数理解为全部,过分概括为全班同学都不选举他。

概念不清往往涉及来访者对某些概念不理解(不限于专业概念),或是来访者个人对某一概念有独特的理解,造成咨询师感到模糊不清,这一切都可以通过具体化来解决。还有一些来访者一知半解,容易随便地给自己扣上帽子,比如,"我有同性恋症状"、"我有抑郁症"。通过具体性技术,让来访者具体说明是什么意思,咨询师往往发现所谓的同性恋,只是与一位同性朋友比较好,情同手足,关系密切;所谓的抑郁症,是因为最近不太开心。这些情况与同性恋或抑郁症的症状相去甚远。

具体化的操作很好掌握,一旦感到混乱模糊,就可以直接提出澄清要求。如"你能举个例子吗"、"我感到有些模糊,你能说得具体点吗"等。

①当来访者的叙述有多个含糊不清的地方时,咨询师可以选择最关键的一个地方,让来访者具体化。

②咨询师通过具体性技术,不仅要澄清问题,还要让来访者学习如何就事论事,如何对事不对人,让其明白自己的思维方式是如何影响自己情绪和行为的。

③咨询师的回答也应该是针对来访者特殊的、此时此刻的情况,不可随便地使用一些常见的、普遍的词语或随便地贴标签,因为咨询师的不当言语很容易对一部分来访者产生消极的暗示作用。

对具体性应合理掌握,要在全面衡量、把握整体的基础上,有针对性地对认为是重要的问题具体化。如,来访者认为自己最近一段时间睡眠不佳,咨询师的操作要点是"你谈到你最近一段时间睡眠不佳,大约持续了多长时间?能具体说说吗"、"关于睡眠不佳,有几种情况:一种是入睡困难,一种是早醒,一种是整宿睡眠质量不高,你是哪一种"等。通过询问这些问题来具体收集资料。

④使用具体化技术可以帮助澄清来访者表达的模糊不清的观念、情感、问题等,明确来访者的真实感受;促进来访者将情景和对情景的反应表达得更清楚;鼓励来访者将问题引向深入,让来访者弄清自己的所思所感,明白自己的真实处境;提供具体的榜样,帮助来访者明确自己所说的具体内容。

(二)即时化(inmediateness)

即时性又称即刻性、直接性,是指咨询师协助来访者注意此时此刻的感觉,从而协助来访者明确自己目前的需要和感受,避免过多地陷入过去许多不愉快的回忆中,注重的是正视现实,正视目前的问题,进而寻求自我调节的途径与方法。

1. 即时性,也称即刻性。注重的是此时此地。

如来访者:"当时我气疯了,简直不可理喻。"

咨询师:"现在,这件事情过去这么久了,你此时的感觉如何呢?"

2. 使用时注意:假如咨访关系尚未建立,那么咨访之间的互动应着重在来访者身上,而非双方的关系,即咨询师所给予的反应侧重在引发反应方面,若太早把注意力转移到此时此刻的关系上,则以前所建立的关系基础就会被破坏。

3. 即时化的三种类型

(1)自我卷入性陈述。自我卷入性陈述是咨询师"自我暴露"的一种形式,指咨询师在治疗过程中暴露自己当时的想法和情感,以此来引导来访者深入地暴露和认识自我。

(2)关系即时化。关系即时化是指咨询师与来访者讨论咨询师本人在治疗关系中所处的位置和状态,以此来引导来访者深入地暴露和认识自我。

(3)此时此地。此时此地是指在治疗过程中,咨询师与来访者就此时此地发生的问题交换意见,展开讨论,把治疗引向纵深发展。

4. 即时化可以在以下情况中运用:

(1)在咨询过程中,咨询师如果发现来访者的谈话开始变得没有目的和方向,并且没有其他方法可以解决的时候,或是处理来访者在原地打转或没有完成任务问题时使用此技术。

(2)当咨询师与来访者之间在治疗过程中关系出现紧张时可考虑采用此技术。

(3)当咨询师与来访者之间的信任成为一个问题时,为巩固相互的信任关系可以使用此技术。

(4)当咨询师发现自己与来访者之间出现由社会阶层或其他社会上存在的人际交往模式造成的"社会距离"时可使用此技术。

(5)当咨询师发现"依赖"这个问题干扰治疗进程时,处理来访者的依赖问题时可以使用此技术。

(6)当咨询师发现"反依赖"这个问题阻碍了治疗进程时可使用此技术。

(7)当咨询师发现,由于与来访者之间的彼此欣赏和吸引使咨询偏离正常轨道时,处理相互之间的投射与移情问题时可使用此技术。

(8)处理开始与结束阶段来访者不舒服的感觉时可使用此技术。

5. 不同咨询流派对即刻性的看法不同

(1)精神分析比较重视过去的经验;

(2)完形学派和现实主义疗法注重现在,特别是此时此地的反应;

(3)行为主义反对挖掘过去,但对影响来访者未来的自我表现有兴趣。

比较:

来访者:我很害怕。

★精神分析:请你自由联想一下,你过去生活中与这种感觉有关的经验。

★完形学派:你很害怕,这对现在此刻的你有何意义?

★现实主义疗法:你做了什么,而使你害怕?

★行为主义:那你打算怎么分析?

分析:每种方式都可使来访者有更具体的表现,但其却是以不同的视角去观察世界的。实际上,有效的咨询都是兼顾过去、现在和未来的。咨询的目标就是要把过去、现在乃至将来的经验整合起来。

事例:

咨询师:你能不能告诉我,当你丈夫盯着别的女人时,你心里觉得怎么样?

来访者:伤害。我觉得恶心、痛苦。

咨询师:即使是此刻,我仍能感受到你的痛苦和伤害。我在想此刻你的身体正在传达什么样的信息给你。

来访者:我一直受到伤害,包括过去和现在。他没有以我所希望的方式对待我,所以才让我很伤心。

即刻性层次

表二:

层次	注释
一	忽略,即咨询师忽视来访者所提出的有关彼此间关系的所有线索
二	拖延、搁置,即咨询师能体会到来访者所说的彼此间关系的问题,但想拖延到以后再谈,或很表面地提到而不深谈
三	不具体但开放,即咨询师讨论他与来访者间的关系,但很笼统而没有针对具体问题谈。在这一层次上,咨询师愿意分担彼此间关系上出现的任何不足
四	明了的、即时的,即咨询师和来访者坦然公开地讨论彼此间的关系

即刻性反应需建立在两个条件上:一是来访者谈到了咨访之间的关系;二是咨访关系已经建立。如下例:

有一次咨询活动结束时,来访学生对咨询师说:"你是我遇到的最好的人,帮助我克服了很多困难,我们在一起相处得真好。"

咨询师:"谢谢你,我们相处得很愉快,真高兴我们能一起分享这种快乐的感觉。"

评析:咨询教师对来访学生当时所表现的感觉做出了即时的反应,并且对他们之间的关系进行了评价,属于层次四。

(三)对峙(confrontation)

对峙,又称质疑、对质、对抗、面质、质询、正视现实等,是个体心理咨询技术之影响性技术之一,是指咨询师指出来访者身上存在的矛盾。面质的意思是不掩盖、不回避矛盾,将问题和矛盾挑明,使人不能逃避,必须做出反应。面质是一种有较强冲击力的影响方式,在进行直接咨询时,它使来访者不得不面对自己的矛盾之处,而这些矛盾很可能是来访者以前不曾意识到的。认知心理学研究表明,人有一种强烈倾向,需要维持各认知要素之间、思想和情感之间、思想和行动之间的平衡,使之保持一致。一旦意识到这种不一致,人们就会努力用各种方式去调整和改变,使之恢复平衡。面质的作用就在于诱发这种矛盾认知,并促使来访者做出调整和改变。在进行间接咨询时,有些来访的教师或家长出于一种心理防御机制,不愿意承认来访者的无能或失败,在谈及来访者的问题时躲躲闪闪,不肯正视现实。面质的作用就在于协助来访的教师或家长自我认识,鼓励他们消除过度的心理防御机制,正视来访者的问题,配合咨询师对来访者实施帮助。面质涉及来访者三种类型的矛盾:真实自我与理想自我之间的不一致;思维感受与实际行动之间的不一致;想象的世界与知觉到的现实世界之间的不一致。如:

关于学校恐惧症中的人际关系,使用时咨询师可以表述:"你说你人际关系很好,大家都很喜欢你,可是你从学校回家,回避学校的老师、同学,独来独往……"

关于来访者描述自己婚姻的痛苦时,嘴角还挂着微笑,咨询师可以表述:"你说你的婚姻很痛苦,很想摆脱,可我注意到你在谈及你的婚姻时,你的嘴角始终挂着微笑……"

来访者谈到自己不久要出国深造,很幸运,美好的前程在等待自己时,眉头不停地蹙着。咨询师可以表述:"刚刚你一直在谈及不久就要出国了,将在自己的专业方面进行深造,美好的前程在等待着你,我也为你的未来感到高兴,可是我注意到这么开心的事情,你似乎不太开心,眉头始终蹙着……"

1. 面质的作用和使用的类型

真实自我与理想自我之间的不一致实际有两种表现:一种是来访者心目中有一个理想自我的形象,同时其也知道自己的真实情况与理想自我有距离;另一种表现是来访者把自己希望的形象当成真实的自己,其并没有意识到这个自我认知的虚幻。对于这种矛盾,面质反应需要咨询师在充分掌握事实材料的基础上,做到心中有数时再进行。

思维感受与实际行动之间的不一致,常常是指一些表面的思想、感受与行动不一致,实际上来访者潜意识中还压抑着另一些情感。面质有助于挖掘这些不曾被来访者意识到的东西。

想象的世界与知觉到的现实世界之间的不一致多见于年龄较小的来访者。这种不一致可能有两种原因:一是想象的世界太脱离现实,过于理想化;二是对现实世界的知觉不够准确和全面。面质的目的是克服不正确的想象或知觉,使来访者以真实的现实世界为参照系,让来访者直面人生。

2. 使用时注意

当来访者真实自我和理想自我之间存在差异、来访者的思想感受与其实际行动之间存在差异以及咨访意见不一致时使用面质。

(1)面质要以建立一定程度的咨访关系为前提条件,以事实为依据,也可以采用尝试性对峙。因为面质涉及的问题对来访者来说可能具有应激性,具有一定程度的威胁,良好的咨访关系会给来访者以心理支持。

(2)面质应在高级准确的共情的基础上进行,咨询师应先对来访者的矛盾有一个明确的认识和了解,否则面质可能无效或具有破坏性。

(3)面质应是尝试性的,尤其是在咨访关系的初期,这样能使来访者在开始探索自己的内在矛盾时不会觉得有太大的压力。

(4)面质应以逐步接近的方式进行,即逐步接近要害性矛盾,而不是一开始就直奔主题。这样有机会使来访者一方面领会前面的东西,另一方面有更深入进行面质的心理准备。

面质技术的使用,可以有利于澄清来访者情感、观念以及行为上的矛盾,使咨询师把握来访者的真实感受,使来访者放下有意无意的防御心理或者对自己的情感、观念比较模糊的装备。因此,在咨询过程中如果出现来访者前后言行或情感不一致的时候,咨询师需要使用面质技术来使来访者明确自己的言行或情感。只有这样,才能进行下一步的咨询。

咨询师与来访者之间的态度关系:

表三：

咨询师对来访者的态度	来访者对咨询师的态度
共情	知道咨询师明白我的感受
温暖和接纳	知道咨询师尊重我,其很仁慈,一点也不会苛刻,是完完全全地接纳我,因此我不会感受到威胁
真挚和诚实	知道咨询师并不虚伪,也没有戴假面具,而是表里一致地与我接触
专业能力	知道咨询师有能力帮助我处理问题

对峙的分类：

表四：

对峙的类型	举例
来访者的现实自我和理想自我的差异	某高中生成绩一般,却一直坚持要考重点大学
来访者的思维、情感与实际行动的差异	某女士说与丈夫的关系很好,很和睦,但是二人已经很久没有同床了
来访者对自己的体验与咨询师对其体验印象的差异	某来访者对咨询师表示感谢,认为咨询师对其帮助很大,但却一直记不清咨询师的名字,而且咨询时总是迟到

不同的咨询师所表达的面质质量有很大的差异。面质可分为四个层次,见下表。

面质层次：

表五：

层次	注释
一	咨询师的反应不允许来访者有矛盾存在,或者咨询师可能接受了来访者的矛盾,却表达出与来访者所谈相反的内容,或者忽视它,或者过早地给建议,总之,咨询师不想去探究矛盾的地方。这一层次属于"无帮助的"
二	咨询师没有明显地接受或否定来访者的矛盾,其只是静静地听来访者讲述内容或反映出来访者对此矛盾的感觉,因而,咨询师无法使来访者觉察到自己可深入了解。这一层次属于"内容正确"
三	咨询师指出来访者的矛盾,但没说出这矛盾的关键之处,其只是偶尔比较来访者谈话中包含的矛盾,这样就可能促使来访者觉察到自己行为矛盾的地方。这一层次属于"有帮助的"
四	咨询师注意到并说出了来访者的矛盾,促使来访者注意这一矛盾,由此,咨询师可以促进来访者更了解自己并进而发展自己。这一层次属于"有效的"

咨访关系的建立除了受以上因素的影响外,还与咨询师本身的咨询理念、态度、方法和人格特征等因素相关,也与来访者的咨询动机、合作态度、期望程度、行为方式等因素有关,总之,咨访关系的建立是咨询师和来访者相互作用的结果。

五、本节实验

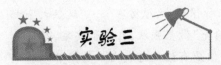

实验名称：咨询关系的建立之共情技术（1）

实验内容：心理咨询的核心要素是咨询关系的建立，而咨询关系建立的重中之重是共情技术，即走进来访者的内心世界感同身受，体验来访者的世界就好像体验自己世界的一种能力。通过本实验，学生需要学会应用建立咨询关系的五个要素之一的共情技术，并将其融进咨询关系建立体系，做到"神入神出"。

目的要求：通过本实验，学生需要了解在任何一种心理咨询与治疗方法中咨询关系的建立都是重中之重。熟练掌握咨询关系建立的要素之一：共情。三人一组：角色互换。

仪器设备：模拟咨询台、单向玻璃观察窗、多功能表情识别仪、音像录制设备。

实验步骤：成功的共情案例一

☞　1. 基础情况

大学生已经放暑假了，大三女生林默（化名）前来咨询。

☞　2. 咨询会话

来访者：老师，我没什么事，放假了，来看看你。

（咨询师分析：别的同学没等放假就着急回家，你放假了却不回家，一定有事。）

咨询师：既然来了，就坐一会儿吧。你家在哪里？能详细地向我谈一下你家的情况吗？

（这里作为咨询师已经分析了来访者放假不回家可能有原因，不成功的会话：你家在哪里？放假了怎么不回家呢？）

来访者：我家在J市。我小的时候，父母离婚了，我当时还小也不知道给我"判"给谁了。我妈的脾气不太好，记得我上小学的时候，她给我买了一支钢笔，我小的时候爱丢东西，弄丢了新买的钢笔，我妈骂了我整整半年。

咨询师：听了你描述小时候的成长历程，尽管你刚才使用的是很无所谓的语言与语气，仿佛在说别人的事一样，但我听了之后，只想对你说两个字。

来访者：老师，你想说什么？

（来访者的眼神里是一种企盼、疑问。）

咨询师："好痛。"★

★这里咨询师准确地运用了共情技术（听了来访者小时候的成长历程，父母离异，母亲带给自己的负面情绪，体会到来访者言语所表达的内容以及言语没有表达的内容），使来访者感受到自己被理解、被接纳。

不正确的谘商会话技术：

咨询师：单亲家庭中长大的孩子还能考上大学，说明你很厉害，很坚强。

如果咨询师用这种说话方式，来访者就会感到没有被理解、被接纳，就会对咨询师说："谢谢你，老师，再见。"谈话终止。

来访者沉默。咨询师在等待中观察来访者的非言语表现：咨询师注意到来访者眼圈有些发红,但稍闪即逝。

来访者(沉默许久过后):老师,这么多年,从来没有人对我说过这样的话。大家都说:"你是在单亲家庭长大的,还长得这么高、这么健壮,看来你很独立,很厉害……"既然大家都这么认为,那我就要坚强。这么多年我一直包着"硬硬的壳"做坚强状,在我们寝室,尽管我不是老大,可大家有什么事都要同我商量,要我拿主意,但是有谁知道我内心的痛苦。我妈她现在倒好,一回家对我又亲又抱的,我觉得特恶心……

这应该是来访者前来咨询的真正原因。放假了,如果不回家,寝室封闭,没地方去;如果回家,妈妈对着自己又亲又抱的,自己却忘不了童年时的痛苦经历。所以来访者徘徊、无奈,前来咨询。如果不是准确地共情,来访者依然包着"硬硬的壳"离去,来访者的问题始终不能得到解决。可见共情在咨询关系建立中的重要意义,咨询师找到了问题的所在,接下来的咨询就是如何解决来访者对母亲的理解。

以下是谘商会话片段:

咨询师:你小的时候父母离婚,那时你妈也就三十岁左右,你觉得对于三十岁左右的女人(这里我们暂时不探讨你妈),婚姻的失败对她来说意味着什么?

来访者:老师,我明白你的意思。有的时候,我也觉得她不容易。可是,她不应该拿我出气,我又没惹她。我现在很自卑,一点都不自信,所以我恨她,真心接受不了她。

咨询师:你怎样评价你妈妈?

来访者:我妈是一个很要强的人。她一个人把我带大,培养我上大学。她还要工作,这么多年她工作做得也挺好的。方方面面都还可以,就是脾气不好。很多人都觉得她还不错,可我不这么想,因为在我人生的成长阶段没有赞美,只有指责。

咨询师:这么多年,你妈一直一个人?

来访者:嗯。怕我受气,一直一个人。

咨询师:你妈对你的感情,你怎样评价?

来访者:总体来说还行。我没饿着也没冻着。但她对我只是物质上给予满足,她并不知道我内心的真实感受,她对我的精神折磨使我至今不能释怀。

咨询师:外人对你妈的评价怎样?

来访者:都说我妈是个女强人,一个人很要强,不仅自己的工作做得不错,而且把我也养的同正常家庭的孩子没什么区别。

咨询师:你认可这样的评价吗?

来访者:道理是这样吧。不过,我小的时候也没少遭罪……我感觉自己的人格不健全。

咨询师:你能详细谈一下你的情况吗?

来访者:我现在最大的感受就是没有自我。我觉得这些都是我妈造成的。所以,当我痛苦的时候,我就很恨她。

咨询师:我们这样来做一个设想。如果当初,你父亲与你母亲分手,你母亲也像你父亲一样,另外组建了一个家庭。现在会怎样?

来访者:不知道。

咨询师:就是你母亲像你父亲一样。你对父亲的感受是什么?

来访者:我印象中没有父亲的样子。记得我小的时候,他们吵架之后,就离婚了。从此,我再也没见过我的父亲。

咨询师:你认为今天的问题与他有关吗?

来访者:与他并不相关。因为他没再出现过。

咨询师:如果你的父亲与母亲分手之后,你的母亲也像父亲一样不再出现,那你今天的问题也与你母亲无关。

来访者:是的。

咨询师:无关,与你的父母都无关。

(咨询师反复在强调"无关"的用意是引导来访者:与父母无关,你一个小孩子将如何长大?)

咨询师:你对母亲的养育之恩如何解释?

来访者:谁让她生我的? 我还不想出生呢!

咨询师:那可不可以这样理解:你恨你的母亲生了你,也恨你的母亲养了你?

来访者:可以这样说。

咨询师:对于你父亲,你怎样评价?

来访者:不知道,没什么评价,没印象。

咨询师:他付出的爱与你的母亲相比如何?

来访者:他们相比?

咨询师:他也是给了你生命的人啊!

来访者:我没想过。这么多年来,我妈没提起过,我几乎把他忘了。

咨询师:这场婚姻可以说是失败的婚姻。你的父亲和母亲分手了,也可以说是反目成仇,也可以说是平淡分手。这是他们之间的问题,他们之间的恩恩怨怨……对于你来说,不去评价是对的。但对于父母的感情应是同样的。他们同样给了你生命。只是两人不和,然后分手。

来访者:不是这样的,是我父亲有了外遇,然后不要我们了。我妈就将她在婚姻方面的失败加到我的身上,实际上,我是替罪羊。我妈自己没能耐,不能使我父亲的爱持久,却有能耐将怨恨撒到我的身上。

咨询师:对于你父母之间的爱,我们在这里不做讨论,感情方面的事情,也许当事人在此都说不清楚,何况我们局外人呢★。

　★咨询师在咨询过程中如果遇到这样的问题:整个讨论与来访者目前的状况无关,但来访者还要去讨论的时候,咨询师可以适时打断。这样做既可以抓住问题的核心,不是泛泛而论,也可以在整个咨询过程中有一个咨询主线,不被个案的次要问题所诱惑而影响咨询进度的正常进行。还有些时候,个案讨论的问题与咨询一点联系都没有,但是咨询师出于好奇,很想知道结果或结论,与个案共同讨论。这样效果很不好,对于与咨询本身无关的事情充满好奇,体现咨询师的专业功底不够扎实、专业素养还有待于提升。

来访者:但是,我是他们爱情失败的牺牲品。

咨询师:每个人在恋爱的时候都不希望恋爱失败。但最后失败了,每个人都很痛苦。

来访者:那为什么要恋爱? 既然恋爱了,为什么还要有外遇?

咨询师:这也不是我们这里能讨论得清楚的地方。我说过,当事人也许自己都说不清楚,感情的事情很复杂,不是用理智能描述清楚的。而且,就我的观点来看,如果在你小的时候,家庭对你的人格产生了一定的影响,但你现在是大学生,你可以塑造自己。明晰自己的胆小、不自信等负面的行为以后,你就可以锻炼、培养自己,更进一步完善自己。

来访者:老师,我也知道,但就是接受不了我妈。为此我很痛苦,我试着去接纳她,但做不到。

咨询师:你同你妈妈沟通过吗?

来访者:没有。我经常不在家,在家的时候,同我妈也不讲话。

咨询师:为了你同妈妈关系的缓和,你做了什么努力?

来访者:没做什么努力。

咨询师:你想过要改善这种状况吗?

来访者:想过,想改变,但没能改变。

咨询师:我能为你们做点什么吗?

★不恰当的会话:"你什么努力都没做,还说要改变,我看是假。"要体会个案矛盾的心理。

来访者:我就是不知道该怎么与她相处,不知道该说点什么。有时候看她忙前忙后给我做饭的样子,感觉她挺可怜的。毕竟她没有什么亲人,为了我,她也付出了很多。很多时候,我也感动,但就是不知道怎么做。这么多年了,已经习惯了,默默地承受着她的坏脾气。

咨询师:你妈妈最近的脾气如何?

来访者:最近几年好多了。

咨询师:大约是最近几年?

来访者:(想了想)好像从我上高中在外住宿就好多了,不知道是整天看不见我的缘故,还是我常年在外的原因。

咨询师:你对妈妈从前的坏脾气能释怀吗?

来访者:看到她的时候,很多事情就忘记了,也觉得她不容易。但是没看见她的时候,想想自己现在的样子,还很恨她。尤其是自己不如意的时候,就有些埋怨她。

咨询师:不如意的时候? 有外界因素吗?

来访者:比如,不敢与人交往,在人际交往中不自信,在人前行为不够得体……

咨询师:你认为,如果你是在一个完整家庭中长大的孩子,就可以做到这一切吗?

来访者:应该会好些。

咨询师:就是因为你有这样的想法,你才始终生活在过去的回忆中,在你的生活中有太多的假设。你假设自己生活在一个完整的家庭,生活在一个民主的、幸福的家庭。

来访者:是的。老师,那我该多么幸福啊! 我现在就不会是这个样子。

咨询师:所以,在生活中,稍有不如意,你就会将过错赖在妈妈身上。带着这样的心理,你去审视自己的人生、审视你人生的每一件事以及这件事与你妈妈的关系,这样你很难接纳妈妈。

来访者:好像有点。

咨询师:越是人生的重大事件,你越在意的事情,你越是将其与你的妈妈联系在一起,从而增加对妈妈的不满。

来访者:老师,你说,一个自己从小生活的家庭与自己未来的家庭有多大的关系呢?

咨询师:说说看,你担忧的是什么? ★

★咨询师讨论的不是两个家庭之间的相关性。因为这种相关性不是绝对的,各种情况都会发生。所以,采用的谘商会话是收集个案担忧的是什么。

来访者:老师,我处了一个男朋友,我们相处了近两年。他一直说到我家里去看看。看看未来的老人,以示尊重。可是我这样的家庭,怎么让他看啊,我一直都没同他说过我家的事情。每次他提起的时候,我都"岔"过去了,现在大三了,再有一年就面临毕业了,再不让他去,我就没有理由了。

咨询师:你担忧的是什么?

来访者:我怕我同他说到我家的情况,他会鄙视我。

咨询师:他是爱你,还是爱你的家?

来访者:我也怕他的家人瞧不起我。

咨询师:所以,你表面上一副很不在意的样子,其实内心很矛盾。

来访者:是这样的。为了掩饰我内心的矛盾,我只好表面装作什么都不在意的样子,其实我内心的痛苦有谁知道? 大家都以为我每天很平静,其实那是实在没办法。

咨询师:与妈妈交流一下吧。如果觉得面谈有困难的话,可以先给妈妈写封信,等沟通一段时间后,再面谈。

☞ **3. 分析与点评**

两个月后,咨询师收到一封信。一个陌生妈妈的信。信中表明:作为母亲,很感谢咨询师。自己知道,这么多年由于自己婚姻的失败带给女儿的伤害使得女儿一直不能释怀。自己想了很多办法弥补,但是没有效果。自己一方面愧对女儿,没有让女儿快乐地长大,另一方面一直在寻找机会与女儿冰释前嫌。但女儿经常放假都不回家,回家也是不说话,和同学出去玩,一走就是一天,很晚才回来,很难找到这样的机会……这个假期,女儿回来的时候,给自己写了一封信,压在餐桌的餐具下面。自己看了之后,热泪横流……自己也给女儿写了封信,母女二人一来二去,渐渐地将埋藏在心里多年的话都说了出来。女儿感到不再无助,什么事情都有妈妈的支持;我也不再孤独,有女儿听我的心里话。非常感谢咨询师,在女儿最困惑的时候,是咨询师让其意识到自己人生的航程!

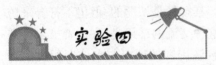

实验名称:咨询关系的建立之共情技术(2)

实验内容:心理咨询中的核心要素是咨询关系的建立,而咨询关系建立的重中之重是共情技术,即走进来访者的内心世界感同身受,体验来访者的世界就好像体验自己世界的一种能力。通过本实验使学生学会应用建立咨询关系的五个要素之一的共情技术并将其融进咨询关系建立体系,做到"神入神出"。

目的要求:通过本实验,使学生了解到在任何一种心理咨询与治疗方法中咨询关系的建立都是重中之重。熟练掌握咨询关系建立的要素之一:共情。三人一组:角色互换。前面我们的实验是一个共情技术,这里继续共情技术的实验,使之达到成熟的状态。

仪器设备:模拟咨询台、单向玻璃观察窗、多功能表情识别仪、音像录制设备。

实验步骤:成功的共情案例二

☞ 1. 基础情况

初一学生偶尔考试没考好,受到父母的指责,心情郁闷,前来咨询。

☞ 2. 咨询会话

来访者:我心情很郁闷,我从来没有担心过我的学习成绩,没有想到这次考试成绩这样差,几乎是班级的最后几名,我越想越生气。爸妈也很不理解我,打骂了我,我又恨自己,又难受……

咨询师:因为考试成绩不理想,所以你感到非常失望,非常难过。(初级共情)

咨询师:我理解你的心情,一直以来你的学习成绩都很好,没想到这次会失败,因而你感到失望和难过,还很气愤。爸妈对你的态度让你又委屈,又恨自己。我能感觉到你被不甘心、痛苦的情绪所困扰,有点儿不知道该怎么办了。(高级准确的共情)

☞ 3. 分析与点评

在初级共情反应中,咨询师主要运用释意技巧对来访学生的感受做出反应,没有添加任何个人的东西。在高级准确的共情反应中,咨询师不仅用了倾听技巧,而且用了自我开放、解释以及指导(提示来访学生下面应讨论的方向)。第二种反应显然更有影响力,但高级准确的共情也增加了风险,如果咨询师的理解有出入,或是时机选择不当,就可能对谈话产生破坏作用。

艾维在前人的基础上进一步把共情分为七种水平的反应。这七种水平的反应是从观察实际咨询得来的,几乎包括了所有可能出现的情况,从有破坏作用的反应到最熟练、最高品质的反应。这七种水平的反应的特点是:

水平一:咨询师在会谈中明显地起着破坏作用。其表现是不成功的(如身体急剧变换姿势,会谈的主题跳来跳去),粗暴地打断来访者的话语,对来访者进行攻击或对来访者提供的信息漫不经心。

水平二:咨询师仍有破坏作用,但不明显,难以察觉,尽管其表现的是在试图努力帮助对方。水平一和水平二之间的区别仅仅是程度和清晰度的区别而已。

水平三:咨询师并非很注意倾听来访者所说的内容。其解释是切题的,但仍不符合来访者的原意,我们日常生活中许多谈话就是这种模式的。这种交流的结果是,来访者虽未受到损害,但来访者所讲的一切内容咨询师很少听进去,而且咨询师的反应与来访者所说的有差距。

水平四:被认为是最低限度的咨询。咨询师对来访者所说的能进行交换意见式的反应。所谓交换意见式的反应是指能够对对方的感情做出正确的反应,对对方的意思做出准确的解释,或对来访者所说的内容进行实质性的总结。在水平四,常采用开放式询问和为使来访者做出反应而进行的自我揭示的技巧。

水平五:在这个水平上,咨询真正变成了有效的咨询。咨询师在咨询过程中增加了超出交换意见或反应的内容,除了准确地解释对方的意思,并对对方的情感做出正确反应外,还会对事情加以适度的说明,或提出一个试探性的问题或解释。这样,咨询师就不仅抓住了来访者的主要问题,而且增加了一些新的有助于促进对方自我增长和自我探索的因素。

水平六:此时咨询师真正成了有主见的咨询师。其将倾听对方谈话的技巧、影响对方的技巧和共情等多种特质相结合,使咨询变得更为有效。

水平七:由于增加了对许多技巧的熟练和有效运用,并表现出许多共感特质,咨询师此时是完全与来访者"融为一体"了。当然,实际上他们之间仍是有区别的。这一期间,咨询师与来访者无论在哪一方面都能进行直接成熟的交流。

艾维提出的这七种共情反应水平,第四种相当于伊根的初级共情,第五、六、七种相当于高级准确的共情。

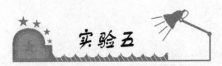

实验名称: 咨询关系的建立之积极关注(1)

实验内容: 心理咨询中的核心要素是咨询关系的建立,而咨询关系的建立受共情、积极关注等因素的影响。关注来访者的积极方面,增进来访者的积极因素和自信,为咨询关系的建立奠定基础。

目的要求: 通过本实验,使学生了解到在任何一种心理咨询与治疗方法中咨询关系的建立都是重中之重。熟练掌握咨询关系建立的要素之一:积极关注。三人一组:角色互换。

仪器设备: 模拟咨询台、单向玻璃观察窗、多功能表情识别仪、音像录制设备。

实验步骤:

☞ 1. 基础情况

男性,18 岁,高中二年级学生,在父母的陪同下前来咨询。

咨询师观察:来访者身高 180cm 左右,长得很帅气,衣着得体,但对"心理咨询"很反感。

鉴于这种情况,如果咨询时不运用一定的咨询技巧,咨询关系很难建立,没有一个突破点,来访者的问题不可能得到了解。

☞ 2. 咨询会话

咨询师做如下设计,以下是谘商会话片段:

咨询师:(在就座后,咨询师观察了一下来访者)

来访者:(看到咨询师,来访者将脸扭向别处)

咨询师:听说你乒乓球打得不错?

来访者:(来访者听咨询师以这句话开场,有些惊讶,愣了愣神,不太好意思的样子)还行吧。

咨询师:这可不是还行的问题,说明你动作机能反应很快呀!

来访者:(腼腆地)还行吧。

咨询师:你还挺谦虚的。我得向你请教,我的乒乓球打得就不好,你练了多久了?

来访者:两年。

咨询师:只练习了两年你的乒乓球就打得那么好,那我更应该向你请教方法了。我练了好久,打得也不太好。看来是水平问题与悟性吧！你怎样评价马琳啊？

来访者:马琳。那是个幸运儿。

咨询师:好像不是吧,你看到的只是他作为奥运冠军时的光环。你知道吗？连续两届奥运候选人都没有马琳。那时的马琳,快崩溃了。他给他妈妈打电话说:再也不想打球了。后来是他的教练和网友救了他,他才有了今天的成就。你怎样评价邓亚萍？

来访者:那还用说,一代乒乓大师。

咨询师:邓亚萍身高150cm,个子矮,仅进国家队就进了三次。人家不批准,说她个子矮,胳臂短,"吊球"顾不到。后来是她经过几番艰苦的磨炼,终于成为世届冠军。看来,我们看到的都是别人的辉煌,而没有看到辉煌前的磨难。你怎样评价自己,有没有什么辉煌前的磨难？

来访者:我？我这一生算完了。

咨询师:你才多大呀？就一生都算上了？

来访者:那也完了。

咨询师:什么事情啊？这么悲观,说出来听听,看看有没有错过四年奥运机会那样可惜。

来访者:不想说,觉得没劲。

咨询师:刚刚我还想向你请教你的球打得好的诀窍呢,看来是不能告诉我了。

来访者:那我告诉你,你不许告诉外面那两个人(指的是他的父母)。

(咨询师注意到,来访者一直在称呼自己的父母为"他们"。可见其亲子关系的僵化。)

咨询师:我可以答应你。不仅是现在我们讨论的事情,就是以后我们讨论的所有事情,不经你的允许,我都不会告诉任何人。这是我们的咨询原则,我们咨询的原则是保密的,也是我们的职业操守。

来访者:那我就放心了。老师我跟你说吧,他们找不到我,以前他们认为我上课去了,后来可能老师给他们打电话说我没在教室。他们就以为我到"网吧"了,或者去同学家玩去了,其实我没去,所以他们找不到我了。

咨询师在同来访者的父母预约时,大概了解了一些来访者的情况,但此时装作什么都不知道。

咨询师:那你到哪去了？

来访者:我在"河沿"蹲着呢。

咨询师:发生了什么事？

来访者:老师,我不喜欢数学,在数学课上我就说话、看杂志、睡觉……我们数学老师就生气了说道:"都高二了,还不知道好好学习,以后怎么办,能考上大学吗？"当着全班同学的面,让我写检讨。真奇怪,也不知道她从哪里弄来那么大一张纸,有我班后面一面墙那么大,让我写检讨:不许上课说话、睡觉、看小说,必须认真听课。当时碍于形势,我就写了,写完之后让我用十个手指按上手印作证。当时也没觉得如何,后来再去教室,一进门就有一种不舒服的感觉,教室后面一面墙都是我写的检讨书(也叫保证书)。红红的十个手指印像是对我的一种讽刺。于是我就不上学了,在家看电视、上网玩游戏、睡觉……我妈和我爸就骂我:说我什么也不是,耐不住寂寞,尤其我爸说我:"不是男人！"他们的责骂,使我受到了伤害。我反思自己,真的那么没出息吗？耐不住寂寞吗？于是我决心换一种活法:他们天天上班,我也上。他们早上七点上班,我也七点出家门,他们晚上九点回家,我也晚上九点回家。

咨询师:你去"河沿"了?

来访者:嗯。饿了,我就买几个包子吃,渴了我就买一瓶水喝。我要证明给他们看看,看我到底是怎样一个人,有什么耐不住寂寞的?

咨询师:你这种情况持续多长时间了?

来访者:快半个月了吧。他们到处找我,据说网吧、酒店、同学家都找遍了。我感觉老"爽"了。

咨询师看到来访者说这些话的时候有一种成就感,好像家人找不到自己,自己就有一种神秘感。但从另一个角度分析:一个高中生,每天蹲"河沿"长达近14个小时,也是心理危机。谁知道来访者什么时候想不明白就走入河里?此时的咨询已经转入危机干预。

咨询师:我听明白了,你不太喜欢学数学,我像你这么大的时候也是。我那时候也不喜欢学数学,但是并不影响今天当教授。

来访者:不影响?老师,你知道我数学什么成绩?0分。

咨询师:0分? 你是抗拒数学老师吧?

来访者:老师,你说得对。我特别不喜欢我的数学老师,我恨她,恨不得杀了她。

咨询师:老师管学生,其实是为学生好。我也是老师,我了解老师的心理。

来访者:我也知道她是为我好,可是我接受不了她的做法,对我自尊心是极大的伤害。

咨询师:这样吧,我们讨论一个解决问题的方法。

来访者:还有方法?

咨询师:我想征得你的同意,同你爸爸说:从明天起,我们不上数学课了,回到学校上课。就不上数学课,上数学课的时候回家,回家愿意做什么就做什么,是我们同数学老师发生的冲突,不能连带别的老师,你说对吧?

注意这里的顺序,首先告知来访者:从明天起,不上数学课了,回到学校上其他的课……而不是从明天起,回到学校上课,数学课不上了。说话的时候语速要缓慢,给来访者充分的时间考虑,让来访者考虑清楚这仅仅是数学课的问题,而不是其他课的问题,不可以迁怒于其他课程的老师。

来访者:没用,肯定没用,他们是不会同意的。

咨询师:每个家长都是爱孩子的。在我这里,无论是什么样的家长都会同意我的要求。只要你同意将我们讨论的问题同你家人商议。

这里咨询师特意强调自己的权威性,为日后的进一步咨询奠定基础。

来访者:那你同我爸说吧,别同我妈说。

咨询师:好。

咨询师在准备室找到等在那里的来访者的父母,请母亲暂时回避,同父亲商议:从明天起,来访者回到学校上课,但是不上数学课。上数学课的时候回家,回家愿意做什么就做什么。

父亲开始听到从明天起孩子回学校上课,面露喜色,但听到不上数学课,面陈似水。他说:"那怎么行,不上数学课,我怎么向老师交代?"

咨询师告知父亲:你现在想的不应是如何向老师交代的问题,而是如何解决孩子的危机问题。这么大的孩子,每天蹲"河沿"近14个小时,谁知晓他的心理发生怎样的变化? 如果你认为孩子必须天天正常上课的话,我们达不成协议,你现在就可以带着孩子走。从我的工作室出去,孩子的安全问题我不负任何责任,权当你们没来过。

父亲:有那么严重吗?

咨询师:有多严重我不知道,但职业的敏感使我提醒你。

父亲:那就按你说的办。总不上数学课能行吗?

咨询师:现在是什么课都不上。

父亲:……

第一周,来访者不上数学课,回家。

第二周,来访者如约来咨询。会话片段:

咨询师:怎么样,这一周过得如何?

来访者:老师,我按你说的,上所有的课,就不上数学。

咨询师:感觉如何?

来访者:还行。原先我也是不喜欢数学,别的课还是愿意学的。

咨询师:上数学课的时候,回家寂寞吧? 咱找个大学生陪你"玩"如何?

咨询师有意说成:"找个大学生陪你玩。"目的是强化学习的乐趣,像玩一样。

来访者:玩? 玩什么?

咨询师:喜欢玩什么,就玩什么。语文、英语、史地,你最喜欢哪一科?

来访者:英语。

咨询师:那就英语。大学生可有办法了,会用会话、情境设计、英语剧、小说等形式"玩耍"英语。

☞ **3. 分析与点评**

咨询师在采取循序渐进的办法,一步一步地靠近学习,增长来访者的学习兴趣,在不知不觉中步入正轨。几周过去,咨询师同来访者的父亲讨论:现在的学生同以前不一样,以前偏科,可能还会考上一所学校,现在学生偏科,像你孩子的数学偏科成现在的样子,很难考上一所高校。除非报考"术科"。看一下孩子在什么方面可能会有发展? 父亲谈到孩子的外祖父有绘画天赋,孩子从小也喜欢画画,但是一直没太重视培养,不知能否"捡"起来。

后来来访者寻求一位绘画大师的指点,一年后考上 H 省的一所高校。接到录取通知书的那天,来访者找到咨询师,给咨询师鞠了一个 90 度的躬。从这个来访者身上,咨询师反思:如果咨询关系没有建立,来访者不接纳咨询师,不但咨询无法发挥效用,而且来访者的人生可能要重写。可见,咨询关系建立中的积极关注对于这个年龄段的学生来说尤为重要。三岁的孩子就有自尊,作为成人要小心呵护孩子的自尊。积极关注孩子的长处,不仅是人际交往的技巧,也是咨询关系建立的保障。试想,如果开始阶段咨询是这样的会话会怎样:"孩子,你怎么不上学了呢,人家都去上课,你既没在家,又没在学校,你去了哪里? 能告诉我吗?"结果会如何? 咨询理论与技术在咨询内,而咨询功夫在咨询外,需要我们咨询工作人员深刻体会。

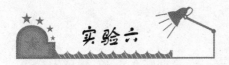

实验名称:咨询关系的建立之积极关注(2)

实验内容:心理咨询中的核心要素是咨询关系的建立,而咨询关系的建立受共情、积极关注等因素的影响。关注来访者的积极面,增进来访者的积极因素和自信,为咨询关系的建立奠定基础。考察在预约咨询程序中来访者的积极面、光明面,在咨询关系建立过程中策略使用。

目的要求:通过本实验,使学生了解到在任何一种心理咨询与治疗方法中咨询关系的建立都是重中之重。熟练掌握咨询关系建立的要素之一:积极关注,关注过程使来访者感受被关注,并使其认识到确实是自己身上特有的积极面,而不是盲目地关注或是莫须有地关注。
三人一组:角色互换。

仪器设备:模拟咨询台、单向玻璃观察窗、多功能表情识别仪、音像录制设备。

实验步骤:

☞　1.基础情况

来访者:近半年来,我感到学习压力很大,学习越来越吃力。前几天的月考,我只考取了第六名,这是我长这么大从来没有发生过的事情。我从小学习就好,每次考试都是前两名。我越想越不开心,越想越觉得可怕,这样下去我不就完了吗?目前我做什么都没有心思,不想吃饭,觉也睡不好。我担心这样下去总有一天会考倒数第一。

☞　2.咨询师采用的积极关注样本

咨询师1:从前你一直都是名列前茅,偶尔的失误是没问题的,况且你看上去就很聪明,不会有问题的。

咨询师2:你的困难是暂时的,很多人都有这样的经历,渡过这道难关,就是光明了。

咨询师3:你别泄气,不管怎么说,你总还是前十名。后面还有很多同学不如你呢,你着什么急呢?

咨询师4:你看上去很漂亮的,衣服很漂亮,人也很漂亮,很有青春活力。

咨询师5:听你这么说,我也有些担心你,是啊,这样下去,不吃不睡,你会生病的。

咨询师6:考试无常,这只是人生道路上的一件小事,没什么了不起的。

咨询师7:我觉得你学习成绩蛮好的,名列前茅。

咨询师8:我常常遇到像你这样的学生,成绩出来的时候,心里很难过,过几天就没事了。

咨询师9:你不应该因为一次不成功就垂头丧气,来日方长。

咨询师10:你很不简单,学习很好。第六名的成绩你觉得有些沮丧,你对自己要求很高,很注重完善自己。

咨询师11:像你这样的成绩,将来考重点大学问题也不大,你以后打算考哪一所大学啊?

咨询师12:你一直以来成绩都很优异,肯定是个自信顽强的人,对不对?

咨询师13:谁都会有摔跤的时候,何况你这也算不上是摔跤,充其量是个意外。

咨询师14:你以前都是前两名,我相信你以后一定还会是前两名的。

咨询师15:你担心自己会倒数第一,这是不可能的,我可以向你保证。

咨询师16:你能来咨询,说明你很关注自己的心理健康,我很高兴。

☞ **3.分析与点评**

合适的积极关注的切入点是什么?这里的积极关注会话,咨询师4、8、15,稍微欠缺些,其将积极关注理解为简单的安慰与鼓励,咨询师15是不可以向来访者提供保证的。

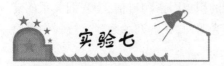

实验名称:咨询关系的建立之真诚

实验内容:心理咨询中的核心要素是咨询关系的建立,而咨询关系的建立受共情、积极关注、真诚等因素的影响。关注来访者的积极方面,真诚地置身于咨询中,增进来访者的信任,为咨询关系的建立奠定基础。

目的要求:通过本实验,使学生了解到作为咨询师,在与来访者沟通过程中应为来访者树立良好的真诚的榜样,为来访者构建一个温馨、开放、自由的表达空间,使来访者在咨询中可以真诚地表达自己。三人一组:角色互换。

仪器设备:模拟咨询台、单向玻璃观察窗、多功能表情识别仪、音像录制设备。

实验步骤:

☞ **1.基础情况**

一名肢体残疾儿童,由于行走不便而郁闷,前来咨询。

☞ **2.咨询会话样本**

残疾儿童:我不知道你明不明白我要说的话,你没有残疾,你能走,你可能不知道我想要表达的意思。

咨询师:不,我的确不是残疾人,但我能回想起在我生活的某一个时期,我是个残疾人。

残疾儿童:是吗?

咨询师:是的。上中学的时候,我踢足球摔断了腿,有一年时间我得用拐杖。我还记得当时,我是多么希望能够参加到其他孩子当中去,多么希望能够外出参加活动。我依然记得那些感受,就像发生在昨天一样。

☞ **3.分析与点评**

咨询师能适当而真诚地表示自己的感觉,这种表达方式可以改善咨访关系。属于层次四。

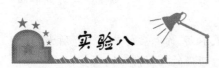

实验名称:咨询关系的建立

实验内容:心理咨询中的核心要素是咨询关系的建立,而咨询关系的建立要受共情、积极关注、真诚、热情、尊重五要素的影响。综合运用五要素,建立咨询关系。

目的要求:通过本实验,使学生了解到作为咨询师,在与来访者建立良好的咨询关系中所必须运用的五个要素,灵活掌握咨询关系建立的五要素。三人一组:角色互换。

仪器设备:模拟咨询台、单向玻璃观察窗、多功能表情识别仪、音像录制设备。

实验步骤:

☞ 1.基础情况

来访者,女,34岁。主诉:自弟弟出生以来,自己就像局外人一样深受父母的厌烦。父母喜欢弟弟,认为自己是多余的,讨厌自己的吃穿。上小学的时候,自己同弟弟同行,弟弟的脚崴了,回家后,父母将自己狠狠地打了一顿,埋怨自己没有照顾好弟弟;弟弟上初中的时候,去河边玩,不小心掉到河里,溺水而亡。父母骂自己为"丧门星"。自己刚刚高中毕业的时候,由于不堪忍受父母的精神虐待,离家独自到外地打工、赚钱养活自己。工作、恋爱、结婚……本来有一个幸福美满的婚姻。可是婚后三年,孩子8个月,发现丈夫越来越忙,经常加班,甚至彻夜不归。女人的直觉告诉自己:丈夫有外遇了。为了捍卫自己的婚姻,来访者找到了第三者,在"谈判"中发生了冲突。来访者不小心伤害了第三者,被劳动教养。由于女儿太小,取保候审。自己的世界崩溃了,自己的人生全完了……

咨询师如何与这样的来访者建立咨询关系?

☞ 2.咨询会话片段

来访者:我现在什么都没有了。世界对于我来说就是不公平。从我小时候,弟弟的出生就奠定了这一切。

咨询师:你觉得你的人生不是很顺利?

来访者:你觉得呢?

咨询师:你谈到自你弟弟出生,你父母对你的忽视。那你的女儿呢,你希望自己的女儿再走你的老路吗?

来访者:为了我的女儿,我会努力好好活着,我不希望她再走我的老路。就是为了我的女儿,我才活着,如果不是为了我的女儿,我活着又有什么意义?

咨询师:我能体会你目前的处境和心理感受,我能为你做点什么呢?

来访者:我知道谁也帮不了我。这个世界,救急不救贫。就算你同情我、理解我,暂时帮助我,但你不能永远都帮助我。

咨询师:我很欣赏你的人格★。

来访者:你欣赏我? 你没有瞧不起我?

咨询师:我没有必要瞧不起你。你的成长过程,是你父母的观念造成的,不是你造成的;走到今天,是你捍卫自己的婚姻不小心失手而造成的,不是你刻意造成的。每个人都有过过失:不小心打碎了心爱的餐具、不小心将心爱的贵重的东西(或财产)弄丢了、不小心伤了人等。但由于这些不小心,你慨叹人生不顺利,我能理解,也同意你的观点,谁遇到这种情况都会这样想。但如果因为这些自暴自弃,那我就不知道如何评价你了。

来访者:说是这样说,可我还能做什么? 单位把我开除了。

咨询师:你知道陶华碧的故事吗?

来访者:不知道。

咨询师:陶华碧是贵州辣椒酱"老干妈"的创始人。

来访者:啊! 我知道"老干妈"这个牌子。

咨询师:很多人知道"老干妈",但并不知道创始人陶华碧的创业经历。陶华碧不识字,在孩子很小的时候,她的丈夫在单位出了事故,离她而去。为了生活,她以五元起家在路摊办起了"凉粉店",后来凉粉生意越来越差,而凉粉的作料"辣椒酱"却越来越火,于是陶华碧做起了"辣椒酱"生意。现在是贵州省比较有名的企业家之一。我这里有她的创业录,关于她的创业史,你回去好好看一看。我觉得她当时的情况和你目前的状况有些接近★。

3. 分析与点评

★这里咨询师用的是"人格",而不是你的为人、你的人性、你的想法以及你的独立等具体的词。目的就是向来访者传递的是"欣赏",而不是"瞧不起或蔑视"。但又不可以用太具体的词,以免来访者反感,效果适得其反。"人格"具有非常广博的含义。咨询师之所以用"接近"这个词,一方面,情况的确有些相同,都是一个女人带着一个孩子"创"生活;另一方面,就是让来访者知道,你的意志将会使你的人生重写。

三个月后随访,咨询师得知在当地社区的扶持下,来访者办了一个"麻辣涮"摊位,咨询师还偕同朋友光顾过几次。来访者执意不收取咨询师的费用。但是,咨询师没有这样做,而是按单付费,并没有多付,这也是为了维护来访者的自强、自立及自尊心。

来访者表示:很佩服陶华碧,自己也一定要活出样来给大家看看。咨询师看到来访者寻找到了自己的生活出路与生活的乐趣,感到很欣慰。

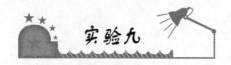

综合性、设计性实验项目

实验室名称:综合心理学实验室

课程名称	心理咨询与治疗学		实验项目名称	咨询关系的建立技术应用	
实验项目性质	综合性[√] 设计性[√]	实验学时	2学时	实验室名称	行为观察与分析实验分室
实验主要内容	本实验通过在咨询过程中运用共情(empathy)、积极关注(positive regarding)、尊重和温暖(respect and warmth)、真诚可信(genuineness and authenticity)、具体化、即时化以及对峙等咨询技能与来访者建立良好的咨询关系				
阐述综合性或设计性的理由	良好的咨访关系不仅有利于心理咨询的顺利开展,其本身就具有咨询价值。通过本实验,让同学们体会到与来访者建立良好的咨询关系不仅是一种基本职业态度,也是咨询师的一种品质,是日常为人处世和人格特征的反映。在实验中使学生了解到在任何一种心理咨询与治疗方法中咨询关系的建立都是重中之重。熟练掌握咨询关系建立的要素:尊重、热情、共情、真诚以及积极关注。三人一组:角色互换				

续表

课程名称	心理咨询与治疗学	实验项目名称	咨询关系的建立技术应用
主要仪器设备	模拟咨询台、单向玻璃观察窗、多功能表情识别仪、音像录制设备		
实验对象	应用心理学专业学生		

咨询关系建立技术应用

一、实验介绍

1. 咨询关系建立的重要性。良好咨询关系是取得良好效果的前提条件和基础。Bob Bertolino 在其所著的《问题青少年的咨询》中就认为咨询取得良好效果必须符合四因素:认识来访者的长处以及环境支持,起到 40% 的作用;良好的咨询关系,起到 30% 的作用;咨询技巧,起到 15% 的作用;对咨询的期望,起到 15% 的作用。

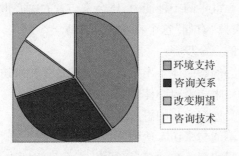

- 环境支持
- 咨询关系
- 改变期望
- 咨询技术

（图1）

2. 良好的咨询关系能够减少来访者的防御心理,使来访者在咨询过程中提供真实、全面的信息。

3. 良好的咨询关系能够促使来访者接受咨询师的建议,并积极配合咨询师。咨询要想取得效果,来访者必须实施咨询师的咨询建议和措施。再好的咨询建议和措施,如果来访者不遵照执行,也是不会取得任何效果的。只有建立了良好的咨询关系,才能让咨询师的专家和权威身份得到来访者的承认和接纳。

4. 良好的咨询关系能够让来访者对咨询充满希望。只有与来访者建立了良好的咨询关系,来访者才会相信咨询师,把咨询师当作专家、当作权威人士来看,这样才能发挥心理咨询工作者的最佳效用。

5. 良好的咨询关系会增加来访者继续前来接受咨询的意愿。来访者必须坚持一段时间的咨询才能取得成效。然而,实际上来访者中断咨询的比例却非常高。咨询师和来访者建立良好的咨询关系,一方面,来访者觉得咨询师能理解他们的问题。另一方面如果咨询关系没有建立的话,来访者从咨询师那里看不到咨询效果和希望,再继续接受咨询的可能性就会很小。

二、实验目的

通过本实验,使学生了解到在任何一种心理咨询与治疗方法中咨询关系的建立都是重中之重。熟练掌握咨询关系建立的要素:尊重、热情、共情、真诚以及积极关注。三人一组:角色互换。

三、实验仪器

模拟咨询台、单向玻璃观察窗、多功能表情识别仪、音像录制设备。

四、咨询关系建立运用的技术

(一)接受与关心

接纳包含的两层含义:一是我们承认每个个体在每个方面都是不同的;二是认识到每个个体的人生过程都是一个复杂的奋斗、思考和感受的过程。

(二)理解与共情

共情是指体验别人内心世界的一种能力,体会来访者的内心世界,有如体验自己的内心世界一样,可是永远不能失掉"有如"这个特质就是共情。

1. 准确的共情应包括的三个步骤:

①咨询师从来访者内心的参照体系出发,设身处地地体验来访者的内心世界。

②以言语准确地表达对来访者内心体验的理解。

③引导来访者对其感受做进一步的思考。

2. 咨询师应注意自己不能与来访者达到共情的原因,可尝试问自己以下的问题:

①我是否经常看问题很主观? 我的督导、同事、亲友是这样认为的吗?

②我是否很封闭,或缺乏开放接纳的态度?

③我是否对来访者有适当的关心? 是否愿意进入他们的内心世界分担他们的痛苦和欢乐?

④我自己所处的社会文化传统、习俗、伦理道德等是否影响了我对来访者的看法?

⑤我真正理解来访者所处的历史、文化和民族背景吗?

⑥我是否放下了自己的参照标准,而进入到来访者的内心?

⑦我是否顾及到了来访者的情感,并且发掘了来访者谈话的隐藏信息?

(三)尊重和温暖

尊重是一种"非占有式"的关怀,来访者被视为有价值的人,因而受到尊重;而咨询师的态度是非批判性的,是对来访者没有保留的关怀,而不是嘲笑、贬低来访者。温暖是咨询师对来访者的主观态度的体现,它不是能以语言来表达的,不是一种技能,而是存在于咨询师的内心之中,有待于咨询师自己去开发来为来访者创造出一个有利于内心成长的治疗气氛。

尊重与接纳的关系:尊重的前提是接纳,接纳是尊重的先决条件。

(四)积极关注

积极关注是一种共情的态度,是指咨询师能够以积极的态度看待来访者,注意强调他们的长处,即有选择地突出来访者的言语和行为中积极的方面,帮助来访者认识和利用其自身的积极因素。

（五）真诚可信

真诚可信就是要求咨询师坦率地与来访者交谈,直截了当地表达自己的想法,不掩饰、不伪装自己。

五、实验操作过程

在建立良好咨询关系的过程中,咨询师的态度和技术起着主导作用。罗杰斯认为,建立良好咨询关系的基本条件是咨询师对来访者的同感、尊重和真诚。此外,具体化、即时化和对质等技术也是影响咨询关系建立的重要因素。咨询师应能自觉地、有意识地运用有关原理和技术,才能使关系得以顺利地建立和发展。咨询关系的建立通常分为两步:初步建立关系和深入建立关系。

（一）初步建立咨询关系包括以下几步

1. 寒暄:当来访者走进咨询室后,先和来访者寒暄几句,例如关心来的路上是否堵车,外面是否炎热。这样有利于减轻来访者的紧张心情。

2. 询问:询问来访者所要咨询的问题,通常这样问:"我可以为你提供什么帮助呢?"

3. 构成咨询场面

在下面的对话中,咨询师将保密性原则、促进成长的非指示性原则自然地告诉了来访者。

①来访者:"老师,这件事情我从来没有对任何人说过。"

咨询师:"你放心好了,我们在这里的谈话是绝对保密的。这是我们咨询工作的基本原则。"

②来访者:"老师,我要怎么办?请你告诉我。"

咨询师:"哦,我们一起来看看问题出在什么地方,相信只要你能够把事情说出来,我们就可以共同找出几个解决问题的途径,当然,至于选择哪一种方法,还得你来做最后的决定。"

4. 自然的态度与坐姿。咨询师自然的态度与坐姿也是给来访者营造舒适和安全的咨询环境的一部分。

（二）深入关系的建立

咨询师主要通过真诚的关怀、接纳的态度和设身处地的同感与来访者建立彼此信任和深化的关系。

1. 接纳(Acceptance)。所谓接纳,就是指正式开始会话后,咨询师要神情专注,对于对方说话的内容不带价值评判地用"嗯"、"哦"、"还有呢"、"请接着说"之类的短句进行鼓励。

2. 同感(Empathy)。所谓同感,就是指在咨询过程中,咨询师不但要有能力正确地了解来访者的感受和那些感受的意义,同时还要将这种了解传达给对方,促使来访者对自己的感受和经验有更深的知觉和认识。可见,同感包括两方面内容:一是充分理解,二是准确传达。对来访者的充分理解,体现在咨询师不仅要反映来访者说话的内容,还应反映来访者言语中隐含的情感和内心的矛盾冲突。有学者根据咨询师对来访者的反映情况,将同感分为四个等级。

第一级:咨询师未察觉到对方的感受,不了解对方。

第二级:咨询师稍微了解对方,但不够多。

第三级:咨询师与对方有相同的感觉,能表达相同的意思,并进行双向沟通。

第四级:咨询师不仅能体会对方的意思,反映对方的情绪,更能深入、准确地表达对方的感觉和意思。

3.尊重(Respect)。尊重就是对来访者的接纳态度。在咨询过程中,咨询师要接受对方,能忍受对方不同的观点、习惯等。罗杰斯甚至认为尊重是无条件的,是整体的接纳,不但包括他的长处,连短处也都一起包括在内。

4.真诚(Genuineness)。真诚是指在咨询过程中,咨询师应该以"真正的自我"出现,而不是让自己隐藏在专业身份的后面,扮演十全十美的咨询师角色。相反,咨询师应该很开放、很自然、很真诚地投入到咨询过程中。

案例:大学一年级学生,女,环境适应不良,与室友关系相处不好。

来访者来到咨询室外,没有敲门,径直走了进来。

咨询师:你好,请坐。(来访者坐下。)

咨询师:外面很热吧,需要水吗?

来访者:不用,谢谢。

咨询师:我可以为你提供什么帮助呢?

来访者:我和室友关系相处得不好。

咨询师:能具体谈谈吗?

来访者:我刚大一,一个人来到北方上学,寝室里其他同学都是北方的,因为种种原因和她们相处不好,她们都不和我一起玩。

咨询师:你能一个人来北方学习说明你是一个比较独立的女生,你有想过你们之间的矛盾是怎样形成的吗?

来访者:不知道啊。

咨询师:你再仔细想想。你以前和高中室友关系与现在不同吗?

来访者:不同。

咨询师:那你与高中同学的相处方式与现在相同吗?

来访者:不同。以前大家生活方式都差不多,现在生活方式有很大的不同。

咨询师:是这些不同的生活方式造成了你们的矛盾吗?

来访者:嗯,应该是吧。

六、讨论与分析

咨询师全程保持认真倾听的态度,显得十分真诚。通过短暂的咨询,咨询师初步与来访者建立了咨询关系,了解来访者面临的问题。咨询师在来访者进入咨询室后询问需不需要水,是咨询关系建立技能中热情的运用,来访者由最初的不适应,稍微放松了一些。通过几次的引导,让来访者渐渐开始思考与室友矛盾产生的原因,是一个咨询良好的开始。

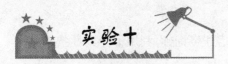

实验名称：即刻性技术的应用

实验内容：明确实验中同来访者建立咨询关系后，明晰影响咨询关系的其他要素之即刻性技术，并在实验中灵活应用。

目的要求：通过本实验，使学生了解在建立良好的咨访关系的同时还要考虑咨询过程中的其他影响要素——即刻性。了解即刻性技术在心理咨询中的重要性和对咨询效果的影响，掌握怎样使用即刻性技术是最好的。三人一组：角色互换。

仪器设备：模拟咨询台、单向玻璃观察窗、音像录制设备。

实验步骤：

☞ 1. 基本情况

案例："公主病"太太的暴力沟通。来访者26岁，女，结婚半年。

来访者自诉：在家人的催促下很仓促地结了婚。婚后一直争吵不断，丈夫从来没有退让过，每次吵架后丈夫得出来的结论都是我的问题，全是我引起的，我不阳光，不懂"退一步海阔天空"，说我有严重的公主病，如果不依着我，我就会发脾气。我每次争吵很凶的时候，生理也会出现一些反应，如呕吐，有时连苦水都会吐出来，他一直认为我是在演戏。

☞ 2. 实验咨询过程

咨询师：你说你丈夫认为你有严重的公主病，如果不依着你，你就会发脾气，你仔细想想，你有因为小事发过脾气吗？

来访者：（想了一会儿，支支吾吾不肯回答。）

咨询师：我看你说话迟疑，是否与我有关，或许你很难相信我？

来访者没有回答。

咨询师：想要解决问题，我们就得客观地看待发生的事情。你放心，你告诉我的事儿，我会绝对保密。在以后的接触中你就会渐渐发现我是一个可以信赖的人。

来访者：这个他说得没错。我从小是独生子女，家里条件也不错，父母什么都依着我。我觉得既然他爱我也应该依着我啊。

咨询师：你丈夫的脾气怎样？

来访者：他的脾气很不好，他觉得妻子就该听丈夫的，大男子主义。每次都是我忍无可忍才跟他吵架的。

咨询师：你在前面说你同意你丈夫说的"如果不依着你，你就会发脾气"，现在又说你是忍无可忍才发脾气的。我感到这里的表述有点矛盾，让我们停一下看哪个说法是符合实际的。

来访者：我刚才的表述的确有问题，我确实很容易发脾气。

（发现来访者只在咨询师点头后才能探索。）

咨询师：我发现你只有看到我点头才能探索，而我自己不知不觉成了法官。

来访者：我得看看自己说的对不对啊。

☞ **3. 讨论与分析**

①咨询师在来访者支支吾吾时询问来访者是否不信任咨询师,利用了即刻性技术巩固了咨访双方的信任关系。

②在来访者前后表述有出入时立即提出来访者表述的矛盾,利用即刻性技术处理来访者在原地打转,没有完全澄清的问题。

③来访者表现出对咨询师的依赖,只有咨询师点头来访者才能讲下去,咨询师即时提出了来访者的依赖,利用即刻性技术解决了来访者对咨询师的依赖。

④即刻性技术在咨询过程中的应用很广泛,即时的反应表达出咨询师对来访者的关注,会让来访者产生对咨询师的信任。

⑤即刻性技术的应用不当会让来访者产生恐慌,会有一种被揭露的尴尬,所以,即刻性技术是要建立在良好的咨询关系基础上,一旦来访者产生恐慌,要立即停止使用即刻性技术,不可以逼问来访者。

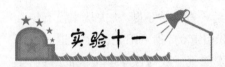

实验名称:咨询目标的确立

实验内容:明确实验中同来访者建立咨询关系后,确立咨询目标,采用谘商会话的形式确立咨询目标。

目的要求:通过本实验,使学生了解到咨询过程中应明确咨询的目标。在确立咨询目标的基础上确立咨询方案,并且咨询目标是属于心理学性质的、积极的、可行的、量化的,可以评估的以及多层次相统一的,具体目标与长远目标相结合。在制定目标的过程中需要与来访者讨论一起制定。

仪器设备:模拟咨询台、单向玻璃观察窗、音像录制设备。

实验步骤:

☞ **1. 基础情况**

莉莉(化名),女,19岁,某职业高中学生。该生从小爱学习,学习成绩好,经常考第一。但脾气比较怪,较容易同别人吵架,尤其中考成绩不理想后,一直想复读,但碍于初中学生复读手续繁杂,加之家人建议上职高,将来好就业,故目前在职高就读。家人说,莉莉自从上职高后像变了一个人一样,学习不用操心,可就是经常和同学打架,经常和老师闹别扭。有一次,还和校长打了一架,校长不让莉莉上学了。后来,父亲、母亲向校长赔礼道歉,几经周折,才勉强又能上学。

☞ **2. 咨询会话片段**

咨询师:你如何评价你的学校呢?

来访者(莉莉):我不喜欢我的学校,都怨我们家人,让我上这样一所学校,结果,我现在很郁闷。

咨询师:你不喜欢你现在的学校?

来访者:我不应该选择这样的学校,老师也不好,同学也不好,校长更不好,我怎么选择这样的学校呢?

咨询师:当初,你有选择吗?

来访者:(无奈沮丧地摇摇头)。

咨询师:听你的家人说,你是主动要来做心理咨询的?

来访者:是的。

咨询师:那你通过咨询,希望我为你提供什么帮助呢? 也就是说,通过咨询你希望解决什么问题呢? 你的咨询最终要达到的目标是什么呢?

来访者:老师,我想换一所学校,或者不上学了……

咨询师:这里两个目标都不属于我们咨询的范围,如果你因为目前的状况感到不舒服或是像你刚刚说的那样,很郁闷,我们可以分析一下,讨论一下郁闷的原因以及如何化解。

来访者:哦,是这样啊! 那好吧。如果我不郁闷了,也行。

咨询师:你如何评价你的同学们呢?

来访者:我的同学们? 我同他们就不是一个层次的。我中考没考好,不小心掉进这样一个旋涡,我这辈子都不想同他们成为同学。

咨询师:你说你同你班同学不是一个层次的,你不喜欢他们,是这样吗? 你生活在一个不喜欢的人群中,你很郁闷吧?

来访者:郁闷得快死了……

咨询师:目前在学校你很郁闷,不喜欢同学们,在其他情况下呢? 比如说周末到外面或寒暑假回家的时候?

来访者:好多了,没有这样的感觉,同正常人一样。我不同别人吵架,心情也很好,我只是不喜欢目前学校的环境和学校的人。

咨询师:哦,那就是我们通过咨询调整一下你对目前学校环境的不适应。

来访者:我不想调整,我想离开。

咨询师:有这种可能使你换一所学校吗?

来访者:没有。除非我退学。好痛苦啊!

咨询师:我们可不可以先解决你的痛苦? 可以改变的我们去改变,不能改变的我们调整去适应?

来访者:现在看来也只能如此了。

☞ 3.分析与点评

在本实验中,咨询师一直在同来访者讨论咨询目标问题,评估了来访者的心理危机程度,尽管来访者说自己快郁闷死了,但也仅限于学校那个环境,离开了那个环境就好多了,所以不是心理危机,可以不用考虑危机干预问题,而要解决的咨询目标则是了解来访者在学校为什么感觉痛苦。在这个基础上调适学校适应问题。

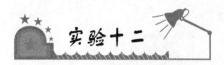

实验名称: 咨询方案的选择

实验内容: 寻求咨询中要使用的方案。建立在对来访者的有效评估基础上,选用既是咨询师的擅长,又能使来访者接受,并且对来访者来说是最迅捷、疗效最佳的咨询方案。

目的要求: 通过本实验,使学生了解在咨询过程中如何同来访者讨论咨询方案的选择问题。在明确咨询目标的基础上,选择咨询方案。选择何种咨询方案是咨询过程的具体体现,使来访者明晰咨询过程中将使用何种方案、采用何种技术、最终将要达成什么结果等。

仪器设备: 模拟咨询台、单向玻璃观察窗、音像录制设备。

实验步骤:

☞ 1. 基础情况

来访者小安(化名),女性,20岁,大二学生。来访者的妈妈是医生,多少有些洁癖,来访者从小受妈妈的影响,怕脏。在寝室里不像是在家里,大家的很多东西都是公用的,比如座椅、床、衣架、清洁工具等。小安很不习惯,只要别人碰过的衣物就不敢再穿,实在不得已就得反复洗,洗个不停,自己控制不住,非常痛苦。为此,同寝室同学关系也很僵化,同学们认为小安是城市女,瞧不起她们这些"乡下女",小安解释了很多次也不奏效。为此,很不开心,人际关系也很紧张,前来咨询。家人反映:来访者性格内向,做事拘谨,一丝不苟,追求完美,对自己要求比较严格。

☞ 2. 咨询过程

①确定咨询目标

通过与小安沟通,达成共识的咨询目标主要是:

短期目标:帮助小安认知到寝室人际冲突的原因在于小安的强迫症状"洁癖",建议小安将自己的实际情况和同学讲清楚,避免产生不必要的误解,以此调节寝室人际关系,正确处理人际冲突,并促成同学们对小安的理解和支持。

长期目标:采用森田疗法调适小安的强迫症行为。

②制定干预方案

明确在整体上采用支持性心理辅导,从认知和行为的改变上确立干预方案,分为三个阶段(共10次治疗)。

第一阶段:前两次辅导,以搜集信息和建立咨访关系为主。通过支持与鼓励赢得小安的信任,了解她的经历、现状和困惑;通过宣泄缓解小安的不安情绪,以她能接受的方式帮助她处理目前的问题;联系班主任和家长,全面了解她在校的情况和在家的情况,争取获得学校和家庭的支持。

第二阶段:在全面了解和建立良好关系的基础上,在接下来的几次辅导中,讨论目前面临的困扰,找到影响她的主要问题,共同确立咨询目标。采取厌恶疗法与门诊森田同治的治疗方法。

第三阶段:最后两次,结束巩固,讨论新行为的适应状况。

☞ **3.分析与点评**

关于强迫性行为障碍,在治疗过程中,要转变来访者的消极态度,使其积极配合,控制症状,要让来访者树立信心,多晒太阳,多注意体育运动,内外兼治。

思考题

1.在咨询开始时,如何建立咨询关系? 有效的咨询关系受哪些因素影响?

2.根据本章的十二个实验项目,你的启发是什么?

3.不同的咨询技术在不同的案例中如何灵活运用,使之发挥到极致?

实验演练

案例1:老师:我不想学习,学习太辛苦了;我也不想做农活,太累了;听说进城打工也挺辛苦,我也不想做……

案例2:来访者:从大一开始,我就喜欢班上的一位女同学。她长得好看,功课又好,家中又富有(眉头紧缩,音量变小)。我只敢遥望,不敢主动接近。其实有几次机会,可以增进彼此的关系,可是,当她靠近我时,我就不自主地退缩(双手交叉放在胸前,上半身往后缩),然后借故跑开。每当听到她有男朋友的时候,我就难过到几乎觉得人生没有希望。当听到她与男朋友分手的消息,我就兴奋异常,然后告诉自己,要好好把握机会。可是,因为自己胆怯,到最后还是被别人捷足先登,就在这种情况下过了 3 年(右手握拳,往胸前捶打)。我现在已经大四了,转眼机会就没有了,可是不知为什么,还是提不起勇气对她表白(皱眉)。

参考资料

1. Christopher A. Kearney. 儿童行为障碍个案集[M]. 广州:暨南大学出版社,2004:49 - 64.

2. Gerard Egan. 高明的心理助人者——心理咨询的操作过程与技能[M]. 郑维廉,译. 上海:上海教育出版社,1999.

3. Richard S. Sharf. 心理治疗与咨询的理论及案例[M]. 胡佩诚,等,译. 北京:中国轻工业出版社,2000.

4. Cavanagh, M. E. The counseling experience:A theoretical and practical approach[M]. Monterey,CA:Brooks/Cole Publishing Company,1982.

5. Egan, G. The skilled helper[M]. Brooks/Cole Publishing Company,1990.

6. Jourard,S. M. & Landsman,T. Healthy personality[M]. New York:Macmillan,1980.

7. 谢念湘. 心理咨询与治疗实务[M]. 哈尔滨:黑龙江教育出版社,2011.

8. 陈立人,史春宜. 心理健康与心理咨询[M]. 北京:中国石化出版社,2004.

第二章

心理诊断技术

✳✳✳✳✳✳✳✳✳✳✳✳✳✳✳✳✳✳✳✳✳✳✳✳✳✳✳✳✳✳✳✳✳✳✳✳✳✳✳

本章内容提要

　　心理诊断是心理咨询与治疗的方法和工具,也是临床咨询与治疗中对个体或群体的心理状态、行为偏移或障碍进行描述、分类、鉴别与评估的过程,在收集信息的基础上确定影响来访者心理健康的要素以及心理干预目标的最终确立。

本章教学目的

　　通过实验,学生需要着重了解和掌握心理评估的含义——诊断的必要性和目的性。明确作为心理咨询工作者要想切实解决来访者的心理问题或消除他们的心理障碍,就必须对来访者的智力、情绪和个性有一定的了解;对他们的个人生活史、目前生活状况、人际关系、工作性质有一定的了解;对他们的心理问题或障碍的形成发展、严重程度以及对其他心理活动的影响有一个确切的判断,而后才能选择最恰当的咨询与治疗方案。

✳✳✳✳✳✳✳✳✳✳✳✳✳✳✳✳✳✳✳✳✳✳✳✳✳✳✳✳✳✳✳✳✳✳✳✳✳✳✳

第一节　初诊接待

一、初诊接待

初诊主要指咨询师运用心理诊断的各种技术与来访者进行第一次接触后所形成的初步诊断。有时是心理问题的性质判断,有时是心理问题类型的判断,有时则是心理问题的大概印象。一般来说,初诊都是安排在心理咨询或心理治疗的初始阶段。但是,咨询师不能简单地把与来访者的初次会谈就定义为初诊,也就是说,不能把与来访者的初次接触就理解为是初诊。

二、初次会谈的步骤

1. 介绍心理咨询的原则及心理咨询的情况
2. 与来访者建立良好的咨访关系
3. 收集咨询师做出诊断所需要的资料
4. 通过倾听、提问、分析对来访者的情况做出初步的诊断

咨询师要注意,第四点是建立在咨询师对来访者有一定的了解,而且有比较充足的信息支持的基础上进行的。如果在初次会谈之后,对来访者的了解还没有完成,没有获得相对充分的资料,这时,就不能称为初诊,咨询师对来访者的初诊可以推迟进行,直至对来访者的问题有了大致的了解。对初诊的理解也不要单纯从初次与来访者的接触时间来看,因为时间也只是参考指标。

三、初次面谈的任务

1. 对来访者说明心理咨询及其进行方式
2. 与来访者建立初步的、建设性的良好关系
3. 收集来访者的个人资料
4. 评估心理咨询对来访者的适合程度

四、初次面谈步骤

(一)心理咨询须知

咨询师需要用简洁的方式向来访者介绍什么是心理咨询以及如何进行等内容。如:每次咨询的时间规定、时间间隔、保密原则、收费要求、咨询契约、对来访者的要求、咨询师与来访者各自的责任等。如果来访者表示已经了解咨询契约的内容,那么可以直接跳到第二步。

(二)收集资料

初学者记住 6 个"W"和 1 个"H":Who(主角是谁)、What(何事,发生了什么事)、When(何时,什么时间发生的)、Where(何地,在什么地方)、Why(原因,什么原因)、Which(相关的人,事情与哪些人相关)、How(事件的过程,事情的来龙去脉如何)。

（三）使用结构化技术开始面谈举例

1. 结构化:指咨询师在咨询开始时,对来访者进行说明与界定从咨询开始到结束之间所涉及的要素。咨询中的要素包括理论架构、咨询关系、咨询环境、相关程序。

2. 咨询关系:指咨询师与来访者在咨询中的角色和对角色的期待。如咨询师的作用是帮助来访者理清思路而不是出主意。再如,咨询的过程并不是咨询师说些什么问题就可以解决的,而是来访者主动参与的过程。

（四）评估来访者接受咨询的适合度

1. 来访者目前的问题是否适合咨询;

2. 来访者的情绪如何(有无特殊强烈情绪或自杀倾向);

3. 来访者是否有足够的心理准备接受心理咨询;

4. 来访者是否有足够的时间与预算;

5. 来访者有无可利用的支持系统;

6. 来访者的问题适合哪种心理咨询方法;

7. 来访者所求助的问题是不是真正的问题;

8. 来访者自身最大的资源和力量是什么;

9. 咨询师自身的能力与时间是否适合处理来访者目前的问题;

10. 是否有转介的必要。

五、本节实验

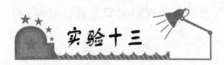

实验名称: 初诊接待及心理诊断

实验内容: 来访者初步寻求咨询时,咨询师通过对来访者的行为、语言等方面的观察以及临床问诊进行初步诊断。

目的要求: 通过本实验,学生能够了解咨询师需要通过语言、非言语等外在的仪表对来访者进行初步诊断,划分心理问题、心理障碍、神经症。采用各种诊断技术以及几大疗法进行初步诊断、鉴别诊断,提出诊断依据。将各种参与性技术、影响性技术、精神分析理论、认知理论、行为理论以及人本理论融进诊断体系,同时懂得借助外在的心理测评软件、沙盘、图画、投射测验等手段共同完成。三人一组:角色互换。

仪器设备: 模拟咨询台、单向玻璃观察窗、多功能表情识别仪、音像录制设备、沙盘治疗设备、心理测评软件。

具体操作:

案例一:基础情况:小 A 是研一女学生,本科所学专业是汉语言文学,抱着对教育的热情考进某师范院校教育系。入学半年了,她阅读了很多教育名著,也听了一些有关教育专家的讲座,却仍找不到学习的兴趣点,也无从确定以后的研究方向,她至今仍很迷茫。

小 A:"我感到很困惑,不知道自己到底喜欢什么,有时觉得我喜欢某个研究领域,可是学一段时间还是找不到感觉,又担心自己没有能力在这个领域发展,不久就被我否定了。"

随着面谈的深入，在了解了小 A 现在的烦恼之后，咨询师引导小 A 讲述了她的兴趣及学习倾向性方面的具体例子，她说："开始我以为我喜欢教育哲学，可半年下来还是找不到感觉，发现哲学理论有些晦涩难懂。后来，我阅读了有关教育文化方面的书籍，并参加有关这方面的讲座，才找到了一点舒畅的感觉。但我现在学的是教育专业，真拿不定主意该如何选择以后的研究方向。"

小 A 存在选择困惑，她原本学的是文学，结果却选择了教育专业，教育门类繁多，小 A 陷入了无从选择的矛盾之中。针对小 A 面临的问题，咨询师在咨询过程中主要运用"决策咨询"的策略：一方面倾听她现在的故事——忧虑及内心的矛盾；另一方面详细听取她对自身特点的描述，并让其做了关于职业兴趣、能力倾向方面的心理测试。另外，还询问了小 A 现在的学习条件，譬如她所在院系的师资、课程设置等情况。综合以上因素，咨询师与小 A 共同探讨、分析，最终达成共识：小 A 尝试从教育文化的角度研究教育的某一方面，如课程文化、教学文化以及教师文化等。

案例二：基础情况：小 C 是一个聪慧的女生，在班里表现突出，常受到周围同学的羡慕。然而，有一段时间她情绪低落，寻求咨询。在学校咨询室，她对咨询师诉说了自己的苦恼——爱情和友情都不顺。爱情方面，她和她男朋友是本科同学，现在身处两地，几个月见不到一面，常因一些误会而引发不快，委屈和怨恨越积越多，这种状况让小 C 感到很痛苦。"我们两个都是很要强的人，总是不能容忍一些事情，有时也想过分手，可再去哪里找合适的男友呢？师范院校的情况是女生多男生少，这让我很矛盾。这阶段跟室友关系相处也不好，我习惯晚睡，晚上可以静下心来写点东西；而室友喜欢早睡，并且不能有声响。我也尽量注意，可是，难免会有不小心的时候，我的室友一睡不好，就埋怨个没完没了。现在的日子真是糟透了。"小 C 一脸的苦闷。

在与小 C 会谈的过程中，发现她具有较强的独立能力，只是由于与男朋友的关系紧张，再加上与室友之间的摩擦，造成了小 C 心理上的失落和委屈，这些消极因素滞留在心中，无法排解和宣泄。在这种情况下，我们觉得小 C 现在最需要的是倾诉——一种能够被倾听者接纳的倾诉。因此，在会谈中，主要侧重运用"以人为中心"的共情策略，大多数时间里认真倾听，尊重小 C 的看法和情感，以非判断的态度与她一起感受。同时，并非一味地"共情"，还需要适时地从共情中发现小 C 的"正面优点"，帮她恢复自信。在咨询过程中，注意发现小 C 是一位具有"自我"倾向的女生，看待问题、处理事情倾向于从自己的立场和情感出发，而较少去关注他人的感受，因此需要试着从"共情"的另一角度，鼓励她与别人"共情"，即"换位思考"。

提出两点：①在和男友相处的过程中，遇到问题时是否会积极沟通并一起解决。②如果你喜欢早睡，而你的室友习惯晚睡，你希望你的室友如何做呢？引导小 C 运用自身的资源自己解决生活中面临的具体问题。

分析与讨论

这两例来访者的实验都是初诊接待问题，小 A、小 C 两个来访者的问题都是初步咨询，咨询师在接待方面应使两位来访者感受到尊重、关注等咨询关系的建立（前面实验中有具体描述，这里略）。咨询师进行初步诊断，这些都是简单的心理问题：小 A 是专业发展，人生中面临的冲突与困惑，需要咨询师协助了解和分析；小 C 是情感问题以及人际关系问题出现了纠结,咨询师协助来访者意识到这些问题,并利用自身的资源解决。

第二节　心理诊断的误区

一、掌握材料不全面

心理咨询师往往根据自己的初次接触和判断,或是通过一个心理测验,或者一次初诊接待、摄入性会谈以及临床会话就进行诊断,这会形成错贴标签性错误。

二、凭借经验诊断

有些咨询师会依据过去的经验对来访者进行分析,即使经验很重要,但来访者是不相同的,咨询师要依据具体情况进行具体分析,不可以乱贴标签。

三、诊断方法单一

咨询师应在临床诊断中综合使用多种方法,而不是单一使用一种方法。以观察法为核心,测验法为辅助;善用心理测验,将弹性解释心理测验的结果和临床问诊、谘商会话等有机结合。

四、不了解心理冲突的状况

咨询师在咨询与治疗中需要详细问诊,认真了解心理冲突的状况。如某人想离婚,因为结婚五年以来,夫妻感情一直不和,并且越来越严重。近几年来,凡事无论大小,总是话不投机,互相争执,每一次争执都毫无结果,双方都十分气愤又憋闷,极不痛快。如此相处下去,也会妨碍工作时的心情和积极性。同时,男方又不想离婚,因为婚前他曾许诺,一定永远爱女方,现在背信弃义,良心上实在说不过去,并且也担心周围人们议论。再者,孩子刚三岁,离婚显然对孩子的成长不利。想离婚和不想离婚两种想法和倾向都很强烈,也都有旗鼓相当的理由,但是始终解决不了问题,因而当事人感到十分痛苦。这就是心理冲突的常形。当事人如果把详细经过告诉别人,人们完全可以理解,不会认为这是"神经病"或"精神病"。当然,也不需要用特殊的心理学理论去解释这类夫妻不和的现象。俗话说,家家有本难念的经,原也不足为怪。可是,最后当男方来找精神科医生看病时,情形却不同了。当事人一进诊室就对医生说:"每天晚上吃完晚饭,就自己跟自己抗争,实在太痛苦了。"医生问他究竟是因为什么事情抗争。当事人进一步叙述:"每天晚饭后我就陷入一种不能自拔的两难境地,想吃药又不想吃药,反复斗争。"这句话让局外人听起来就十分费解。在一般人看来,吃药这件事没有什么好为难的,想吃就吃,不想吃就不吃。如果由于缺乏医药知识无法决定,请教一下医生就行。医生说可以吃就放心地吃,医生说不可以吃就别吃,这是很简单的事情。在这种问题上反复做思想斗争,实在叫人无法理解,一定是"神经"出了毛病。殊不知这吃药和不吃药的心理冲突包含着离婚和不离婚这两种强烈的情感和愿望。吃药和不吃药,是心理冲突的变形,离婚和不离婚是心理冲突的常形。变形由常形转变而来,观念内容变了,情感的冲突未变,心理冲突的形式和性质未变。这个例子比较简单,转变的经过也不难理解。转变的经过如下:由于长期困惑于是否离婚的苦恼,当事人开始另谋精神上的出路,感情生活不如意,从事业发展上找补偿! 于是,当事人决定考"托福",争取通过"托福"考试,到美国留学。这个想法倒不坏,只是执行起来并不容易。当事人可以控制自己不去想夫妻吵架的事情,但不愉快的情绪一直都困扰着当事人。读书这件事情,看起来不费力气,可是要求人们做到心情平静和注意力集中,否则,就会读不进去。显然,夫妻不和的不快心情,使当事人的注意力难以集中。虽然调动意志的力量,可以勉强读下去,但内心有不快情绪的干扰,读书效率不高:英文单词记住又忘了。当事人只好开夜车,延长读书时间,一个单词反复多念几次,多复习几遍。不难想象,当事人读起书来特别费精神,感到很紧张。深夜困了,只好上床。可是一躺下,满脑子都是英文单词。当事人开始失眠,一出现失眠,便焦虑不安,心想睡不好觉,弄成神经衰弱,托福和留学岂不都成了泡影。婚姻失败,事业无成,这一辈子岂不彻底完蛋。于是决定找医生。一般内科医生都很忙,没有时间和当事人细谈,一听说失眠,便开处方,叫当事人服用安眠药。开始服用安眠药很有效,但不久就不起作用了。当事人遂自作主张,增加剂量,两种甚至三种药一起吃。这时,心理冲突开始发生变形,离婚与不离婚退居次要地位,暂时可以不去想它,考虑的焦点集中在吃药问题上。如果吃药,白天就会昏昏沉沉,头脑很不好受,并且医生已经警告过,长期吃药会上瘾,还会损害肝功能,甚至导致肝硬化;如果不吃,整夜在床上翻来覆去,烦躁焦虑达到极点。越着急越睡不着,越睡不着越着急,叫人无法忍受。最后,当事人由内科转至精神科。当事人一见精神科医生,便还是那些话:每天吃完晚饭就自己跟自己"抗争",吃药还是不吃药两种思想发生激烈斗争。从上面的病例可以看出,心理冲突的常形有两个特点:

1. 它带有明显的道德色彩。确实,婚姻涉及的是夫妻双方以及孩子共同的切身利益。无论你对离婚持什么观点,都不可能完全丢开道德。你可以认为离婚是道德的,也可以持相反的观点,认为离婚是不道德的。总之,丢不开道德判断。

2. 它涉及现实生活中的重大事件。

心理冲突的变形,如上例,也有相应的两个特点:

1. 它的内容与道德没有什么关系。你很难说吃药和不吃药何者为道德,何者为不道德,它们似乎跟道德的评判不搭边。

2. 它所涉及的事情或内容,在局外人和不懂精神病理学的人看来,是难以理解的。吃药不吃药,可以说是生活小事,不值得去费脑筋反复思考,当事人居然闹得那么痛苦,令人莫名其妙。

心理冲突的常形也可以表现为对于生活中的琐事,总是犹豫不决。心理冲突的变形可以表现为相当奇特的形式,它由常形转变而来,不经过心理治疗专业工作者的分析,是弄不清楚的。为了理解和解释心理冲突的各种变形,必须借助于某种心理学的理论构想。

五、本节实验

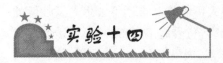

实验名称:诊断误差——乱贴标签与错贴标签

实验内容:初诊接待中,咨询师的急躁或职业的稚嫩,容易形成判断上的失误,易犯乱贴标签与错贴标签的错误。以类似的个案进行演练以便更好地区分相近症状。

目的要求:通过初诊接待,临床问诊,学生应了解资料的收集以及作为咨询师应该做到严格审查,避免由于主观因素乱贴标签或错贴标签。

仪器设备:模拟咨询台、单向玻璃观察窗、音像录制设备。

实验步骤:

☞ 1. 案例基础情况

章女士(化名),28 岁,出纳,主诉:抑郁已半月有余,精神萎靡,兴趣明显减退,失眠,注意力不集中,近三个月经常出错,故被解雇。

咨询师观察:初次咨询就迟到了,对别人的批评耿耿于怀,个性敏感。

精神状况评估:来访者衣着得体,知觉、记忆力都完整,符合中专生水平,偶尔有"生不如死"的念头,但是马上就消失。

发育史与动力学:家中长女,家在农村,弟弟小她六岁。记忆中永远忘不了弟弟出生时的情景:母亲爱意盈盈的眼神,父亲声称此生最大的快乐就是弟弟的出生。由于家里人都忙于弟弟的到来,母亲在家生产时,没有人管她,几乎一天都没有人同她说一句话,也没有人给她做饭,父亲、母亲还嫌她哭闹,将她撵出家门,黑黑的天,居然没有人找她,没有人管她……她很害怕,很无助,不知道该如何……那份无助、无奈至今依然挥之不去。小的时候父母忙于下田劳动,自己在家照看弟弟,弟弟将一个螺丝套在手上,拿不下来,父母回来后将她打了一顿,埋怨她没有照看好弟弟。近来弟弟结婚了,新媳妇不同意与父母同住,父母来到来访者所在的城市,想在此落脚。

☞ 2. 分析与点评

章女士心中有一个"结"一直没能解开,那就是父母并不爱自己。章女士发誓要努力学习,考上大学,远离那个家,之后终于考上中专学校,毕业分配也一定不回家,离开不爱自己的父母。目前,弟弟的婚姻问题使得父母又来到了自己身边,童年的感觉又回来了,所以纠结、无奈。一方面按父母的说法"供你上大学,你得养活我们,你有养老义务";另一方面源于自己内心对父母的爱、感恩、报答等,因此也都不能不管父母,但又走不出童年的阴影。所以,章女士的心理状况是由于童年的经历与现实共同刺激而引发的。如果本案例不问及章女士童年的记忆和经历,没有经过一段时间详细情况的了解,咨询师很容易按照常规诊断为神经衰弱或抑郁情绪等,而忽视了早期经历对人的影响以及后来的环境与人、物诱发的心理问题和情感状况。

第三节　心理诊断的辅助方法

一、心理测量法

（一）评定量表

1. 临床症状自评量表（SCL－90）

2. 自我评定焦虑量表（SAS）

3. 自我评定抑郁量表（SDS）

（二）人格量表

1. 大学生人格问卷（UPI）

2. 明尼苏达多相人格调查表（MMPI）

3. 卡特尔16项人格因素问卷（16PF）

4. 艾森克人格问卷（EPQ）

（三）智力测验

比内－西蒙量表；斯坦福－比内量表；韦克斯勒量表；瑞文量表（推理）

（四）投射测验

Murray 的 TAT 主题统觉测验；罗夏墨迹测验；画人/画树测验；完成句子测验

（五）观察法

外表行为性。观察来访者外表穿衣打扮可知其心理问题困扰程度。如果来访者穿衣不整，衣物颜色灰暗、不洁净，可推知心理问题困扰已久，以至于影响了日常生活，如果寻常来访者也是这样的穿衣打扮，说明这是其一贯的行为方式，通过观察还要问诊，方能了解问题的根源。

二、其他方法

（一）一般心理问题的诊断

1. 一般心理问题的诊断

①由于现实生活、工作压力、处事失误而产生内心冲突，并因此而体验到不良情绪（后悔、自责、紧张、焦虑）。

②不良情绪不间断地持续满一个月或不良情绪间断地持续两个月仍不能自行化解。

③不良情绪反应仍在一定程度的理智控制下，始终能保持行为不失常态，基本维持正常生活、学习和社会交往，但是效率有所下降。

④自始至终，不良情绪的引发仅仅局限于最初事件，即便是与最初事件有联系的其他事件也会引发不良情绪。

2. 一般心理问题的鉴别诊断

①与精神病相鉴别：根据病与非病的三项原则，精神病的特点是来访者的知、情、意不统

一,没有自知力,一般也不主动求医,常常表现出幻觉、妄想、逻辑思维紊乱及行为异常等。而该来访者知、情、意协调一致,有自知力,主动求医,无幻觉、妄想等精神病的症状,因此可以排除精神病。

②与严重心理问题相鉴别:严重心理问题的反应程度强烈,反应已泛化,对社会功能造成严重影响,病程大于两个月。而该来访者的心理问题并不严重,没有对社会功能造成严重影响,持续的时间也较短,因此可以排除严重心理问题。

③与神经症相鉴别:来访者虽然存在抑郁、焦虑、猜疑、痛苦等症状,但其时间短,仅为一个月左右,内容未充分泛化,对社会功能尚未造成明显影响,其生理功能也基本正常,且来访者的心理冲突带有明显的道德色彩,与神经症的心理冲突变形不同,因此可以排除神经症。

(二)严重心理问题的诊断

1. 严重心理问题的诊断

①来访者经历较强烈的现实性刺激而引起的心理冲突属于现实意义(有明显的道德性质),来访者体验到痛苦情绪(如悔恨、失落、恼怒、悲哀等)。

②痛苦的情绪体验持续时间在两个月以上、半年以下。

③对生活、工作和社会交往有一定程度的影响而难以解脱。

④痛苦情绪泛化到生活的其他方面。

2. 严重心理问题的鉴别诊断

①与精神病相鉴别:根据病与非病的三项原则,精神病的特点是来访者的知、情、意不统一,没有自知力,一般也不主动求医,常常表现出幻觉、妄想、逻辑思维紊乱及行为异常等。而该来访者知、情、意协调一致,有自知力,主动求医,无幻觉、妄想等精神病的症状,因此可以排除精神病。

②与神经症相鉴别:来访者虽然存在抑郁、焦虑、猜疑、痛苦等症状,但其持续时间不足一年,且来访者的心理冲突带有明显的道德色彩(或现实意义),与神经症的心理冲突变形不同,因此可以排除神经症。

(三)对该来访者的诊断及依据

1. 一般诊断

判断出是一般心理问题、严重心理问题、神经症还是精神病。

国家心理咨询师三级考试倾向于一般心理问题和严重心理问题;二级考试倾向于严重心理问题、疑似神经症和精神病。

2. 诊断依据(诊断鉴别)

①根据病与非病的三项原则判断有无精神病。

②对照症状学标准,从严重程度标准、病程时间、有无泛化等方面,判断是否是严重心理问题和神经症。(不用鉴别一般心理)

三、本节实验

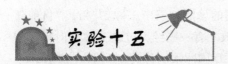
实验十五

实验名称: 心理辅助性诊断——评定方法

实验内容: 在实验中选用心理测评软件进行评估;采用投射测验以及沙盘等多种设备进行症状评定,使评定更科学。

目的要求: 通过本实验使学生了解心理问题及心理疾病的评定方法、评定时间、症状表现、评定策略,综合应用各种心理问题的诊断、评定方法,科学策略地进行心理问题、心理障碍以及神经症、精神病等诊断,并用于实践。

仪器设备: 模拟咨询台、单向玻璃观察窗、音像录制设备。

实验步骤:

综合性、设计性实验项目

实验室名称:综合心理学实验室

课程名称	心理咨询与治疗学		实验项目名称	同性恋问题的评估与调适
实验项目性质	综合性[√] 设计性[√]	实验学时	3学时	实验室名称	行为观察与分析实验分室
实验主要内容	本实验是将同性恋问题评估各个方面的因素综合运用,对案例进行正确的评估,同时找出案例存在的心理问题,对其进行咨询。随着咨询的深入,帮助来访者认清自我、找到问题,对所存在的心理问题进行调适,目的是让来访者能够解决心理问题,应对现实生活			
阐述综合性或设计性的理由	通过本实验,学生能够学会同性恋问题的评估方法。本实验通过对同性恋问题的评估过程与问题确认过程,让学生学会在咨询过程中的包容、接纳。随着实验的进行,一步一步地让学生学会将咨询技术与实践运用有机结合			
主要仪器设备	心理咨询台			
实验对象	应用心理学专业学生			

同性恋问题的评估与调适

一、实验介绍

1.同性恋含义

同性恋又称同性爱,包括男同性恋与女同性恋,为一种性倾向,指相同性别之间的个体产生爱慕、情感及性吸引的现象。有时候,同性恋也用以指代"同性性行为",而不论参与者的性倾向如何或是否有感情上的持久吸引。

同性恋作为一种自我身份认同和社会标签,曾被认为是一种性欲倒错,是一种需要被治疗的疾病。美国心理学会1973年把同性恋从精神疾病的诊断列表中去除,并指出"目前尚没有足够的科学研究证实改变性倾向的治疗安全或有效。有一些经历过改变性倾向疗法的人表示,试图改变性倾向有潜在的危险性"。WHO 的 ICD 国际疾病分类,在1990年的ICD – 10中,将同性恋的分类废止,并在注释中标明"性取向不应该被视为一种疾病"。1997年,美国心理学会表示"人类不能选择作为同性恋或异性恋,而人类的性取向不是能够由意志改变的有意识的选择"。在2001年,中国也将同性恋去病化,不再将同性恋视为疾病的一种。

2. 同性恋的形成

针对同性恋成因的研究揭示出了基因在同性恋形成中的重要作用。有研究指出,对同性恋者的大脑进行解剖发现,同性恋男性大脑与异性恋女性大脑有相似的地方,而与异性恋男性的大脑相异。也有研究表明,如果双胞胎中有一人是同性恋者的话,那么另一人是同性恋者的概率增加50%。这表明了遗传在决定同性恋者方面的重要作用。

3. 同性恋问题的评估与调适

因为我国在2001年将同性恋排除在《精神病诊断和统计手册》之外,因此直接以改变性取向作为咨询目标显然是不恰当的。在针对同性恋者的咨询中,应该注重因同性恋问题而出现的自我认同困难、情感问题、自我评价过低等现象。

在同性恋的评估上,应该从性吸引力、性行为、性幻想、情感上的喜好、社会上的喜好、自我认同、生活形态等方面进行综合评估。评估时应尊重事实、谨慎仔细,对于重要问题应该进行询问,明确来访者的意思。

对同性恋者进行咨询时,应该注重让其认清自我、接受自我。

二、实验目的

综合性、设计性实验包括第一阶段:综合咨询心理学的初诊接待理论,建立咨询关系,共情、理解当事人;第二阶段:选择咨询方法,分析来访者问题成因,协助来访者解决问题;第三阶段:结束巩固。本实验使来访者将咨询中解决问题的方法迁移到实际生活中。

三、实验仪器

行为观察与分析实验分室、模拟咨询台、单向玻璃观察窗、音像设备。

四、实验过程

1. 基本资料

来访者:小桥(化名),男,26岁,硕士研究生

职业:杂志记者

小桥是一名旅游杂志的记者,平时出入各个旅游景点,进入公司四年多,目前已经是骨干记者,很有可能会被提升。他身高在180cm以上,性格比较开朗,是一个标准的帅哥。他的好朋友亮云(化名),是他十多年的知己,最近向他表白了对他的感情,他虽然心中十分想

答应,有一份窃喜,但是碍于两人是同性,有违常规,便拒绝了。从此开始受到焦虑的困扰。

在这之前,小桥是一个性格开朗、乐于助人、工作能力强、乐观自信、颇受大家欢迎的人。但是这件事情之后,由于挥之不去的焦虑和恐惧情绪,他性格变得孤僻了不少,工作也提不起兴趣,总是出错,多次被领导批评。

2. 采用合理情绪疗法

合理情绪疗法由美国心理学家阿尔伯特·埃利斯创建。合理情绪疗法的理论认为:引起人们情绪困扰的原因不是外界发生的事件,引起人们情绪问题的是人们对事件的态度、看法、评价和认知等内容。

合理情绪疗法的基本理论是 ABC 理论。ABC 理论中,A 指诱发事件,B 指个体的错误信念,C 指个体的情绪及行为结果。理论指出,诱发事件 A 只是引起情绪及行为反应的间接原因,在两者之间还有着错误信念 B,人们对诱发事件所持有的信念、态度、看法才是引起人们情绪及行为反应的直接原因。

合理情绪疗法完整的治疗模式由 ABCDEF 六部分组成,其中 D 指干预,E 指咨询的效果,F 指咨询后的新的感觉。

合理情绪疗法分为四个阶段,分别为诊断阶段、领悟阶段、修通阶段及再教育阶段。

①诊断阶段——介绍 ABC 理论,找出不合理信念

在第一阶段,应该首先与来访者建立良好的咨询关系。在初步的咨询中向来访者表明,其目前所出现的困扰是由其自己的不合理思维和信念造成的。向来访者解释 ABC 理论的基本概念,不合理信念与现在状况之间的内在关系。这一阶段主要是让来访者认识到自己的症状是由自己的不合理信念造成的,从而开始反思,思考自己所持有的不合理信念到底是什么。

咨询师:你说自己很苦恼,现在让你最苦恼的事情是什么呢?

小桥:(想了想)我觉得我自己是一个"男同志",面对一名同性感情方面的表白,我很害怕。

咨询师:按你的说法,你是害怕自己是一个"男同志"?

小桥:是的,我的同性好友向我告白了,那一瞬间我真的非常高兴,但是过后我就开始害怕了。

咨询师:你是怎么看待自己可能是同性恋的这件事呢?

小桥:我不知道,我一方面觉得很高兴,但同时我又很害怕,我觉得自己这样是不正常的,是不对的。

咨询师:你提到了如果成为一个同性恋的话,会让自己变得"不正常",这是一种怎样的不正常呢?

小桥:(思考)我变得不再优秀了。

在这一过程中,在咨询师的引导下,小桥逐渐开始面对自己的不合理信念。经过分析,本案例中的 A 作为诱发事件应为"自己可能是'男同志'",B 作为不合理信念应该是"同性恋是不好的,将会成为自己的污点"以及"自己是有才华的,是优秀的,不应该有污点"两个,C 则具体表现为焦虑、困扰、恐惧。

②领悟阶段

在这一阶段,咨询师应该进一步明确来访者的不合理信念,使来访者在咨询师的帮助下

认清自己的不合理信念,让来访者明白,自己现在的症状都是因为自己的非理性思考所造成的一个不合理信念。在这一阶段,咨询师要鼓励来访者思考自己的不合理信念,帮助来访者澄清、接受因为非理性思考而产生了不合理信念的自己才是现在症状的主要负责人,只有改变了不合理信念,症状才能够减轻或者消除。

③修通阶段

在这一阶段,咨询师使用多种技术,如与不合理信念辩论、合理情绪想象技术、家庭作业等,让来访者对原有的不合理信念进行修正,建立一个合理的信念,从而使得因不合理信念而出现的症状得以减轻或消除。

咨询师:按照你刚刚的陈述,我可以认为你觉得同性恋是不好的,是一个污点吗?

小桥:当然了,同性恋本身就不是什么光彩的事情。

咨询师:同性恋是不好的,是不光彩的事情,因此,你觉得同性恋应该是不好的,不应该觉得自豪的,是吗?

小桥:那是当然。

咨询师:按照你的说法,同性恋者也不会有杰出的人物了。

小桥:(犹豫)也不是,我的意思是同性恋者是不光彩的,但是他们也可以做出卓越的贡献。

咨询师:这样,那么按你所说,同性恋者都应该夹着尾巴做人了,不应该出现他们之间的娱乐活动。

小桥:(沉默)也不是,我其实并不反对同性恋之间的活动。

咨询师:那么你的意思是同性恋者也是可以光明正大地站出来的,这和你前面说的"见不得人"有所冲突,你能解释一下吗?

小桥:(沉默)我明白了,同性恋并不是什么污点,也不是不光彩的事情。

……

咨询师:你刚刚说,如果你是一个同性恋的话,你会变得不再优秀了,这让你困扰吗?

小桥:这让我很痛苦,成为一个同性恋的对象会是我的污点。

咨询师:你的意思是你不能够有污点吗?

小桥:当然不能,我应该是优秀的。

咨询师:但是没有人是完美的啊。

小桥:我应该是完美的。我有才华,家里条件也不错,身边的姑娘都说我长得很帅,人品又好。我从小都被人羡慕着,我应该是优秀的,没有污点的。

咨询师:你的意思是这些年来你都一帆风顺,没有过什么不好的事,是吗?

小桥:(沉默)其实也不是。

咨询师:这么说你也并不是没有污点的。而且按我们刚刚的谈话,同性恋并不是一件不光彩的事情,也并不是一个污点啊。

小桥:(沉默)我明白了,其实我只是放不下这一份价值观念。

在这一阶段,咨询师使用了产婆术式辩论,和来访者的不合理信念进行了辩论。驳斥不合理信念之时,让来访者所具有的不合理信念出现逻辑上的错误,从而直接驳斥来访者的不合理信念。

④再教育阶段

在这一阶段,咨询师的主要任务是帮助来访者建立新的合理信念,同时多次练习,对新的信念进行巩固。帮助来访者练习这种方法,在以后的生活中,能够用此方法与其他的不合理信念进行辩论,让来访者在咨询结束之后,依然能够灵活解决生活中所遇到的问题。

3. 案例分析

案例中,咨询师并没有对小桥的性取向进行调整,而是对其所拥有的不合理信念进行了调整,让他对"男同志"有正确的认识,再以此决定以后的行为。

在本案例中,小桥所出现的不合理信念 B 有两个,一个是过分概括化,认为同性恋是不好的,是一个人的污点;一个是认为自己从小到大都是优秀的,不应该有污点,应该一直都是优秀的。第一个不合理信念,是生活中很多同性恋伙伴都拥有的,因此,同性恋群体往往自我认同感较低。但是实际上,很多同性恋者都是优秀的,在事业和工作方面都对社会做出了不凡的贡献。在本案例中,因为有着两个不合理信念,在诱发事件 A 的作用下,小桥出现了焦虑、困扰、恐惧等症状 C。

在咨询过程中,咨询师明确了小桥的不合理信念,改变了其不合理的想法,而不是改变其本身的行为。

五、实验分析

1. 在对同性恋问题进行评估与调适的时候,要对来访者表现出咨询师的包容和理解。同性恋问题是一个私密话题,咨询师的包容和理解能够帮助来访者更好地倾诉。同时,同性恋者一般具有较低的自我评价,咨询师的包容能够提高来访者的自我评价。

2. 在对同性恋问题进行评估的时候,一定要慎重。审视所得到的信息,对于结果应该有所考量,一要考虑到来访者的接受能力,二要考虑到是否对来访者有所助益,考虑再三后,方可公布。

3. 在将信息提供给来访者之后,应该让来访者自行决定是否继续进行咨询。

4. 尊重来访者的决定,帮助来访者应对现实困境。

第四节　与神经症相关的鉴别诊断

一、神经症

神经症来访者主动求治,对自己的症状自知力完好,他们经常会选择到心理门诊寻求咨询与治疗。

（一）神经症传统概念

1. 神经症是一组临床表现为情绪焦虑、抑郁、紧张、恐惧、强迫,以及神经衰弱或疑病症状为主的轻性精神障碍。

2. 症状没有可查实的病理基础,与当事人的现实处境不相称,但当事人对存在的症状感到痛苦和无能为力。

3. 无幻觉、妄想及显著的意志行为紊乱,人格有缺陷,但结构完整,现实检验能力和自知力存在,社会功能部分受损。

(二)神经症临床特征

1. 有一定人格基础。

2. 起病常有心理社会因素的影响。

3. 主要表现为焦虑、抑郁、恐惧、强迫、疑病、躯体化或神经衰弱症状。

4. 没有可证实的器质性病变,并与当事人的现实处境不相称。

5. 当事人对存在的症状感到痛苦和无能为力。

6. 自知力完整或基本完整,病程多迁延。

(三)神经症的心理障碍特点

1. 意识的心理冲突:当事人觉察到他处于一种无力自拔的自相矛盾的心理状态中(无法控制他自认为应该加以控制的心理活动,如焦虑、恐惧、强迫观念等)。

2. 精神痛苦:神经症是一种痛苦的精神障碍,当事人往往主动求助。喜欢诉苦是神经症当事人的突出表现之一。

3. 心理障碍持久:神经症是一种持久的心理障碍,常常持续数月或数年,甚至数十年。

4. 功能部分缺损:妨碍了当事人的心理功能或社会功能。

5. 自知力完整,能够主动求医。

6. 没有任何躯体疾病或精神病性障碍基础。

(四)神经症与正常人的界定

1. 心理冲突的特征:①常形:与现实处境直接相联系,带有明显的道德性质(道德与不道德);②变形:与现实处境没有直接联系(琐事),不带明显的道德性质(无对与错)。

2. 起病时间界限(病程):短程:小于三个月;中程:三个月至一年;长程:大于一年。

3. 精神痛苦程度:痛苦体验深度;痛苦持续时间长。

4. 社会功能影响:其一,影响范围:职业活动;社交活动;家庭活动;个人生活。其二,影响程度:轻、中、严重、极重。

(五)神经症与其他精神障碍的界定

1. 与器质性疾病的鉴别(因果、伴随、无关):时相关系;程度相关。

2. 与人格障碍的鉴别:起病形式与界限;观症状;精神痛苦。

3. 与精神病的鉴别:精神症状;功能影响。

(六)现实检验能力与自知力

二、神经症的分类

(一)CCMD-3分类

1. 恐惧症:场所恐惧症、社交恐惧症、特定恐惧症;

2. 焦虑症:惊恐障碍、广泛性焦虑;

3. 强迫症;

4. 躯体形式障碍:躯体化障碍、未分化躯体障碍、疑病症、躯体植物性神经功能紊乱、持续躯体疼痛障碍；

5. 神经衰弱；

6. 其他神经症：人格解体神经症。

（二）DSM－IV 分类

1. 焦虑障碍

①惊恐障碍：伴广场恐惧、不伴广场恐惧；

②恐惧障碍：单纯性恐惧、社交恐惧；

③强迫障碍；

④创伤后应激障碍：急性、慢性、迟发性；

⑤应激障碍；

⑥广泛性焦虑。

2. 躯体形式障碍

①躯体化障碍；

②未分化躯体障碍；

③转换障碍；

④疼痛障碍：伴心理因素；伴心理因素与躯体因素；急性、慢性；

⑤疑病症；

⑥躯体变形症；

⑦其他躯体障碍。

（三）ICD－10《疾病和有关健康问题的国际统计分类》第 10 次修订本

1. 恐惧性焦虑障碍：广场恐惧、社交恐惧、特定恐惧；

2. 其他焦虑障碍：惊恐障碍、广泛性焦虑、混合性焦虑抑郁障碍；

3. 强迫性障碍；

4. 应激反应与适应障碍：急性应激障碍、创伤后应激障碍、适应障碍；

5. 分离（转换）性障碍；

6. 躯体形式障碍：躯体化障碍、疑病症、植物性神经功能紊乱、持续性疼痛障碍；

7. 其他神经症：神经衰弱、人格与现实解体。

三、神经症诊断标准

（一）症状标准：至少有下列 1 项：

1. 恐惧；

2. 强迫症状；

3. 惊恐发作；

4. 焦虑；

5. 躯体形式症状；

6. 躯体化症状；

7. 疑病症状；

8.神经衰弱症状。

(二)严重标准:社会功能受损或无法摆脱的精神痛苦促使其主动求医。

(三)病程标准:符合症状标准至少已三个月,焦虑症另有规定。

(四)排除标准:排除器质性精神障碍、精神活性物质与非成瘾物质所致精神障碍、各种精神病性障碍,如精神分裂症、偏执性精神病及心境障碍等。

四、神经症诊断评定标准

(一)病程:不到三个月为短程,评1分;三个月到一年为中程,评2分;一年以上为长程,评3分。

(二)精神痛苦程度:轻度者当事人可以自己主动设法摆脱,评1分;中度者当事人自己摆脱不了,须靠别人的帮助或处境的改变才能摆脱,评2分;重度当事人几乎完全无法摆脱,评3分。

(三)社会功能:轻微妨碍者,无明显变化,评1分;中度受伤者,效率显著下降,评2分;重度受损者,完全无法工作、交往,评3分。小于3分,不够诊断为神经症。大于6分,确诊为神经症。4—5分,为可疑性神经症。条款(二)和(三)的评定,至少要考虑近三个月的情况,太短不可靠。

表一:

病程	不到三个月	1分
	三个月到一年	2分
	一年以上	3分
精神痛苦程度	自己可以摆脱	1分
	须靠别人帮助或改变处境才能摆脱	2分
	几乎完全无法摆脱	3分
社会功能	轻微妨碍	1分
	效率明显下降,不得不减轻工作或只能部分工作,或不得不避免某些社交场合	2分
	完全不能工作,病休,或某些社交场合完全回避	3分
小于3分不能诊断为神经症,4—5分为可疑性神经症,大于6分可以诊断为神经症		

五、本节实验

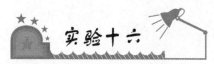

实验十六

实验名称:进食障碍案例

实验内容:讨论进食障碍案例的临床表现,识别导致进食障碍的原因,用行为疗法调整。

目的要求:通过对进食障碍的诊断,在咨询的过程中找出进食障碍的深层心理原因,制定咨询方案,从而开展咨询与治疗。

仪器设备:模拟咨询台、单向玻璃观察窗、音像录制设备。

实验步骤:

综合性、设计性实验项目

实验室名称:综合心理学实验室

课程名称	心理咨询与治疗学		实验项目名称		进食障碍案例
实验项目性质	综合性[√] 设计性[√]	实验学时	3学时	实验室名称	行为观察与分析实验分室
实验主要内容	进食障碍是指妨碍来访者生理、心理健康的异常进食习惯或对体重的病态控制倾向。进食障碍对来访者的生理、心理都会造成很大的伤害,并且还有着很高的死亡率。本实验通过对进食障碍的诊断,在咨询的过程中找出进食障碍的深层心理原因,制定咨询方案,从而开展咨询与治疗				
阐述综合性或设计性的理由	通过这个实验,学生能够学会如何诊断进食障碍。在对进食障碍的来访者进行咨询时,目标确立时候的注意事项以及进食障碍治疗方案的制定原则让学生能够将实验内容推广到现实案例中去,从而对进食障碍的来访者进行诊治				
主要仪器设备	心理咨询台				
实验对象	应用心理学专业学生				

进食障碍案例

一、实验介绍

1. 进食障碍

进食障碍又称为摄食障碍,是指极端地限制进食、过量的进食习惯或者对体重的病态控制倾向。主要包括神经性厌食症(AN,Anorexia nervosa)和神经性贪食症(BN,Bulimia nervosa)两种,属于精神类障碍。神经性厌食症是指来访者通过节食等方式,有意造成的体重明显下降至正常生理标准以下并极力维持这种低标准的心理生理障碍,发病多在13—25岁的人群中;神经性贪食症是指反复出现的暴食以及暴食后为防止体重增加的补偿性行为,如采取催吐、泻药、节食、过度运动等方式对自身体重加以控制,进而出现反复发作性暴食和即刻采取防止增重的补偿性行为相互交织,年轻女性的发病率是3%—6%,女性与男性BN的比例约为10∶1。

进食障碍最早在16世纪后半叶被发现,而最早使用AN表示进食障碍的是法国医生

Lasegue 和英国医生 Gull。19 世纪 70 年代,英国医生 Russell 对此做出了描述,认为进食障碍有三个特征:暴食;进食后使用催吐或者泻药;对肥胖的病态恐惧。从此衍生出神经性贪食症的概念,并被 GSM 所收录。

进食障碍的主要症状包括:厌食、暴食;进食后使用催吐、泻药、反刍等方式;吃不是食品的东西,即异食;对特定食物的恐惧症。进食障碍往往导致来访者营养不良甚至死亡,长期故意的呕吐或者使用泻药会损害口腔或消化道。

2. 进食障碍的原因

社会文化是公认的进食障碍的发病原因之一,西欧国家普遍偏爱纤细的体型,而中国从传统上来说对女性身材的要求都是丰满的。在社会逐渐西化的过程中,受到西方文化的影响,现代中国国内不论是从电视、报纸还是网络各种渠道的声音,都表示对女性的审美要求是苗条、瘦削,受此影响出现进食障碍的概率有所增加。

心理问题是进食障碍发病的另一个诱因,神经性厌食症来访者往往具有自我评价过低、完美主义倾向、强迫性人格等特征。

家庭状况对进食障碍发病的影响,主要体现在父母分居、离婚,与父母接触较少,错误的家庭教养方式等方面。

遗传因素对于进食障碍来访者发病的影响近年来也被证实。采用双生子研究、家族研究等方式进行的研究结果表明,遗传因素对进食障碍有影响,同时,遗传对于神经性厌食症的影响高于对神经性贪食症的影响。

总结以上观点,造成进食障碍的原因有很多,主要有 6 种假说:

①和父母关系不良,在 2—5 岁人格基础形成期的安全感、爱抚和归属感没有得到满足,间脑的进食中枢创伤等多种原因引起进食障碍。

②进食障碍是由于对人际关系感到恐惧而产生的代偿性行为。

③进食障碍是由于对女子气的拒绝而产生的代偿性行为。

④因为对肥胖的恐惧而产生的减肥,最终可能造成进食障碍。

⑤因为生活压力过大,为了释放压力而产生进食障碍。

⑥进食障碍可以由遗传因素造成。

二、实验目的

通过这个实验,学生能够学会如何诊断进食障碍,在对进食障碍的来访者进行咨询目标确立时候的注意事项、进食障碍的治疗方案的制定原则等问题时,能够将实验内容推广到现实案例中去,对进食障碍的来访者进行诊治。

三、实验仪器及注意事项

1. 实验场所:行为观察与分析实验分室

2. 进食障碍来访者的判断准则

①体重就年龄与身高而言低于正常水平(发育中的儿童或青少年的判定标准可以定为"未增加预期之体重")。

②来访者本身强烈地恐惧体重的增加或肥胖。

③常常伴随着对自身身材与体重看待方式的扭曲。

3.进食障碍来访者的治疗

进食障碍的发病有其社会的、心理上的多重因素,因此,对于进食障碍来访者的治疗,应该在治疗基本症状的同时,帮助来访者心灵成长。在治疗时,咨询师、营养师、来访者家属之间应该进行有效的沟通,形成一个有效的支持系统,帮助来访者摆脱疾病。

认知疗法对于进食障碍有较好的疗效,阳性强化法可用于矫正神经性厌食,因此,在进食障碍来访者的咨询过程中,可以以认知疗法为基础,帮助来访者逐渐摆脱进食障碍。

在咨询过程中,心理咨询师应该针对来访者所出现的对于进食的抵触、不安、恐惧进行密切的关注,倾听来访者当时所思考的内容,排解其对于进食、肥胖的恐惧。

值得注意的是,在出现紧急状况时,咨询师应该考虑到是否有将来访者转介入院治疗的必要:

①显著的、急剧的体重下降。

②咨询没有明显的效果,来访者的体重并没有增加,催吐、使用泻药等情况没有消失。

③咨询中出现严重的并发症,如心脏异常、糖尿病等。

④出现了严重的并发精神疾病,如抑郁症、强迫症等。

⑤没有良好的治疗环境对来访者的心理、社会进行支持。

四、实验过程

一例进食障碍案例

来访者:小松(化名),女,22岁,大学文化

职业:公司职员

小松身材高挑,体形苗条,多次找到整形医院希望做抽脂手术,被医生推荐,转介做心理咨询。她的个人信息中表明她身高172 cm,体重35 kg,体形已经明显偏瘦了,却认为自己偏胖,希望能够减肥,得到理想中的"好身材"。她有节食、过度运动、自我"诱吐"的行为。

小松自述:减肥药、减肥茶是不行的,我试过,但是效果不是很明显,而且还会反弹。前段时间听说中医也能减肥,就开始做针灸,希望能够瘦下来,但是一个疗程下来才减下去2 kg,效果实在是太不尽如人意。最近听人家说吸脂手术能够直接除去脂肪细胞,而且脂肪细胞除去了就不长了,我觉得是一个好办法,于是希望能够进行抽脂。

咨询师:你刚刚描述了你这些年来的减肥历程,过程辛苦,想必十分不容易,我能体会到你作为一个女性爱美的心情。那么你觉得体重降到多少,你才能够满意呢?

小松:我也不知道,应该到让大家觉得漂亮的体重就可以了吧。

咨询师:你现在就已经很苗条了,在我看来,你的身材不但不胖,而且远远低于正常标准。

小松:或许是这样,但是还有比我更苗条的人,所以我还得继续减肥。

咨询师:你是从什么时候开始减肥的呢?

小松:大概两年前吧,我的前男友把我甩了,从此我就开始不断减肥,从55公斤一直减到了40公斤。开始的时候我还只想着减一点就好了,但是到后来我就没办法控制住自己了,有时候也觉得是不是有点儿过了,但是却停不下来。吃完饭就去厕所里面,把刚刚吃下

去的东西吐出来,到后来,每次吃完东西自然而然就会开始吐,就连喝完高糖分的饮料也必须要吐出来,不然的话就觉得会变胖。

咨询师:听了你刚才的描述,减肥对你来说应该有很重要的意义吧。

小松:是的,每次减肥成功了,减掉了1公斤,我就觉得特别的高兴,特别的有成就感,觉得特别的成功。如果反弹了,体重长回去了,整个人就会变得失落,觉得一切都晚了,都来不及了,觉得我已经失败了。

……

在咨询过程中了解到,小松是由于感情问题患上了进食障碍,因此,在咨询过程中,一个重要的点就是要在求得小松同意的情况下,让小松的家人介入治疗,作为小松的心理支持系统。

同时,小松的体重只有35 kg,与她的身高相比,她是非常消瘦的。因此,对于她的治疗方案,首要的是进行营养治疗,对其身体进行检查,对长期节食、催吐可能造成的呕吐、胃病等并发症给予有效的控制。采用阳性强化法,戒除催吐、节食等行为,恢复正常的生活规律。针对这一部分,可以采用制订饮食计划、监督与自我监督等方式。

1. 目标选择

根据案例的具体情况,结合来访者和咨询师的意见,确立的心理咨询目标为:建立规律的用餐习惯,使体重恢复至正常水平。这两个目标依次进行,首先进行的目标是建立规律的用餐习惯。

2. 对目标行为进行监控

①目标过程的选择

根据小松的情况,首先需要注意的是防止因为饱腹感而带来的对肥胖的恐惧使计划受到阻碍,因此,使用少量、多餐、长时的进餐方法,每次进食耗时在一个小时以内,将食物分成多个部分,一部分一部分地慢慢食用,这样可以避免产生饱腹感。因此,设定目标为每天都保证在正常的时间内进行三餐,一个小时之内吃完。

②基线水平评定

小松目前体重35 kg,身高172 cm,每天只吃一餐,每餐摄入的食物量少于500 g。

③对与过程和目标有关的行为进行记录

每天对进食次数、进食量进行记录,每天进食完成后都进行记录。

3. 改变环境事件

每天提前准备好三餐,在三餐进食之前进行放松训练,在进食的过程中和家人在一起,以便能够随时得到帮助。

4. 获得结果

如果小松每天能够进食三餐,那么将会得到100元的奖励,这笔奖励将会存入小松的银行账户。每天在固定的时间小松必须开始进食,当小松在一个小时之内吃完一餐饭之后,监督者给予赞扬和奖励。

如果最终小松能够做到连续一周都在固定的时间之内完成三餐,那么,就视为小松完成目标,目标完成后小松将能够得到和父母一起出国游玩的机会。

5. 结果巩固

①如果小松在连续一周内不能做到在固定时间内进食三餐,那么应该与咨询师进一步商量新的计划。

②如果小松能够连续一周在固定时间内进食三餐,那么将进行下一个目标——使体重恢复至正常水平 50 kg;如果在这之后小松再一次出现不能够正常进食三餐的情况,那么,重新开始上述计划。

6. 进行第二个目标

在完成了小松的第一个目标——正常进食三餐之后,进行下一个目标——使体重恢复至正常水平,在两个月之内达到 50 kg。此时小松的体重已经有了一定回升,达到了 41 kg。其余步骤同第一步一样,一步一步进行强化,使体重恢复正常。

五、讨论与分析

1. 案例讨论

小松进食障碍的主要诱因是感情问题,因此,在治疗过程中咨询师将咨询分为两个层次:第一,与小松的家人一起组成了一个良好的社会支持系统,这对于进食障碍来访者的咨询来说是很重要的。第二,采用了阳性强化法对小松的症状进行治疗。双管齐下,取得了较好的效果。

2. 实验讨论

①进食障碍多发于青春期或青春期后,这时身体处于生长发育的关键时期,而女性的发病率高于男性。这一时期的来访者,面对学业任务,如果没有一个好身体,将会使来访者没有精力学习,没有精力享受自己的青春。因此,进食障碍应该早发现、早治疗,一来对来访者的身体发育有好处,二来在克服障碍的过程中,来访者也能够一同成长。

②进食障碍有其心理问题作为基础,因此,在进行医学治疗之前,应该进行心理咨询和行为治疗,找出障碍的源头,对后期的治疗效果有很大的助益。

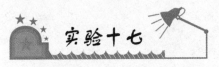

实验名称:性别认同障碍的诊治

实验内容:对来访者的性别状况进行讨论治疗,认知来访者的性别认同障碍实质后进行诊治。专业心理咨询工作者要做到对此不歧视、不贬损、不偏倚,保持中立性态度。

目的要求:在发展心理学中,学生们了解到正常孩子在 3 岁左右即可识别自己的性别,在人际交往以及行为表现中彰显性别差异,针对同一件事情男孩、女孩各自表现出自己性别的行为方式。尽管此时有些孩子对自身性别、言语行为以及行为爱好等方面还认识不清,但依然可以区分自己的真实性别,如果在行为、言语等方面坚持否认自己的真实性别,则被称为性别认同障碍(disorder of gender identity,又称性别认同)。本实验要使学生学会运用所学知识与技巧,了解其跨时间的稳定性以及情境的内在性角色要求,对性别认同障碍进行评估、咨询与诊治。

仪器设备:模拟咨询台、单向玻璃观察窗、音像录制设备。

实验步骤:

综合性、设计性实验项目

实验室名称:综合心理学实验室

课程名称	心理咨询与治疗学		实验项目名称		性别认同障碍的诊治
实验项目性质	综合性[√] 设计性[√]	实验学时	3学时	实验室名称	行为观察与分析实验分室
实验主要内容	性别认同障碍是指个体生物学的性别与自我意识中的性别相违,这种违和感持续地存在,个体时常违背生物学上的性别,而做出与心理上的性别相一致的行为。本实验要求学生运用所学知识与技巧,对性别认同障碍进行诊治。对来访者进行诊断,并在此基础上进行咨询与治疗				
阐述综合性或设计性的理由	通过这个实验,学生能够了解性别认同障碍的诊断依据、诊断步骤、治疗原则与方法步骤,能够根据情况选择相应的方法技术并运用到现实生活中去。该实验需要进行综合性评估和设计性咨询与治疗				
主要仪器设备	心理咨询台				
实验对象	应用心理学专业学生				

性别认同障碍的诊治

一、实验介绍

1. 性别认同障碍与性同一性

性别认同障碍,亦称性别认同,是指个体生物学上的性别和自我认识中的性别相违,持续地对自己生物学性别感到不协调,为了使自我认识中的性别与生物学上的性别相一致,时常出现改变性别的想法。性同一性是指男性或者女性的自我统一性、一贯性、持续性,对自己属于哪一个性别的自我认识。

2. 性别认同障碍的分类

性别认同障碍按照不同的分类标准,可以划分为四个群体,分别为 Primary、Secondary、Core groups、Periphery groups 四类。第一类 Primary 是指从幼儿期或儿童期开始,性同一性就开始出现动摇,并且在以后的时期里,一直保持着性别认同障碍的状态。这种类型的人往往会选择和其自我认识中的性别相反的人作为配偶,多数为同性恋者。第二类 Secondary 是指出现性同一性问题的时间较晚,性同一性经常出现反复的人,这一类人多数是异性恋者或者双性恋者。第三类 Core groups 是性别认同障碍的典型,这一类型的人,性同一性的问题不出现反复,对自己生物学性别有持续性的厌恶感,强烈地渴求用医学手段来改变生物性别。第四类 Periphery groups 是指在性同一性问题上有反复,处于迷惑状态,对是否要进行手术而犹豫不决的人。

3. 性别认同障碍的成因

对于性别认同障碍的成因有多种解释,环境、生理等相关假说都解释了一部分的成因。性别认同障碍的经典案例"John/Joan 案例"揭示了:性别认同障碍与婴儿出生前的脑发育情况有着重要的关系。这一案例的患者 David Reimer,作为一个男性生出于 1965 年,出生后由于意外,外部性器官受到了伤害,父母决定对其进行性别再造手术,将他变成了一个女性。随着他的成长,他越来越觉得自己生理上的性别和其自我认识中的性别相违。在他 14 岁那年,他被父母告知了真相,他当即决定做手术,重新做回男性。这个经典案例证明了性别认同障碍的形成很大一部分与先天的脑发育情况有关。

二、实验目的

通过这个实验,学生能够了解性别认同障碍的诊断依据、诊断步骤、治疗原则与方法步骤,能够根据情况选择相应诊断、咨询等方法与技术,并运用到现实生活中去。

三、实验仪器

1. 实验场地:行为观察与分析实验分室

2. 性别认同障碍的标准

在诊断性别认同障碍时,应该着重性别角色的鉴定:详细地获取来访者的家庭教育史、生活史、性经历等。详细了解来访者的日常生活状况,例如服装、行为、人际关系、就职经历等,在取得来访者同意的状况下,从来访者亲属中获取来访者有关症状的经过、生活态度、人格等相关情报,明确来访者对于性别的不适感的状态。参考 DSM – IV 和 ICD – 10 的同时,获取以下信息:

①是否对自己的性别存在厌恶感、不快感,想让自己从自己的性征中解放出来,确信自己被以错误的性别生了下来,伤害自己的性器官,伤害自己的声带以试图改变声线等。

②对与自己生理性别相反的性别有强烈的同一感。有想改变性别的强烈愿望,有做出相反性别行动的倾向。想以手术、激素疗法等途径获得相反性别的身体特征。

③在日常生活中使用相反性别的方式行动,在身形、手势、语言方面饰演相反的性别角色,在咨询期间尽可能地获取必要的诊断情报。

④身体性别的鉴定:由泌尿科或妇科医生进行外部性征、染色体、激素、内生殖器与外生殖器等方面的检查,与其他必需的性腺检查结果,一并交由精神科医生进行确认,根据上述检查结果判断身体有无异常。

⑤除外诊断:精神分裂症和其他精神疾病患者,可能会否认本身的性别角色,希望进行变性手术,因此要对此类精神疾病进行除外诊断;因为文化和社会的理由,希望逃避社会角色的责任或者希望以相反的性别在职业上得到优势的人要进行除外诊断。

根据最新版本的 DSM - IV,要被诊断判定为"性别认同障碍"(编号302.85)前必须达到五项条件:

其一,必须要有证据显示有强烈且持续的跨性别认同感。

其二,跨性别认同感不可以是因为认为另一种性别在文化上有更多优势而产生的。

其三,同时也必须要有证据显示对于天生的性别有持续性的不适应感,或是无法适应自己所属性别的性别角色。

其四,当事人不可同时拥有身体上的跨性别状态(例如睾脂酮不敏症候族或先天性肾上腺增生症)。

其五,必须要有临床上的证据能显示当事人在社交、工作或其他重要领域中遭遇显著的挫折或伤害。

四、实验过程

1. 建立咨询关系

对性别认同障碍来访者进行咨询的第一步,应该建立在咨询师对来访者的接受与包容之上。咨询师应该认真倾听,理解因为性别认同障碍来访者在精神上、社会生活中、身体上所遭受的苦痛,咨询师应该对此深度共情,支持包容来访者。因此,在建立咨询关系的过程中,咨询师应该本着尊重、热情、真诚、共情、积极关注这五个原则与来访者展开交往。

2. 确定咨询目标

在对性别认同障碍来访者进行咨询的过程中,咨询目标的制定应该结合实际情况。

①在有抑郁症等并发症的情况下,应该优先以并发症的治疗为咨询目标,使来访者的生活能力恢复到正常水平,也就是在来访者的精神状态不足以进行性别认同障碍相关咨询的时候,应该将性别认同障碍暂时保留,以并发症的治疗为主。

②对有进行激素治疗意愿的来访者,应该将激素疗法在实施过程中的各种变化预先告知,并商讨对应方法。

③在将现状告知家人、朋友的时候,咨询师应该与来访者商讨可能发生的状况,对告知范围、时机等方面进行商讨。

3. 咨询过程

在性别认同障碍来访者的咨询过程中,给予包容与接受是最重要的。对来访者有进一步接受医学治疗打算的时候,应该由相关医生组成医疗小组,对其进行相关的诊治,此时心理咨询师的工作主要是心理支持。

在来访者决定进行激素治疗或者变性手术的时候,应该由两人以上的咨询师共同做出意见书,对来访者的状况进行评定。

在此后,咨询的目标就应该转变为来访者进行激素治疗之后的再次社会适应、社会支持、对现状的分析等等。

4. 一例性别认同障碍案例

来访者:小阮(化名),男,24 岁,大学文化

职业:软件工程师

初见小阮的时候很是惊讶,因为他的个人信息上填写的是男性,但是眼前的却是一个打扮时尚靓丽,又不失稳重、大气的姑娘。稍微仔细观察才能发现,小阮比一般女性高出不少,身材分外高挑,说话声音也有几分沙哑。

小阮做女生打扮已经有几年,所以对各种细节都十分注意,而且十分自然。他自述从很小开始就认为自己是一个女生,一直想成为一个女生,他很喜欢女装,觉得女装漂亮而且时尚,男装非常土气。寻求咨询,是因为父母的要求,他的父母觉得儿子这样的行为将来找老婆一定不方便,所以,希望能够通过咨询解决这个问题。身体检查表明他并没有染色体异常、激素分泌失调、性器官上的畸形等问题。

①问题诊断

咨询师:欢迎你来咨询,请问我可以为你提供什么帮助?

小阮:是这样的,我的父母认为我病了,强行要我来做咨询。

咨询师:你的父母为什么认为你病了呢?

小阮:我一直喜欢穿女生的衣服,喜欢女生的饰物,父母说我这是性别认同障碍,说我是病了,可我不这么觉得,我就上网查了一下,性别认同障碍是要觉得自己的性别和生理性别相反,我一看就觉得和我挺像,我一直觉得自己应该是一个女性。

咨询师:看来你对这已经有了一定的了解了,但是我们还是需要做一下诊断,可以和我说一下你的情况吗?我们两个人共同来讨论一下你的情况。

小阮:好的。我穿女装这件事的时间也不短了,小时候我就很喜欢女生的衣服,觉得女生的东西很漂亮。十几岁的时候,我偷偷穿姐姐的衣服,当时就觉得真是很漂亮,自己还是更适合穿女装。上了大学,脱离了父母的管制,我就开始给自己买衣服了,我买了很多女装,开始学着打扮自己。开始的时候,我还准备着几件男装,每年回家的时候就穿这个,但是穿久了女装再穿男装,就觉得整个人都不舒服,所以,这几年我就直接和家里把情况说明了,开始一年到头穿女装。父母刚开始是很反对的,但是这几年我常常劝说他们,所以说还算是能接受了。姐姐们最近也不怎么反对,反而会和我一起选衣服。

在这一阶段咨询师了解到,小阮表面的问题可能类似于异装癖,但是实际上,在详细听取了小阮的生活史之后,咨询师了解到小阮认为自己应该是女性,而且一直非常厌恶男装,厌恶作为男性的自己,因此,选择了穿女装的方式来排解心中的焦虑。结合其他的相关资料,以及上级咨询师的意见,最终确诊小阮是一名性别认同障碍的来访者。

②确定咨询目标

咨询师:那么你为什么突然来咨询呢?

小阮:是因为我的朋友以及同学们都结婚了,父母一想我也不小了,就希望我能来咨询一下,他们的意思是这样会影响我交女朋友。实际上我现在处了一个男朋友,我们关系很好,但是,这件事没办法和父母说,所以只能听他们的话,来进行咨询。

……

咨询师:前面你曾经说过一直认为自己应该是一个女性,这样的想法是什么时候开始出现的呢?

小阮:很小的时候吧,我从小就被父母当女孩儿养,小时候穿的衣服都是姐姐们穿剩下的,长大一点儿有了自己的衣服,我却很羡慕女孩子们漂亮的衣服。我总觉得自己的灵魂进错了身体。

咨询师:结合你前面所说的,我初步诊断你为性别认同障碍。

小阮:嗯,我多少有这样的准备了……

咨询师:你刚刚说你来咨询只是你的父母要求你来,那么,你自己对咨询有什么预期目标吗?

小阮:并没有什么明确的目标,我其实早就有心理准备了,只是没有像今天这样向人说过,实际上我最近正准备做变性手术。

……

小阮父母让他来做咨询的目的是想让他习惯穿上男装,但是在与咨询师的讨论过程中,小阮更明确了自己的想法,说出了自己最近准备实施变性手术的事情。因此,在小阮和咨询师的商讨下,咨询目标改变为对小阮的情况做出评定。在评定之后,出于对小阮个人意愿的尊重,咨询师建议小阮同家人详细商议之后再做决定。此后,咨询的目标就改变为小阮对自己决定的逐渐适应,化解未来将要出现的一些负面情绪以及相识人群体之间的惊讶、质疑、不认可等评议,帮助小阮度过不适应过程。

五、讨论与分析

1. 案例讨论

案例中的主人公小阮,对自己的行为以及性别认同等方面早就有了大致的了解,在得到结果之前,表现出了接受的态度,在得知结果后,也坦然接受了。可见他是一个自主、独立的人。但是在咨询中,小阮需要的是专业的评估以及对未来预知的相应问题的面对。

2. 实验讨论

①对待性别认同障碍的来访者,应该采取包容的态度。性别认同障碍的来访者一般具有较低的自我评价,咨询师包容的态度有助于改善他们的自我评价。

②让来访者在性别自我认同上进行慎重的考虑,对自己是谁,自己到底是怎样的存在进行思考,咨询师从中指导帮助,让来访者能够认清自我。

③在来访者明确自我需求之后,要将他的决定可能造成的后果明确地告诉他。自己的决定,会给自己的家庭、工作、社会关系造成怎样的冲击,给来访者明确的提示,并且和来访者商讨、思考面对的策略,帮助来访者能够良好地融入社会、适应生活。

④对性别认同障碍造成的其他精神症状,比如抑郁、焦虑等,应该和来访者商讨方案,优先解决。

⑤将相关信息提供给来访者之后,来访者是否决定进行咨询,应该由来访者本人决定。

第五节　神经症(编码 F43)

神经症是一组主要表现为焦虑、抑郁、恐惧、强迫、疑病症状或神经衰弱症状的精神障碍。本障碍有一定人格基础,起病常受心理社会(环境)因素影响。症状没有可证实的器质性病变做基础,与当事人的现实处境不相称,但当事人对存在的症状感到痛苦和无能为力,自知力完整或基本完整,病程多迁延。各种神经症性症状或其组合可见于感染、中毒、内分泌或代谢以及脑器质性疾病,称神经症样综合征。

表二:

症状标准(至少有下列 1 项)	严重标准	病程标准	排除标准
恐惧 强迫症状 惊恐发作 焦虑 躯体形式症状 躯体化症状 疑病症状 神经衰弱症状	社会功能受损或无法摆脱的精神痛苦,促使其主动求医	符合症状标准至少已三个月,惊恐障碍另有规定	排除器质性精神障碍、精神活性物质与非成瘾物质所致精神障碍、各种精神病性障碍,如精神分裂症、偏执性精神病及心境障碍等

一、恐惧症(恐怖症)(编码 F43.1)

恐惧症症状是以恐惧症状为主要临床相,一种以过分和不合理地惧怕外界客体或处境为主的神经症。当事人明知没有必要,但仍不能防止恐惧发作,恐惧发作时往往伴有显著的焦虑和自主神经症状。当事人极力回避所害怕的客体、处境或是带着畏惧去忍受。特点为对某些客体或处境有强烈恐惧,恐惧的程度与实际危险不相称;发作时伴有植物性神经症状,如头晕、昏倒、心慌、颤抖、出汗等;对恐惧对象有回避行为;知道这种恐惧是过分、不合理、不必要的,但无法控制;所怕的客体或处境存在于其身体之外。

恐惧症临床类型其一,场所恐惧症,多在 20—40 岁起病;其二,社交恐惧症,多起病于青春期前期;其三,单纯恐惧症(物体恐惧症),常起病于童年。

诊断标准:符合神经症的诊断标准。对恐惧情景和事物的回避必须是或曾经是突出症状;排除焦虑症、分裂症、疑病症。以恐惧为主,须符合以下四项:第一,对某些客体或处境有强烈恐惧,恐惧的程度与实际危险不相称;第二,发作时有焦虑和自主神经症状;第三,有反复或恐惧症持续的回避行为;第四,知道恐惧过分、不合理或不必要,但无法控制。

(一)恐惧症(恐怖症)——场所恐惧症(编码 F43.11)

场所恐惧症的诊断标准:

1. 符合恐惧症的诊断标准;

2. 害怕对象主要为某些特定环境,如广场、闭室、黑暗场所、拥挤的场所、交通工具(如拥挤的船舱、火车车厢)等,其关键临床特征之一是过分担心处于上述情境时没有即刻能用的出口;

3. 排除其他恐惧障碍。

(二)恐惧症(恐怖症)——社交恐惧症(社会焦虑恐怖症)(编码 F43.12)

社交恐惧症的诊断标准:

1. 符合恐惧症的诊断标准;

2. 害怕对象主要为社交场合(如在公共场合进食或说话、聚会、开会,或怕自己做出一些难堪的行为等)和人际接触(如在公共场合与人接触、与他人目光对视,或在与人群相对时被人审视等）；

3.常伴有自我评价低和害怕批评；

4.排除其他恐惧障碍。

（三）恐惧症（恐怖症）——特定恐惧症（编码 F43.13）

特定恐惧症的诊断标准：

1.符合恐惧症的诊断标准；

2.害怕对象是场所恐惧和社交恐惧未包括的特定物体或情境,如动物（昆虫、鼠、蛇等）、高处、黑暗、雷电、鲜血、外伤、打针、手术或尖锐锋利物品等；

3.排除其他恐惧障碍。

二、焦虑症（编码 F43.2）

焦虑症是一种以焦虑情绪为主的神经症,是一种从轻度紧张和微弱的不适到恐惧、忧郁或惊慌的内心体验,以焦虑为主要临床相。主要分为惊恐障碍和广泛性焦虑两种。焦虑症的焦虑症状是原发的,凡继发于高血压、冠心病、甲状腺功能亢进等躯体疾病的焦虑应诊断为焦虑综合征。其他精神病理状态如幻觉、妄想、强迫症、疑病症、抑郁症、恐惧症等伴发的焦虑,不应诊断为焦虑症。

症状表现以焦虑和紧张情绪障碍为主,伴有植物性神经系统症状,以运动性不安为特征。

临床类型表现其一,急性焦虑——惊恐障碍；其二,慢性焦虑——广泛性焦虑。

（一）焦虑症——惊恐障碍（编码 F43.21）

1.是一种以反复的惊恐发作为主要原发症状的神经症。这种发作并不局限于任何特定的情境,具有不可预测性。惊恐发作作为继发症状,可见于多种不同的精神障碍,如恐惧性神经症、抑郁症等,并应与某些躯体疾病鉴别,如癫痫、心脏病发作、内分泌失调等。

2.症状标准：

其一,符合神经症的诊断标准；

其二,惊恐发作须符合以下4项：

①发作无明显诱因、无相关的特定情境,发作不可预测；

②在发作间歇期,除害怕再发作外,无明显症状；

③发作时表现出强烈的恐惧、焦虑及明显的自主神经症状,并常有人格解体、现实解体、濒死恐惧或失控感等痛苦体验；

④发作突然开始,迅速达到高峰,发作时意识清晰,事后能回忆。

3.严重标准：当事人因难以忍受又无法解脱而感到痛苦。

4.病程标准：在一个月内至少有3次惊恐发作,或在首次发作后继发,害怕再发作的焦虑持续一个月。

5.排除标准：

①排除其他精神障碍,如恐惧症、抑郁症或躯体形式障碍等继发的惊恐发作；

②排除躯体疾病如癫痫、心脏病发作、嗜铬细胞瘤、甲状腺功能亢进或自发性低血糖等继发的惊恐发作。

（二）焦虑症——广泛性焦虑（编码 F43.22）

焦虑症是指一种以缺乏明确对象和具体内容的提心吊胆及紧张不安为主的焦虑症,并有显著的植物性神经症状、肌肉紧张及运动性不安,当事人因难以忍受又无法解脱而感到痛苦。

表三:

症状标准	严重标准	病程标准	排除标准
符合神经症的诊断标准;以持续的原发性焦虑症状为主,并符合下列 2 项: ①经常或持续的无明确对象和固定内容地恐惧或提心吊胆 ②伴自主神经症状或运动性不安	社会功能受损,当事人因难以忍受又无法解脱而感到痛苦	符合症状标准至少已六个月	排除甲状腺功能亢进、高血压、冠心病等躯体疾病的继发性焦虑;排除兴奋药物过量、催眠镇静药物或抗焦虑药的戒断反应,强迫症、恐惧症、疑病症、神经衰弱、躁狂症、抑郁症或精神分裂症等伴发的焦虑

1. 惊恐障碍(惊恐发作)

①特点:在没有客观危险的环境下发作,或发作无明显而固定的诱因,以致发作不可预测;发作时突然出现强烈恐惧,出现濒死感或失控感,同时伴有众多躯体症状;心悸、胸闷、胸痛、气急、窒息感,以及显著植物性神经症状,如过度换气、头晕、多汗、面部潮红或苍白、震颤、手脚麻木、胃肠道不适等;也可有人格解体、现实解体等体验;发作突然,十分钟内达到高峰,一般不超过一小时,发作时意识清晰,事后能回忆发作的经过;两次发作的间隙期可无任何症状。

②临床类型:单纯的惊恐发作、惊恐发作伴广泛性焦虑、惊恐发作伴强迫、惊恐发作伴恐惧、惊恐发作伴抑郁、不完全性发作(部分发作)、完全性发作。

③常见症状:心悸或心率加快;气急或窒息感;胸痛或胸部压迫感;咽喉梗阻感;头晕或晕倒感;恶心或腹部不适;出汗;恐惧感、濒死感;失去控制;震颤或发抖;躯干肢体麻木、刺痛、发冷或潮热;现实或人格解体等。

2. 广泛性焦虑(常见)

①以缺乏明确对象和具体内容的紧张不安(浮动性焦虑)或对现实生活中的某些问题过分担心或烦恼为特征。

②有显著的植物性神经症状、肌肉紧张,如心慌、心跳加速、胸闷、气急、头晕、多汗、面部潮红或苍白、口干、胃部不适、恶心、腹痛、腹胀、腹泻、尿频等植物性焦虑;常有易惊吓,对外界刺激易出现惊跳反应,注意力集中困难,难以入睡、容易惊醒和易激惹等;有的可出现阳痿、早泄、月经紊乱和性欲缺乏等性功能障碍,当事人难以忍受又无法解脱。

③运动性不安:表现为搓手顿足、紧张不安、来回走动、不能静坐。

④起病缓慢,常无明显诱因。

是一种以反复的惊恐发作为主要原发症状的神经症。这种发作并不局限于任何特定的情境,具有不可预测性。惊恐发作作为继发症状,可见于多种不同的精神障碍,如恐惧性神经症、抑郁症等,并应与某些躯体疾病鉴别,如癫痫、心脏病发作、内分泌失调等。

◎ 有一件事是可以肯定的,焦虑的问题是一个联结各种重要心理问题的枢纽,揭开它的谜底,必将为我们精神生活的各方面带来光明。

西格蒙德·弗洛伊德《精神分析导论》

三、强迫症(编码:F43.3)

(一)强迫症

强迫症是指一种以强迫症状为主的神经症,其特点是有意识的自我强迫和反强迫并存,二者强烈冲突使当事人感到焦虑和痛苦;当事人体验到观念或冲动来源于自我,但违反自己意愿,虽极力抵抗,却无法控制;当事人也意识到强迫症状的异常性,但无法摆脱。女性发病率略高,通常都在 25 岁前发病。病程迁延者表现为以仪式化动作为主而精神痛苦减轻,但社会功能严重受损。临床类型:强迫思维(强迫观念)、强迫行为(强迫动作)、强迫冲动(强迫意向)、强迫情绪(强迫心境)、混合状态。

(二)症状标准

1. 符合神经症的诊断标准,并以强迫症状为主,至少有下列 1 项:

①以强迫思想为主,包括强迫观念、回忆或表象,强迫性对立观念、穷思竭虑、害怕丧失自控能力等;

②以强迫行为(动作)为主,包括反复洗涤、核对、检查或询问等;

③上述的混合形式;

2. 当事人称强迫症状起源于自己内心,不是被别人或外界影响强加的;

3. 强迫症状反复出现,当事人认为没有意义,并感到不快,甚至痛苦,因此,试图抵抗,但不能奏效。

(三)严重标准

社会功能受损。

(四)病程标准

符合症状标准至少已三个月。

(五)排除标准

1. 排除其他精神障碍的继发性强迫症状,如精神分裂症、抑郁症或恐惧症等;

2. 排除脑器质性疾病特别是基底节病变的继发性强迫症状。

四、躯体形式障碍——疑病症(编码:F43.4)

(一)疑病症

疑病症是一种以担心或相信患严重躯体疾病的持久性优势观念为主的神经症,当事人因为这种"躯体症状"反复就医,各种医学检查结果阴性和医生的解释均不能打消其疑虑。即使当事人有时存在某种躯体障碍,也不能解释所诉症状的性质、程度,或当事人的痛苦与优势观念,常伴有焦虑或抑郁。对身体畸形(虽然根据不足)的疑虑或优势观念也属本症。本障碍男女均有,无明显家庭特点(与躯体化障碍不同),常为慢性波动性病程。

(二)临床类型

1.躯体化障碍有多种多样、经常变化的躯体症状,症状可涉及身体的任何系统或器官,最常见的是胃肠道不适(如疼痛、打嗝、反酸、呕吐、恶心等),异常的皮肤感觉(如瘙痒、烧灼感、刺痛、麻木感、酸痛等),皮肤斑点及月经方面的主诉也很常见。症状可涉及身体任何系统的任何一部分,而且可有多种症状同时存在。当事人为此进行过许多检查,均没有阳性发现。常为慢性波动性病程,并伴有社会功能缺损,很少能够完全缓解。女性远多于男性,多在成年早期发病,女性最早的症状可能与性方面的困难或婚姻、恋爱问题有关。

2.疑病症表现为对身体健康或疾病过分担心,其严重程度与实际健康状况很不相称。当事人为自己认为罹患的某种疾病感到苦恼,而非对疾病的后果或继发性社会效应感到苦恼;常有敏感多疑、对健康过分关切并要求较高的个性特征;对日常出现的某些生理现象和异常感觉做出疑病性解释(至少六个月);当事人的疑病观念很牢固,缺乏充分根据,但不是妄想,当事人知道自己的疾病证据不充分,才迫切要求检查和治疗;反复就医或检查,阴性结果和医生的解释不能打消其疑虑;起病多缓慢,病程持续,症状时轻时重,导致社会功能缺损。

3.植物性神经功能紊乱。症状主要或完全由受植物性神经支配与控制的器官系统功能障碍所致。常累及心脏系统(心脏神经症)、呼吸系统(心因性过度换气和咳嗽)和胃肠系统("胃神经症"和"神经性腹泻")。症状通常为两种类型:第一种类型,以植物性神经兴奋的体征为基础:心悸、出汗、脸红、震颤;第二种类型,个体特异性和主观性,症状本身是非特异性的,如部位不定的疼痛、烧灼感、沉重感、紧束感、肿胀感等。当事人把症状归于特定的器官或系统,但任何一种类型症状都无法找到有关器官和系统存在器质性病变的证据。本病的特征临床相在于以下三方面的结合:明确的植物性神经所致、非特异性的主观主诉,以及当事人坚持将之归咎于某一特定的器官或系统。

(三)症状标准

1.符合神经症的诊断标准;

2.以疑病症状为主,至少有下列1项:

①对躯体疾病过分担心,其严重程度与实际情况明显不相称;

②对健康状况,如通常出现的生理现象和异常感觉做出疑病性解释,但不是妄想;

③牢固的疑病观念,缺乏根据,但不是妄想;

3.反复就医或要求医学检查,但检查结果阴性和医生的合理解释均不能打消其疑虑。

(四)严重标准

社会功能受损。

(五)病程标准

符合症状标准至少已三个月。

（六）排除标准

排除躯体化障碍、其他神经症性障碍（如焦虑、惊恐障碍或强迫症）、抑郁症、精神分裂症、偏执性精神病。

五、神经衰弱

1. 特点：起病常有一定持久的社会心理因素，以脑和躯体功能衰弱为特征；表现为精神易兴奋但易疲劳，紧张、烦恼、易激惹等情绪症状，以及肌肉紧张性疼痛和睡眠障碍等生理功能紊乱症状；症状不是继发于躯体或脑的疾病，也不是其他任何精神障碍的一部分；多起病缓慢，就诊时往往已有数月以上的病程。

2. 临床表现

衰弱症状：感到脑子迟钝，注意力不集中或不能持久，记忆力下降，脑力和体力均易疲劳，效率显著下降。

情绪症状：感到烦恼，紧张而不能松弛，易激惹等。

兴奋症状：感到精神易兴奋，表现为回忆和联想增多且控制不住，伴有不快感，但没有言语运动的增多。

肌肉紧张性疼痛：如紧张性头痛，肢体肌肉酸痛等。

睡眠障碍：如入睡困难，为多梦所苦，醒后感到不解乏，无睡眠感（实际已睡，自感未睡），睡眠醒觉节律紊乱（夜间不眠，白天无精打采和打瞌睡）。

其他心理生理障碍：如头晕眼花、耳鸣、心慌、胸闷、腹胀、消化不良、尿频、多汗、阳痿、早泄或月经不调。

六、本节实验

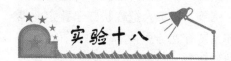
实验十八

实验名称：学校恐惧症

实验内容：对存在学校恐惧性质的青少年进行诊断、咨询与治疗。

目的要求：通过本实验学生能够了解神经症的诊断标准，了解学校恐惧症的临床表现，便于区分学校恐惧性心理问题、学校恐惧性心理障碍。当个体感受到某种威胁或压力且无能力应付时，会处于一种精神紧张状态。紧张会引发一系列生理变化：肾上腺素、去甲肾上腺素分泌量增加，植物性神经功能失调，出现心率加快、皮肤苍白、尿频、胃肠功能紊乱（恶心、呕吐、腹痛）、出汗、头痛、手抖等症状。这是一组恐惧心理伴发的躯体症状，恐惧是因，躯体症状是果。当恐惧解除时，躯体症状也随之消失。由学习或学校情境引起的恐惧，称为"学校恐惧症"，是恐惧症的一种。

仪器设备：模拟咨询台、单向玻璃观察窗、音像录制设备。

实验步骤：

☞ **1. 基本情况**

来访者王碌（化名）：小学二年级学生。在母亲与奶奶的陪同下前来咨询。

母亲主述：最近一段时间，王碌一到学校门口就出现心率加快、皮肤苍白、呕吐、出汗、手抖等植物性神经症状。

家庭情况：六口之家。爷爷、奶奶、爸爸、妈妈、姐姐、王碌。姐姐在本市某重点大学读书，大二学生。

资料收集：王碌，女，8岁。

奶奶：我儿子是独生子。我们家几代单传。她姐姐出生的时候我们就合计再要一个男孩。可是那些年计划生育抓得紧，要是生二胎可能会被开除公职，因此，我和她爷爷的心事一直未了。这几年政策宽松些了，我们说服儿子、媳妇再要一胎，这不就有了小王碌。我们给她起名叫王碌，意思就是白忙活了，忙忙碌碌地要一胎，以为会是个男孩，结果是小王碌。女孩也行啊，姐俩儿有个伴。见面了，就男孩女孩都行了。

咨询师观察到奶奶说后面话的时候小王碌的反应。

王碌是在怎样的条件下长大的？

王碌为什么在二年级的时候突然出现去学校恐惧的情绪以及上述躯体症状表现？

初步假设：

学校发生了什么事？

家里发生了什么变化，使得王碌要留在家里？

学校有人让王碌恐惧？

按照假设收集资料，结果都与王碌的症状不相吻合。鉴于王碌的年龄较小，只有8岁，不适合咨询会话，可能有些感受、情绪等不能用语言形容得那么贴切。因此，给王碌做了一个字词联想。在字词联想中，王碌将很多词与学校的学习、考试、上大学联系在一起。

咨询师收集的王碌的家庭状况：王碌是二胎，本想要男孩，但王碌是女孩；起名王碌有白忙碌的含义；王碌现在上小学二年级，姐姐上大学二年级，偶然的年级巧合，对王碌意味着什么？

父母关于两个女儿的评价。

☞ **2. 咨询实验会话**

咨询师：你怎样看待王碌姐姐和王碌？

王碌母亲：两个女儿，我在家里叫大的、小的。我一阵儿一阵儿的，不累了、不烦了、心情好的时候，挺喜欢小孩子的；但是一累了、烦了、生气了，就觉得没意思。想不开，要这么多干什么，都怨老人，老观念、老传统、老思想。现代社会了，男孩、女孩不是一样？很多家庭不都是一个女孩吗？看人家——我的同龄人，孩子上大学了，都可以"解放"了，松口气了，我这还得奋斗，到什么时候是头儿？王碌才二年级，还得奋斗十年。十年啊！我想都不敢想，多么漫长。当初也怪我，立场不坚定，后悔药没有啊！

咨询师：你经常处在这种状况中吗？

王碌母亲：有这种情况。现在竞争这么激烈，哪有那么多好的心情啊！

咨询师：你对王碌的性别有遗憾吗？

王碌母亲：当然。要不是为了要男孩，我无论如何是不会要二胎的。

咨询师：那你觉得你的这种心情，或者说这种感觉会不会影响王碌呢？

王碌母亲：应该会。我有时候尽量控制，控制不住就表现出来了。因为当初是奶奶竭力主张要二胎的,所以很多时候,奶奶就出面化解我们之间的矛盾了。

咨询师:你对老人有怨气吗?

王碌母亲:(犹豫着)好像有。

咨询师:你觉得你对王碌的姐姐和王碌有什么不同?

王碌母亲:王碌姐姐出生的时候,老人一看是女孩,不太高兴,我就想不能让女儿受委屈,就竭力呵护,好像关照较多。王碌出生的时候,因为自从打算要二胎,我就说了:要二胎,我什么都不管,谁张罗要的,谁管。所以一见是女孩,我就更生气。

咨询师:你有这样的心理吗?——"让你们要二胎,看是女孩怎么办。"

王碌母亲:那好像倒没有。不过,不顺心。

咨询师:人的心理是这样:心甘情愿做的事情,无论结果如何,都认了;不是自己心甘情愿做的事情,除非结果特好,否则就是不顺心。

王碌母亲:我想我有这种情况。

咨询师:尤其是在小孩子令你烦恼的时候,这种情况就会加重。

王碌母亲:现在就是嘛。她现在才小学二年级,就不能上学,在家里怎么办啊? 将来我老了、退休了,没有能力赚钱了,谁养活她啊? 这不是负担嘛。

咨询师:你先别着急,王碌的这种情况应该是学校恐惧症。现在中小学生患这种心理疾病的人数要比十年前高,但通过咨询与治疗效果都不错,都回到学校上课了,有的现在大学都毕业了。最近家里发生了什么特别的事情吗?

王碌母亲:也没什么特殊的事情发生。家里平常也不太平,经常磕磕绊绊的。

咨询师:是因为王碌吗?

王碌母亲:因为她的时候多。

咨询师:王碌姐姐小的时候,我是指像王碌这么大的时候,家中也有这么多的矛盾吗?

王碌母亲:好像没有。(想了想)那时人的心情不一样。

咨询师:心情不一样?

王碌母亲:我想过了这个问题。那时,我因为生个女孩,自己觉得对不起老人和爱人,很多事情可做可不做的就忍了。他们因为想让我再生一胎,可忍不可忍的事情也就忍了。现在不同了,我就觉得他们多事,非得再要一胎,结果害得我这么辛苦,我们同龄人都解放了,只有我还这么辛苦,想想心理也不平衡。噢,对了,上周,有半个多月了吧,王碌姐姐处了一个男朋友,带回家来了,让我们给把把关。我们全家人可高兴了,男孩子人不错,长得很帅,素质挺高,家里条件也不错……

咨询师:你对王碌姐姐恋爱一事的评价是?

王碌母亲:我说了,这孩子多让人省心,从小就不用我操心,学习还好,现在恋爱了,还知道带回来让家长把把关。过两年大学毕业,结婚,就没什么事了,我的任务就算完成了。

咨询师:你这样当着全家人说的? 小王碌当时什么表现?

王碌母亲:老师,我跟你说实话吧,你也别笑话我。我当初之所以这样说有两个目的:一是向王碌的奶奶和爸爸示威;二是给小王碌听的,很多时候,她也不听话。

咨询师:这么多年,孩子也已经8岁了,你还一直不能释怀?

王碌母亲:不是我不能释怀,是他们经常向我示威,说我的肚子不争气。我就得向他们示威,当初我就说了,如果二胎还是女孩怎么办? 他们说:"认了。"这回我就让他们"认"。当时王碌就跑了,跑回自己的房间睡觉了。

咨询师:王碌跟姐姐的感情如何?

王碌母亲:她姐姐对她挺好的,挺喜欢她的,每次回来都给她买吃的,她对她姐姐一般,哪句话说不对了,就跑回自己房间睡觉去了。

......

☞ 3. 分析与点评

家长因为孩子性别的问题出现矛盾,这种矛盾本应该在成人范围内解决,不应该将其带给无辜的孩子,孩子并没有能力决定自己的性别。家长说话不注意孩子的内心感受,只图一时痛快,结果导致孩子出现认知压力,其后果不易察觉。

不如意就选择到自己房间睡觉,也是孩子产生学校恐惧症的植物性神经功能紊乱的原因之一,教会孩子科学合理宣泄不良情绪尤为重要。

学校恐惧症的含义:恐惧症是对某一特定物体、活动或处境产生持续和不必要的恐惧,而又不得不采取回避行为的一种神经症。学校恐惧症是学龄期恐惧症的一种特殊类型。表现为对学校产生恐惧,害怕上学,甚至拒绝上学。一提起上学就紧张,惶恐不安,面色苍白。常常伴有头痛、头昏、腹痛、呕吐等躯体症状。如果家人强迫他们去上学,就会出现强烈的情感反应,他们会焦虑不安、痛苦、喊叫、吵闹,任何安抚或物质上的许诺均不能吸引他们同意去上学。日本学者从该症里又分化出一个亚型,称为"拒绝上学"或"不登校",并认为其病质与学校恐惧症有很大区别。

目前国外学者把学校恐惧症列为常见的一种情绪障碍,并认为发病年龄有三个高峰,且与发生原因密切相关:5—7 岁为第一高峰,如本部分报道的来访者王碌,小学二年级的学生。对学校产生恐惧,除了家中特殊的人员结构导致王碌的学校恐惧外,其学校恐惧的产生还与她这个年龄的分离性焦虑有很大的关系;11—12 岁为第二高峰,可能与升中学、功课增多、压力加大或改换学校要适应新环境和人际交往困难等因素有关;14 岁为第三高峰,可能与少年特征性发育,如自觉身体长高、手足变大,显得不灵活,或与情绪抑郁有关。本病尚缺乏流行病学调查,有资料推测,学校恐惧症在儿童群体中的发生率约为1%。有报道称,门诊病儿中学校恐惧症占情绪障碍的60%。

学校恐惧症可发生于各种智商水平的儿童中,该症女性多见。自 21 世纪以来,大学生患学校恐惧症的比例也在逐年攀升。自 1999 年高等学校扩大招生以来,大学生的就业形势就不再乐观,很多学生上大学之后并没有放弃紧张的学习,而是准备下一步的冲刺:考取研究生。学业的压力、就业的困惑导致学生学校恐惧症的增多。

学校恐惧症的临床行为表现:孩子不愿意去学校,拒绝上学,为达到不上学的目的,会自述头痛、腹痛、食欲不佳、全身无力等症状,希望得到父母同情,实现暂不上学的目的。强行令其上学则会哭泣、吵闹、焦虑不安,并伴随出现头痛、腹痛、恶心、呕吐、发热、尿频、遗尿等症状。即使去学校了,行为表现也畏畏缩缩:低头走到位子上坐下,不与他人打招呼;上课时提心吊胆、战战兢兢,不敢正视老师,怕提问,如被提问,面红耳热、手心出汗、心慌意乱,或只站立不回答问题,或口齿不利、结巴重复,直至找到逃学回家的理由逃回家中。通常每天早上表现的次数较多且严重。家人如果过多地强迫,则会出现强烈的情绪反应。此病患儿起初属于内向胆小、安静听话的孩子,不爱外出,在家尚可坚持学习,甚至能应付考试,学习成绩较好。

身心反应:孩子对上学产生强烈的厌烦、抵制情绪和回避行为,会伴有失眠、多梦、记忆力减退、注意力集中困难等症状,还可伴有诸如头晕、头痛、腹痛、胸痛、心悸、恶心、肢体不适等,并成为其不愿上学的借口,体检大部分正常。有的孩子遇强烈刺激,如训斥、打骂等体罚,还会出现暂时性休克,有的还可能情绪失控,做出极端之举:毁物、攻击父母、自伤等,以达到不去学校的目的。但只要父母同意患儿不去上学,情绪马上平静好转,上述症状就消失。但是到后来变得情绪低落消沉、嗜睡,节假日期间上述症状消失。

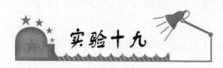
实验十九

实验名称:社交恐惧症

实验内容:选取存在社交恐惧的个体开展咨询。首先评估、区分性格内向的人不爱与人交往的状况同不能与人主动交往及被动交往的状况。鉴别社交恐惧症与孤独症。实验中采用放松疗法、系统脱敏、暴露冲击以及团体疗法等综合治疗社交恐惧症。

目的要求:通过本实验使学生了解神经症的诊断标准,了解社交恐惧症的临床表现,便于区分社交恐惧性心理问题、社交恐惧性心理障碍及社交恐惧症。

仪器设备:模拟咨询台、单向玻璃观察窗、音像录制设备。

实验步骤:

☞ 1. 基本资料

来访者 21 岁,女性,文化水平:小学五年级。从小在农村长大,15 岁的时候跟随家人到城里打工。目前在家人开的小饭店、小旅馆里做服务员。

近两年不敢与人交往,与人沟通越来越费劲。很多时候,见到人就往里屋躲。家中的买卖又不能允许她这样躲来躲去的,往往是人多的时候,人手少,忙不过来,实指望她来帮忙,而她却躲起来了,弄得家人哭笑不得。在妈妈的陪同下前来咨询。

☞ 2. 咨询与治疗阶段

咨询师观察:来访者衣着整齐,身体偏瘦,表情忧郁。谈话中神情紧张,气促,好像全身发抖。总是低着头说话,不敢正视人,偶尔抬头看人,便立即躲闪,并表现出局促不安、紧张脸红。怕别人注视自己,与人讲话恐慌,明知这种反应是不必要的,但不能克制自己,并因此而感到痛苦,迫切希望治疗。

以下是咨询师与来访者的谘商会话:

咨询师:你好,欢迎你到我这里来做咨询。我们通过电话的。怎么样? 路上还顺利吧?

来访者的母亲:这里可真远,我们坐了将近一个小时的车,我还晕车。

来访者:我一个人不敢出门,所以就让我妈陪着来了。

由于是第一次见面,来访者也是第一次到这里来,所以,首先简单做了一下自我介绍,相互认识,询问来的时候路上的情况,来访者说自己出门困难,必须有妈妈陪同。这样做的目的是让来访者觉得咨询师也是生活中的人,没有那么神秘,从而自然放松;另外,通过日常会话,还可以有效地缩短咨访距离,为建立良好的咨访关系奠定基础。

咨询师:你在电话里说,你不敢与人交往,也不敢自己出门,认为外面的人都会看你,他们的眼神都像万丈光芒一样射向你,是这样吧?

来访者:我是这样的感受。

咨询师:那你现在感觉如何?

来访者:因为我知道你是心理老师,所以我对你没有那种感觉。

咨询师看到来访者表情很自然,不像是恐惧与人交往以及不能出门的人,所以问了来访者这样的问题。

咨询师:我先给你做个测试吧。这个测试是检测你的社交程度。看一下你目前的实际情况,可能有些感受不是能用语言形容得清楚的。

咨询师将来访者带到心理测评室。让来访者独自完成测试。告诉来访者做完后到咨询室。由于来访者的文化程度是小学五年级,个别测试题目上面的字,来访者不能认出来,于是咨询师将题目给来访者念了一遍。

根据对来访者情况的评估与分析以及心理测评结果,初步诊断来访者的症状属于恐惧性神经症,确切地说是社交恐惧症。

咨询师:你觉得你现在面临的最大问题是什么?

来访者:不敢与人交往,不敢出门。不敢出门的原因也是怕人。要是不怕人了,就敢出门了。所以最大的问题就是不敢与人交往。

咨询师:你不敢与人交往的主要原因是,你感觉人们都在看你,你的感觉是人们的目光像万丈光芒一样射向你,让你很不舒服,是这样吗?

来访者:是这样的,很不舒服。

咨询师:那如果我告诉你,你的感觉是不真实的,你相信吗?

来访者:老师,我真的有这样的感觉,别人体会不到的,我妈就说,哪有人看你呀,人家都在忙生意。可是,我就感觉大家盯着我看。(犹豫了一会儿)尤其是男人。喝了酒的男人,他们的眼神里有轻蔑,看不起,还有……反正不怀好意。也许他们觉得我是做饭店服务员工作的,人品很差,我们家是农村来的,没有能力保护我,看不起我吧。

咨询师:有人要欺负你吗?

来访者:那倒没有。

咨询师:你看,并没有人说你来自农村,看不起你,认为你不行,只是你自己的一种感觉,这就是你所表现出来的症状和心理问题。

来访者:老师,你保证能治好我的病?

咨询师:关于人际交往,你的确存在一些问题,能否通过咨询解决,要看你对我的信任程度以及你的配合。

来访者:我当然信任你了,也一定好好配合你,老师,你问我什么,我知道的,我都说。你让我做什么,我都按你的意思去做。

咨询师感到来访者此方面内容很娴熟,感觉她似乎接受过心理治疗。这一点我们也一定要问清楚,来访者在哪里接受过心理咨询与治疗,是否吃过药等。

咨询师:你在来我这里之前,接受过心理咨询吗?

来访者:啊,老师,我经常收听你的《夜话心理》节目。

咨询师:是这样,我说"关于双方的配合"你说得那么清晰呢。这样,我想把目前我们所要做的工作大概介绍一下,好让我们双方对我们要做的工作心里有数,如果我说的内容,你认为有什么不合适,你就提出来,我们一起协商,好吗?

来访者:行。

咨询师:对你的治疗工作,首先,我想了解你过去生活中的一些经历,因为一个人目前的心理状况,肯定和他过去经历的事件有关。比如,有的人不吃蔬菜(绿叶菜),不是他生下来就不吃,一定是他在某一次吃的时候发生了什么事或者是吃"伤"了。我有一个朋友就是这样,她不吃绿叶菜的原因很简单,就是小的时候,看见绿叶菜的菜叶上趴着一只虫子。同样,一个人具有一种认识、一种感觉,这种认识和感觉都是由于过去所经历的事件而产生的。你同意这种说法吗?

来访者:(点了点头)

咨询师:同样的道理,你现在表现出来的心理问题,也和你过去所经历的生活事件有关,所以咨询工作,首先要了解你在过去的生活经历中,有哪些事件与你现在的心理问题有关,是哪些事件导致你出现现在的心理问题,这一点是很重要的。只有找到了导致心理问题的根源,我们才能很好地分析问题和解决问题。

来访者:我没有什么生活经历啊,很简单,上学、在家待着、进城。

咨询师:你回忆一下,过去对你有影响的人和事,特别是和你现在心理问题有关的人和事。你过去生活中经历的某些事件是导致你现在问题的根源,找到这些根源,把这些事件对你的消极影响清除掉,你的心理问题也就解决了。你现在能谈谈过去你生活中的一些事吗?

来访者:(茫然的)……好像也想不起来有什么和我现在的问题有关系的事件。

咨询师:从你能记起的小时候的事情开始谈,不一定非要谈和现在的心理问题有关的事件。只要你能想起来的,都可以谈,不用组织语言,随意说,想到什么就说出来,也许你认为不重要的、无关的,恰恰是有关的。还有些问题,可能你会不好意思说,你经常听我的《夜话心理》咨询节目,你知道,我们的咨询具有保密原则。我们讨论的问题除了我们两个人外,不会有第三人知道。这是我们咨询人员必须遵守的原则。

来访者:不会有第三人知道?那我妈也不能知道?那她如何能理解我呢?

咨询师:如果你希望妈妈配合治疗,什么事情可以同她说,什么事情不可以同她说,我会征求你的意见。

来访者:我小的时候上学离家很远,大约要走一个多小时的路吧。夏天还好,冬天上学和放学的时候,天都是黑的,我很害怕。后来就因为这个,我就辍学了。刚辍学在家的时候,感觉挺好的,后来看到同伴姐妹们陆续上中学、进城读书,心里就很羡慕。

咨询师:刚才你谈到了你小时候离家上学以及后来辍学时的一种心理感受。感谢你对我的信任,把这些感受同我交流,关于你过去生活中的经历,今天我们先谈到这里,下次我们再讨论你上学时如何克服恐惧,坚持到小学毕业的各种感受。关于此次咨询,你还有什么要问我的吗?

来访者:这也能和我现在的恐惧有关吗?老师,我的这种情况,你能治好吗?

咨询师:别着急,我们慢慢探索,会找到问题的实质的。你这种情况以前我遇到过多例,效果还不错。你还有什么要告诉我的吗?

来访者:暂时没有了。

咨询师:我给你留个作业。没有特殊情况,我们下一周的这个时间继续在这里做咨询。

咨询师针对来访者的实际情况,给来访者留了一个作业:在一周的时间里,仔细回忆自己生活中的片段。尤其是有些事情回忆起来可能不好意思说,或者不愿意说,或者不想说,可以写下来,下一周我们来讨论。咨询师之所以给来访者留这个作业,是因为来访者谈论到自己小学上学时的事情:"夏天还好,冬天上学和放学的时候,天都是黑的,我很害怕……"来访者谈到害怕的结果是辍学了,是什么事情使得来访者害怕呢? 难道仅仅是天黑吗? 当然女孩子害怕天黑也是正常的。但为此辍学的可能性究竟有多大? 原因应该是:①发生了什么事情,使得来访者不再想上学了。来访者描述:刚辍学在家,感觉很好,后来看到同伴姐妹们陆续上中学、进城读书,心里就很羡慕。也就是说,关于辍学在家,来访者后来是有所后悔的。②来访者的家人不是很重视子女的教育,上学的路太远,孩子又怕黑,就不上学了吧。为什么没约同伴一起上学呢? 后来迁徙进城是家人的机遇还是来访者羡慕同伴而要求的?

第二次:

来访者:(一进门就急切地)老师,我还没好,还挺难受的。怎么不见效呢?

咨询师:你先别着急,任何咨询都不可能一次就治好。何况你这是"社交恐惧症",症状已经持续近两年,更不可能在短时间内治愈。

来访者:没有,老师,以前我只是不愿意与人交往,但还能勉强应付。只是最近几个月才这样:不敢出门,不敢与人交往。

咨询师:有些心理问题就是这样,不及时求助,会严重。

来访者:不是说,有些心理问题自己经过调整也可以调整好吗?

咨询师:各种情况都可能发生,因为每个人的情况不同。在心理学中有这样一句话:"了解来访者是怎样一个人,比了解他得了什么病更重要。"

来访者:那老师,我是哪种? 是不是可以自我调整好的那种?

咨询师:(笑了笑)你说呢?

来访者:我也不知道。

咨询师:你不是已经自我调节了将近两年吗? 还听了很长时间的《夜话心理》栏目。

来访者:噢。我是那种不能自我调整好的?

咨询师:这个问题,我们先不讨论,以后再说。现在来探讨你的问题。我给你留的作业做了吧?

这里要注意:咨询师在咨询时,与来访者本身症状无关的问题不要没完没了地讨论,要适可而止,要牢记:咨询时间是来访者的,不要不负责任地轻易浪费。

来访者:做了(拿出一张纸)。

咨询师看了看。看到纸上写了,"我为什么怕喝酒的男人呢"反复写了几遍。"我怕黑","我不上学","那个人喝酒了吗"等一些只言片语。

咨询师:你最初,也就是最早对喝酒的男人的印象是?

来访者:(想了想)我爸和我姐夫喝酒时的样子。

咨询师:是什么样子?

来访者:脸红红的,话挺多,眼睛看人直直的。

咨询师:后来又看到过喝酒的男人的什么样子吗?

来访者:后来……后来,我也不知道,说不清楚。

咨询师:你看,你刚才还问我你什么时候可以康复。我为什么没回答你,就是因为很多事情不是我一个人决定的。你对我的坦诚和信任程度以及同我的配合程度都很重要,都能决定治疗时间的长短。而且我说过:在我这里你不要有任何顾忌,我们之间讨论的问题仅限于解决你的症状,而非其他。

来访者:那老师,你在《夜话心理》时间讲述的来访者以及解决问题的方式不就是大家都知道了吗?

咨询师:原来你顾及的是这个。我们咨询师对外公开发表的论文、撰写的"来访者集"以及面对媒体讨论的来访者个案全部是现象。将最近社会发生的一些现象加工描述出来,不是真正的来访者。如果我们哪位咨询师将真正的来访者的事情讲出来或写出来,来访者知道了,就可以起诉我们。

来访者:原来是这样。老师,我之所以将近两年难受而没有找你咨询,其实,就怕你在《夜话心理》栏目中将我的事讲出来。

咨询师:打进电话的朋友的事情是真事,但我们并不知道他是谁。经过电波,人的声音发生了很大的变化。

来访者:是,老师,我听你现在说话的声音同电波里的就完全不一样。老师,我说了,你会不会瞧不起我?我妈不让我跟人家说的。

咨询师:这很可能就是你致病的根源。我在意的是协助你解决问题,对于你生活中的经历我不做任何评价。

来访者:我不是说过,我怕黑嘛。是天黑的时候发生过一些事。有一次,我放学回家,天黑了,我本来就害怕。走着走着就发现有人跟踪我,我非常害怕,周围也没有什么人,我就跑。可是我跑不多远,那个人就追上了我。他抓住我,他就抓住我……

咨询师知道这时是来访者的关键点,其心理在急剧斗争,发生了什么事?该不该继续说下去。咨询师不做任何评价与插话,给来访者以充分的时间自我整理,以免来访者说出来后悔,或说出来的不是真实的资料。

来访者:老师,下次再说吧,这次就这样吧。

咨询师知道此时让来访者回家,下次再说的可能性会极小。来访者回家后,会将内心的矛盾、冲突探问妈妈,妈妈会极力反对来访者探讨这个问题。这样来访者的问题就更难解决了。

咨询师:你两次咨询都没有触及到问题的实质,原因很简单,咨询的过程中你连问题都没有谈出来,怎么能谈解决问题呢?现在只有我们正确地面对问题,经过我们双方共同的努力,才能把问题解决好。像你这种情况的女孩子,以前我也接触过多例。刚开始她们也不相信通过咨询就能解决问题,很多问题也是欲言又止,但最后都治好了。

来访者:有像我这样情况的吗?

咨询师:有类似的,不完全一样。还有的比你严重,到我这里都不能来。戴墨镜、面纱,不敢见我。

来访者:不是。我是不知道该怎样说。

咨询师:你可以随意说,想到什么就说什么,不用组织语言,不用考虑先后顺序。

来访者:那个人抓住了我,眼睛红红的,定定地看着我。我很害怕,很害怕。

咨询师:他伤害你了吗?

来访者:没有,但是,当时他的下身是裸露着的。

咨询师:你很害怕,在这之前了解男性的生理吗?

来访者:不了解,看过小孩子的生殖器,大人的没有见过。但陆续听说过坏人、流氓、强奸之类的词。我就拼命挣脱、喊叫:"救命。"后来,有人走过,那个人就吓跑了……我回家就生病了,发高烧。我妈就说这病来得蹊跷,后来我就告诉我妈了。我妈不让我跟任何人说。她说,出了这样的事,传出去,女孩子还怎么嫁人呢?从那以后,就不让我上学了。

咨询师:当时你同妈妈讲这件事的时候,妈妈怎么说?

来访者:我妈说,不用怕,那是个醉鬼,喝醉了酒,耍酒疯的。以后谁再问你,你就说碰见醉鬼了。并再三叮嘱我不要对任何人说。女孩子,碰见坏人了,说出去不好嫁人了。

咨询师:当时你是小孩子,小学五年级,十二三岁。你现在21岁了,是成人了,怎么看这个问题?

来访者:啊?我没想过。

咨询师:还有十分钟,我们本次咨询就结束了。这次我们探讨的问题已经向实质接近。给你留一个作业,就是你用这一周的时间思考这个问题:关于男人喝醉酒,酒后失态,你怎么看?

来访者的问题正在一点一点地浮出水面。但看得出来,目前来访者还有所顾忌,可能问题表述得还不够全面,或者因为母亲的思想保守,认为发生了被喝了酒的男人抓住的事传出去不好嫁人,还是母亲怕人演绎而不让女儿对任何人说?但不管是哪一种情况,我们都看得出来:来访者的心灵受到了伤害。首先精神方面受到了惊吓,可以想象一个十二三岁的小女孩经历这样事情的恐惧,加之母亲的错误认知,认为其没法嫁人,所以来访者有着很大的心理包袱。

这种解释技术在咨询中会使用,但在咨询的目前阶段,对来访者所提出的涉及到对症状的分析和治疗问题,不宜做过多的解释和说明,因为时机还不到。目前的主要工作是了解来访者在这场惊吓后的生活经历、母亲言谈对来访者的影响,以及来访者本人对事件的认知。从时间上推知:事件发生后,来访者又在农村生活了两年。15岁到城里,有四年的时间没有什么症状表现,发病是近两年的时间。要从这个过程中寻找导致来访者出现心理问题的因素,分析症状形成的心理根源。

第三次:

咨询师:你这一周,思考我留的问题了吧。

来访者:嗯。我想:男人喝醉酒,酒后失态,就会做出一些不可理喻的事情。

咨询师:这是你想了一周的结论?

来访者:是吧。

咨询师:你给我讲一下你们家搬到城里后的情况吧。

来访者:我们家在我15岁的时候,搬到了城里。刚到城里的时候,很艰难,开了一家小旅馆,生计勉强维持。后来,发现很多住宿的人没地方吃饭,我们就又开了一家小饭店,直到现在。

咨询师:我问你几个问题:你家在你15岁的时候,搬到了城里,是什么原因搬家的?开了几年旅馆又开的饭店?现在旅馆和饭店都有谁在经营?

来访者:我姐和我姐夫在城里打工。我也经常说不想待在家里,经常流露出羡慕进城的伙伴们的想法。我家在农村生活得还可以,我母亲就把地和房子都卖了,在H市的城边买了房子做旅馆。开了三年旅馆。这几年发展了,城边也开发了,人也多了,生意也挺兴隆。我们就又经营个饭店。我妈、我姐、我姐夫还有我爸。

咨询师注意到来访者在描述家人的经营的时候,最后说的爸爸。而且在整个咨询中涉及爸爸的时候也较少。只是在最初提及男人喝酒的样子时提过一次。

咨询师:你家中谁是经营的主体啊?

来访者:我妈,还有我姐夫。我姐夫进城早,很多方案都是他提出的,我妈操作。说白了就是我姐夫出思想,我妈出钱。

咨询师:你爸呢?你爸负责什么工作?

来访者:我爸,我爸负责喝酒,就知道喝。

咨询师:你爸是男人,你怕喝酒的男人,你爸喝了酒你怕吗?

来访者:不是怕,是烦。我爸喝了酒脸红红的,唠唠叨叨的,挺烦的。

咨询师:一般他都唠叨什么话呀?

来访者:说我,这么大了还没对象,将来还不得烂在家里,想当年,我姐像我这么大,孩子都会说话了。我不结婚,还会影响我弟找对象。我弟才多大啊,他才12岁。真的挺烦……

咨询师:你弟弟应该上小学。在你们老家(农村),女孩子是多大结婚?

来访者:多大都有。不过,我的同年龄伙伴的确都结婚了。在农村像我这个年龄的女孩子也结婚了。

咨询师:你怎么看这个问题?

来访者:其实,不仅我爸叨咕,我妈也经常叨咕。我爸是喝了酒叨咕,我妈更烦,平时没事就叨咕。还说,找一个像我姐夫似的人,能帮家里一把……

咨询师:关于自己的婚姻,你怎么看这个问题?

来访者:我也觉得他们说得对。但是没有办法,我也不能满大街去找对象啊。我妈经常跟那些来吃饭的人说,让他们有合适的给我介绍一个。来饭店吃饭的人,哪有什么好人?让他们给我介绍对象,我可不敢。

咨询师:去你家饭店吃饭的人,没有什么好人?

来访者:老师,我也知道我这样说不准确。可能有好人,但不好的人多。反正他们给我介绍的对象我不能去看。

咨询师:那要是你妈对你的婚姻大事着急,一定要你去呢?

来访者:我连他们都不敢见(指来饭店吃饭的人),何况给我介绍的对象了,更不敢见了。

咨询师:你心里有一个阴影?

来访者:嗯。我怕我的对象同他们一样,没事就喝酒,我怕男人喝酒。

......

☞　3.分析与点评

看来来访者社交恐惧的原因中认知因素很重要:她的思维是这样推理的:男人喝酒就不是什么好男人,来饭店吃饭的人中好人少,理由是他们喝酒。由喝酒的男人给自己介绍的对象也不会是什么好男人。

目前来访者的情况是这样的:随着父母不停的唠叨、同伴们的个人问题都有了归宿,自己也或多或少产生了一种危机感,就像来访者说的那样:"但是没有办法,我也不能满大街去找对象啊。"但是早年的阴影又使得自己惧怕婚姻,惧怕喝酒的男人。家中是从农村后迁到城边做生意的,接触的人除了来住宿或来吃饭的没有别人。来访者唯恐这群人给自己介绍的对象也同这群人一样。父母的心急、自己的无法抗拒,其结果就是:"我连他们都不敢见(指来饭店吃饭的人),何况给我介绍的对象了,更不敢见了。"

第四次:

鉴于来访者的实际情况,现在可以对她的症状做解释。

在咨询中,对来访者的某些问题加以心理学的知识理论进行解释是必要的。但解释的时间要把握好,过早解释,来访者还没有心理准备,即问题的探索程度还不到位,自我反省也没到位;解释过晚,会错过来访者的最佳探索期。所以,解释技术的使用也是对咨询师技能技巧娴熟程度的验证。但也依据来访者的个体不同而不同,当来访者不认可咨询师的解释时,不要将解释强加给来访者。

来访者的这种感觉只是自己的主观感觉,实际上有些男人喝了酒,酒后会失态,这是共性的问题,但这些表现并不一定是针对她的,是没有指向性的,也和她没有关系,只是当时谁在身边,谁就成了指向对象。

另外,来访者认为自己从前的事情别人可能猜测到。自己突然不上学了,别人也会多少知道些。对于这一点,告诉来访者,像她这样的孩子,在农村很普遍,有的人可能是因为家庭经济状况,或者是因为路途遥远;有的人是因为观念上认为女孩子上学没用等种种情况辍学,别人不会将这个看作不正常的。现实生活中咨询人员也遇到过这种情况,男人喝了酒之后,说一些不着边际的话。但咨询师是正常人,对他们说的话以及行为表现感觉正常,是酒精的作用,跟自己没什么关系。但对于来访者提出的各种问题,应当根据情况,给予适当的解释和说明,这样,一方面回答了来访者的问题,另一方面也可以引起来访者的某些注意和思考。

来访者由于症状使其苦恼万分,不得不寻求咨询,但在咨询中,往往因为紧张或恐惧,加之怕别人不理解自己等因素,不敢主动地把自己真正的问题谈出来。这就是为什么来访者经过两次咨询还没有触及问题的实质。这就需要心理咨询师在心理咨询过程中,特别是在首次接待来访者时,对其尊重、热情、积极关注、投情以及真诚。而且要善于观察,以充分接纳、理解的态度接待来访者,尽量使来访者消除紧张、恐惧感,让来访者放松。必要的时候有意识地谈一些轻松的话题,使来访者忘记自己是在接受心理咨询,以消除紧张的气氛和心理压力。

经过十二次的咨询与治疗。

一般来说,面谈结束时,咨询常常都会取得较好的效果,但回到现实生活中之后,特别是回到直接引起症状和心理问题的生活环境中后,如本案例中,来访者直接回到现实生活中——她家开的饭店,当饭店服务员,接触来饭店的男性,不可避免遇到男人在饭点儿喝酒这样的事情。来访者能否将治疗效果应用于实践,还是使治疗暂时取得的效果减弱甚至消失。来访者担心咨询取得的良好效果回到现实生活中之后会消失,这种担心是有理由的,因为很多来访者在咨询师的咨询室取得的成果,往往在回到现实中之后,面对症状产生的环境,会很快反弹。因而,构建心理咨询与真实场景之间的平台,使来访者更好地应用、适应尤为必要。

☞ **4. 相关知识**

关于恐惧症的诊断,许又新教授在《神经症》[①]一书中提出,诊断一个恐惧症的临床病例,必须符合以下三条:

第一条:害怕与处境不相称。这是一条统计学标准,也就是相对于大多数人在相同或类似情境下害怕的程度而言。绝大多数人在这种情形下都不害怕,或者害怕的程度很轻,但恐惧症患者害怕的程度远远超出一般人。

第二条:恐惧时常常伴有显著的植物性神经症状。比如头晕、心慌、战栗、心悸、出汗等。

第三条:对所恐惧的情境回避,直接造成社会功能受损害。

我国《精神病学》第三版把恐惧症定义为:以对某特殊物体、活动或情境产生持续的和不合理的恐惧为特征的神经症性障碍,患者常不得不回避其害怕的对象或情境。《精神病学》第三版指出恐惧症的共同特征是:①某种客体或情境常引起强烈的恐惧;②恐惧时常伴有明显的植物性神经症状,比如头晕、晕倒、心悸、心慌、战栗、出汗等;③对恐惧的客体和情境极力回避;④患者知道这种恐惧是过分的或不必要的,但不能控制。《精神病学》第三版把常见的恐惧症分为三种类型:广场恐惧症、社交恐惧症和单纯恐惧症。

社交恐惧症主要表现为:害怕在众目睽睽的场合大家注视自己;害怕自己当众出丑,使自己处于难堪的地步;害怕当众说话或表演;害怕在社交场合结结巴巴不能作答;害怕见人脸红被别人看见,或者坚信自己脸红已被别人看了出来而惴惴不安;害怕与别人对视,或者自认为眼睛的余光在窥视别人,因而惶恐不安。许又新教授提出的恐惧症的诊断标准与《精神病学》第三版对恐惧症的诊断标准,二者的含义基本上是一致的。

根据上述诊断标准和来访者症状的表现,诊断为社交恐惧症。

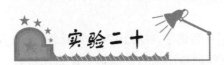

实验名称: 考试焦虑及考试焦虑症

实验内容: 问卷调查,筛选存在考试焦虑的学生,开展个体咨询与治疗,实验过程中采用认知疗法协助来访者找到考试焦虑的错误认知,采用行为疗法化解考试焦虑。

目的要求: 通过本实验使学生了解到考试焦虑的临床表现,正确认知考试效应,学会诊断区分正常人面对考试时由于重视而产生的紧张、在意、小心,以及考试焦虑的人面对考试

---

① 许又新. 神经症[M]. 北京:人民卫生出版社,1993.

时的过分紧张、敏感形成的症状表现。

仪器设备:模拟咨询台、单向玻璃观察窗、音像录制设备。

实验步骤:

☞　1.基本资料

来访者赵同学,女,初中三年级学生。主诉:内心不踏实,有一种感觉很不舒服。喘不上来气,经常感到胸闷、气短、很压抑。咨询师给赵同学做了一个SCL-90测评。结果显示,赵同学抑郁、焦虑、恐惧、敌对、人际关系等因子呈阳性反应。

☞　2.咨询与治疗实验过程

咨询师:从你的测量结果分析,在最近的一周左右时间里,你的心情不是很好,情绪有些郁闷。

赵同学:是的。我经常有喘不上来气的感觉,很郁闷、很生气……

咨询师:能谈一下原因吗?

赵同学:因为学习吧,很多时候好多事情都是因为学习。

咨询师:你的学习情况……★

★这里咨询师有意用了省略句,给来访者以开放式的、探问式的询问。

赵同学:我学习很好的,我连续两次考试都考我现在的这所学校的第一名。

咨询师:噢。那现在关于学习困扰你的问题是?

赵同学:我有的时候很闹心、很烦,学不进去;考试的时候也是这样,在答卷子的时候,答着答着就烦了,第二科就不考了。

咨询师:你说你考试的时候很烦,是什么科目?

赵同学:数学。

咨询师:题难吗?

赵同学:不难。

咨询师:有不会的吗? 或做着不顺手的题吗?

赵同学:不是不会。我事实上数学考得很好,成绩是我们这所学校的前三名。

咨询师:多少分? ★

★作为咨询师,这样的问话不要轻易使用,会将来访者带到注重成绩与分数上,不利于实际问题的解决。但针对本来访者,咨询师这样问的目的是在进一步收集资料,因为到目前为止,咨询师还没有找到来访者考试焦虑、心烦的原因。

赵同学:113分。我们学校只有三个人进入了110分以上。

咨询师:学生到了初中三年级的时候,数学会出现综合性比较强的题,这样的题对很多学生来说,刚开始不太适应,都会感觉有一定的难度。你怎样评价?

赵同学:我感觉还好啊,没感觉到。

咨询师:那你考数学的时候心烦的原因?

赵同学:我也不知道,反正就烦了,不知道为什么。

来访者对问题的回答令咨询师很无奈。关于来访者考试焦虑的原因还没有找到。咨询师给来访者几个备选答案,让来访者对照参考。

咨询师:我接触到的考生在考场上心烦的原因有几种:考试的时候,偶然之间瞄了一眼别人,看见别人在不停笔地作答,心马上就慌了,心想人家在写什么,我怎么没有那么多的东西可写呢;在答卷子的时候,突然卡壳了,心情马上抑郁;某一个题,一看,不会,完全不会,心里马上烦躁不安,这种心情使得不仅这道题不会,还严重地影响了下面的题目;心理预期,认为自己这次考试复习得不错,信心百倍地进入考场,看见卷子上的题目,也不是不会,做起来就是不顺手,也会心烦;考试时间一分一秒地过去,还有一部分题没有做完,认为时间紧张,不能静下心来仔细思考某一个题,心里有一种不安感,也会心烦……你是哪一种心烦呢?

赵同学:(沉默,赵同学没有回答咨询师的问题)

咨询师:你画一幅画吧,代表你自己。

赵同学画了一幅画,用的是翠绿色颜色的笔,画的是小草。

咨询师:你画的是?

赵同学:小草。

咨询师:你觉得小草能代表你?

赵同学:是的。我觉得我就像小草。

咨询师:那你描述一下小草的特质吧。

赵同学:小草不像大树一样高大、挺拔。但小草有顽强的生命力,可以野火烧不尽,春风吹又生。

咨询师:小草有时比较柔弱,会不小心被人伤害。

赵同学:是伤害。

咨询师:有人不小心伤害过你吗?

赵同学:有人,不是不小心,是有意。

咨询师:你能谈一下吗?

赵同学:事情都过去了,不想再谈了。忘了吧。

咨询师:我注意到你说,"我现在这所学校",你是新到你现在这所学校的?

赵同学:是的,来了几个月了。

咨询师:你原来的学校……

赵同学:这所学校同我原来的学校没法比。

咨询师:你在这所学校考试是第一名,你在原来那所学校的情况是?

赵同学:二三十名。

咨询师:那能谈谈你转到这所学校的原因吗?

赵同学:那所学校的压力太大。老师对学生那种感觉说不出来。就是经常会找到种种原因同你谈话,批评你,指出你的不对,学习上的落后、退步。

咨询师:你在原来那所学校学习情况如何?

赵同学:一开始还行。就是初中一年级、二年级的时候可以在学年排前三名吧。后来,什么事都没发生,老师就找我谈话说:女生不努力,到了初中三年级学物理、化学后,成绩就会下降了。

咨询师:后来呢?

赵同学:后来就应了老师的话了,一到初三,我就感觉吃力了,学习成绩就开始下滑,连续几次考试,逐渐地就下滑到了二三十名。

咨询师:那时你的心理感受是?

赵同学:我很着急。一开始成绩下滑的时候我就特别着急,加快了学习的进度,增加了学习的时间,我企图将成绩提高。这期间老师也找我谈过几次:预言他的准确性以及先知性。老师越这样说,我越心急,可是学习的时间已经饱和了,没有可利用的空间了,但是成绩还是没有上来。我自认为自己并不笨,但是为什么努力成绩上不来呢?

咨询师:你填几个词吧。考试;__;__;__。

赵同学:考试能使人分出三六九等;考试让人瞧不起……

咨询师:你在考场是否有这样的情况:考场不会,答不上来某题,出考场后,想起来了。

赵同学:没有。不会就是不会,出来也不会。

赵同学回答得很干脆,一点没有思考,看来问题并不单是考试焦虑那么简单。

咨询师:根据我们的接触,我感觉你是一个追求完美的人,有些要强、咬尖……我这样评价你,符合你的个性吗?

赵同学:老师,太对了。我致命的缺点就是追求完美,要强、咬尖。

咨询师:追求完美,要强、咬尖未必就一定是缺点,更谈不上是什么致命的缺点。看你怎样对待这样的个性。你如何评价你自己呢?

赵同学:我觉得,我一定要比别人强。如果不比别人强的话,我一定受不了。比方说,如果我考试不考学年第一的话,我就会受不了。

咨询师:如果你没考学年第一,受不了会怎样?

赵同学:(思索了一会儿)也没有什么办法。

咨询师:你现在这所学校的有一名同学,在你没来之前,不是考第一嘛,你来了之后,这几次都是你考第一,他不就不能考第一了吗,他的想法是什么?

赵同学:我刚来的时候,我考第一,他就说:"下次我一定要超过她,考第一。"结果,他不但没有超过我考第一,反而被其他同学追上了。连第二、第三都没保住。

咨询师:你目前对你这个排名担忧吗?

赵同学:有一次考完试很长时间了,我放学回家,听到有两个同学走在前面议论我说(他们不认识我,也不知道我就在后面):"别看咱校后转来的那个女生现在考第一,等升初四就不行了,没有后劲,肯定成绩要下滑。"我听后,心里很难过,回家哭了好久。

咨询师:你难过的缘由是什么?

赵同学:我也不知道,我说不清楚。

咨询师:我这样给你分析一下:你是一个要强、对自己要求较高的学生。平时认真学习,希望自己比别人强。但是,原来学校老师的预言的应验导致你采取的方式是"逃避"。就像你自己说的,你无法容忍自己的成绩下滑以及排名比较靠后这类事情发生。为缓解你的心情,你转学到另外一所学校。这所学校的生源可能比你原来学校的学生要差些,所以你在这里一直名列前茅。但这所学校原来排名第一的同学说的话,无形中给你施加了压力;放学路上同年级的两名同学的对话与当初原来学校老师的话比较接近,触动了你心中的隐痛,导致你难过、哭泣。事实上,你在这所学校目前很好,学习成绩较为稳定,但你内心不能平静,你焦虑,焦虑的原因就是唯恐有一天故伎重演。

赵同学:(沉默了近三分钟)我在家学习的时候,有时也很烦。

咨询师:与你的生理周期相关吗? 就是你烦的时候,同你的女性月经周期有没有关系?

赵同学:没什么关系。同我的考试有关。

咨询师:一般来说,在考试前一段时间就会心烦,尤其是在复习功课的时候,是这样吗?

赵同学:嗯。学着学着就烦了。

咨询师:这种情况通常都是家里有人吧? 妈妈或者爸爸在家。

赵同学:家里是有人,我妈妈在家。

咨询师:你潜意识中有这样一个成分在里面。你的学习已经尽力了,如果你没有学好,就是因为心情不好,有心理疾病才没有考好,不是自己不努力。考试的学习成绩与自己的努力不相关,与心理状态相关。还没等考试,心里就烦,没考好,家人也可以谅解,否则,怎么向家人交代。

赵同学:好像我不是那样的人,我不是那种找借口的人。我周围真有那样的同学,考试没考好,装成很痛苦的样子,怕父母惩罚。背着父母就偷偷地笑,还在班级传授经验呢。

咨询师:关于你的学习,你怎样评价你的父母?

赵同学:我的父母很好,他们从不给我施加任何压力。

咨询师:你的家人是怎样评价你的学习的?

赵同学:我父母说过,自己的路自己走,他们该为我做的,都会做。至于我如何就是我个人的问题了。

咨询师:你性格中的追求完美、要强等特质同你家中的谁较接近?

赵同学:我爸爸,我爸爸就追求完美。总希望我超越别人,比别人强。★

★这里我们已经看到来访者的矛盾:一方面,说自己的父母对自己没有施加任何学习压力,另一方面,父亲又希望自己超越别人,比别人强。可见来访者的掩饰性。

咨询师:你受你爸爸的影响吗?

赵同学:应该是小的时候习惯了这种教育吧,不觉如何,我也觉得我应该比别人强。

咨询师:为什么你一定要比别人强?

赵同学:我不知道,我就是这样觉得,我应该比别人强。

咨询师:要是我们每个人都这样想,都认为自己应该比别人强,会怎样?

赵同学:会怎样? 我也不知道。反正我应该比别人强。

咨询师:这可能是你焦虑的一个很重要的原因。你存在一个这样的认知:认为自己就应该比别人强。考试的时候就应该考第一,如果不考第一就受不了。要是照你这种想法,一个班级或者一个学年有一个人就可以了。谁都想考第一,还要两个人做什么?

赵同学:(想了想)也是啊。

☞ 3. 分析与点评

黄宏才(2006)认为,考试焦虑是一种情绪反应,其心理现象相当复杂,是一种在考试情境的激发下,以担忧为基本特征的心理状态,是一种由于考试压力所形成的紧张不安甚至带有恐惧的情绪状态。近年来,随着升学考试和就业考试难度的增加,学生和父母都很关心考试,经常把考试挂在嘴上、心上,担心被老师提问,厌恶考试或一有考试就怕得到"差"的分数,这是对考试焦虑现象的通俗理解。这一问题是目前学生在学习方面存在的第二位问题(第一位问题是厌学)。

另在吉林一中《心理健康》读本——心理及心理健康的重要性的调查中显示:高三学生中 11.8% 有明显的焦虑症状,虽未达到焦虑症的程度,但对考试感到厌烦的比例高达42.1% ,在考试以后仍无法摆脱担忧困扰的有 32.2% ,严重的在考前很长一段时间就开始感到紧张不安、心情烦躁,少数人还会出现明显的生理症状,如:血压升高、手脚发麻、大脑麻木,直至晕厥。这类问题已成为妨碍我们部分同学提高成绩的主要障碍之一。

当学生意识到考试情境对自己具有某种潜在威胁时,就会产生这种紧张的内心体验。考试焦虑具有以下三种成分:有严重考试焦虑症的学生在考试前后以及考试期间会出现心理、生理反应:心理反应表现在认知上消极的自我评价、担忧等;情绪反应表现为心慌、烦闷、坐卧不宁等;生理反应表现为心率加快、呼吸加剧、胃肠不适、多汗、尿频、头痛、胸闷、失眠、食欲不振等,这可视为考试焦虑的成分;行为方式表现为多余动作增加,胡乱答完卷子极早逃避考场。

考试焦虑的生理表现与行为表现,根源在于心理,必须从心理上加以调整,才有可能得到彻底解决。本来访者的突出特点是追求完美,这是很多优秀学生的通症。一方面表现为对自己的期望值过高,因而过分要求自己,要强、咬尖,注重细节而显得刻板教条;另一方面,对他人和环境期望也较高。自己与他人或环境稍有不尽完美的地方,心里便惴惴不安,缺乏成就感,导致对生活的不满以及与周围的人相处困难。在认知方式上,比较容易看到事物的消极面。对自我的认识和评价上,更关注自己的弱点和不足,心理承受能力更弱。家庭、学校和社会对孩子学习成绩的重视,"一俊遮百丑"的教育理念忽略了学生的身心健康,当学生考试成绩不理想、名次太靠后、不知如何向他人(父母、亲戚、朋友以及老师)交代时,会产生焦虑。

考试焦虑状况的表现及诊断:

①情绪表现:部分考生在考试前和考试过程中情绪紧张、难以自控,心境不能平静,火气旺盛、脾气发生变化等。

②躯体表现:呼吸急促、心率加速、心悸。伴有头痛、失眠、多梦易醒、神经衰弱、消化不良、食欲不振、胃和十二指肠经常疼痛、皮肤瘙痒。

③认知系统:自我评价偏低,缺乏自信,怀疑自己,始终被一种出错感缠绕着。自卑、敏感、胆怯。

④心理状况:注意力分散、思维处于一种漂浮状态、难以思维,大脑常处在短暂的空白状态。

面对自己的心理、生理、情绪等方面的变化,学生本人无力自拔,难以使自己的心情稳定下来,对考试前的复习没有把握,复习过的知识与没有复习到的知识混为一谈,对整个知识体系感到杂乱无章,对自己考试能力不自信。

面对试卷难以做到镇定自若,频频写错意思或写字速度大减;解题时犹豫不决,贻误时间,解题目标的专注程度较差,无法集中深入思考,更无法进行综合、抽象、概括和判断推理,因而也就难以一一解决问题,导致无法正常考试。

可通过观察和考试焦虑量表以及投射测验法来诊断。

☞　4. 相关理论:考试焦虑的鉴别

①轻度的考试焦虑

作为学生,存在一定程度的考试紧张是正常的心理反应。如果一点都不紧张、不重视这次考试,很难发挥正常水平。考试水平的发挥与考试动机呈倒U曲线。没有动机与动机过强都会影响考试水平发挥。只有动机强度中等的情况下,考试水平才能正常发挥。存在轻度考试焦虑的学生考试前后的表现是:考试前,复习知识时没有什么生理、心理反应,既不紧张也不害怕,很少想到考试时的情景。随着复习的进展、考试日期的临近,逐渐产生少许紧张与担忧,害怕复习不全面,害怕考场遇到偏题、怪题,害怕考试时出现意外事件,不能发挥其正常水平。但这种紧张和担忧对睡眠、饮食没有什么影响。随着考试的结束,这种紧张、担忧也自然消失。这是很正常的一种迎接考试的反应,无须过多关注。相反,这种反应还会督促考生学习。

②中度的考试焦虑

考生在考试前较长的一段时间内(按照考试的性质分,如果是高考或中考,考生会提前一到两个月,普通考试在一周左右),较多地想到考试的情景,经常隐约地感到害怕和不安。对自己缺乏自信心,对知识的掌握没有把握,由于情绪对记忆的影响导致对看过的、学过的印象不深,感到心里没底。有时失眠,吃饭不香。距离考试时间越近,这种紧张就越严重,以至于影响复习的正常进行。考试结束后,紧张情绪逐渐消失,睡眠、饮食恢复正常。

产生中度考试焦虑的考生,往往平时学习成绩一般或较差,从知识掌握程度上看,自己平时的知识掌握不是很扎实;从人格特征角度分析,是那种平时成绩较好但气质较弱、胆子较小的同学;从性别角度分析,女生多于男生,中度考试焦虑大约在20%—30%的考生中出现。中度考试焦虑对复习和考试都有一定的消极影响,可以进行自我心理调节、自我认识调节、自我暗示,建立起自信心,焦虑就会减轻或消失。

③重度的考试焦虑

在考前的很长一段时间里(按照考试的性质分,如果是高考或中考,考生会提前三到六个月,普通考试在一个月左右),产生对考试的恐惧感和焦虑情绪。对与考试相关的知识复习有严重的畏难情绪,自信心差,精神紧张并伴随各种心因性疾病:头痛、失眠、消化不良、食欲不振、腹痛腹泻、多梦易醒、神经衰弱、心悸盗汗、脾气暴怒、变化无常等。这种身心焦虑严重地影响了复习和考试的正常进行,对考试成绩的威胁很大,必须在心理学工作者的指导下进行心理调适,放松训练、系统脱敏。此种焦虑在全部考生中大约占5%,女生多于男生。

☞ 5.考试焦虑的调适方法

在实践中,对考生所处焦虑状态(水平)作具体分析,采取适宜的控制与解决方法,以达到缓解和消除严重考试焦虑的目的。利用考生的适度焦虑,达成考场最佳效果。

①认知矫正法:考生考试焦虑对象比较明确。其中,本身的认知评价活动在产生焦虑过程中的作用尤为重要。包括应试者对考试本身性质的评价、考试对自己人生的重要程度、考试试题本身的难度(作业结构)以及自己能力的大小、知识掌握程度的认识和评估而导致的各种担忧。心理辅导过程就是要改变应试者的自我认知、评价,达到减轻或控制考试焦虑的目的。

认知矫正法是在吸取埃利斯于20世纪60年代初提出的合理情绪疗法思想观点的基础上提出的一种辅导方法,是通过指导学生察觉个人的不合理思想观念、态度,并通过自我质辩、假设最坏可能性、角色倒换等方式形成合理认知的一套操作程序,借以减弱或消除学生的考试焦虑。其具体操作步骤如下:

自我观察,检查自己的担忧。要求学生留心观察自己在临考前细微的生理、情绪变化,特别是对考试的各种担忧,如"考试真可怕,我讨厌考试"、"要是考试失败,我不知该怎么办"、"我没有人家复习得多,这次考试一定会很糟"、"其他人都比我聪明,我真是笨极了"等等。并要求学生把这些担忧清晰地表达出来,将担忧的各项目按程度依次写在纸上。这有利于学生心理沉淀的释放,使担忧明确化,使学生以一种理智、现实、不逃避的态度正视自我,增强自我克服的信心。

对担忧进行合理性分析和质辩。学生对考试的担忧有现实合理的方面,也有不现实、不合理的一面;或者从一个角度看是合理的,从另一角度看又是不合理的。老师可以指导学生从以下四个方面分析自己的担忧:一是担忧是否有事实根据(如让学生自问"有什么事实证明这个担忧是应该的?""这些事实充分吗?""从它们出发一定能够得出担忧的结论吗?");二是是否以偏概全(如一次考试不好就推之将来一定考不好;某一章、某一科没学好就认为所有科目都没准备好);三是是否夸大自己的缺点、不足,缩小自己的能力、长处;四是是否把自己的情绪感受当作下结论的依据(如我感到信心不足,所以,我一定考不好;我感到可能没有希望,所以一定会考不上)。边分析,边对不合理的、不现实的担忧给予质疑、辩驳。也可以先让学生假设其担忧的最坏结果可能达到什么程度,再让学生认识到最坏结果也不像其想象的那样可怕,即使真的发生最坏的结果,他也是能够承受的。同时,还可让学生扮老师,老师扮学生,让扮"教师"的学生来帮助扮"学生"的老师,对其担忧的不合理成分进行质疑。这样也能达到帮助学生认识其不合理担忧的目的。

得出合理的反应,使用积极的内在对话。通过第二步的分析、辩驳,帮助学生消除不合理的认知,形成对考试的正确认知及相应的态度、反应。同时,指导学生使用积极的内在的对话,如,在达到目标方面,对自己说:"一步一步去做";处理焦虑方面,对自己说:"保持平静,慢慢地深呼吸,没什么好紧张的","考试没什么可怕的,这只表示我该运用学到的适应技巧罢了","考试成绩高低并不重要,考时尽力就行了",等等。

②行为矫正法:行为矫正法常用的包括放松练习和自我系统脱敏。两种程序,对于焦虑不太严重的学生仅做放松练习即可,对焦虑严重,尤其伴有明显恐惧反应的学生则还需要做系统脱敏训练。放松练习又是系统脱敏的一个组成部分。

系统脱敏是在放松的基础上,循序渐进地使学生的神经过敏性反应减弱直到消除的一种行为治疗法。其主要操作步骤如下:第一步,弄清引起学生焦虑反应的那些具体刺激情境。如:等考前、考中、考后引起个体焦虑体验的特定具体情境。第二步,把学生的各种焦虑反应按程度轻重由弱到强排列成"焦虑等级"。第三步,按照放松训练的方法,帮助学生形成一种与焦虑反应相对应的松弛反应进入放松状态。第四步,在松弛状态下,按照"焦虑等级"由弱到强的顺序,想象焦虑情境,以松弛反应抑制焦虑反应,从而达到脱敏的目的。从焦虑的第一级情景开始想象,想象要尽可能生动、逼真,也可以尽情创造。当想象结束时,注意肌肉放松情况,若有紧张现象发生,就再次进行放松。交替进行想象和放松,直到想象信号不再引起肌肉紧张为止。再开始第二级情境的想象,如此循环,直到最后一级的完成。当完成一次"焦虑等级"的脱敏后,可根据实际情况,重新设计,重新进行。实践证明,坚持进行系统脱敏治疗,可明显减轻学生对考试情境的敏感性焦虑反应。

③音乐调适法:现代医学科学认为,"乐疗"主要通过人类自身的心理效应而达到养生、

疗疾的作用。因为,悦耳的乐音、舒缓的节奏、优美的意境可唤起人的情感,使人心平气和,欣赏时进而在脑海中形成图像即心理图像,在感受中又产生新的联想和意境,使情绪受到感染、心灵受到陶冶。

音乐中不同的节奏、旋律、音调和音色作用于人体,会产生有益的共振,使各部器官协调一致或对一些器官产生兴奋、抑制,从而起到降压、镇痛或催眠等作用。

"乐疗"对神经性头痛、心悸、失眠、烦躁、情绪波动、思虑过度、精神忧郁等症状,有明显的调适效果;对慢性身心疾病患者,具有很好的疗效;对具有一定音乐水平的患者,更能取得出人意料的疗效。

选取音乐疗法,来访者可以选择"静"或"动"两种状态。"静"时,采用冥想的姿势:闭上眼睛,以最舒服的姿势坐或躺。听轻音乐:如聆听海浪的声音、汩汩的小溪、海豚音以及鸟鸣声,贝多芬的《田园交响曲》、《月光奏鸣曲》;刺耳、激烈的音乐非但不能起到放松效果,反而会让人备感压力,如贝多芬的《命运》、《英雄》等。找到适合自己的音乐,并且尝试接受这种风格。最好在家里安静的环境下或专业的心理咨询工作室进行音乐放松。适应之后,逐渐转移到教室或工作场合等让自己感到有压力的环境中进行。"动"时,来访者处于活动状态,可以在完成作业、做家务或者办公的时候进行。音乐作为背景,与环境中的其他声音刺激相平衡。这种方式同样可以唤起右脑半球的认知风格,以一种接纳和和谐的态度与环境共处,想象自己是这个整体的一分子,而非这个整体。

音乐有着强大的力量,能攻破强大的情感防御,让情绪自然流露。因此,心理专家常常用快节奏、高音量的音乐帮助来访者释放潜在的愤怒情绪;用慢节奏、振奋的音乐来稳定来访者情绪,恢复身体组织器官的活力。

④绘画缓解考试压力法:咨询师与来访者轮流画画、讲故事。每画一条线、一个图形都要问来访者:"你觉得它像什么?""它代表什么含义?""你怎样解释它?"等,让当事人说出自己的解读。然后请当事人在此基础上画成一幅画,并让其回答:"这是什么?""发生了什么?""这是一个什么故事?"等,让当事人把自己最主要的困惑通过对图画的叙述表达出来。二人轮流画画,互相讲故事,直到来访者能够自由地表达自己。通过画画,咨询师也可以了解来访者最主要的问题,并思考解决的办法。但在使用此种疗法时要注意:不可以单一使用,要配合其他疗法进行综合评定,同时要根据作画者的年龄、性别、作画时间等多种因素进行分析。

考试焦虑问题在很多人身上都有发生:大学生、中学生、小学生、幼儿园的小朋友以及成人的职称考试、求职应聘等。

作为心理咨询工作者,我们经常面对这样的问题:"怎么才能在考试中不紧张,发挥正常的水平?"考试紧张表面上看仅仅是考试一件事,其中蕴含的却是一个连锁的反应,是心理、社会、家庭以及来访者本人对考试的认知等诸因素的综合反映,是一个很复杂的体系。

我们经常看到,中央电视台每年的春节联欢晚会都有一些四五岁的小孩子表演节目,唱京剧或乐器表演,他们一点都不紧张,很天真的样子,如果你问他们紧张吗? 他们会反问你:什么叫紧张? 在他们的心里,不知道什么是紧张。为什么小孩子没有紧张的心理呢? 因为他们没有成就感,也没有那种赞美欲(就是被人赞美的那种感觉,没有失败与否的那种感觉),同时他们也没有那种失败挫折的体验,至于竞技时那种复杂的心理表现以及竞技结束之后的那种成就和赞美等,他们都不去想,所以,他们可以充分地将他们所要表演的东西表现出来。我们每个人都从小的时候走过,也有过"初生牛犊不怕虎"的经历,但为什么随着年龄的增长和考试的增多会越来越紧张、越来越焦虑了呢?首先,学生考试紧张,很重要的因素就是考试时考虑的因素太多。考试前的焦虑和紧张主要担心的是失败后的那种体验,比如说上次没考好,没拿到奖学金,特别是贫困大学生和成就欲特别强或父母期望较高的大学生,他们要考虑方方面面的因素:妈妈会伤心失望,爸爸有多不满意,对不起父母拿的学费,没有拿到奖学金等,越是考虑这些问题,在学习、复习、备考的过程中,越不能全身心地静下心来复习,思绪就会很乱。

实际上学生面对的社会群体、人际关系相对来说比较单纯,他们的虚荣心也不会很强烈,很大一部分可能还是周围家庭的因素,父母对他们的期望值过高会给他们很大的压力,这种压力占的比重较大。笔者曾经在《大学生自主学习问题的心理学机制建设研究》课题中做过这样一个问卷调查,学生学习考试究竟是为了什么?是为父母,为自己,为将来成才,为学知识,为将来就业,为取得好成绩得奖学金,等等。结果,为父母、为将来就业取得一个好成绩占比率较高,只有0.7%的同学所选的在这些范围之外,其他人基本上选的都是以上的这几条。座谈表明:学生认为,如果我在班级考试成绩名列后几名多难看啊,所以得往前走。学生对考试失败的体验,也是导致其考试紧张焦虑的重要原因。首先要考虑他的考试动机究竟是为了什么,在面子、赞许、未来等动机都不存在的前提下,考生考试焦虑的成分也就会相应低一些。有的孩子一忙的时候就焦虑,学习时就焦虑,认为学习不好玩。确实有这种反应,他考虑的因素越多,越容易产生这种焦虑,心理素质是非常重要的。

最好的方法就是要正确对待你的失败,下一次考试的动机程度不要放得过强,就像刚才所举的例子一样,比如说你在班级中这次考试考个中等水平,你认为没考好,没有正常发挥,因为马虎,因为题出的较偏,和你复习的范围不符等方方面面的因素。此时,家长要正确引导,不要对孩子的期望值太高,往往家长的期望值过高会给孩子造成较大的压力,其实就是他考前考后焦虑的一个很重要的内在因素,学生对考试成绩的动机不要太强。心理学表明:动机强度和活动效率呈倒U曲线。动机强度处于最高和最低时,活动效率都处于低等的水平。只有当动机处于中间水平,即不特别重视这项考试又很在意,能把握很好的尺度的时候,发挥的心理因素实际上才是最好的。还有一个是优势强化反应说,针对他人在场时一些表演的东西,促进你的熟练程度而堕化你的非熟练程度。不要抱有侥幸心理,复习准备要充分,这样不论你参加什么考试,即使你紧张,也会发挥出你的水平。而对于考后焦虑,我建议考后做放松训练,考后不要过多考虑。可以有一本错题集,放在那里不必再看,也没有必要紧张焦虑,反反复复地纠缠错误,重要的是从错误中走出来。

★作为家长在孩子中考或高考前几天应该怎么做?

这个是好多家长都关注的问题,我的想法是:现在的家长都非常重视孩子的"升学",把它看成是人生中很关键的一步。但就是因为这种重视,很多事情适得其反。

从我们国家1977年恢复高考以来,经历了几个阶段:

①1977年恢复高考的时候,首届考生层次、年龄、职业、水平参差不齐。在此之前,由于没有恢复高考,很多考生都不知道什么时候复习,什么时候看书,该看什么书。恢复高考后,考生们开始学习。那时候,很多人有工作,白天还得上班,晚上才能腾出时间学习,甚至来到

考场,还蹲在门槛看书,他们对考试更多的是未知。

②1980—1990 年,我们国家的高考步入正轨,但是录取率偏低。首先要经过初考,初考的考取率是 30%—40% 。然后一个月以后复考,复考的考取率是 3%—4% 。上大学的比例偏低,落选考生比例较高。对于个体家庭来说,那个年代,很多人的家里是 4—6 个孩子。最少的是 2 个,最多有 8—10 个。家长忙于孩子的吃穿,很少顾及孩子的学习,学习是孩子自己的事情,补课现象基本没有。

③1999 年后,高校扩招,上大学的比例加大。随着大学生人数的增多,带来了新的问题——就业的困难。由原来的大学毕业基本分配工作到自己找工作,逐渐过渡到大学生就业难。上大学不是目的,上好大学、好专业、就业是更重要的目的。另一方面,正是 80 后一代,很多家庭都是独生子女,父母为了给孩子创造一个更好的生存空间,将自己的精力、积蓄都投资到了子女教育中。个人素质培养,业余学习琴棋书画,文化课补习……总之一句话:孩子没有玩的时间,学业的竞争导致生存压力加大,出现考试焦虑。

孩子的类型决定家长的行为,家长的行为影响孩子的认知:

①从记忆看:有的孩子记得快、忘得也快;有的孩子记得慢、忘得快;有的孩子记得慢、忘得慢;还有一种就是记得快、忘得慢,这是最好的记忆品质。从记忆品质看考前复习。家长和老师要观察孩子的特点。对于记得快、忘得快的学生,通常考前一个月的复习时间很重要,需要系统地、全面地复习,将所有的知识按部就班地"拢"一遍,提升记忆、拾起记忆。有的孩子记得慢、忘得也慢,那么,他可能是在考前的一个月就开始把记忆的东西学通了,就没有必要再系统地看书了,单看自己掌握不太准确的地方就可以了;从记忆特点看,复习安排不能"一刀切",家长要依据孩子本身的状况分析问题、解决问题,不要看别人的孩子如何,就将方法强加到自己孩子身上,会适得其反。

②从对考试的评价看:考生本人如果已经将考试看得很重要,作为家长就不要看得太重了,在行为举止方面正确对待考试,像平常一样,晚上吃完饭陪孩子去散散步。早上吃完饭,稍做休息,简单复习复习,学习时间久了,听听音乐。每天周而复始,让那段时间在平淡中度过。关于高考,家长乱了,今天吃什么,明天怎么做,搞得很乱,这样反倒制造了紧张气氛。心理学上有个很重要的疗法,就是"顺应自然、为所当为"。你今晚想看书就看,不想看书就睡觉;想玩就玩,想学就学,别把明天的考场看成刑场一样,就当正常、平常的一天,和你每天都一样。家长不制造紧张气氛,孩子就会减少紧张和焦虑。

③从自身的心理素质看:考生紧张来源于两个方面:考场的紧张气氛和考生本身的素质。思虑过多:考题会怎样? 考场会出现意外否? 有个学生和我说,考试的时候,一进考场就手脚冰凉,考试卷一发下来,一看,什么都不会了。过了将近二十分钟,慢慢平静下来,才一道题一道题地攻克。还有的是发下卷子后,微微一笑,有条不紊地作答。很多考生是在考第一科时,会很紧张,以后会慢慢缓解。家长对孩子督促的次数也会影响孩子的考试水平。

④关于陪考:家长是否陪考,可以征求孩子意见,问是不是需要家长去,有的时候家长去,会给孩子造成紧张情绪。有的家长说在家等着也没事,不如到考场去看看是不是有什么事发生。有的家长甚至请假,直接陪考。家长这样在外面等,会为孩子提供什么帮助? 会不会让孩子多打几分? 有的孩子是独立的,平时总是独来独往。考试了,家长陪同前往,已经打破了他日常的生活规律,再在外面等,孩子在里面考试的时候就会想很多。有一个例子,

发生在三年前,高考的时候下大雨,有的考生一出来就和我说:"我在里面考试,一看到外面下雨,我第一感觉就是:爸爸、妈妈还在外面,他们还没有带雨伞。"这样会给孩子带来心理负担,尤其是学生题不会的时候,就更觉得对不起父母。所以就应该征询考生的意愿,是否让家长陪考,如果是,由谁来陪,爸爸还是妈妈,我们应该尊重考生。可以借鉴一下国外的教育方式。日本的教育方式是不要给别人添麻烦。像有的考生想,家长去了,在出来的时候能给准备水之类的,那这样就可以去;有的考生上大学以后,事隔两三年,回忆起高考这件事还内疚:"觉得很对不起父母,你看我在里面答卷子,而父母却在外面一晒就晒两三天。"这样,父母如果不在外面助考,那就会少很多紧张。要不孩子在考场里总会想着父母在外面被雨浇或是被太阳晒,注意力就会转移,就不可能将精力完全放在考卷上。有时候也会注视窗外寻找父母的身影。以前我看过这样一个报道,一个农村孩子,家境特别困难,报道的时候说该生家里穷到没有纸、笔的地步。该生就拿地当纸,用手指头当笔,后来这个孩子考上了清华大学。记者采访他:"是怎么考上清华大学的?"他就一笑说:"我去考试,是翻山越岭的。"他说,那么远,父母是不可能来陪我考试的,所以,我没有任何负担。其实父母不要给孩子创造特别优越的环境,这样会给孩子造成心理压力,应该培养孩子的独立性,自我管理的意识。国外和国内的培养方式是不同的:在日本,会让孩子知道不要给别人制造麻烦的这种理念。像我们现在的高考考生都十八九岁了,但是,家长还是一直像照顾小孩子般照顾他们。什么时候家长才能对孩子放手,让孩子独立地去看待事物,让孩子独立地去看待人生,也让他们的父母没有负担?当然,如果孩子依赖家长习惯了,就不要在考试前突然改变彼此的行为习惯。

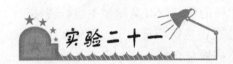

实验名称:强迫症

实验内容:实验指导教师将自己在实际工作中的强迫症案例进行加工整理报告给学生,学生以此案例进行实验演练,教师指导、讨论、深化、反思。

目的要求:通过本实验的案例描述,学生能够掌握强迫症的症状表现:强迫行为、强迫思维、强迫洗涤、强迫检查、强迫观念等,辨析人们日常的反复、徘徊以及症状、病理性症状的临床相,体会来访者的"强迫与反强迫"、"明知不必要,但控制不住"、"欲罢不能"等状态。

仪器设备:模拟咨询台、单向玻璃观察窗、音像录制设备。

实验步骤:

来访者:女性,36岁,已婚,某公司办公室秘书。主诉:近两周来总担心重要文件没有收进保险柜里,反复打开检查,检查后锁上保险柜仍不放心,又打开检查,如此反复不已。既妨碍了工作的有效进行,内心也很痛苦。来访者从某医生处得知这是强迫症,前来要求治疗。自述起病经过如下:来访者在一个月前听了动员报告,报告号召广大员工跟不正之风做斗争。来访者知道,她的顶头上司办公室主任有不正之风,所以想检举。这位女秘书入职已十年以上,工作一直十分认真负责,几乎是一丝不苟。因此,她想检举的动机是强烈的。但是,她又害怕打击报复。打击检举者的事例,报纸上时有报道,有些检举者的遭遇是悲惨的。她愈想愈害怕,尤其害怕连累丈夫和孩子跟她一起受苦。作为一名正直的员工,她也清楚地知道,怕打击报复而不检举,这是把个人和小家庭的利益放在了公司的利益之上,这种思想是丑恶的。一连两星期,她寝食不安,检举还是不检举,斗争十分激烈,使她精神异常痛苦。来访者认识到,这事使她受刺激太深,是导致她目前患病的原因,但这样的理解对她的病丝毫无补。几次晤谈后,来访者回忆,在发病的前一两天,她想检举的决心愈来愈强烈。因为她想,如果她不检举,这一辈子良心上也不会得到平静。起病的那天中午,她把文件收进保险柜准备去食堂吃午饭,走到门边回头一看,发现办公桌上还留有一份文件,来访者顿时极为紧张、恐惧,赶快将这份文件也放进了保险柜。然而,来访者不放心,又打开保险柜检查,如此反复,强迫症状便开始了。咨询师通过与来访者交谈,得知那份留在桌上的文件并非保密文件,是不必锁进保险柜的。因此,咨询师推断,见了那份文件引起的恐惧不安情绪是转移来的,这一点需要帮助来访者领悟。进一步的交谈终于发现,在起病前一两天,随着想检举之心的日益迫切,她害怕打击报复的恐惧也与日俱增。起病前的那个夜晚,来访者完全失眠,心情紧张恐惧,联想很多,想到检举后遭打击报复所引起的各种可能的悲惨后果。因此,起病的那天上午,来访者处于一种强烈恐惧不安的心情之中。这时,咨询师的启发终于使求助者领悟到,见到桌上那份无须保密的文件所产生的恐惧、紧张、不安,乃是害怕打击报复的恐惧之转移。在第一次门诊时来访者说,她现在已经解决了检举不检举的问题。咨询师问她是如何解决的,来访者说不清楚,而只是说,现在主要是强迫症的治疗问题,这个病不治好,其他一切都谈不上。事实上,近两周来她已经完全不想什么检举不检举的事情了,所有的心思目前都放在了强迫症症状身上,似乎检举不检举并不是一件什么了不起的事。可见,检举和不检举这两种想法激起的冲突情感,已经完全转移到强迫症上面去了:文件已经锁在保险柜里了和文件并没有锁进保险柜子里去,这两种相反的观念带有从检举不检举转移过来的几乎全部强烈情感,因而使强迫症状加剧,检举一事就悄然隐到幕后了。来访者一旦通过自己的切身体验(结合事件的具体进程)领悟到,强迫症所包含的心理冲突乃是检举不检举这一现实的心理冲突的变形(通过转移这一防御机制),强迫症状便开始减轻,而检举不检举的心理冲突重又显现于当事人的意识。通过心理治疗交谈,来访者逐渐认识到,世界上并没有什么万全之策,有所得时必有所失,"祸兮福之所倚,福兮祸之所伏"。不仅强迫症得到缓解,来访者对自己性格中的完美主义也有了一定的领悟,心理冲突也就不那么尖锐,不那么难以忍受了。不仅强迫症可以用转移来理解,很多恐惧症也可以是转移的结果。[①]

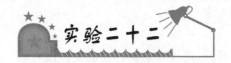

实验名称:疑病症

实验内容:寻求案例进行描述,学生现场模拟实验。

目的要求:通过本实验的案例描述与三人小组的演练,学生能够了解疑病症的临床相、诊断标准及诊断依据。有效区分正常人群由于家人生病而担心有遗传过程或知晓周围亲

---

① 许又新. 心理治疗基础[M]. 贵阳:贵州教育出版社,1999.

人、朋友患病对自己身体健康的投射担忧的状况，及由于上述原因导致的反复就医、检查，怀疑自己患病的疑病倾向及疑病症状。

仪器设备：模拟咨询台、单向玻璃观察窗、音像录制设备。

实验步骤：

☞　1. 案例基础情况

来访者：周某（化名），45 岁，已婚，大学文化。主诉：因右腹部不适觉得患了肝癌，但因无人能诊治而痛苦两年。个人陈述：出生于干部家庭，大学毕业，在某企业担任领导职务。两年前我发现一个属下总是捶打右腹部，就建议他到医院去检查，结果发现竟是肝癌，不到半年就去世了，我很震惊。我有时候右腹部也不舒服，也愿意捶打右腹部，联想到属下我很害怕。我应酬较多，喝酒也就相对多，喝酒伤肝我知道，可避免不了，我的属下不喝酒还患了肝癌，我还喝酒，肝能好吗？我觉得自己也患了肝癌，就到医院去检查，他们检查来检查去都说没什么问题，如今医生的水平也太差了，根本就检查不出来，还说没事，我想谁有事谁知道。我现在经常想，当时为什么会捶打右腹部，还不是因为不舒服嘛，都不舒服了，还能没事。北京的大医院我基本上都去过了，可就是没人能看出我的病来。我感到非常痛苦，非常苦闷，明明有病就是没人能看出来，我还年轻，我不想死。我是领导，也不好和别人讲，和朋友一说起这事，他们就说我是小心眼。我也承认，我是有些小心眼，但是有病总不能说没病吧！想想就烦，弄得我这两年心情很不好，茶不思饭不想的，什么也不想干，原来我很有希望竞争一下经理的职位，现在什么都不想了，有时连班都懒得上，晚上经常失眠，入睡很困难，要靠安眠药才能勉强睡会儿，并且经常感到头、胸、肩等部位疼痛不适，医生给开了维生素B、谷维素等药物，无效，别人建议做心理咨询，就来了。

咨询师观察了解到的情况：来访者双眉紧锁，面部表情及眼神表露出烦躁、疲倦。不爱讲话，但讲到自己的不适症状时，绘声绘色、滔滔不绝、具体而形象。来访者出身于干部家庭，家教严格，家境也很好，由于是家中唯一的男孩，父母对其身体健康状态很重视。来访者从小就事事争第一，但性格偏内向，有些胆小怕事，人际关系尚可。工作勤勤恳恳，任劳任怨。两年前属下死于肝癌，感到自己也患了肝癌，因此到处看病，但没有一家医院得出确切诊断，因此烦躁、易怒，有时会为一点小事与家人或属下争吵，每日忧心忡忡，感到全身乏力，休息后也不能缓解，经常借故不参加集体活动。

☞　2. 分析与评估

对该来访者的诊断是：疑病性神经症。

诊断依据：

①根据三原则，该来访者的知、情、意是统一、一致的，对自己的心理问题有自知力，有主动求医的行为，无逻辑思维的混乱，无感知觉异常，无幻觉、妄想等精神病的症状，因此可以排除精神病。

②由于其初始反应强烈，持续时间长达两年，内容充分泛化，心理痛苦无法自行摆脱，已严重地影响了社会功能，有泛化、回避出现，根据许又新教授的神经症评分标准，该来访者在严重程度、有无泛化及病程上的得分大于 6 分，可以诊断为神经症。

③该来访者的症状主要是高度敏感、偏执，在多家医院均不能确诊的情况下，仍确认自己患了肝癌，有反反复复就医的行为，有持久的内心痛苦不能自己解决。根据这些症状诊断

为疑病性神经症。

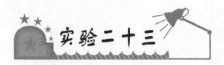

实验名称:神经衰弱

实验内容:在大学生中,由于社会竞争的激烈、高考的紧张拼搏,神经衰弱的个体并不罕见,本实验选取自愿原则,在学生中开展个体咨询实验,教师现场指导。

目的要求:通过本实验,学生能够了解神经衰弱是一种以脑和躯体功能衰弱为主的神经症;临床特点是易于兴奋又易于疲劳,伴有紧张、烦恼、易激惹等情绪症状及肌肉紧张性疼痛,睡眠障碍等生理功能紊乱症状。没有躯体疾病和脑器质性病变,也不存在精神障碍,但患有神经衰弱的个体病前存在持久的情绪紧张和精神压力。

仪器设备:模拟咨询台、单向玻璃观察窗、音像录制设备。

实验步骤:

案例:小唐(化名),女,19 岁,大一学生。自升入高中起,小唐就经常感到身心持续疲惫,做什么事都感到无力,乃至心不足而力更不足。晚上睡眠不好,很轻,稍有响动就醒。一开始仅仅是考试、学习受到影响,后来几乎影响到所有方面。整天很疲累的样子,哈欠连天、头昏脑涨、分心、眼花、嗜睡,有时周末睡上一整天也觉得很不解乏,浑身酸懒无力。寝室同学的呼吸声、钟表的嘀嗒声、窗外的风声、汽车驶过的轰鸣声⋯⋯都令她无奈。有时不知花了多少时间好容易睡着了,但依旧感到头脑昏沉。升入大学后,感觉脑子反应越来越差,记忆力下降,考试前表现得更为明显,很多知识常常是背了后边忘前边,效率明显下降。看到别的同学学习劲头很足,她既羡慕又着急。因此,在焦虑之余,又有自卑和嫉妒心理产生。睡不着觉的时候更加急躁、冲动,与寝室同学关系极其恶劣。

神经衰弱是由素质、躯体、心理、社会和环境等诸多因素引起的一种整体性疾病,是一种比肉体上更使人饱受摧残的精神类疾病,近年来患有此病的人数略有上升趋势,成为难解之题。

1. 巴甫洛夫认为,高级神经活动类型属于弱型和中间型的人易患神经衰弱。这类个体往往表现为孤僻、胆怯、敏感、多疑、急躁或遇事容易紧张等。

2. 神经系统功能过度紧张,长期心理冲突和精神创伤引起负性情感体验,生活无规律,过分疲劳得不到充分休息等都是本病的起因。我国在 20 世纪 50 年代末 60 年代初,对神经衰弱的病因曾进行过大量调查研究,认为神经系统功能过度紧张是本病的主要原因之一。李从培等(1959)和刘协和等(1960)对不同职业人群中神经衰弱者的调查资料说明,脑力劳动者患病率最高。半数以上患者反映,工作或学习主要是脑力活动,过度紧张。注意力需要高度集中的脑力工作,更容易引起过度紧张和疲劳。

3. 感染、中毒、营养不良、内分泌失调、颅脑创伤和躯体疾病等也可成为本病发生的诱因。

4. 长期的心理冲突和精神创伤引起的负性情感体验是本病另一种较多见的原因。学习和工作不适应,家庭纠纷、婚姻、恋爱问题处理不当以及人际关系紧张,大都在患者思想上引起矛盾和内心冲突,成为长期痛苦的根源。又如亲人突然死亡,家庭重大不幸,生活受到挫折等,也会引起悲伤、痛苦等负性情感体验,导致神经衰弱的产生。

5. 生活忙乱无序,作息规律和睡眠习惯的破坏以及缺乏充分的休息,使紧张和疲劳得不到恢复,也是神经衰弱的易发因素。"神经衰弱"直译为"神经的虚弱"。神经衰弱是与神经系统器质性疾患不同的一种功能性疾病,患者大都具有神经质素质。目前认为,神经衰弱是指由于某些长期存在的精神因素引起脑功能活动的过度紧张,从而产生了精神活动能力的减弱。其主要临床特点是既易于兴奋又易于疲劳。

第六节 精神障碍

一、器质性精神障碍(编码 F0)[1]

器质性精神障碍是一组由脑部疾病或躯体疾病导致的精神障碍。由脑部疾病导致的精神障碍,指各种脑器质性精神病、躯体疾病和中毒引起的可逆性或不可逆性脑功能损害时所致的精神障碍,包括脑变性疾病、脑血管病、颅内感染、脑外伤、脑瘤等所致的精神障碍。躯体疾病导致的精神障碍只是原发躯体疾病症状的组成部分,也可与感染、中毒性精神障碍统称为症状性精神障碍,包括脑器质性精神障碍、躯体疾病所致精神障碍(即症状性精神病)和精神活性物质所致精神障碍(即中毒性精神障碍,传统上把癫痫包括在内)。

表四:

症状标准:有躯体、神经系统及实验室检查证据;有脑病、脑损伤,或可引起脑功能障碍的躯体疾病,并至少有下列 1 项	严重标准	病程标准	排除标准
智能损害综合征	日常生活或社会功能受损	精神障碍的发生、发展,以及病程与原发器质性疾病相关	缺乏精神障碍由其他原因(如精神活性物质)引起的足够证据
遗忘综合征			
人格改变			
意识障碍			
精神病性症状(如幻觉、妄想、紧张综合征等)			
情感障碍综合征(如躁狂综合征、抑郁综合征等)			
解离(转换)综合征			
神经症样综合征(如焦虑综合征、情感脆弱综合征等)			

(一)阿尔茨海默(Alzheimer)病(阿尔茨海默氏痴呆)(编码 F00)

1. 阿尔茨海默病是一组病因未明的原发性退行性脑变性疾病。多起病于老年期,潜隐起病,缓慢不可逆地发展(2 年或更长时间),以智能损害为主。病理改变主要为皮层弥漫性萎缩,沟回增宽,脑室扩大,神经元大量减少,并可见老年斑、神经元纤维缠结、颗粒性空泡小体等病变,胆碱乙酰化酶及乙酰胆碱含量显著减少。起病在 65 岁以前者(老年前期),多有

---

[1] 本章使用的编码均为《国际疾病分类》第十次修订(简称 ICD-10)的编码。

同病家族史,病变发展较快,颞叶及顶叶病变较显著,常有失语和失用症状。

2.症状标准:符合器质性精神障碍的诊断标准;全面性智能损害;无突然的卒中样发作,疾病早期无局灶性神经系统损害的体征;无临床或特殊检查提示,智能损害是由其他躯体或脑的疾病所致。下列特征可支持诊断,但不是必备条件:

①高级皮层功能受损,可有失语、失认或失用症状;

②淡漠、缺乏主动性活动,或易激惹和社交行为失控;

③晚期重症病例可能出现帕金森症状和癫痫发作;

④躯体、神经系统,或实验室检查证明有脑萎缩;

⑤尸解或神经病理学检查有助于确诊。

3.严重标准:日常生活或社会功能明显受损。

4.病程标准:起病缓慢,病情发展虽可暂停,但难以逆转。

5.排除标准:排除脑血管病等其他脑器质性病变引起的智能损害、抑郁症等精神障碍所致的假性痴呆、精神发育迟滞,或老年人良性健忘症。

6.说明:阿尔茨海默病可与血管性痴呆共存,如果脑血管病发作叠加于阿尔茨海默病的临床表现和病史之上,可引起智能损害症状的突然变化,这些病例应作双重诊断和双重编码。如血管性痴呆发生在阿尔茨海默病之前,根据临床表现也许无法作出阿尔茨海默病的诊断。

(二)脑血管病所致精神障碍(编码 F01)

1.在脑血管壁病变基础上,加上血液成分或血液动力学改变,造成脑出血或缺血,导致精神障碍。一般进展较缓慢,病程波动,常因卒中引起病情急性加剧,代偿良好时症状可缓解,因此,临床表现多种多样,但最终常发展为痴呆。

2.症状标准:符合器质性精神障碍的诊断标准;认知缺陷分布不均,某些认知功能受损明显,另一些相对保存,如记忆明显受损,而判断、推理及信息处理可只受轻微损害,自知力可保持较好水平;人格相对完整,但有些当事人的人格改变明显,如自我中心、偏执、缺乏控制力、淡漠,或易激惹;至少有下列 1 项局灶性脑损伤的证据:脑卒中史、单侧肢体痉挛性瘫痪、伸跖反射阳性,或假性球麻痹。

①病史、检查或化验有脑血管病证据;

②大脑神经病理学检查有助于确诊。

3.严重标准:日常生活和社会功能明显受损。

4.病程标准:精神障碍的发生、发展及病程与脑血管疾病相关。

5.排除标准:排除其他原因所致意识障碍、智能损害(如阿尔茨海默病)、情感性精神障碍、精神发育迟滞、硬脑膜下出血。

6.说明:脑血管病所致精神障碍可与阿尔茨海默氏痴呆共存,当阿尔茨海默病的临床表现叠加脑血管病发作时,可并列诊断。

(三)其他脑部疾病所致精神障碍(编码 F02)

1.由阿尔茨海默病或脑血管病以外的脑部疾病导致的精神障碍,推测起病直接由脑部疾病所致。

2.症状标准:符合器质性精神障碍的诊断标准;有躯体、神经系统和实验室检查的阳性所见或相关脑部疾病。下列疾病使发生本类精神障碍的风险增加:脑变性病、脑炎、脑外伤、脑瘤、脑寄生虫病,或癫痫等;无精神障碍由其他原因引起的证据(如家族史强阳性或作为原因的应激因素);大脑神经病理学检查有助于确诊。

3. 严重标准:日常生活或社会功能受损。

4. 病程标准:精神障碍的发生、发展及病程与原发性脑部疾病相关。

5. 排除标准:排除其他原因所致意识障碍、智能损害(如阿尔茨海默病或血管性痴呆),精神活性物质所致精神障碍、情感性精神障碍,或精神发育迟滞。

(四)躯体疾病所致精神障碍(编码 F03)

1. 指由各种躯体疾病,如躯体感染、内脏器官疾病、内分泌障碍、营养代谢疾病等影响脑功能所致的精神障碍。急性躯体疾病常引起急性脑综合征(如谵妄),慢性躯体疾病则引起慢性脑综合征(如智能损害、人格改变等)。从急性过渡到慢性期间,可有抑郁、躁狂、幻觉、妄想、兴奋、木僵等精神症状,并在躯体疾病的整个病程中,具有多变和错综复杂的特点。

2. 症状标准:通过病史、躯体及神经系统检查、实验室检查发现躯体疾病的证据;无精神障碍由其他原因导致的足够证据(如酒精或药物滥用、应激因素);精神障碍的发生、发展及病程与原发躯体疾病相关,并至少有下列1项:

①智能损害;

②遗忘综合征;

③人格改变;

④意识障碍(如谵妄);

⑤精神病性症状(如幻觉、妄想,或紧张综合征等);

⑥情感障碍(如抑郁或躁狂综合征等);

⑦神经症样症状;

⑧以上症状的混合状态或不典型表现。

3. 严重标准:社会功能受损。

4. 病程标准:精神障碍的发生、发展及病程与原发性躯体疾病相关。

5. 排除标准:排除精神分裂症、情感性精神障碍的严重躁狂发作或抑郁发作。

二、精神活性物质或非成瘾物质所致精神障碍(编码 F1)

(一)精神活性物质所致精神障碍(编码 F10)

1. 精神活性物质是指来自体外,可影响精神活动,并可导致成瘾的物质。常见的精神活性物质有酒类、阿片类、大麻、催眠药、抗焦虑药、麻醉药、兴奋剂、致幻剂和烟草等。精神活性物质可因医生处方不当或个人擅自反复使用导致依赖综合征和其他精神障碍,如中毒、戒断综合征、精神病性症状、情感障碍及残留性或迟发性精神障碍等。

2. 症状标准:有精神活性物质进入体内的证据,并有理由推断精神障碍是该物质所致;出现躯体或心理症状,如中毒、依赖综合征、戒断综合征、精神病性症状及情感障碍、残留性或迟发性精神障碍等。

3. 严重标准:社会功能受损。

4. 病程标准:除残留性或迟发性精神障碍之外,精神障碍发生在精神活性物质直接效应所能达到的合理期限之内。

5. 排除标准:排除精神活性物质诱发的其他精神障碍。

6. 说明:如应用多种精神活性物质,鼓励作出一种以上精神活性物质所致精神障碍的诊断,并分别编码。

(二)非成瘾物质所致精神障碍(编码F11)

1. 指来自体外的某些物质,虽不产生心理或躯体性成瘾,但可影响个人精神状态,如产生摄入过量所致的中毒症状(过去称为中毒性精神障碍)或突然停药所致的停药综合征(如反跳现象)。

2. 症状标准:有非成瘾物质进入体内的证据,并有理由推断精神障碍是该物质所致,由此引发心理或躯体症状,如中毒、智能障碍、精神病性症状、情感症状、神经症样症状,或人格改变等。

3. 严重标准:社会功能受损。

4. 病程标准:除残留性或迟发性精神障碍之外,精神障碍发生在非成瘾物质直接效应所能达到的合理期限之内。

5. 排除标准:排除精神活性物质所致精神障碍和器质性精神障碍。

三、精神分裂症(分裂症)和其他精神病性障碍(编码F2)

(一)精神分裂症(分裂症)(编码F20)

1. 精神分裂症是一组病因未明的精神病,多起病于青壮年,常缓慢起病,具有思维、情感、行为等多方面障碍及精神活动不协调。通常意识清晰,智能尚好,有的当事人在疾病过程中可出现认知功能损害。自然病程多迁延,呈反复加重或恶化趋势,但部分当事人可保持痊愈或基本痊愈状态。

2. 症状标准:至少有下列2项,并非继发于意识障碍、智能障碍、情感高涨或低落,单纯型分裂症另规定。

①反复出现的言语性幻听;

②明显的思维松弛、思维破裂、言语不连贯,或思维贫乏、思维内容贫乏;

③思想被插入、被撤走、被播散,思维中断,或强制性思维;

④被动、被控制,或被洞悉体验;

⑤原发性妄想(包括妄想知觉、妄想心境)或其他荒谬的妄想;

⑥思维逻辑倒错、病理性象征性思维,或语词新作;

⑦情感倒错,或明显的情感淡漠;

⑧紧张综合征、怪异行为,或愚蠢行为;

⑨明显的意志减退或缺乏。

3. 严重标准:自知力障碍,并伴有社会功能严重受损或无法进行有效交谈等症状。

4. 病程标准:符合症状标准和严重标准至少已持续1个月,单纯型另有规定。

若同时符合分裂症和情感性精神障碍的症状标准,当情感症状减轻到不能满足情感性精神障碍症状标准时,分裂症状需继续满足分裂症的症状标准至少2周,方可诊断为分裂症。

5.排除标准:排除器质性精神障碍及精神活性物质和非成瘾物质所致精神障碍。尚未缓解的分裂症当事人,若又罹患本项中前述两类疾病,应并列诊断。

(二)偏执性精神障碍(妄想型精神障碍)(编码F21)

1.偏执性精神障碍指一组以系统妄想为主要症状,而病因未明的精神障碍,若有幻觉则历时短暂且不突出。在不涉及妄想的情况下,无明显的其他心理方面异常。30岁以后起病者较多。

2.症状标准:以系统妄想为主要症状,内容较固定,并有一定的现实性,不经了解,难辨真伪。主要表现为被害、嫉妒、夸大、疑病或钟情等内容。

3.严重标准:社会功能严重受损和自知力障碍。

4.病程标准:符合症状标准和严重标准至少已持续3个月。

5.排除标准:排除器质性精神障碍、精神活性物质和非成瘾物质所致精神障碍、分裂症,或情感性精神障碍。

(三)急性短暂性精神病(急性短暂精神病性障碍)(编码F22)

1.急性短暂性精神病指一组起病急骤,以精神病性症状为主的短暂精神障碍,多数当事人症状能缓解或基本缓解。

2.症状标准:精神病性症状,至少需符合下列1项:

①片断妄想,或多种妄想;

②片断幻觉,或多种幻觉;

③言语紊乱;

④行为紊乱或紧张症。

3.严重标准:日常生活、社会功能严重受损或给别人造成危险或不良后果。

4.病程标准:符合症状标准和严重标准已数小时到1个月,或另有规定。

5.排除标准:排除器质性精神障碍、精神活性物质和非成瘾物质所致精神障碍、分裂症,或情感性精神障碍。

(四)感应性精神病(感应性妄想障碍)(编码F23)

1.以系统妄想为突出症状的精神障碍,往往发生于同一环境或家庭中两个关系极为密切的亲属或挚友(如母女、姐妹、夫妻、师生等)中,其妄想内容相似。

2.症状标准:起病前已有一位长期相处、关系密切的亲人患有妄想症状的精神病,继而当事人出现精神病,且妄想内容相似;当事人生活在相对封闭的家庭中,与外界交往少。被感应当事人与原发当事人有思想情感上的共鸣,感应者处权威地位,被感应者具有驯服、依赖等人格特点;以妄想为主要临床相。

3.严重标准:社会功能严重受损。

4.病程标准:病程有迁延趋势,但被感应者与原发病者隔离后,被感应者症状可缓解。

5.排除标准:排除偶然同时或先后发病,但彼此没有明显影响的病例。

6.说明:偶尔一位存在妄想症状的精神患者,可导致多个与之长期相处、关系密切的亲人发生类似病症。

（五）分裂情感性精神病（分裂情感性精神障碍）（编码 F24）

1. 分裂情感性精神病是指一组分裂症状和情感症状同时存在又同样突出，常反复发作的精神病。分裂症状为妄想、幻觉及思维障碍等阳性精神病性症状，情感性症状为躁狂发作或抑郁发作症状。

2. 症状标准：同时符合分裂症和情感性精神障碍躁狂或抑郁发作的症状标准。

3. 严重标准：社会功能严重受损和自知力不全或缺乏。

4. 病程标准：符合症状标准的分裂症状与情感症状在整个病程中同时存在至少2周，并且出现与消失的时间较接近。

5. 排除标准：排除器质性精神障碍、精神活性物质和非成瘾物质所致精神障碍、分裂症，或情感性精神障碍。

说明：如在不同发作中分别表现以分裂性症状或情感性症状为主要临床相，仍按每次发作的主要临床相作出各自的诊断。

四、心境障碍（情感性精神障碍）（编码 F3）

心境障碍是以明显而持久的心境高涨或低落为主的一组精神障碍，并有相应的思维和行为改变。可有精神病性症状，如幻觉、妄想。大多数患者有反复发作的倾向，每次发作多可缓解，部分可有残留症状或转为慢性。

（一）躁狂发作（编码 F30）

1. 躁狂发作以心境高涨为主，与其处境不相称，可以从高兴愉快到欣喜若狂，某些病例仅以易激惹为主。病情轻者社会功能无损害或仅有轻度损害，严重者可出现幻觉、妄想等精神病性症状。

2. 症状标准：以情绪高涨或易激惹为主，并至少有下列3项（若仅为易激惹，至少需4项）：

①注意力不集中或随境转移；

②语量增多；

③思维奔逸（语速增快、言语迫促等）、联想加快或意念飘忽的体验；

④自我评价过高或夸大；

⑤精力充沛、不感疲乏、活动增多、难以安静，或不断改变计划和活动；

⑥鲁莽行为（如挥霍、不负责任，或不计后果的行为等）；

⑦睡眠需要减少；

⑧性欲亢进。

3. 严重标准：严重损害社会功能，或给别人造成危险或不良后果。

4. 病程标准：符合症状标准和严重标准至少已持续1周；可存在某些分裂性症状，但不符合分裂症的诊断标准。若同时符合分裂症的症状标准，在分裂症状缓解后，满足躁狂发作标准至少1周。

5. 排除标准：排除器质性精神障碍，或精神活性物质和非成瘾物质所致躁狂。

6. 说明：本躁狂发作标准仅适用于单次发作的诊断。

（二）双相障碍（编码 F31）

目前发作符合某一型躁狂或抑郁标准，以前有相反的临床相或混合性发作，如在躁狂发作后又有抑郁发作或混合性发作。

（三）抑郁发作（编码 F32）

1. 抑郁发作以心境低落为主，与其处境不相称，可以从闷闷不乐到悲痛欲绝，甚至发生木僵。严重者可出现幻觉、妄想等精神病性症状。某些病例的焦虑与运动性激越很显著。

2. 症状标准：以心境低落为主，并至少有下列 4 项：

①兴趣丧失、无愉快感；

②精力减退或疲乏感；

③精神运动性迟滞或激越；

④自我评价过低、自责或有内疚感；

⑤联想困难或自觉思考能力下降；

⑥反复出现想死的念头或有自杀、自伤行为；

⑦睡眠障碍，如失眠、早醒或睡眠过多；

⑧食欲降低或体重明显减轻；

⑨性欲减退。

3. 严重标准：社会功能受损，给本人造成痛苦或不良后果。

4. 病程标准：符合症状标准和严重标准至少已持续 2 周；可存在某些分裂性症状，但不符合分裂症的诊断。若同时符合分裂症的症状标准，在分裂症状缓解后，满足抑郁发作标准至少 2 周。

5. 排除标准：排除器质性精神障碍，或精神活性物质和非成瘾物质所致抑郁。

6. 说明：本抑郁发作标准仅适用于单次发作的诊断。

①轻度抑郁症（轻抑郁）（编码 F32.1）

除了社会功能无损害或仅有轻度损害外，发作符合编码 F32 抑郁发作的全部标准。

②无精神病性症状的抑郁症（编码 F32.2）

除了在编码 F32 抑郁发作的症状标准中，增加"无幻觉、妄想或紧张综合征等精神病性症状"之外，其余均符合该标准。

③有精神病性症状的抑郁（编码 F32.3）

除了在编码 F32 抑郁发作的症状标准中，增加"有幻觉、妄想或紧张综合征等精神病性症状"之外，其余均符合该标准。

④复发性抑郁症（编码 F32.4）

诊断标准：目前发作符合某一型抑郁标准，并在间隔至少 2 个月前，有过另 1 次发作符合某一型抑郁标准；以前从未有躁狂符合任何一型躁狂、双相情感障碍，或环性情感障碍标准；排除器质性精神障碍，或精神活性物质和非成瘾物质所致的抑郁发作。

（四）持续性心境障碍（编码 F33）之环性心境障碍（编码 F33.1）

1. 症状标准：反复出现心境高涨或低落，但不符合躁狂或抑郁发作症状标准。

2. 严重标准：社会功能受损较轻。

3. 病程标准:符合症状标准和严重标准至少已 2 年,但在这 2 年中,可有数月心境正常间歇期。

4. 排除标准:

①心境变化并非躯体病或精神活性物质的直接后果,也非分裂症及其他精神病性障碍的附加症状;

②排除躁狂或抑郁发作,一旦符合相应标准即诊断为其他类型情感障碍。

(五)持续性心境障碍(编码 F33)之恶劣心境(编码 F33.2)

1. 症状标准:持续存在心境低落,但不符合任何一型抑郁的症状标准,同时无躁狂症状。

2. 严重标准:社会功能受损较轻,自知力完整或较完整。

3. 病程标准:符合症状标准和严重标准至少已 2 年,在这 2 年中,很少有持续 2 个月的心境正常间歇期。

4. 排除标准:

①心境变化并非躯体病(如甲状腺功能亢进症),或精神活性物质导致的直接后果,也非分裂症及其他精神病性障碍的附加症状;

②排除各型抑郁(包括慢性抑郁或环性情感障碍),一旦符合相应的其他类型情感障碍标准,则应作出相应的其他类型诊断;

③排除抑郁性人格障碍。

五、癔症(编码 F40)

1. 特点:癔症是一种以解离症状(部分或完全丧失对自我身份识别和对过去的记忆,CCMD－3 称为癔症性精神症状)和转换症状(在遭遇无法解决的问题和冲突时产生的不快心情,以转化成躯体症状的方式出现,CCMD－3 称为癔症性躯体症状)为主的精神障碍。中世纪时认为癔症是鬼神附体,19 世纪后认为容易被催眠的人多患癔症。癔症是精神疾病最古老的病名之一,是由心理因素或暗示、自我暗示引起的一组疾病。表现为急起、短暂的精神、躯体障碍,包括感觉运动和植物性神经功能紊乱,而没有相应的器质性基础,可用暗示疗法使症状消失。这些症状没有可证实的器质性病变基础。本障碍有癔症性人格基础,起病常受心理社会(环境)因素影响。除癔症性精神病或癔症性意识障碍有自知力障碍外,自知力基本完整。病程多反复迁延。常见于青春期和更年期,女性较多。

2. 症状标准:有心理社会(环境)因素作为诱因,并至少有下列 1 项综合征:

①癔症性遗忘;

②癔症性漫游;

③癔症性多重人格;

④癔症性精神病;

⑤癔症性运动和感觉障碍;

⑥其他癔症形式。

没有可解释上述症状的躯体疾病。

3. 临床表现:

①躯体症状:又称转换症状,如突然双目失明或弱视,出现视觉障碍;突然失去听力,出

现暂时性耳聋;偏侧感觉麻木或过敏,但不符合神经分布区域特点;出现抽搐发作,突然倒地,全身僵直,四肢抖动,呼吸急促,扯头发、衣服、表情痛苦;瘫痪,不能站立或行走;失音或缄默,口吃、耳语和声嘶,用手势或书写表达自己的思想。

②精神症状:又称分离症状,如情感爆发、突然尽情发泄、哭笑、吵闹、扯头、撕衣、撞墙、打滚;出现意识障碍、缓慢晕倒、情感丰富、行为夸张、有表演色彩、有问必答、答案近似正确;遗忘、不能回忆某段经历;神游症、双重人格和附体体验也会出现。

4. 诊断要点:

①发病者多为 16—40 岁的青壮年,多见于年轻女性。

②起病急,常有强烈的精神因素或痛苦情感体验等诱因。

③可有精神症状、运动障碍、感觉障碍及植物性神经功能障碍等,临床症状多,体征少。

④发病者大多受精神因素或暗示起病或使症状消失。

⑤体格检查和化验检查常无异常发现。

⑥有癔症特有性格,如高度情感性、暗示性、丰富的幻想、以自我为中心等。

5. 我国提出的癔症诊断标准:

①有心理社会(环境)因素作为诱因。

②表现有下述情况之一:分离性遗忘症:以阶段性或事件性遗忘为主,不具有器质性遗忘的特点;分离性漫游症:白天离家出走,无目的,开始和结束突然,无明显精神异常,有身份觉察障碍,事后遗忘;分离性身份障碍:急起的身份觉察障碍,对周围环境缺乏充分觉察,无幻觉、妄想。

③症状:妨碍社会功能。

④排除其他疾病。

6. 病因:癔症的病因与心理因素相关,使患者感到委屈、气愤、惊恐、羞愧、窘迫、悲伤的精神刺激常常是直接病因,也可通过触景生情、联想或自我暗示而发病;学校群体癔症发作常常是因为考试太紧张、教师的不良暗示以及迷信疲劳和体弱等因素所致;患者的性格表现出一定的特征:情感丰富,暗示性强,以自我为中心,富于幻想,喜欢表现自己;神经系统的器质性病变和遗传因素均为可能病因。由于癔症可以模拟任何疾病的症状,因此诊断要十分慎重。

7. 治疗:

①癔症可通过暗示方法来协助诊断,如能通过暗示诱导使症状复制,进而通过暗示使症状消除,则有助于诊断癔症。

②癔症预防要排除一切不良的心理因素和暗示,从小培养良好性格。

③癔症治疗首选心理疗法,关心患者,取得信任,要让患者认识本症的非器质性和可以治愈的性质以消除疑虑,使其配合治疗。要寻找病因,加强心理训练,安排好生活制度,促进身心健康。

④暗示治疗是消除症状的有效方法,可通过言语暗示或示范来矫治群体癔症;另外,中医也采用针灸治疗方法;临床采用电针、注射安慰剂、理疗、催眠、药物等方法,均能收到良好的暗示效果。

8. 严重标准:社会功能受损。

9. 病程标准:起病与应激事件之间有明确联系,病程多反复迁延。

10. 排除标准:排除器质性精神障碍(如癫痫所致精神障碍)、诈病。

11. 说明:癫痫可并有癔症表现,此时应并列诊断;癔症性症状可见于分裂症和情感性精神障碍,假如有分裂症状或情感症状存在,应分别作出后两者的相应诊断。

(一)癔症性精神障碍——癔症性遗忘(编码 F40.11)

诊断标准:

①符合癔症诊断标准;

②对曾经是或仍然是创伤性或应激性事件有部分或完全遗忘;

③排除器质性遗忘,如头部外伤后的遗忘和意识障碍(中毒、癫痫发作或其他急性器质性障碍)恢复后的遗忘。

(二)癔症性精神障碍——癔症性漫游(编码 F40.12)

诊断标准:

①符合癔症诊断标准;

②在觉醒状态,做无计划和无目的漫游;漫游中能保持基本的自我照顾,以及与陌生人简单交往(如搭车、问路),与其进行不深入的短暂接触看不出有精神异常;

③有自我身份识别障碍,但不是癔症性多重人格;

④事后有遗忘;

⑤开始和结束都是突然的。

(三)癔症性精神障碍—— 癔症性身份识别障碍(编码 F40.13)

诊断标准:

①符合癔症诊断标准;以自我身份识别障碍为主,丧失自我同一感,有双重人格或多重人格。

②对周围环境缺乏觉察,周围意识狭窄或对外界刺激异乎寻常地注意狭窄和选择性注意,并与当事人改变了的身份相联系。

③上述症状必须是非己所欲,发生在宗教或文化背景认可情境中的类似状态之外或是其延伸。

④无幻觉、妄想等精神病性症状。

⑤排除分裂症及其相关障碍、情感性精神障碍。

(四)癔症性精神障碍——癔症性精神病(编码 F40.14)

1. 症状标准:符合癔症诊断标准;反复出现以幻想性生活情节为内容的片断幻觉或妄想、意识模糊、表演性矫饰动作,或幼稚与混乱的行为,或木僵为主。

2. 严重标准:日常生活和社会功能受损,或自知力障碍,对疾病泰然漠视。

3. 病程标准:符合症状标准和严重标准至少已1周,其中可有短暂间歇期。

4. 排除标准:排除分裂症或相关障碍、情感性精神障碍。

六、神经症心理治疗策略

不同种类的心理治疗方法,应根据每个当事人的具体治疗目的而定。大致如下:

1. 以减轻当事人的负担、缓解痛苦为目的:医生的支持性心理治疗、认知行为疗法、社交技能训练以及松弛疗法。

2. 以改变当事人的行为、缓解症状、转变观念为目的：认知治疗、行为疗法（包括各种操作性条件反射训练）。

3. 以解决冲突、转变态度及促进心理成熟为目的：人本主义心理治疗、精神分析性心理治疗，主要通过消除症状与稳定人格来为进一步的心理治疗铺平道路。

4. 可以分组治疗、成双治疗及家庭治疗等形式进行治疗。

七、本节实验

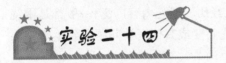

实验名称：癔症的诊治

实验内容：指导教师根据心理访谈栏目报告的案例进行详细描述，学生根据资料进行诊断。

目的要求：通过本实验，学生可以了解癔症的发病机制，正确认清非器质性、心因性癔症的治疗程序。

仪器设备：模拟咨询台、单向玻璃观察窗、音像录制设备。

实验步骤：

一、实验介绍

1. 癔症（分离转换性障碍）是由精神因素，如生活事件、内心冲突、暗示或自我暗示，作用于易病个体引起的精神障碍。癔症的主要表现有分离症状和转换症状两种。分离，是指对过去经历与当下环境和自我身份的认知完全或部分不相符合。转换，是指由精神刺激引起的情绪反应，接着出现躯体症状，一旦躯体症状出现，情绪反应便褪色或消失，这时的躯体症状便叫作转换症状，转换症状的确诊必须排除器质性病变。

2. 发病原因

①生物学因素：遗传：最早的癔症遗传学研究是 Kraulis 在 1931 年完成的。他调查研究了 1906—1923 年间被 Kraepelin 诊断为癔症患者的所有亲属，发现患者父母中有 9.4% 曾患癔症住院，兄弟姐妹中有 6.25% 曾患癔症住院，癔症患者的父母和兄弟姐妹中分别有1/2和1/3 的人有这种或那种人格障碍。素质与人格类型：通常认为，具有癔症个性的人易患癔症。所谓癔症个性即表现为情感丰富、有表演色彩、以自我为中心、富于幻想、暗示性高。国外还有不成熟、要挟、性挑逗等特征的描述。躯体因素：临床发现神经系统的器质性损害有促发癔症的倾向。多发性硬化、颞叶局灶性脑变、散发性脑炎、脑外伤等均可导致癔症样发作。

②心理因素：现代医学观点倾向于癔症是一种心因性疾病。

③社会文化因素：对癔症的影响作用较明显，主要表现在癔症的发病形式、临床症状等方面，有人认为也影响其发病率。

3. 发病机制

癔症的发病机制尚不完全清楚，较有影响的观点大致可归纳为以下两种：

第一种观点认为癔症是一种原始的应激现象。所谓原始反应,即人类在危机状态下所表现出的各种本能反应,包括:

①兴奋性反应,如狂奔、乱叫、情感爆发等精神运动性兴奋状态;

②抑制性反应,如昏睡、木僵、瘫痪、聋、哑、盲等;

③退化反应,如幼稚行为、童样痴呆等。

第二种观点认为癔症是一种有目的的反应。临床实践发现癔症常常发端于困境之中或危难之时,而且癔症的发作往往能导致脱离这种环境或免除某些义务。

4. 分离症状的主要表现

①分离性遗忘:表现为突然不能回忆起重要的个人经历。遗忘内容广泛,一般都是围绕创伤性事件。这一遗忘的表现不能使用物质、神经系统病变或其他医学问题所致生理结果来解释。固定的核心内容在觉醒状态下始终不能回忆。

②分离性漫游:伴有个体身份的遗忘,表现为突然的、非计划内的旅行。分离性漫游的发生与创伤性或无法抗拒的生活事件有关。

③情感爆发:很多见。表现为情感发泄,时哭时笑,吵闹,对自己的情况以夸张性来表现。发作时意识范围狭窄,伴有冲动毁物、伤人、自伤和自杀行为。

④假性痴呆:给人傻呆幼稚的感觉。

⑤双重和多重人格:表现为忽然间身份改变。比较典型的就是民间说的"鬼怪附体"。

⑥精神病状态:发病时可出现精神病性症状。与分裂症的区别主要在于幻觉和妄想的内容不太固定,多变化,并且很易受暗示。

⑦分离性木僵:精神创伤之后或为创伤体验所触发,出现较深的意识障碍,在相当长时间维持固定的姿势,仰卧或坐着,没有言语和随意动作,对光线、声音和疼痛刺激没有反应,此时患者肌张力、姿势和呼吸可无明显异常。

5. 转换症状的主要表现

①运动障碍:可表现为动作减少、增多或异常运动。瘫痪:可表现为单瘫、截瘫或偏瘫,检查不能发现神经系统损害证据;肢体震颤、抽动和肌阵挛;起立不能,步行不能;缄默症、失音症。

②痉挛障碍:常于情绪激动或受到暗示时突然发生,缓慢倒地或卧于床上,呼之不应,全身僵直、肢体抖动等,无大小便失禁,大多历时数十分钟。

③抽搐大发作:发作前常有明显的心理诱因,抽搐发作无规律性,没有强直及阵挛期,常为腕关节、掌指关节屈曲,指骨间关节伸直,拇指内收,下肢伸直或全身僵硬,呼吸阵发性加快,脸色略潮红,无尿失禁,不咬舌,发作时瞳孔大小正常;角膜反射存在,甚至反而敏感,意识虽似不清,但可受暗示使抽搐暂停,发作后期肢体不松弛,一般发作可持续数分钟或数小时之久。

④各种奇特的肌张力紊乱、肌无力、舞蹈样动作,但不能证实有器质性改变。

⑤听觉障碍:多表现为突然听力丧失,电测听和听诱发电位检查正常,失声、失语,但没有声带、舌、喉部肌肉麻痹,咳嗽时发音正常,还能轻声耳语。

⑥视觉障碍:可表现为弱视、失明、管视、同心性视野缩小、单眼复视,常突然发生,也可经过治疗恢复正常。

⑦感觉障碍:可表现为躯体感觉缺失、过敏或异常,或特殊感觉障碍。感觉缺失范围与神经分布不一致;感觉过敏表现为皮肤局部对触摸过于敏感。

6.癔症的特殊表现形式

①流行性癔症:即癔症的集体发作,多发于共同生活且经历、观念基本相似的集体中。起初有一人发病,周围人目睹受到感应,通过暗示,短期内呈爆发性流行。

②赔偿性神经症:在工伤、交通事故或医疗纠纷中,受害者有时会故意显示、保留或夸大症状,如处理不当,这些症状往往可持续很久。有人认为,这属于癔症的一种特殊形式。

③职业性神经症:是一类与职业活动密切相关的运动协调障碍,如舞蹈演员临演时下肢不能运动,教师走上讲台时失音等。

④癔症性精神病:在精神刺激后突然起病,主要表现为意识朦胧、漫游症、幼稚与紊乱行为及反复出现的幻想性生活情节,可有片断的幻觉、妄想。自知力不充分,对疾病泰然漠视。此病一般急起急止,病程可持续数周,其间可有短暂间歇期。缓解后无后遗症状,但可再发。

7.诊断依据

第一,有心理社会因素作为诱因。

第二,有下述表现之一者:

①癔症性遗忘;

②癔症性漫游;

③癔症性双重或多重人格;

④癔症性精神病;

⑤癔症性运动和感觉障碍;

⑥其他癔症形式。

第三,症状妨碍社会功能。

第四,有充分根据排除器质性病变和其他精神病。

8.诊断鉴别

①急性应激障碍:急性应激障碍的发生、发展和精神刺激因素的关系非常密切。患者在强烈应激事件后立刻发病,病程短暂,无反复发作史,预后良好。

②精神分裂症:分离性障碍的情感爆发和幼稚动作等表现易与急性发作的青春型精神分裂症相混淆。青春型精神分裂症患者的情感变化莫测、忽哭忽笑,与周围环境无相应联系,行为荒诞离奇、愚蠢可笑、不可理解。同时依据平时的纵向观察资料也有助于鉴别。

③神经系统疾病:分离转换性障碍如出现感觉异常、运动障碍或抽搐发作时,与神经系统疾病表现相似。但分离转换性障碍无器质性病变基础,神经系统查体不会出现相应阳性体征,辅助检查也可进一步明确诊断。

④诈病:诈病是指毫无病情,为了某种目的而装成患有某种疾病;或是虽有一定病情,为了达到某一目的而故意扩大病情的情况。诈病的"症状"发作完全由主观愿望决定、随意控制,目的一旦达到,"症状"就会不治自愈。而分离转换性障碍的症状一旦发生,是主观意识无法控制的。

9.疾病治疗

①心理治疗:癔症的症状是功能性的,因此,心理治疗占有重要的地位。心理治疗中,要

注意以下几点:第一,建立良好的医患关系,给予适当的保证,忌讳过多讨论发病原因。第二,检查与实验室检查尽快完成,只需进行必要的检查,以使医生确信无器质性损害为度。第三,以消除症状为主,主要采用个别心理治疗、暗示治疗、系统脱敏疗法等。

个别心理治疗:首先详细了解患者的个人发展史、个性特点、社会环境状况、家庭关系、重大生活事件,以热情、认真、负责的态度赢得患者的信任。让患者表达、疏泄内心的痛苦、积怨和愤懑。医生要耐心、严肃地听取,稍加引导,和患者共同选择解决问题的方法。

暗示治疗是治疗分离转换性障碍的经典方法,特别适用于那些急性发作而暗示性又较高的患者。暗示治疗包括觉醒时暗示、诱导疗法等。

系统脱敏疗法:系统脱敏疗法是行为疗法之一。通过系统脱敏的方法,那些原来能诱使此病的精神因素逐渐失去诱发的作用,从而达到减少甚至预防复发的目的。

分析性心理治疗:医生可采用精神分析技术或领悟疗法,探寻患者的无意识动机,引导患者认识到无意识动机对自身健康的影响,并加以消除。主要适用于分离性遗忘、分离性多重人格、分离性感觉和分离性运动障碍。

家庭治疗:当患者的家庭关系因疾病受到影响,或治疗需要家庭成员的配合时,可采用此方法,以改善患者的治疗环境。

②药物治疗:目前尚无治疗分离转换性障碍的特效药物,主要采用对症治疗。癔症患者常常伴有焦虑、抑郁、脑衰弱、疼痛、失眠等症状和身体不适感。这些症状往往是诱使患者发作的自我暗示基础,使用相应药物控制症状十分必要。药物治疗需针对症状进行合理选择。患者如伴有情绪问题或睡眠问题,可分别采用抗抑郁药物、抗焦虑药物及镇静催眠类药物;如果合并精神病性症状,可采用抗精神病药物治疗。但药物应以中、小剂量为宜,疗程也不应过长。

二、案例操作实验

来访者,小晴,女,17岁,高二学生。小晴是一个懂事的孩子,父母在她小的时候离婚了,那时小晴只有4岁。父亲一个人带着她,又当妈又当爸。小晴很小的时候就会洗衣服了,能做很多家务活。在小晴上初中的时候,父亲感到工作很忙、家事很多,很多时候无暇顾及小晴,又给小晴找了一位妈妈,就是人们眼中的"后妈"。父亲的出发点是,找一位继母能料理小晴的生活,使小晴有更多的时间学习。父亲对小晴的学习要求很严,小晴学习好,考试打满分,父亲就奖励小晴100元钱;小晴考试考不好,每错一道题,父亲就将错题罚写100遍。为的是让小晴长个记性,以后别再错了。最初的一段时间,这样做的效果挺好。继母来了,对小晴很好,小晴也像别的孩子一样,能吃上热腾腾的饭菜了。可是,好景不长,继母又给小晴添了一个小弟。小弟的到来,增加了很多家务。小晴不仅要照料自己的生活,还要照料继母和小弟,根本没有时间学习。有一次,继母让小晴洗衣服,小晴将两件颜色各异的衣服放在一起洗了,致使衣服染上了颜色。为此,继母大骂了小晴一顿。继母还有个特点:就是父亲在家的时候,她就很少支使小晴做家务。父亲工作忙,经常出差。父亲不在家的时候,继母会让小晴做很多家务。为此,父亲很不理解:埋怨小晴,什么事情都不让你做,你的任务就是学习,你还学不好……。这一次,小晴月考考试考得很糟糕。按父亲的策略罚写的话,小晴可惨了,要被罚写上千遍。第二天早上起床,小晴突然觉得视力有些模糊,什么都看不见了。

父亲很爱小晴,带着小晴到处求医问诊,眼科医生经过详细的检查后,得出的结论是一样的:"小晴的眼睛没有病变,她的感光度很好,不应该失明。"继母认为小晴是装的,她是能看见的,于是将家中的东西改换了位置,以此来检验小晴是否真的看不见了。经继母的检验,小晴的确是看不见了。

后来,父亲带小晴去看心理医生,心理医生的诊断是癔症性失明。在心理医生的暗示治疗下,小晴的"失明"治好了。

三、讨论与分析

1. 小晴的"失明"没有任何器质性病变,她的病因来自于家庭的变化,小弟弟的出生、家务的增多、父亲严格的要求与不理解,继母的人格面具以及自己本身的学习压力,还有考试没考好,面临罚写上千遍,继母衣服染色等负面刺激事件。

2. 心理医生暗示小晴有一双明亮的大眼睛。

3. 在心理咨询与治疗中给予小晴进行表达的空间,疏泄内心的痛苦、积怨和愤懑。

4. 建议家人、家庭成员配合治疗:继母不再给小晴施加压力,父亲不再罚写,一家四口多到自然、社会环境中去放松。

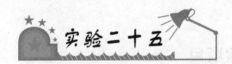

实验名称:抑郁(情绪、障碍、恶劣心境)

实验内容:本实验选用实验指导教师成功的案例进行加工整理,学生模拟咨询。

目的要求:通过实验,学生可以具体了解到"抑郁症候群"的主要特征,认真区分与明确诊断抑郁情绪、抑郁性神经症以及内源性抑郁;有效诊断,明晰鉴别求助者在心理咨询与治疗范围还是医生用药治疗范围,避免误诊。如果通过心理咨询与治疗可以治疗的具有抑郁情绪的求助者采用的是药物治疗,而需要通过药物治疗的抑郁症患者采用的是心理咨询与治疗进行调整,前者延长病程,阻碍社会功能的恢复时间,后者耽误生命。可见,诊断的必要性与重要性。

仪器设备:模拟咨询台、单向玻璃观察窗、音像录制设备。

实验步骤:

☞　1. 基本情况

李某:女,25岁,独生女,未婚。性格外向,家族无精神病史……近一段时间以来,因失眠、好忘事、脑子不好使而前来咨询。

①特点:以持久的心境低落状态为主,且常伴有焦虑、躯体不适和睡眠障碍,但无明显的运动性抑制、幻觉、妄想、思维与行为紊乱等精神病特征,也没有明显影响生活能力的神经症。

②症状:对日常活动丧失兴趣,无愉快感;精力明显减退,无原因的持续疲乏感;精神运动性迟滞或激越;自我评价过低,或自责,或有内疚感,可达到妄想程度;联想困难,或自觉思考能力显著下降;反复出现轻生念头,或有自杀行为;失眠,或早醒,或睡眠过多;食欲不振,或体重明显减轻,性欲明显减退。

☞ **2. 诊断标准**

①情绪低落时间至少持续一年。

②情绪低落的具体表现至少有以下三项相符合的症状:对日常活动兴趣显著降低,但未完全丧失;常深思不愉快的往事,或遇事往坏处想,感到生活无意义,对前途悲观失望,但不绝望,自觉疲乏无力、精神不振,自我评价下降,夸大缺点,缺乏信心,不愿主动与人交往,但被动接触良好,愿接受同情支持;常唉声叹气,无故流泪,易烦躁,易激惹;自认病情严重,但能主动求医,希望治愈。

◎ 当前抑郁症被列为世界十大疾病中的第五位;

◎ 据 2021 年权威数据,我国的抑郁症患者高达 5400 万;

◎ 世界卫生组织将抑郁定为 21 世纪人类健康的最大杀手。

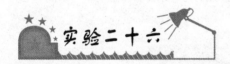

综合性、设计性实验项目

实验室名称:综合心理学实验室

课程名称	心理咨询与治疗学		实验项目名称		轻度抑郁情绪的调适
实验项目性质	综合性[√] 设计性[√]	实验学时	3 学时	实验室名称	行为观察与分析实验分室
实验主要内容	通过抑郁情绪调节技术尽早地减轻来访者的痛苦,缓解症状,帮助来访者回归正常的情绪状态				
阐述综合性或设计性的理由	目前,社会转型期间,竞争日益激烈,几乎每个人都在超负荷运转,很容易产生不同程度的抑郁情绪,这也是 21 世纪困扰人类的最大的问题之一。当人们遇到精神压力、生活挫折、痛苦境遇、生老病死、天灾人祸等突发事件以及应激事件时,会产生不同程度的抑郁情绪。几乎我们所有人都在某个时候,因为生活中一些不如意的事情感到情绪低落。这种情绪低落会随着外界不良事件的改变,而使情绪得到好转。持续性的抑郁低落且持续较长时期,称为重度抑郁。外界事件发生良性好转,仍不能缓解抑郁情绪,则是另外一回事。在全世界,受某种形式的抑郁影响的人数占全部妇女的25%,全部男性的10%,以及全部青少年的5%。在美国,这是最常见的心理问题,每年大约有 1 亿 760 万人因此而苦恼				
主要仪器设备	心理咨询室及多功能生物反馈仪				
实验对象	轻度抑郁情绪的来访者				

轻度抑郁情绪的调适

一、实验介绍

1. 轻度抑郁情绪

轻度抑郁以持续的心情低落为特征。在情绪方面,心情压抑、郁闷、沮丧,对日常活动缺乏兴趣,对前途悲观失望,以致精神不振,脑力迟钝,来访者为此感到羞愧和内疚。在认知方面,注意力无法集中,记忆力降低,思维迟缓,自尊心和自信心低落,自我评价下降,常夸大自己的缺点和失误,认为自己没有价值,没人关爱,并为此自责和自罪。在行为方面,动作迟滞,无精打采,表现为被动、依赖、退缩,不愿意与人主动交往。

2. 轻度抑郁情绪的表现

消极悲观。来访者的内心十分痛苦、悲观和绝望。感觉生活没意思,是一种负担,没有什么好留恋的,这种来访者很容易产生轻生的念头和行为。

对事物失去兴趣。对生活失去热情,什么事情都提不起兴趣。这是抑郁症的常见症状。来访者常常闭门独居,不喜欢出行。抑郁症来访者常常会向医生述说:生活没意思,什么事情都不能使自己高兴,无论如何高兴不了。

抑郁心境程度不同。轻度的来访者会感到忧伤、悲观、绝望;严重的来访者会感觉对生活已经麻木、没有乐趣、整天闷闷不乐。

自我评价低。这也是抑郁症的症状之一。来访者对生活产生消极的情绪。认为自己什么都不行,一无是处。感觉前途一片黑暗,看不到希望。伴有强烈的自责、内疚、无用感、无价值感、无助感,严重时可出现自罪、疑病观念。长期处于这种思想中,来访者就容易产生轻生的念头。

3. 抑郁情绪的危害

容易失眠、自杀。抑郁症来访者常有顽固性睡眠障碍,发生率高达98%,表现为失眠、入睡困难、早醒、睡眠节律紊乱、睡眠质量差等形式。抑郁症来访者早醒,尤其是在清晨3—5时醒来,此时情绪低落,自杀的危险最大,这也是抑郁症的危害之一。

劳动能力丧失。抑郁症来访者身体功能差,丧失劳动能力的患者是非抑郁症来访者的5倍。在患有抑郁症的来访者中,一半以上完全丧失了工作和生活能力,不能工作,不能操持家务。

经济损失。有些抑郁症来访者常伴有植物性神经功能障碍的躯体症状,如胸闷气短、心慌、腹胀、头痛、尿频尿急等各种躯体疾病,因此必须到综合医院诊疗。如果医师疏忽来访者抑郁症疾病的存在,未能给予妥当的抗抑郁治疗而给予其他药物治疗,势必使病情迁延不愈,增加来访者的经济负担。

消极思想。抑郁症的危害还有忧郁心境导致的思维消极、悲观和自责、自卑,犹如戴着有色眼镜看世界,感到任何事情都困难重重,对前途悲观绝望。抑郁症来访者把自己看得一无是处,对微不足道的过失和缺点无限夸大,感到自己对不起他人、家属和社会,认为自己罪恶深重,是一个"十恶不赦"的坏蛋。

4. 抑郁症

抑郁症是一种常见的心境障碍,可由各种原因引起,以显著而持久的心境低落为主要临床特征,且心境低落与其处境不相称,严重者可出现自杀念头和行为。多数病例有反复发作的倾向,每次发作大多数可以缓解,部分可有残留症状或转为慢性。

抑郁症临床症状典型的表现包括三个维度活动的降低:情绪低落、思维迟缓、意志活动减退。另外一些来访者会以躯体症状表现为主,具体可表现为显著而持久的抑郁悲观,与现实环境不相称。程度较轻的来访者感到闷闷不乐,无愉快感,凡事缺乏兴趣,感到"心里有压抑感"、"高兴不起来";程度重的来访者悲观绝望,有度日如年、生不如死之感,常诉说"活着没有意思"、"心里难受"等。更年期和老年抑郁症来访者可伴有烦躁不安、心神不宁、浑身燥热、潮红多汗等,而儿童和少年可以表现为易激惹(如不耐烦、为一点小事发怒)。

5. 抑郁症与抑郁情绪

抑郁情绪与抑郁症不同,正常人的抑郁情绪是基于一定的客观事物,事出有因。由于某种需要没有得到满足,一时会出现抑郁情绪,随着需要的满足,抑郁情绪会消失,即其抑郁情绪与需要是否满足相关;而抑郁症则是病理情绪抑郁,通常无缘无故地产生,缺乏客观精神应激的条件,或者虽有不良因素,但是"小题大做",不足以真正解释病理性抑郁征象。

一般人情绪变化有一定时限性,通常是短期的,人们通过自我调适,充分发挥自我心理防卫功能,能恢复心理平稳。而抑郁症来访者的抑郁症状常持续存在,甚至不经治疗难以自行缓解,症状还会逐渐恶化。精神医学规定一般抑郁不应超过两周,如果超过一个月,甚至持续数月或半年以上,则可以肯定是病理性抑郁症状。正常人的抑郁情绪程度一般较轻,程度严重达到病态时称为反应性抑郁症。抑郁症来访者程度严重,并且影响来访者的工作、学习和生活,使其无法适应社会,影响其社会功能的发挥,甚至产生严重的消极、自杀言行。正常人的抑郁情绪当生活事件解决时会自然缓解,而抑郁症可以反复发作,每次发作的基本症状大致相似。典型抑郁症有生物节律性变化的特征,表现为晨重夜轻的变化规律。许多当事人常说,每天清晨时心境特别恶劣,痛苦不堪,因而不少当事人在此时常有自杀的念头。至下午3时以后,来访者的心境逐渐好转,到了傍晚,似乎感到没有毛病了,次晨又陷入病态的难熬时光。抑郁症来访者的家族中常有精神病史或类似的情感障碍发作史。有持续性顽固性失眠,多种心理行为同时受到阻滞抑制,生理功能低下,本能活动能力下降,体重、食欲和性欲下降,全身多处出现难以定位和定性的功能性不适,检查又无异常,这些均是抑郁症的常见征象。

二、实验目的

通过分组实验,在专业教师的严格督导下开展个体实验室基金项目进行咨询(本实验列入实验室开放基金项目中),通过案例咨询与治疗、督导、案例研讨、案例手记等程序实验,尽早地减轻来访者的痛苦,缓解症状,帮助来访者回归正常的情绪状态。

三、实验仪器

1. 场地及配置:心理咨询室、团体心理辅导室、沙盘实验设备。

2. 主要方法

①自我缓解

学会自我称赞,自我欣赏,坦然对待不良刺激以保持情绪稳定,心境良好。这是缓解轻度抑郁的关键之处。

制定切实可行的日常活动表,让来访者每天开展抑郁情绪监控,撰写每日情绪分析日记。每周咨询结束后填写情绪与行为回顾,注重积极情绪的体验,减少消极情绪的负面影响,瞄准那些自然消极的想法,将之用科学方法化解,不让它们占据来访者的大脑。寻找能使求助者摆脱不愿活动和不想做事的策略,增进求助者活动的愿望及活动后的满足感,逐步消除懒惰与内疚,用更为客观的想法取代扭曲的认知,彻底驳斥那些让来访者瞧不起自己、自我寻找烦恼的谬论,进而使来访者感到精神振奋,自尊心增强,无价值感消失。

②自我调适

第一,坚持锻炼:特别是早晨的锻炼,很多抑郁症来访者有行动迟缓、邋遢、懒惰的状况,这种状况长期持续,不仅严重损害身体机能,更会加重抑郁症来访者消极、负面的情绪。俗话说,一日之计在于晨。早晨的空气可以说是一天当中最清新的,它可以充分调动人体潜能,活化身体细胞。当身体放松了,内心也慢慢就会放松下来,情绪自然就会有一定的缓解。

第二,外出交际:把自己关在家里,逃避与人接触,是抑郁症来访者常见的表现,而这也是抑郁症来访者所需要改变的地方,即改变其不良的人际交往方式。抑郁症来访者常表现为情绪低落、自我评价低、认为自己不如他人、什么事情都做不好等负面情绪与认知,这些感受导致他们兴趣匮乏、遇事退缩、减少社交活动、封闭自己,也使得抑郁症患者处在恶性循环之中,不断强化自我症状。改变这种恶性循环的前提必须强迫抑郁症患者走出去,多接触朋友,参加社会活动或出去旅游,尽管开始内心很难接受,会感觉痛苦,但是只要坚持一段时间后,负面的情绪感受就会被外部环境慢慢消融,自信心就会重燃起来。

第三,观息法:观息法是心灵重塑疗法中的一种净化内心的方法。呼吸的品质代表着生命的品质,呼吸伴随着生命的开始和结束,呼和吸称为"息"。

从心理学上讲,专注于呼吸是身心一体的练习,可以让分离已久的身心开始融合,消除内在思想的对抗,回归本真的自我。从医学上讲,呼吸、心跳、肠胃蠕动受自主神经也就是植物性神经的控制,专注于呼吸的训练可以修复高级神经系统,这是其他任何医学手段、药品或补品不能达到的。

抑郁症患者可在早晚的时间练习观息法,练习时轻轻闭上双眼,把注意力放在呼吸上,无论任何念头出现,都要以不推、不抗、不纠缠的心接纳它,所需要做的就只是纯然地观察呼吸,以盘腿的姿态、二十分钟时间为基础,半个月至一个月后,可以延长练习时间至四十分钟到一个小时。

第四,冥想法:冥想是身心修习的一种很好的行为,已被广泛地应用到心理治疗和心灵成长活动中,冥想可以减少紧张、焦虑、抑郁等情绪,有规律地练习冥想会增强意识,有助于抑郁症患者获得启迪。

李宏夫教授指出,虽说是冥想,但却有很多方法,这里提出的是一种简单的冥想练习,抑郁症患者只需在内心中确定一个自己的愿景图,它可以是任何一种主题,以抑郁症患者自身感到平静、放松或是愉悦为准,然后在大脑中去想象实现,越是能集中投入情感在这个愿景图上,效果就越好,这个练习要持续重复去做。

第五,整理感受:抑郁症患者更多的时候是沉浸在自己的消极感受中,虽然在他们的认识层面上有时也认为自己的想法或情绪是不合理的,但是自己仍是无力摆脱,想要真正转变这种认识的方法,就是把自己的感受整理在一个专门的笔记本上,无论是多么荒唐的或者是自认为非常可笑的,只要完整地把它整理在笔记本上,不要急于去分析它、认识它,可以在锻炼或者身心状态有所缓解之后,再去看它,只是去看,不必分析,因为这不是锻炼分析和认识的能力,只是在这一过程中体会自己不同的感受,以转变心情、增进愉悦的感受为宗旨。

第六,拒绝对号入座:关于抑郁症方面的信息,如今非常多,真正能给抑郁症患者提供帮助或是有价值的却不多,由于抑郁症患者没有良好的内心防御能力,往往会把自己的状况与其对照,造成内心更大的压力,更有甚者起初只是有一些抑郁的情绪,最后却被自己反复的不良信息强化为抑郁症,所以,减少对抑郁症或是其他心理症状方面信息的了解是很重要的,并且在了解这方面信息时拒绝对号入座。

第七,阅读书籍:开卷有益,多阅读一些心理学、哲学,包括道家、佛学方面的书籍,可以提高个体的智慧,让个体对自身、对生命有更深刻的认识,使其超越过去的思想局限。

存在抑郁情绪的个体如能完成以上自我治疗的行动计划,一定可以有效化解或走出自己的抑郁症。因为只有身体力行才是唯一可以让求助者学会自我调节、走出抑郁情绪的正确方法。如果只停留在思考层面,那么再有效的方法也不能够奏效。所以,思考加行动是使症状得以改善的最佳方案。

③饮食疗法

饮食疗法对于轻度抑郁症治疗来说能够起到很好的辅助治疗作用,是促进患者早日康复的良好基础。抑郁症专家也指出,合理营养的饮食调养措施,不仅可以增强抑郁症患者的身体机能,而且能够有效地缓解抑郁症的一些不适症状,增强患者的治疗信心。

第一,改善睡眠、提高兴奋度的食物:抑郁症严重困扰患者的生活和工作,约有15%的抑郁症患者死于自杀。研究证实,人体一种必需的氨基酸——色氨酸的代谢产物5-羟色胺与抑郁症有关,通过提高5-羟色胺的浓度可以改善抑郁症患者的症状。如橙色食物,最常见的有胡萝卜、杏果、橘子、南瓜、红薯等,都能提供丰富的胡萝卜素。还有香蕉、蓝莓汁、葡萄汁、树莓苹果汁,都可以帮助大脑减少忧郁情绪,让人高兴起来。

第二,提高工作积极性的食物:抑郁症患者一般都承受着相当大的工作和社会压力。出现精神抑郁后,直接导致他们在工作上力不从心,思维上时常出现短暂的空白,致使出现语言不流畅、反应迟缓等现象。如吃海鲜可改善精神障碍。这是因为海鲜中所含ω-3脂肪酸能产生相当于抗抑郁药的类似作用,使人的心理焦虑减轻。美国的学者曾经对精神障碍患者进行研究,结果发现精神障碍患者在加服鱼油胶囊后发生抑郁症的间隔时间比只服常规药物的患者明显延长。

第三,让情绪愉快起来的食物:含微量元素硒、锌、铜丰富的食品,对这类抑郁症患者效果十分显著。如含锌量高的食物牡蛎,动物肝肾、奶制品中也有锌的分布;含铜量高的食物有乌贼、虾、羊肉、蘑菇等;含硒量丰富的食物有干果、鸡肉、海鲜、谷类等。

四、实验过程

首先要给自己减少工作任务。工作任务太复杂、工作量太大在一定程度上影响情绪,对抑郁症当事人来说,也是痛苦有害的。但可以从另一个角度权衡自己的情绪反馈,当工作量超负荷时,抑郁情绪起到了"强制保护"的作用——抑郁严重到不能胜任复杂的工作、大量的工作,甚至不能坚持上班的时候,其实是抑郁情绪在警告当事人,必须立即减少工作量! 如果没有抑郁情绪这样的"刹车提醒机制",个体的生命跑车一定会是越跑越快,最终也一定会因为超负荷而使情绪失控、身心俱疲。

其次,要反省自己的理想是否已经高得脱离了现实,是否具有可实现性。自我理想是在个体的成长过程中逐步树立起来的。比如在学生时代,优异的学习成绩曾经受到老师的表扬、同学的尊重、家长的喜爱,曾经给人们带来过多少次短暂而强烈的激动、兴奋和快乐,曾经证明自己是一个多么可爱的人,由此获得了人生的价值感。因而,上学时追求好的学习成绩、工作后追求事业成功,对自己要求严格,做事尽善尽美,几乎成了人们追求快乐、幸福和自我价值的唯一方式。其实,绝对完美的自我理想,当失去了可实现性的时候,就是幻想。这美丽而虚幻的幻想,充斥着人们的整个头脑,如毒品一般,被人们死死地抱着、吸食着,麻醉着人们脆弱的心灵。人们多年来一直为这样的"理想"而奋斗,在艰苦卓绝的奋斗过程中,人们也曾逐步实现了一些理想。但是,每当一个理想实现,紧跟着就是更高理想目标的确立,让人们开始更加艰苦地奋斗、奋斗……直到有一天人们无论如何竭尽全力也无法实现自己的理想,反而被"理想"和这些不切实际的目标压垮,导致抑郁情绪乃至抑郁症的产生。这在某种程度上说明了需求目标与抑郁之间的关系,但除此之外,还有很多原因,比如说个体的人格特征、家庭教养方式、遗传素质、后天认知系统对问题的诠释以及负面生活事件的刺激等诸多因素。

五、讨论与分析

抑郁情绪的调节,最根本有效的是扩大自己获得快乐的途径和方法。学习成绩优异、事业取得成功曾经是我们获得快乐和价值感的主要方法和手段。当人们在事业上已经难以再取得更进一步的成功时,或者即使在追求事业成功的同时,人们还应该注意发展一些其他的活动,让自己能够体会到人生的快乐:比如与老朋友聚会、聊天、旅游等,与家人团聚共享天伦之乐,发展自己的业余爱好;如听音乐、参加体育运动和书画收藏等。这些都可以让人们体会到乐趣。当然,还可以通过主动帮助别人的方式让自己体会到人生的价值与快乐,因为帮助别人的时候,促使人们与他人进行交流,共同探讨人生意义,相互间可以获得亲情和心理支持。当看到人们还有能力帮助别人的时候,在心理上能够给自己一些肯定和鼓励,由此也看到了自己的智慧和力量,感受到生命的价值和意义。

人生存的意义这一古老的问题,也是每个人都要面对的人生问题。从心理学意义上说,人是为了快乐而活着,而不仅是为了工作,更不单纯是为了高人一等、压人一头而让自己仅仅显得出色和优秀。快乐,不仅来自美食和事业的成功,不仅来自他人的尊敬和赞赏,更来自人与人之间的互相关心和帮助。人间的亲情与关怀,会更让人们感受到人生的快乐与意义。

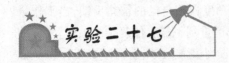

实验二十七

综合性、设计性实验项目

实验室名称:综合心理学实验室

课程名称	心理咨询与治疗学		实验项目名称	重度抑郁情绪的调适
实验项目性质	综合性[√] 设计性[√]	实验学时	3学时	实验室名称	行为观察与分析实验分室
实验主要内容	通过抑郁情绪调节技术尽早地减轻求助者的痛苦,缓解症状,帮助求助者回归正常的情绪状态			
阐述综合性或设计性的理由	当前社会竞争日益激烈,几乎每个人都在超负荷运转,很容易产生不同程度的抑郁情绪,这是一种很常见的情感成分。当人们遇到精神压力、生活挫折、痛苦境遇、生老病死、天灾人祸等情况时,理所当然会产生抑郁情绪。几乎我们所有人都在某个时候觉得情绪低落,常常是因为生活中一些不如意的事情。但是持续性的抑郁——受影响的这段时期称为重度抑郁——则是另外一回事。在全世界,受某种形式的抑郁影响的人数占全部妇女的25%,全部男性的10%以及全部青少年的5%			
主要仪器设备	心理咨询室及技术			
实验对象	重度抑郁情绪的求助者			

重度抑郁情绪的调适

一、实验介绍

1.重度抑郁情绪

抑郁是病理原因复杂,以情绪低落为主要症状的一类精神障碍。重度抑郁症患者会出现悲观厌世、绝望、幻觉妄想、食欲不振、功能减退,对人类健康构成严重威胁,因此必须高度重视,及时治疗。情绪障碍:求助者心境不良,情绪消沉或焦虑、烦躁、坐立不安;对日常活动丧失兴趣,丧失愉快感,整日愁眉苦脸,忧心忡忡;精力减退,常常感到持续性疲乏。

2.重度抑郁情绪的表现

抑郁心境程度不同,可从轻度心境不佳到重度忧伤、悲观、绝望。当事人感到心情沉重,高兴不起来,郁郁寡欢,度日如年,痛苦难熬,不能自拔。有些当事人也可出现焦虑、易激动、紧张不安。

自我评价过低:抑郁症患者往往过分贬低自己的能力,以批判、消极和否定的态度看待自己的现在、过去和将来,这也不行,那也不对,把自己说得一无是处,前途一片黑暗。出现强烈的自责、内疚、无用感、无价值感和无助感,严重时还会出现自罪、疑病等观念。

精力丧失,疲乏无力,洗漱、着衣等生活小事都感到困难费劲,力不从心。当事人常用"精神崩溃"、"泄气的皮球"来描述自己的状况。

丧失兴趣是抑郁患者常见症状之一。丧失既往生活、工作的热忱和乐趣,对任何事情都兴趣索然。体验不出天伦之乐,对既往爱好不屑一顾,常闭门独居,疏远亲友,回避社交。当事人常主诉"没有感情了"、"情感麻木了"、"高兴不起来了"等。

消极悲观:抑郁患者内心十分痛苦、悲观、绝望,感到生活是负担,不值得留恋,以死求解脱,可产生强烈的自杀念头和行为。

抑郁患者呈显著、持续、普遍抑郁状态,注意力集中困难、记忆力减退、脑子迟钝、思路闭塞、行动迟缓,但有些患者则表现为不安、焦虑、紧张和激越。

躯体或生物学症状:抑郁患者常有食欲减退、体重减轻、睡眠障碍、性功能低下和心境昼夜波动等生物学症状,但并非每例都出现。

3. 抑郁情绪的危害

抑郁情绪持续时间久,容易失眠、自杀。抑郁症患者常有顽固性睡眠障碍,发生率高达98%,表现为失眠、入睡困难、早醒、睡眠节律紊乱、睡眠质量差等形式。抑郁症患者早醒,尤其是在清晨3—5时醒来,此时情绪低落,自杀的危险最大,这也是抑郁症的危害之一。

劳动能力丧失。抑郁症患者身体功能差,丧失劳动力的患者是非抑郁症求助者的5倍。在患有抑郁症患者中,一半以上完全丧失了工作和生活能力,不能工作,不能操持家务。

经济损失。有些抑郁症患者常伴有植物性神经功能障碍的躯体症状,如胸闷气短、心慌、腹胀、头痛、尿频尿急等各种躯体疾病,因此必须到综合医院诊疗。如果医师疏忽求助者抑郁症疾病的存在,未能给予妥当的抗抑郁治疗而给予其他药物治疗,势必使病情迁延不愈,增加求助者的经济负担。

消极思想。抑郁症的危害还有忧郁心境导致的思维消极、悲观和自责、自卑,犹如戴着有色眼镜看世界,感到任何事情都困难重重,对前途悲观绝望。忧郁症患者把自己看得一无是处,对微不足道的过失和缺点无限夸大,感到自己对不起他人、家属和社会,认为自己罪恶深重,是一个"十恶不赦"的坏蛋。

4. 抑郁症

抑郁症是一种常见的心境障碍,可由各种原因引起,以显著而持久的心境低落为主要临床特征,且心境低落与其处境不相称,严重者可出现自杀念头和行为。多数病例有反复发作的倾向,每次发作大多数可以缓解,部分可有残留症状或转为慢性。

抑郁症临床症状典型的表现包括三个维度活动的降低——情绪低落、思维迟缓、意志活动减退,另外一些患者会以躯体症状表现为主。

具体可表现为显著而持久的抑郁悲观,与现实环境不相称。程度较轻的患者感到闷闷不乐,无愉快感,凡事缺乏兴趣,感到"心里有压抑感"、"高兴不起来";程度重的患者悲观绝望,有度日如年、生不如死之感,求助者常诉说"活着没有意思"、"心里难受"等。更年期和老年抑郁症患者可伴有烦躁不安、心神不宁、浑身燥热、潮红多汗等,而儿童和少年可以表现为易激惹(如不耐烦、为一点小事发怒)。

5. 抑郁症与抑郁情绪

抑郁情绪与抑郁症不同,正常人的抑郁情绪是基于一定的客观事物,事出有因。而抑郁症则是病理情绪抑郁,通常无缘无故地产生,缺乏客观精神应激的条件,或者虽有不良因素,但是"小题大做",不足以真正解释病理性抑郁征象。

一般人情绪变化有一定时限性,通常是短期的,人们通过自我调适,充分发挥自我心理防卫功能,能恢复心理平稳。而抑郁症患者的抑郁症状常持续存在,甚至不经治疗难以自行缓解,症状还会逐渐恶化。精神医学规定一般抑郁不应超过两周,如果超过一个月,甚至持续数月或半年以上,则可以肯定是病理性抑郁症状。正常人的抑郁情绪程度一般较轻,程度严重达到病态时称为反应性抑郁症。抑郁症求助者程度严重,并且影响其工作、学习和生活,使其无法适应社会,影响其社会功能的发挥,甚至产生严重的消极、自杀言行。正常人的抑郁情绪当生活事件解决时会自然缓解,而抑郁症可以反复发作,每次发作的基本症状大致相似。典型抑郁症有生物节律性变化的特征,表现为晨重夜轻的变化规律。许多当事人常说,每天清晨时心境特别恶劣,痛苦不堪,因而不少当事人在此时常有自杀的念头。至下午3时以后,患者的心境逐渐好转,到了傍晚,似乎感到没有毛病了,次晨又陷入病态的难熬时光。抑郁症患者的家族中常有精神病史或类似的情感障碍发作史。有持续性顽固性失眠,多种心理行为同时受到阻滞抑制,生理功能低下,本能活动能力下降,体重、食欲和性欲下降,全身多处出现难以定位和定性的功能性不适,检查又无异常,这些均是抑郁症的常见征象。

二、实验目的

通过本实验,学生能够有效诊断和正确区分抑郁情绪、抑郁性神经症、内源性抑郁,鉴别心理咨询与治疗范围的抑郁性神经症以及精神科医生药物治疗范围的抑郁症,使求助者尽早减轻痛苦。学会症状分类,帮助求助者正确寻求就医渠道,争取早日回归正常的情绪状态。

三、实验仪器

1. 场地及配置:心理咨询室

2. 主要方法

①药物治疗

目前仍把三环类抗抑郁药作为治疗抑郁症的一线药,第二代非典型抗抑郁药为第二线药。各种三环类抗抑郁药疗效不相上下,临床可根据抑郁及镇静作用强弱、副作用和求助者的耐受情况进行选择。丙咪嗪和去甲丙咪嗪镇静作用弱,适用于精神运动性迟滞的抑郁求助者。阿米替林、多虑平镇静作用较强,可适用于焦虑、激越和失眠求助者。但三环类药物抗胆碱能和心血管副作用较大,应用时需注意。第二代非典型抗抑郁剂种类很多,如选择性5-HT再摄取抑制剂氟西汀、帕罗西汀、舍曲林等,其应用较广且副作用小,安全性能较好,有利于长期维持治疗。

双相抑郁的治疗和单相抑郁一样,但双相抑郁求助者应用抗抑郁药有可能转为轻躁狂,故常将抗抑郁药和碳酸锂合作应用。

对伴有幻觉、妄想的抑郁症患者,往往需合用抗精神病药,如奋乃静、舒必利等。

②物理治疗

通过提高 5 - HT 的分泌量,促进去甲肾上腺素的释放,增强神经细胞活动的兴奋性,从而起到缓解个体抑郁情绪的效果。通过促进分泌具有镇静作用的内啡肽,能够使患者保持一种放松、舒适的精神状态,有利于更好地缓解之前消极、沮丧的情绪状态。另外通过对患者脑电波的改善和各项生理指标的改善,起到对抑郁患者各项躯体症状的改善作用。

③心理治疗

抑郁患者表现出来的无力感、绝望感甚至自杀的倾向,都缘于抑郁患者消极地看待自我、自己的经验以及自己的未来,他们由此产生的一系列负性情绪和思维,给自己的心理带来了难以遏制的冲突,他们活在自己的功能失调性判断里而不能自拔,而生活中的突发与应激事件又加速与巩固着他们的认知模式,恶性循环中似乎已走不出生活的迷路。而抑郁心理治疗方法能够运用各种心理学的方法,如精神分析疗法、认知疗法、心灵重塑疗法、暗示疗法等,引导患者进行认知的改变与心灵的重建,化解不良认知使他们产生的悲观与失望情绪,唤起患者对自己积极的信念,这个过程是在心理咨询师带领下患者对自身心灵探索的旅程,是任何药物都替代不了的。

最佳的治疗方案是"药物与心理辅导"相结合的治疗。但其中,药物的作用要占 70% —80%,心理辅导的作用大概为 20%。当然,治疗抑郁并不能单纯依赖药物疗法,同样也要结合心理治疗,解开求助者的心结。比如认知疗法,在国际上公认是比较有效的,但实施治疗的人必须经过非常严格的训练,才能帮助求助者正确认识自己的疾病以及正确认识自己,否则,医生能帮助求助者"认知"到的东西就极其有限了。

④运动治疗

运动是增强体质的一种有效的方法,除此之外,运动还可以预防包括抑郁症等在内的各种疾病。运动是防治抑郁症的方法之一,为了远离抑郁症,心理咨询工作者号召人们应该加强体育运动。

在各种心理障碍中,抑郁最为常见,求助者情绪低落、不愿与人交往,严重者悲观绝望,而运动疗法防治抑郁症作用独特。因为有研究发现,运动在加强新陈代谢的同时,能疏泄负性心理能量,防止抑郁症的发作;而运动在增强体质的同时,又能产生积极的心理感受,并较快地提高情绪,消除抑郁症状。

一是跑步。研究表明,人在跑步时,大脑会大量分泌内啡肽(也被称为快乐激素或者年轻激素),它能让人产生欢乐、愉快、满足的感觉,可以帮助人排遣压力和忧郁。跑步的时间以傍晚为宜,速度应至少每分钟跑 120 步,频率为每周至少跑 3 次,每次持续跑 30—50 分钟。

二是散步。尽量选择在优美、安静的环境中散步,散步能在改善心肺功能及提高摄氧的同时,使人感到愉快。开始散步应坚持每天步行 1500 米,并力争在 15 分钟内走完;以后逐渐加大散步距离,直到 45 分钟走完 4500 米。

无论存在抑郁倾向的人,还是健康的人,都应该多做体育运动,这样才能远离疾病,预防抑郁,远离抑郁。

四、实验过程

有效区分三种抑郁情绪。(见本实验实验介绍部分,鉴别三种抑郁情绪)

五、讨论与分析

抑郁情绪或抑郁情绪障碍以及抑郁症,一般是在遭遇不良生活事件后,在个体敏感、内向、易感等内因与突发生活事件,如交通事故、离婚、丧偶、失业、自然灾害等外因相互作用下导致刺激,超过了个体心理承受能力时所出现的心理障碍。发病的基础是那些未被解决的心理冲突,加之内、外因作用使人患了反应性抑郁症。生活节奏加快,激烈的竞争增加了人们的精神压力,由此导致的慢性应激也会使人发病。

(一)临床表现

1. 需求方面

兴趣减退甚至消失。即使来访者发病前有很多生活情趣、个人活动兴趣,一旦发病,这些兴趣都会减弱,甚至消失。体现在:来访者对日常活动不感兴趣,不能体验或体验不到各种娱乐或令人愉快的事情。常常自卑、自责、内疚,常感到反应木讷,思考问题困难,对生活失去信心,感到前途暗淡、毫无希望。自认为是个无用的人,别人都不需要自己,自己也不需要别人。感到生活或生命本身没有意义,常有自杀念头,甚至有自杀行动。

2. 情绪方面

来访者最突出的症状表现是情绪持久低落。表情阴郁,没精打采,困倦,易流泪和哭泣。临床评估时来访者常用"郁郁寡欢"、"苦恼"、"凄凉"、"无助"、"沉闷"、"空虚"、"孤独"、"无望"、"无聊"、"压抑"、"没意思"等词来描述自己的内心感受。因为这些内心感受,来访者情绪波动较大,常因小事大发脾气。情绪长时间表现为抑郁,即使有过几天的好转,但很快又陷入抑郁。这种情绪在时好时坏之间波动,来访者本人也能够觉察到,但不认为这是自己的病状反应,而是将其归咎于他人或环境。

3. 认知方面

自我评价下降。来访者感到自己什么都不会,什么都不行,以往最简单的事情,在发病期间来访者也不去做,更认为自己做不好、做不了。只看到自己的错误和缺点,伴有自责和自罪。

4. 意志与行为方面

来访者意志活动降低,缺乏意志力,很难专心致志地工作。想参与社交,但缺乏勇气和信心;想从事工作,但缺乏意志力去将其完成;来访者处处表现被动和过分依赖。尽管他们可能有远大的理想和抱负,但很难付诸行动,表现为社会功能丧失。心理上的症结在于不愿负责任。

5. 躯体方面

约80%的来访者表现为失眠、头痛、头昏、眼花、耳鸣、身痛等躯体症状。这些症状可以长期存在,无明显加重或缓解,随着抑郁情绪的解除而消失。

抑郁症,是指对日常活动(包括业余爱好和娱乐)兴趣显著减退;感到生活无意义,对前途悲观失望,常沉湎于过去不愉快的事件中,遇事常往坏处想,自觉懒散无力、精神萎靡不振,脑力迟钝、反应缓慢,对工作、学习缺乏信心,自我评价下降,对赞扬、奖赏无相应情绪反应,不愿主动与别人交往;常唉声叹气,易伤感、流泪或愁容满面;有想自杀的念头,但内心矛盾重重,下不了决心;心境恶劣,烦躁、易怒等。家庭变故、恋爱失败、职场压力、罹患重病等等,这些人们经常会遇到的挫败事件,都是诱发抑郁症的因素。开展抑郁症心理咨询与治疗,可以分析抑郁症出现的源头,帮助患者找到缓解和消除抑郁心理的方法,从而重新恢复抑郁症患者的心理健康。

有些个案,在当事人人生中并没有什么特殊的事情发生,但其情绪一直是郁郁寡欢、悲悲切切,像《红楼梦》中林黛玉的性格:自卑、敏感、多疑,没有什么事情可以使她快乐。针对这种个案可以采用支持、安慰或心理动力学的治疗,着重消除自卑心理,提高自信,使来访者了解自己情绪的性质,从而解除来访者的思想负担,树立战胜抑郁情绪的信心;引导来访者倾吐内心的烦恼,帮助来访者分析自己的认识和客观现实之间的差距,使来访者认识到自己的想法与现实相悖。来访者个体生活要注意劳逸结合,增加文体活动,学会自我放松,充实生活、丰富生活。对个案生活事件要冷静分析,切勿感情用事。

情绪与情感是人对客观外界事物的态度的体验,是人脑对客观外界事物与主体需要之间关系的反应。当外界事物符合主体的需要,就会产生积极的情绪;否则,就会产生消极的情绪。抑郁情绪是一种常见的情感成分,当人们感受到外界事物给自己带来的精神压力、生活挫折、痛苦境遇、生老病死、天灾人祸等负面事件时,即外界事物与主体需求不相符合,久而久之,人们就会产生忧郁情绪。情绪是人与生俱来的,通常表现为正面情绪和负面情绪,比如快乐、兴奋、满足、喜爱、骄傲、积极等,这些都是正面情绪;悲哀、忧伤、恐惧、愤怒、厌恶、悔恨、羞耻、消极等就是负面情绪。抑郁是一种正常的情绪,是每个人都会在人生的某个阶段出现的情绪。60%—70%的成年人在一生中会经历程度不同的抑郁情绪,但这不等于抑郁症。抑郁症与正常的情绪低落之间存在着差别:正常的情绪低落有自然缓解的时候,就如同人们心情好与心情不好的感受一样,而抑郁症的情绪低落是持续性的,持续两周以上情绪低落是抑郁症临床诊断依据中的一条;正常的情绪低落尽管也会哭泣、叹息、沉默,但还不至于严重到危及生命,而抑郁症的情绪低落在程度和性质上都超越了正常情绪低落的界限(比如有自杀企图或行为);正常的情绪低落时,也会有吃不好睡不好、没精打采的现象,但那是比较短暂和轻微的,而抑郁症的情绪低落引起的失眠(或嗜睡)、厌食(或贪食)、心慌、体重减轻等躯体症状是非常明显且严重的。加州大学的社会学家曾对114位失恋的人进行评估,发现大约有40%的人属临床抑郁症,其中,12%的人患中度或重度抑郁。

抑郁症与抑郁情绪不同。抑郁症是一种病理心理性的抑郁障碍,与需求得不到满足而产生的抑郁情绪完全不同,抑郁情绪是正常人的情绪情感体验的表现。二者的区别是:

①正常人的情绪抑郁是基于一定的客观事物,事出有因。而病理情绪抑郁障碍通常无缘无故地产生,缺乏客观精神应激的条件,或者虽有不良因素,但是"小题大做",不足以真正解释病理性抑郁征象。

②一般人情绪变化有一定时限性,通常是短期的,人们通常通过自我调适,充分发挥自我心理防卫功能,就能恢复心理平稳。而病理性抑郁症状常持续存在,不经治疗难以自行缓解,甚至还会逐渐加重恶化。精神医学规定,一般抑郁不应超过两周,如果超过一个月,甚至持续数月或半年以上,则可以肯定是病理性抑郁症状。抑郁症是一种情绪障碍,是一种以心境低落为主要特征的综合征,这种障碍可能从情绪的轻度不佳到严重的抑郁,它有别于正常

的情绪低落。

③抑郁情绪程度较轻，程度严重达到病态时称为反应性抑郁症。抑郁症者核心症状是快感缺乏，程度严重则影响患者的工作、学习和生活，使其无法适应社会，影响其社会功能的发挥，在绝大多数时间里感到悲伤或情绪低落；对许多事情或活动失去兴趣；有睡眠障碍；食欲、性欲或体重下降；有原因不明的疲乏、劳累；内疚，甚至自责、自罪；注意力不集中；甚至产生严重的消极、绝望、无助情绪，反复出现自杀的念头；等等。

④既然抑郁是一种正常的情绪，那么，每个人都会出现抑郁情绪，而这种抑郁情绪如果不及时调节，持续下去，日趋严重，就会使人变得退避、消沉、冷漠，并带有自我谴责的倾向，这种消极、压抑的情绪长期存在就会导致抑郁症。抑郁症可以反复发作，每次发作的基本症状大致相似，有既往病史可以印证。

⑤典型抑郁症有生物节律性变化的特征，表现为晨重夜轻的变化规律。许多病人常说，每天清晨时心境特别恶劣，痛苦不堪，因而不少病人在此时常有自杀的念头，至下午 3 时以后，患者的心境逐渐好转，到了傍晚，似乎感到没有毛病了，次晨又陷入病态的难熬时光。

⑥抑郁症的家族中常有精神病史或类似的情感障碍发作史。

⑦有持续性顽固性失眠，多种心理行为同时受到阻滞抑制，生理功能低下，本能活动能力下降，体重、食欲和性欲下降，全身多处出现难以定位和定性的功能性不适，检查又无异常，以上这些均是抑郁症的常见征象。

⑧抑郁症是一种常见病，被精神病学者称为精神疾病中的"普通感冒"，是每个人都可能患上的心理疾病，与个人的道德、智力、人品、意志无关，就像并不会因为你为人正派或者你意志力坚强就不会患感冒，每个人都有患感冒的可能性一样；抑郁症不是不治之症，是可以完全康复的，就像感冒能够治好一样；抑郁症并不是绝对不复发的，治愈之后并不会让你对抑郁症有免疫能力，就像感冒好了不代表从此以后不再感冒一样，除非你从此以后多加小心；抑郁症又是可以预防的，平时多注意及时调节心理状态，缓解压力和不良情绪，保持积极向上的心态，遇到挫折和打击的时候就会具备一定的抗挫折能力来应对。

⑨情绪低落是抑郁症的一种症状，但是抑郁症不仅仅是情绪低落而已，抑郁症是情绪、心理、精神方面出现失调和障碍的一种疾病。切不可在情绪低落、心情不好的时候，对照一些抑郁症诊断的量表，一一对号入座，然后认为自己患了抑郁症。由于这样的认知，不能及时调整自己的心态和情绪，越发使自己长期处于消极状态，反而会影响自己的心境，说不定久而久之真会患上抑郁症。

（二）严重抑郁发作诊断标准

在两周时间内同时表现五个（或以上）下列症状，并且表现出相对于从前功能的改变，至少具备下面两种症状之一：①抑郁心境；②失去兴趣或快乐感。

注意：明确属于普通内科情况、心境不协调（mood - incongruent）、妄想或幻觉的症状应排除在外。

1. 一天的大部分时间具有抑郁心境。

2. 对所有或绝大多数活动的兴趣或快乐感明显降低。

3. 体重明显减轻（未节食）或增加。

4. 几乎每天失眠或睡眠过多。

5. 心理运动(psychomotor)活跃或迟缓。

6. 几乎每天感到疲劳或缺乏精力。

7. 无价值感,过度或不合理的内疚感。

8. 思考、注意能力降低,犹豫不决。

9. 反复出现死亡念头。

第七节　人格障碍(编码:F60)

人格障碍:又称病态人格,是一组以人格结构和人格特征偏离正常为主的障碍,特有的行为模式导致当事人对环境适应不良,明显影响其社会功能与职业功能,或者让患者感到痛苦,形成了一贯的反映个人生活风格和人际关系的异常行为模式。这种模式显著偏离特定的文化背景和一般认知方式(尤其在待人接物方面),明显影响其社会功能与职业功能,造成对社会环境的适应不良,当事人为此感到痛苦,并已具有临床意义。当事人虽然无智能障碍,但适应不良的行为模式难以矫正,仅少数当事人成年后在程度上可有改善。人格障碍通常开始于人的童年期或青少年期,并长期持续发展至成年或伴随终生。如果人格偏离正常是由躯体疾病(如脑病、脑外伤、慢性酒中毒等)所致,或继发于各种精神障碍则应称为人格改变。

1. 障碍开始于童年或青少年时期,并一直持续到成年或伴随终生。

2. 人格障碍在教育上有时称为不良人格,因为人格主要在社会活动的人际关系中表现出来,能良好适应社会生活者称为正常人格,适应不良者称为不良人格,与社会发生严重冲突者称为病态人格。

3. 病态人格是在没有认知过程障碍或智力障碍的情况下出现的异常情绪反应和行为活动,是人格发展的内在不协调,即认知能力、情绪反应和意志行为三个方面的活动发展不协调,抽象思维和形象思维之间发展不协调,理智活动和本能情绪反应活动发展不协调。如抽象思维过分畸形发展,人会表现出过分理智化,缺乏人情味和应有的情感色彩;若形象思维过分畸形发展,人会陷入幻想、感情用事、易受暗示、矫揉造作;如本能意向活动过分畸形发展,人会缺乏理智,放荡不羁,缺乏自控,行为淫乱。

4. 人格障碍和神经症在早期很难鉴别,有些患者从社会角度看是病态人格,而从临床角度看是神经症。有人认为人格障碍从小就有,没有神经症的典型病程,疗效差,患者本人不感到痛苦,也不主动求医,而神经症则不是这样。

5. 人格障碍与精神病也难区分,有人认为,病态人格不是真正的精神病,因为它缺乏病因、发病日期、病程这些典型的疾病单元特征。

6. 在实际生活中,病态人格和正常人格很难划出一条明确的分界线,精神病类人格障碍和精神病的主要区别在于:前者无神经形态改变,只是功能变化,患者无意识障碍和认知缺陷,能处理日常生活,病态人格相对稳定,而精神病则不是这样。

7. 人格障碍患者多有道德伦理观念沦丧或违法犯罪倾向,尽管两者表现相似,但区别是显而易见的:违法犯罪有预谋,有明确动机,手法隐蔽,而人格障碍导致的犯罪无预谋和明确动机,手法不隐蔽。

8. 症状标准: 个人的内心体验与行为特征(不限于精神障碍发作期)在整体上与其文化所期望和接受的范围明显偏离,这种偏离是广泛、稳定和长期的,并至少有下列 1 项:

①认知(感知及解释人和事物,由此形成对自我及他人的态度和形象的方式)的异常偏离。患者有特殊的行为模式,表现在情感警觉性、感知和思维方式上,有明显与众不同的态度和行为。特殊行为模式是长期持续性的,不限于精神疾病发作期,这种特殊行为模式导致患者社交适应不良。

②情感(范围、强度及适切的情感唤起和反应)的异常偏离。

③控制冲动及对满足个人需要的异常偏离。

④人际关系的异常偏离。

病程标准: 开始于童年、青少年期,现年 18 岁以上,至少已持续 2 年。

排除标准: 人格特征的异常偏离并非躯体疾病或精神障碍的表现或后果,开始于童年、青少年或成年早期,现年 18 岁以上。

9. 人格障碍的分类: 偏执型人格障碍、分裂型人格障碍、反社会型人格障碍、冲动型人格障碍、表演型人格障碍、强迫型人格障碍以及其他人格障碍与未特定的人格障碍等。

严重标准: 特殊行为模式的异常偏离,使当事人或其他人(如家属)感到痛苦或社会适应不良。

一、偏执型人格障碍(编码 F60.1)

(一)表现: 以猜疑和偏执为特点,始于成年早期,男性多于女性。

(二)诊断标准

1. 符合人格障碍的诊断标准;

2. 以猜疑和偏执为特点,并至少有下列 3 项:

①对挫折和遭遇过度敏感;

②对侮辱和伤害不能宽容,长期耿耿于怀;

③多疑,容易将别人的中性或友好行为误解为敌意或轻视;

④明显超过实际情况所需的好斗或对个人权利执意追求;

⑤易有病理性嫉妒,过分怀疑恋人有新欢或伴侣不忠,但不是妄想;

⑥有过分自负和自我中心的倾向,总感觉受压制、被迫害,甚至上告、上访,不达目的不肯罢休;

⑦具有将其周围或外界事件解释为"阴谋"等的非现实性优势观念,因此过分警惕和抱有敌意。

二、分裂型人格障碍(编码 F60.2)

(一)表现: 以观念、行为和外貌装饰的奇特,情感冷漠及人际关系明显缺陷为特点,男性略多于女性。

(二)诊断标准

1. 符合人格障碍的诊断标准;

2. 以观念、行为和外貌装饰的奇特,情感冷淡及人际关系明显缺陷为特点,并至少有下列 3 项：

①性格明显内向(孤独、被动、退缩)，与家庭和社会疏远，除生活或工作中必须接触的人外，基本不与他人主动交往，缺少知心朋友，过分沉湎于幻想和内省；

②表情呆板，情感冷淡，甚至不通人情，不能表达对他人的关心、体贴及愤怒等；

③对赞扬和批评反应差或无动于衷；

④缺乏愉快感；

⑤缺乏亲密、信任的人际关系；

⑥在遵循社会规范方面存在困难，导致行为怪异；

⑦对与他人之间的性活动不感兴趣(考虑年龄)。

三、反社会型人格障碍(编码 F60.3)

(一)表现：以行为不符合社会规范，经常违法乱纪，对人冷酷无情为特点，男性多于女性。本组当事人往往在童年或少年期(18 岁前)就出现品行问题，成年后(指 18 岁后)习性不改，主要表现为行为不符合社会规范，甚至违法乱纪。

(二)诊断标准

1. 符合人格障碍的诊断标准，并至少有下列 3 项：

①严重和长期不负责任，无视社会常规、准则、义务等，如不能维持长久的工作(或学习)，经常旷工(或旷课)，多次无计划地变换工作，有违反社会规范的行为，且这些行为已构成拘捕的理由(不管拘捕与否)；

②行动无计划或有冲动性，如进行事先未计划的旅行；

③不尊重事实，如经常撒谎、欺骗他人，以获得个人利益；

④对他人漠不关心，如经常不承担经济义务、拖欠债务、不抚养子女或赡养父母；

⑤不能维持与他人的长久关系，如不能维持长久的(1 年以上)夫妻关系；

⑥很容易责怪他人，或对其与社会相冲突的行为进行无理辩解；

⑦对挫折的耐受性低，微小刺激便可引起冲动，甚至暴力行为；

⑧易激惹，并有暴力行为，如反复斗殴或攻击别人，包括无故殴打配偶或子女；

⑨危害别人时缺少内疚感，不能从经验，特别是在受到惩罚的经验中获益。

2. 在 18 岁前有品行障碍的证据，并至少有下列 3 项：

①反复违反家规或校规；

②反复说谎(不是为了躲避体罚)；

③习惯性吸烟、喝酒；

④虐待动物或弱小同伴；

⑤反复偷窃；

⑥经常逃学；

⑦至少有 2 次未向家人说明而外出过夜；

⑧过早发生性活动；

⑨多次参与破坏公共财物活动；

⑩反复挑起或参与斗殴；

⑪被学校开除过,或因行为不轨而至少停学 1 次;

⑫被拘留或被公安机关管教过。

四、冲动型人格障碍(攻击性人格障碍)(编码 F60.4)

(一)表现:以情感爆发并伴有明显行为冲动为特征,男性明显多于女性。

(二)诊断标准

1. 符合人格障碍的诊断标准;

2. 以情感爆发和明显的冲动行为为主要表现,并至少有下列 3 项:

①易与他人发生争吵和冲突,特别是在冲动行为受阻或受到批评时;

②有突发的愤怒和暴力倾向,对导致的冲动行为不能自控;

③对事物的计划和预见能力明显受损;

④不能坚持任何没有即刻奖励的行为;

⑤不稳定的和反复无常的心境;

⑥自我形象、目的及内在偏好(包括性欲望)的紊乱和不确定;

⑦容易产生人际关系的紧张或不稳定,时常导致情感危机;

⑧经常出现自杀、自伤行为。

五、强迫型人格障碍(编码 F60.5)

(一)表现:以过分谨小慎微、严格要求与完美主义及内心的不安全感为特征,男性是女性的 2 倍,约 70% 的强迫症当事人有强迫型人格障碍。

(二)诊断标准

1. 符合人格障碍的诊断标准;

2. 以过分谨小慎微、严格要求与完美主义及内心的不安全感为特征,并至少有下列 3 项:

①因个人内心深处的不安全感而导致优柔寡断、怀疑及过分谨慎;

②需在很早以前就对所有的活动作出计划并不厌其烦;

③凡事需反复核对,因对细节的过分注意,以致忽视全局;

④经常被讨厌的思想或冲动所困扰,但尚未达到强迫症的程度;

⑤过分谨慎多虑、专注于工作成效而不顾个人消遣及人际关系;

⑥刻板和固执,要求别人按其规矩办事;

⑦因循守旧、缺乏表达温情的能力。

六、本节实验

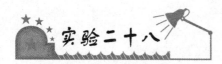

实验名称:人格障碍的评定

实验内容:本实验采用案例研讨的形式进行,选取目前最前沿的心理学科资料中报告的案例进行研讨。

目的要求:通过本实验,学生能够掌握人格障碍的几种鉴定方法、临床表现以及可采用的矫治方法。

仪器设备:模拟咨询台、单向玻璃观察窗、音像录制设备。

实验步骤:

一、人格障碍的含义

人格障碍是一种人格异常,由于其人格的异常而妨碍其人际关系,或给本人带来痛苦,甚至给社会造成危害。

人格障碍是行为性或表现于外的障碍,同神经症和精神病不同,人格障碍患者没有极度的情绪痛苦。人格障碍通常几乎没有内在痛苦的卷入,这种心理疾病对个人自己的妨害一般要低于对社会的妨害,往往社会才是受害者。患有人格障碍的人没有神经症患者那种强烈焦虑情绪的折磨,也没有精神病患者那样丧失同现实世界的接触。由于这些原因,人格障碍有时被认为不如神经症或精神病严重,但这种看法有时是失误的,人格障碍也可以像一切神经症或精神病障碍一样破坏生活,毁灭生活。当人格障碍患者表现出社会通常所不接受或不道德的行为时,他们也常常会碰到法律问题。

二、人格障碍的评定

案例一:王某,男,28岁,大学文化。患者自童年时代起就做事认真、细致,生活、学习安排规律,有条不紊,有时考虑问题太周密了,做不完考题,但并不太影响学习成绩。比起同龄的孩子,从不上树爬墙,衣着总十分干净、利落,像大人似的。有时做事有点拖沓,犹豫不决,缺乏主见,是非常听话的乖孩子。工作以后更是高标准严格要求自己,凡事循规蹈矩,且要求身边的人也如此认真,道德观念、责任心强,拘谨、生活俭朴、吝啬,每天只知埋头工作、学习,缺乏生活情调,也没有好朋友。一年来因接手重点科研工作而感到力不从心,焦虑、畏难、心慌、失眠、注意力不集中。

案例二:李某,男,26岁,工人,汉族,已婚。因喜欢表现自己,爱感情用事,情绪易激惹。当事人在13岁时起病,并于13年前,不明原因逐渐表现爱模仿戏剧演员的动作,身着戏装或者姐姐的大花连衣裙,头戴红发卡,抹浓口红,打扮自己,行为举止女性化。同时情绪不稳定,容易发脾气,自己的愿望如不能得到满足就烦躁,甚至打人。变得非常自私,把家里电视机和电脑都搬至自己的房间加上密码自用,不许别人使用。外出时,紧锁房门,防止他人进入。爱听表扬的话,与人谈话时,总想让别人谈及自己长相如何英俊、漂亮、有能力,亲戚如何有地位,如何才貌双全、出众等,如果别人谈及别的话题,当事人常常千方百计地将话题转向自己,而对别人的讲话内容则心不在焉。

因此,当事人常与家庭地位、经济情况、个人外貌等不如他的人交往,而对强于他的人常常无端诋毁。当事人常常感情用事,以自己高兴与否判断事物的对错和人的好坏,对别人善意的批评,即使很婉转,也不能虚心接受,不但不领情,还仇视别人,迫使别人不得不远离他。因此,许多人说他不知好歹。与别人争论问题时,总要占上风,即使自己理亏,也要编造谎言,设法说服别人。当事人常到公共场所帮助清洁工打扫卫生,到超市结账处帮助清理购物车以及购物筐。有时对人过分热情,但若别人稍违于他,就与别人吵架,从而导致关系破裂,几乎无亲密朋友。近年来,与人发生纠纷次数有所增加,给家庭带来许多麻烦。患病2年多,住院治疗一段时间,但病情从未缓解过,饮食、睡眠、大小便基本正常。

平素体健,无高热、抽搐、昏迷史,无中毒、肝炎、结核等病史,无服用成瘾物质病史。母孕期健康,足月顺产,幼年发育正常。7岁上学,学习成绩较好,初中毕业后参加工作,从事一般体力劳动。姐弟3人,与2个姐姐为同母异父,因此父母对其特别溺爱、娇惯,致使其任性,不让人,听不得批评意见。精神状态检查:意识清,仪表整洁,自行步入病房,年貌相符,接触主动合作,对周围环境不感陌生。定向力完整,饮食、睡眠好,生活可自理。未发现感觉、知觉障碍和思维联想障碍。言语流畅,语量稍多。注意、记忆、计算无明显障碍,智能正常。自知力不完整,对自己易烦躁、发脾气,认为属病态,但对自己自私、爱表现等无正确认识。情感反应协调,但强烈而多变,谈及戏装或某人长相时,表现出很大兴趣,面带笑容,表情夸张,谈及人际关系时则又抱怨别人,带有敌视情绪。以医护人员对他的态度好坏来评判对方长相是否漂亮,否认身着戏装时有性快感,言谈举止富有女性色彩。行为幼稚,有时故意尖声怪叫,以引起病友注意。辅助检查:血常规、肝功能化验正常。心电图正常。脑电图呈界限性脑电图。染色体显带分析未见异常。MMPI测查不合作,回答均为"是",测图无效。

诊断为:表演型人格障碍,又称癔症型人格障碍、寻求注意型人格障碍,或心理幼稚型人格障碍。从这些同义术语的字面含义中即可看出,此型人格障碍以人格的过分感情化,以夸张言行吸引注意力及人格不成熟为主要特征。关于癔症型人格与癔症的关系,过去认为二者是一脉相承的。但临床观察发现,癔症患者的病前人格为表演型的仅为20%,一些明显的表演型人格个体可终生不发生癔症,此情况表明表演型人格虽与癔症有关,但并非具有必然联系。因此,现在普遍倾向于使用"表演型"而回避"癔症型",以达到将"癔症人格"与"癔症"分开之目的。国外报道本病在成人人群中的患病率为2.2%,妇女高于男性2倍。本病的病因主要是幼年创伤性体验、家庭因素、文化影响等。较多发生于少年期后阶段,随着年龄的增长,人格逐渐趋向成熟,至中年达到明显缓解。

我国表演型人格障碍的诊断标准是:符合人格障碍的诊断标准。

①表情夸张像演戏一样,装腔作势,情感体验肤浅;

②暗示性高,很容易受他人的影响;

③自我中心,强求别人符合他的需求或意志,不如意就给别人难堪或强烈不满;

④经常渴望表扬和同情,感情易波动;

⑤寻求刺激,过多地参加各种社交活动;

⑥需别人经常注意,为了引起注意,不惜哗众取宠、危言耸听,或者在外貌和行为方面表现得过分吸引他人;

⑦情感反应强烈易变,完全按个人的情感判断好坏;

⑧说话夸大其词,掺杂幻想情节,缺乏具体的真实细节,难以核对。

本例有自幼受宠、自我中心的家庭教育背景,人格突出异常始于13岁,病程呈持续性,症状以夸张行为吸引别人注意为主,易与人发生纠纷,喜表扬,情感反应强烈且多变,判断是非的标准完全出于个人情感,参加社交过多。以上特点,符合表演型人格障碍症状标准的第

1、3、4、5、6、7条,符合本病的诊断标准。本例无明显的暗示性高和好幻想的症状特点,也无本病常伴发的酒精和药物滥用、自杀未遂、自伤等病态行为。本病男性易被误诊为反社会人格,本例当事人易与人发生纠纷,有时打人。但当事人的社会违规行为不突出,18岁前无逃学、偷窃、说谎、吸烟、喝酒、破坏公共财物、虐待弱小等品行障碍;18岁后无旷工、违法、反复斗殴、不承担家庭义务等反社会行为,故可排除反社会人格。表演型人格男性有显著女子气者为15%,本例言行有浓厚的女性色彩,性生活较少,应注意与"阴阳人"和同性恋相区别。本例喉结、外生殖器正常。染色体显带分析正常,生殖功能正常,着女装无性快感,也无恋男性倾向,可资鉴别。本例易激惹,社会活动增多,常在公共场所帮人做好事,类似轻躁狂症状。但当事人13岁起病,病程持续13年之久,也无自我评价过高、意念飘忽、性欲亢进等症状,饮食、睡眠一直正常,也无悲观、自卑病史,故可排除躁郁发作。

三、人格障碍的矫治

目前国际关于人格障碍的矫治方法主要是以下四种:

1.精神分析疗法。掌握精神分析疗法的理论原则、技术及病理分析。

2.行为主义疗法。掌握行为主义疗法的理论原则、技术及病理分析。

3.认知疗法。掌握认知疗法的理论基础、技术及案例分析。

4.个人中心疗法。掌握个人中心疗法的理论基础、技术及案例分析。

第八节　精神病

一、精神病

精神病是一个不太精确的称谓,广义上包括所有的精神障碍,狭义上主要是指重性精神病,如精神分裂症、情感性精神病、偏执性精神病等。

世界卫生组织给精神病下的定义是:精神功能受损已达到自知力严重缺乏的程度,患者不能应付日常生活或不能保持与现实恰当接触。

二、精神分裂症

(一)定义及特点

1.精神分裂症(乱、淡、懒、幻)是一种常见的病因未明的精神病,多起病于青壮年,具有特征性的思维知觉情感和行为多方面障碍,一般无意识及智能障碍,病程多迁延。我国此病发生率城市为7.11%,农村为4.26%,女性多于男性,经济水平高的居民患病率低。

2.精神分裂症是一种具有遗传基因的疾病。

3.精神分裂症患者病前性格特征是:内向、孤僻胆小、依赖性强、主动性差、话少、怕羞、敏感等等。这些虽不是发病的决定因素,但增加了发病的可能性。

4.家族患病率比一般人群高6.2倍,若父母同是精神分裂症患者,子女有40%的患病危险性;父母之一是精神分裂症患者,子女患病危险性为7%—17%。

（二）精神分裂症的精神障碍症状表现

1. 表现出思维过程缺乏连贯性和逻辑性，患者言语和书写虽然语法正确，但语句和上下文之间缺乏内在意义的联系，也缺乏中心内容，回答问题不切题，对事情的叙述不中肯，使人不容易理解，表现出思维松弛，严重时言语支离破碎，出现破裂性思维或词的杂拌，还有思维中断、强制性思维、象征性思维、语词新作等。

2. 表现出情感淡漠和不协调，对同事和朋友欠关心和同情，对亲人不体贴，对周围事物情感反应迟钝，生活学习兴趣减少，对莫大痛苦的事表现出惊人的平淡，出现情感倒错。

3. 意志活动减退或缺乏，活动减少，无主动性，行为孤僻和退缩，无故旷课旷工，长期不洗澡，不梳头，生活懒散，终日无所事事，呆坐或卧床，部分患者意向倒错，如喝肥皂水，伤害自己身体，行为受幻觉和离奇的思想支配。

4. 表现出幻觉妄想人格解体等症状，半数以上患者出现命令性幻听、思维鸣响、评论性幻听和自言自语，妄想有泛化和内容荒谬的特点，以关系妄想、被害妄想和影响妄想多见，其次是嫉妒、钟情、罪恶和疑病妄想，人格解体的患者体验不到自己的情感，好似脑袋离开了身体，走路不感觉下肢存在，自我分裂成两三个，有的表现出紧张症症候群。

5. 自知力均有损害，多数患者不认为自己有病，而认为是某些人的恶意加害，因此，不愿接受治疗。患者一般无意识障碍，也查不出智能活动的缺陷。

6. 精神分裂症患者不一定都具备上述各项症状，而且，随着疾病类型和临床阶段的不同有很大差异。一般将精神分裂症临床症状分为急性和慢性两个阶段：急性阶段以幻觉妄想为主，又称阳性症状；慢性阶段以思维贫乏、情感淡漠、意志缺乏和孤独内向为主，又称阴性症状。这种区分是相对的，患者可能两种症状都有。主要的思维障碍（按思维形式划分）：联想障碍/思维奔逸、思维迟缓、思维贫乏、逻辑障碍/思维松弛或散漫、破裂性思维、思维不连贯/思维杂拌、思维中断、思维插入和思维被夺、思维云集/强制性思维、病理性赘述、病理性象征性思维、语词新作、逻辑倒错性思维。

三、本节实验

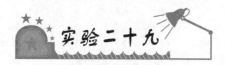

实验名称：精神障碍的评定

实验内容：以案例研讨的形式开展评定。

目的要求：通过本实验，学生可以了解与掌握神经症性心理疾病与精神病性障碍的评定标准，区分二者之间的社会功能、心理状况、自我认知以及症状表现。

仪器设备：模拟咨询台、单向玻璃观察窗、音像录制设备。

实验步骤：

案例一：张某，女性，22岁，某大学三年级学生，未婚。

自我陈述：我从来就是性格孤僻，没有伙伴，甚至和妹妹接触也觉得有些难，当时并不觉得不好。上初中以后看到其他女同学经常同男同学在一块儿又说又笑，十分开心，对他们既羡慕又嫉妒，自己为什么就做不到呢？我虽然个性孤僻，但内心却渴望与人交往并希望被他们重视,可我又做不到,同学们很少和我交谈,因此我内心矛盾重重。进入高中后,这种内心矛盾越发强烈,每天独来独往十分痛苦。高三后期几乎不敢去上课,在家看书还能勉强静得下来,一到学校就心烦意乱,由于过去基础很好,考大学时才没有落榜,进大学以后又产生一种自卑感,总感到自己不如别人。有一次考试时,一位男同学问我一道题的答案,我很高兴地告诉了他,但被监考老师发现并说"有些同学眉来眼去地干什么"。我听后十分害怕,总感觉自己眼神不正常,不敢和别人对视,总怕别人说我不正经,怕同学耻笑,有时不敢去上课,不敢与同学往来,怕与别人的视线相对。我父母都是大学教授,事业心较强,一心想在教学科研方面做出点成绩,对学生很有耐心,帮助和辅导他们争取学有所成。但对自己的孩子却很少过问,更不用说彼此谈心了。我有一个小我二岁的妹妹,读高中,每天早走晚归,学习到深夜,我们也很少在一起聊天。父母不注重管理家务,家里非常零乱,吃穿方面更不讲究,我穿的都是父母的旧衣服改制的衣服,我总觉得不如别人,在男同学面前没有吸引力。

了解资料:父母介绍:求助者自幼胆小,不敢单独一个人在家,不敢和同学来往,不敢单独出去做事,自进入大学后连上课也不敢抬头看老师讲课。夏天不管天气如何热,在室内总是挂着窗帘,在家里经常照镜子,反复表现出自认为最佳的表情和风度。父母没有办法,感觉女儿总得离家走上社会,所以,求助于心理咨询师。

评定标准:

①该求助者性格内向,不爱与人交往,虽内心渴望与人交往,但没有行动,主动性差,被动接触良好,症状表现为社交恐惧;

②持续时间较长,自幼胆小,逐渐严重;

③社会功能没有丧失,学习成绩很好,还能考上大学,主客观世界一致。大学考试同学问她问题还知道答案,并持续读到大三,种种症状表明,社会功能没有受损。诊断为:社交心理障碍或社交回避障碍。

案例二:一般资料:求助者,男性,25岁,待业人员。案例介绍:求助者大专毕业后曾在几家公司工作过,都因和经理或员工搞不好关系而未能持久。后经熟人介绍,又来到一家私营电脑公司,工作很辛苦,每月收入2000元左右,而且经理要求很苛刻,就是这样经理还总对员工说像这样的工作有很多人抢着要干。求助者有一次上班时玩游戏被经理看到了,扣了当月的奖金约300元,求助者不服,找经理讲理,遭到了经理斥责。为此,对经理非常气愤,故意把客户送来修理的电脑损坏,经理一气之下,将求助者开除。求助者认为经理故意整自己,看不起自己,非常痛恨经理,但也非常无奈。被开除后,求助者不再去找工作,每日在家上网玩游戏。父母多次教育他要自食其力,他始终认为连父母都嫌弃自己,故意不让自己过好日子,经常为琐事对父母发脾气。三个多月前的一天,求助者在家吃话梅时,不小心被噎住了,喘不上气,脸憋得通红,心慌,出冷汗,当时非常恐惧。求助者认为话梅掉进肺里,到医院急诊室就诊,做过检查,医生告诉他话梅如果掉进肺里,会表现出咳嗽、发热等症状。目前看,话梅很可能经食道进入到胃中。求助者不信,坚持认为话梅掉进肺里,后逐渐认为话梅掉进肺里就会腐烂,腐烂了就会生痰,痰堵住了自己的喉咙,吃不下东西。此后只吃面条、喝粥等,后来索性就不吃了。刚开始觉得饿,后来不觉得饿了,但体重从120多斤减少到90多斤,头发变黄,皮肤很粗糙。在此期间多次到医院看病,均被告之肺部无明显异常,父母多次批评、规劝都没有效果,求助者认为父母不理解自己,对自己很残忍,多次与父母吵闹,自己内心很痛苦,为与父母的关系问题而来求助。

心理咨询师观察了解到的情况:求助者生长在普通工人家庭,父母为退休工人,母亲在年轻时"曾被诊断为精神病",求助者从小显得有些怪僻,没什么朋友,总显得与他人格格不入。学习成绩一般,自费读大专勉强毕业。

分析与评估

①该求助者的主要症状:气愤、发脾气、内心痛苦、恐惧、吵闹。生理症状:呼吸困难、憋气、心慌、出冷汗、体重下降、头发变黄、皮肤粗糙。社会功能:待业在家,不再找工作。

②对该求助者初步诊断:精神障碍:求助者出现内脏幻觉,并坚信不疑,可疑有家族遗传病史;人格障碍:从小显得怪僻,不合群,与他人格格不入;以偏执为特点,对挫折和遭遇敏感,对侮辱和伤害不能宽容,长期耿耿于怀,人际关系异常。开始于青少年,现年 18 岁以上,至少已持续 2 年;严重心理问题:内心痛苦,社会功能损害严重,体重明显下降,但没有器质性病变,不良情绪泛化到其他方面;疑病性神经症:对健康过虑,对身体过分注意,感觉过敏和疑病观念,时间在 3 个月以上;躯体疾病,体重明显下降。

③对该求助者重点收集的资料:对被公司开除的认识、成长经历、婚姻情况、既往行为模式、既往情绪状况、既往身体状况、体重明显下降有无器质性病变、母亲及家族精神疾病史。

④对该求助者做心理测验:MMPI(明尼苏达多相人格测验),了解求助者的病理人格特征并做量化评估 BPRS(简明精神病评定量表),了解求助者精神疾病性症状严重程度;SCL - 90(90 项症状清单),了解心理健康水平及躯体症状的特点;EPQ(艾森克人格问卷),了解人格特征;16PF(卡特尔 16 种人格因素测验),了解人格特点。

⑤使用认知行为疗法:通过改变思维和行为的方法来改变不良认知,达到清除不良情绪和行为的目的。

第九节   应激(相关)障碍

指一组主要由心理、社会(环境)因素引起异常心理反应导致的精神障碍,也称反应性精神障碍。决定本组精神障碍的发生、发展、病程以及临床表现的因素有:第一,生活事件和生活处境,如剧烈的超强精神创伤或生活事件,或持续困难处境,均可成为直接病因;第二,社会文化背景;第三,人格特点、教育程度、智力水平及生活态度和信念等;第四,不包括癔症、神经症、心理因素所致生理障碍及各种非心因性精神病性障碍。创伤事件:重大自然灾害;战争;危及生命的交通事故;遭遇暴力侵害;丧失亲人;儿童时期被监禁、折磨、虐待;等。

一、急性应激障碍(acute stress disorder)

(一)特点

1. 以急剧、严重的精神打击为直接原因。

2. 在受刺激后立刻(1 小时之内)发病。

3. 表现有强烈恐惧体验的精神运动性兴奋,行为有一定的盲目性;或者为精神运动性抑制,甚至木僵。

4. 如果应激源被消除,症状往往历时短暂,预后良好,缓解完全。

（二）CCMD－3诊断标准

1. 症状标准：以异乎寻常的和严重的精神刺激为原因，并至少有下列1项：

①有强烈恐惧体验的精神运动性兴奋，行为有一定盲目性；

②有情感迟钝的精神运动性抑制（如反应性木僵），可有轻度意识模糊。

2. 严重标准：社会功能严重受损。

3. 病程标准：在受刺激后若干分钟至若干小时发病，病程短暂，一般持续数小时至1周，通常在1月内缓解。

4. 排除标准：排除癔症、器质性精神障碍、非成瘾物质所致精神障碍及抑郁症。

二、创伤后应激障碍（post－traumatic stress disorder）

（一）特点及表现

由异乎寻常的威胁性或灾难性心理创伤，导致延迟出现和长期持续的精神障碍，主要表现为：

1. 反复发生闯入性的创伤性体验重现（病理性重现）、梦境，或因面临与刺激相似或有关的境遇而感到痛苦和不由自主地反复回想；

2. 警觉性持续增高；

3. 持续回避；

4. 对创伤性经历的选择性遗忘；

5. 对未来失去信心。少数当事人可有人格改变或有神经症病史等附加因素，从而降低了对应激源的应对能力或加重疾病过程。精神障碍延迟发生，在遭受创伤后数日甚至数月后才出现，病程可长达数年。病理性重现——"闪回"：视觉侵犯、听觉侵犯、嗅觉侵犯、触觉侵犯、特定的侵犯。

（二）创伤后的应激反应模式

1. 创伤性分离状态：时间感觉的变化、非真实的感觉、行为的自动化、人格变化、感到记忆不完整或者中断。

2. 易激惹症候群：睡眠障碍、易激惹或发作性暴怒、过度警觉、过度惊跳反应、注意力难以集中。

（三）CCMD－3诊断标准

1. 症状标准：遭受对每个人来说都是异乎寻常的创伤性事件或处境（如天灾人祸）；反复重现创伤性体验（病理性重现），并至少有下列1项：

①不由自主地回想受打击的经历；

②反复出现有创伤性内容的噩梦；

③反复发生错觉、幻觉；

④反复发生触景生情的精神痛苦，如目睹死者遗物、旧地重游，或在周年日等情况下会感到异常痛苦和产生明显的生理反应，如心悸、出汗、面色苍白等。

2. 警觉性持续增高，至少有下列1项：

①入睡困难或睡眠不深；

②易激惹；

③集中注意困难；

④过分地担惊受怕。

3. 对与刺激相似或有关的情境的回避，至少有下列 2 项：

①极力不想有关创伤性经历的人与事；

②避免参加能引起痛苦回忆的活动，或避免到会引起痛苦回忆的地方去；

③不愿与人交往、对亲人变得冷淡；

④兴趣爱好范围变窄，但对与创伤性经历无关的某些活动仍有兴趣；

⑤选择性遗忘；

⑥对未来失去希望和信心。

4. 严重标准：社会功能受损。

5. 病程标准：精神障碍延迟发生（即在遭受创伤后数日至数月后，罕见延迟半年以上才发生），符合症状标准至少已 3 个月。

6. 排除标准：排除情感性精神障碍、其他应激障碍、神经症、躯体形式障碍等。

（四）PTSD 预后

1. 创伤后应激障碍发病的潜伏期从几周到数月不等。

2. 病程有波动，大多数当事人（在应激事件以及危机干预中，又可称之为案主）可恢复，少数当事人表现为多年不愈的慢性病程，或转变为持久的人格改变。

3. 少数当事人可有人格改变或有神经症病史等附加因素，从而降低了对应激源的应对能力或加重疾病过程。

4. 精神障碍延迟发生，在遭受创伤后数日甚至数月后才出现，病程可长达多年。

（五）PTSD 干预的基本方案

1. 干预的目的：预防疾病、缓解症状、减少共病、阻止迁延。

2. 一般原则：改变或转换环境，与刺激脱离接触，在生活上帮助他们，保证营养与日常生活需要，注意安全和护理，逐渐消除他们的无助感和恐惧感；给予支持性心理治疗，帮助当事人宣泄痛苦情绪，不阻止、不批评地正确引导，使之将心中的痛苦诉说出来。如果当事人失眠、心烦意乱、情绪不能控制或有精神病史须及时到精神专科医院进行咨询和治疗。优先目标：降低创伤后压力的核心症：如创伤事件历历在目、回避某些情境避免勾起伤痛，引起不适。时刻提高警觉，以策安全。症状改善评判至少 2 星期，可渐进入疗程 2—3 个月呈现。次要目标：改善当事人压力弹性。

三、本节实验

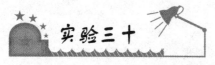
实验三十

实验名称：创伤后危机事件干预

实验内容：创伤后危机事件中，当事人会出现抑郁、焦虑、恐惧、茫然等很多负面情绪，一时间个体自身的资源耗竭，躯体及行为反应缓慢、比较麻木，甚至连日常生活中最简单的问题都不能处理。咨询师要有效认知求助者创伤危机事件后的种种正常反应,采用专业的心理危机干预手段,开展危机创伤后危机事件干预。

目的要求:通过本实验,学生可以了解和掌握个体在经历强烈的应急事件后的创伤反应症状,辨析个体是否具有下列三组症状群中一定数量的症状,以便诊断为创伤后应激障碍:再体验、逃避/麻木、过度觉醒。症状超过一个月,明显影响个人生活、工作或者日常生活中的重要方面。

仪器设备:模拟咨询台、单向玻璃观察窗、音像录制设备。

实验步骤:

综合性、设计性实验项目

实验室名称:综合心理学实验室

课程名称	心理咨询与治疗学		实验项目名称	创伤后危机事件干预	
实验项目性质	综合性[√]设计性[√]	实验学时	3学时	实验室名称	行为观察与分析实验分室
实验主要内容	通过本实验的演练,学生能够将心理咨询理论、危机干预理论与技术相结合,进行心理危机干预。心理危机干预是对处于心理危机状态的来访者采取有效措施,使其战胜心理危机,恢复心理平衡,重新适应生活的技术。在来访者的演练过程中,分析来访者的心理状况,帮助来访者稳定情绪,纠正错误认知,使来访者能够逐渐摆脱心理危机				
阐述综合性或设计性的理由	通过本实验,学生能够掌握在心理危机干预过程中的原则、注意事项以及相关干预技术。在实际演练过程中,学生能够亲身感受心理危机干预的操作过程,获取危机理论知识与危机干预实际相结合的经验,在模拟实践中获得成长,为走向专业危机干预领域奠定基础				
主要仪器设备	心理咨询台				
实验对象	应用心理学专业学生				

一、实验介绍

1.心理危机干预及其原因

心理危机一般而言有两个含义:第一个含义,指突然的、出乎意料的恶性生活事件,如地震、洪水、事故等;第二个含义是指个体处于一种紧张、精神压力巨大的状态。当个体遭受到重大的问题,发生了重大的生活事件,个人感觉无所适从、无能为力,正常的生活被严重干扰,个体进入一种紊乱的状态,引发一系列的心理行为问题,这种境况说明个体发生了心理危机,常伴有焦虑、恐惧、绝望、麻木不仁以及植物性神经功能紊乱和行为障碍。

心理危机干预就是针对处于心理危机状态的个人及时给予适当的心理援助,使之摆脱困难。

2. 应对心理危机的三个阶段

正常情况下,人们在心理危机出现后,会立即采取应对措施。但是针对同一性质事件的反应强度和持续时间,个体之间有着明显的差异。一般情况下,可以将个体应对心理危机的程序分为三个阶段:

第一阶段,立即反应阶段。这一阶段当事人往往采取麻木不仁、否认或者不相信的态度。

第二阶段,完全反应阶段。这一阶段当事人感到焦虑、恐惧、心情激动、愤怒、痛苦,也可能出现负罪感、退缩和抑郁。

第三阶段,消除阶段。这一阶段当事人能够接受事实,正视现实,开始为将来做好计划。

心理危机的应对过程一般不会持续太久,如亲人去世的心理危机,即居丧反应一般会在6个月以内消失。如果心理危机长时间内不能正常度过,则视为病态,应该寻求心理咨询。

3. 心理危机干预的目的及原则

心理危机干预的目的有三:防止自伤和伤人行为,如自杀、自残和攻击性行为;恢复心理平衡和动力,促进问题的解决;提供适当医疗帮助,处理晕厥、情感休克或易激惹状态。

心理危机干预的原则有四:一要迅速确认问题,强调以目前的问题为主,并立即采取相应措施;二是要有家人或朋友参加心理危机干预;三是要鼓励接纳求助者,同时不要让求助者产生依赖心理;四是要把心理危机作为心理问题解决,而不作为疾病进行处理。

二、实验目的

通过本实验,学生能够掌握在心理危机干预过程中的原则、注意事项以及相关技术。在实际演练过程中能够亲身地感受心理危机干预的操作过程。在掌握理论知识基础上与实际演练相结合,能够处理真实案例。同时,能够防止案例出现过激行为,促进交流,使求助者达到平衡状态。

三、实验仪器

1. 实验场地:行为观察与分析实验室
2. 心理危机干预技术——ABC法

A. 心理急救,稳定情绪;

B. 行为调整,放松训练,晤谈技术(CISD);

C. 认知调整,情绪减压和哀伤辅导。

3. 哀伤辅导模式

哀伤辅导是 Lindemann 在 1944 年提出的危机干预理论,是当前危机干预理论最为重要的基础之一。Lindemann 强调在强烈的悲痛面前,人们不能沉溺于内心的痛苦中,而应该让自己感受和经历痛苦,通过哭号等方式发泄情感,否则容易产生不良后果。哀伤辅导包括对丧亲的哀痛,体验哀痛并接受丧亲的现实,在失去亲人的情景下重新调整生活。目前,哀伤辅导在世界很多国家都得到蓬勃的发展,其在危机干预工作中所取得的成效是显而易见的。

对面临重要丧事的当事人进行相关辅导和开导,可以使其恢复信心,重新树立生活的目标。[①]

四、实验过程

1. 一例心理危机干预案例

求助者:小吴(化名),女,28 岁,大学文化。

职业:自由职业。

小吴的丈夫在一年前死于车祸,留下她和两个孩子。一下子失去了挚爱的丈夫、贴心的亲人、家庭的支柱,让她无所适从,迟迟不能走出阴影,于是开始接受心理咨询。小吴从小父母离异,跟随父亲生活,在她初三的时候父亲患白血病去世,不得已开始到母亲的家里生活。此时母亲已经再婚,有了一个 6 岁的女儿。从小没有享受过家庭温暖的她,此时对家庭格外重视。前段时间单位身体检查时,被检查出白血病。小吴出现焦虑、恐惧等症状,因此接受心理危机干预。

2. 心理评估

她每天都处于一种抑郁的状态,睡眠减少,经常被噩梦惊醒。她反复梦见自己的丈夫遭遇车祸的场景以及自己被医生确诊为白血病的事情。白天她情绪低落,心情抑郁,以前她是一个活泼开朗的女性、勤劳和蔼的母亲,但是现在却什么也干不了,睡眠减少与反复的噩梦使她在一天之中的大多数时间都显得疲惫不已,难以完成简单的工作。因为无法出门,离开居所,她无法购买生活用品,无法工作,只能在好友的帮助下完成这一系列活动。小吴形容自己"觉得一切都完了,就像是坠入了一片黑暗里面,找不到希望了"。自述有自杀的想法。

3. 心理危机干预过程

①第一阶段(第 1—2 次咨询)

咨询师:现在医学技术是很发达的,就算是陌生人,也有概率可以进行骨髓移植。只要坚持治疗,你完全有可能得到治愈。

小吴:是这样吗? 就算是这样,我们家的经济状况也不允许我去治病,我的工资不高,我的丈夫死后,我们一家就失去了经济来源。如果治病的话,只能让我动用我丈夫死后的赔偿金。但是这笔钱,是我丈夫用生命换来的,让我动丈夫的赔偿金,我是绝对不会这样做的。这笔钱就和我丈夫的生命一样重要,是给孩子们的,我不能用。

咨询师:在生命面前,钱永远不重要,我相信你的丈夫也会同意用这一笔钱去给你治疗的。人活着才有未来,人死了就什么也没有了。你剩下了一笔钱,但是,却让自己的孩子失去了一个母亲。

……

小吴:前天我拿到了结果,说是白血病三期,除了造血干细胞移植已经没有别的办法了。知道这件事情,我就开始焦虑,我觉得我已经完了。我害怕极了,我怕我就这样死了,我死了没关系,可是我还有两个孩子,我死了他们就成孤儿了。我从小就没有享受到温暖的家庭的关爱,现在我的孩子要成为孤儿了,我一想到这个,就觉得全完了。丈夫死的突然,什么话都

---

① 王建国. 大学生心理危机干预的理论探源和策略研究[J]. 西南大学学报,2007(3).

没能留下,现在我也要走了,我一想到我走了以后我的孩子孤苦无依,我就觉得对不起我的丈夫,也对不起他们两个。所以我想到了自杀,只要我现在死了,不用花费巨额的医疗费,还可以把那笔钱留给我的孩子。

咨询师:你有想过因此要自杀吗?

小吴:我想过,但是我又放不下我的孩子,我很犹豫。

咨询师:就是这样的,你现在能和我做一个约定吗?

小吴:什么约定?

咨询师:你遇到了这样的事情,作为你的咨询师,我会和你一起想办法,一起解决。所以,在找到解决问题的办法之前,你能和我约定不轻易放弃自己的生命吗?

小吴:好的,如果能找到解决问题的办法,我愿意等,在等候的过程中我保证不轻易放弃自己的生命。

……

在心理危机干预的第一阶段,主要的工作是建立良好的咨访关系,详细搜集信息,做出初步的诊断。在这一阶段,咨询师最主要的工作是帮助求助者跨过最初的打击,从最初的浓重的哀伤中走出来,案例中,咨询师先解释了关于白血病的相关知识,帮助求助者排除了一部分对于死亡的恐惧。同时咨询师也应该确保求助者的安全,与求助者做出协定,保证求助者的人身安全。资料调查表明,很多绝症患者在知晓自己患了绝症的最初8个月内,是心理的最难过期,即心理崩溃阶段。这段时间,绝症患者悲观、气愤、无助、茫然、不知所措,甚至有放弃生命的想法与做法。但是,经过心理咨询师以及家人、朋友、医生等多方面的调整,度过这段时间后,心情渐渐平静下来,能够更理智地思考很多问题,会珍爱生命,配合治疗。因此,这段时间(确诊以及病人知晓后最初的8个月)也是心理危机干预最关键期。

②第二阶段(第3—4次咨询)

通过与小吴的交谈,了解到她这半年来所经历的事情,包括丈夫的去世,自己确诊白血病,等等。她的成长经历让她格外地渴望家庭的温暖。在和丈夫结婚后,她经历了一段幸福的时光,内心中对于家族亲情的渴望得到了满足。在丈夫死后,一个人独自撑起了一个家,巨大的悲伤和压力让她无法走出阴影。在进行了一段时间的治疗后,她又经历了另一件负性事件——确诊为白血病,她一方面对自己的病症无能为力,另一方面还要考虑自己的孩子,看似无解的现状让她再一次进入了心理危机状态。这时候的她精神脆弱,对现状无能为力,因此寻求心理咨询。

在危机干预的第二阶段,咨询师的主要任务是处理求助者痛苦、抑郁、恐惧、焦虑等负面情绪。在这一阶段,可以使用释梦、绘画等多种方式进行,在求助者是儿童的情况下也可以使用游戏的方式。

③第三阶段(第5次咨询)

在这一阶段,咨询师应逐步调整求助者的状态,使求助者适应失去亲人的生活,让求助者慢慢能够接受亲人已逝,自己应该重新回归生活。在这一阶段可以使用的方法是送别仪式、死亡探讨、空椅子技术等。

本阶段,在咨询师的鼓励下,小吴开始谈论死去的丈夫、丈夫带给自己的幸福以及丈夫带给自己的快乐。咨询师与小吴交谈对死亡的看法,让她明白面对亲人的逝世,尽管悲伤,生活却还是要继续,逝去的亲人永远活在自己的回忆中。

在咨询结束前,咨询师使用了空椅子技术,在咨询室内设置一张空椅子,让她想象在那里坐着的是自己的丈夫,让她想象自己的丈夫与自己交谈关于死亡、关于生活的方式。最终,小吴明白了死亡的意义,放下了心中长久以来的忧愁。

五、讨论与分析

1. 案例讨论

①求助者的情况很特殊,她在一年内先后经历了爱人突然去世、自己确诊白血病等叠加负性生活事件刺激,并且有自杀倾向,出现了焦虑、恐惧等症状。因此,在心理调整中需要进行心理危机干预,相信成功的心理危机干预能够取得一定的效果。

②求助者属于单亲家庭,母亲再婚,父亲去世,丈夫也死于车祸,因此对于她来说,情感上的鼓励和支持是非常重要的。在咨询过程中,应该和求助者积极交流,构建良好的支持系统。

2. 实验讨论

①在进行心理危机干预的时候,应该首先以求助者的生命为最高原则。对于求助者来说,生命只有一次,是珍贵的;对于求助者的亲人来说,求助者是情感的依靠,是支柱;对于社会来说,求助者的生命是珍贵的资源。所以在进行心理危机干预的时候,应该将"生命高于一切"的理念贯穿危机干预工作始终,并按此原则进行危机干预。

②在进行心理危机干预的时候,应该遵循价值中立原则,对求助者保持尊重、理解、同情,不以个人的价值观和主观经验对求助者进行价值判断。对于求助者来说,事件的发生是不幸的,但是对于一般人来说这些生活事件并不一定成为问题,求助者应该深刻理解求助者,对求助者的境遇保持中立的态度。

③在进行心理危机干预的时候,咨询师应该申明保密原则,对求助者表明自己不会将咨询过程中的内容向外界透露。遵循这一原则,可以让求助者敞开心扉,让咨询更加顺利地进行。同时如果求助者有危及生命的情况时,应该遵循保密例外原则,如求助者有强烈的自杀倾向,此时应该通知其家属,通过家属和咨询师的协调合作,解决求助者的问题,防止其发生危险。

心理危机干预应该充分调动求助者的社会支持系统,取得家人、朋友、同学的支持。这样做的目的,一方面有利于心理危机干预工作的进行,另一方面能够让求助者感受到来自家人的温暖。

❓ 思考题

1. 本章十八个实验项目中,更多地围绕神经症之强迫、抑郁、恐惧、焦虑等开展实验,关于神经症的心理治疗,你的观点是什么?

2. 在什么情况下,患有神经症的求助者一定要到医院去就医、吃药?

3. 心理危机干预的策略是什么?心理咨询与治疗同危机干预的切入点在哪里?

参考资料

1. 申荷永. 荣格与分析心理学[M]. 广州:广东高等教育出版社,2004.

2. 陈金定. 心理咨询技术[M]. 广州:广东世界图书出版公司,2003.

3. 刘晓明,张明. 心理咨询的理论与技术[M]. 长春:东北师范大学出版社,2002.

4. 谢念湘. 心理咨询与治疗实务[M]. 哈尔滨:黑龙江教育出版社,2011.

5. Jerry M. Burger. 人格心理学[M]. 陈会昌,等,译. 北京:中国轻工业出版社,2001.

6. Rita Sommers-Flanagan,等. 心理咨询面谈技术[M]. 陈祉妍,等,译. 北京:中国轻工业出版社,2001.

7. Richard S. Sharf. 心理治疗与咨询的理论及案例[M]. 胡佩诚,等,译. 北京:中国轻工业出版社,2000.

8. 杨凤池. 咨询心理学[M]. 北京:人民卫生出版社,2007.

9. 乐国安. 咨询心理学[M]. 天津:南开大学出版社,2002.

10. 李林仙,黄希庭. 试论反应性抑郁形成的心理过程[J]. 应用心理学 1995,1(2):56-63.

11. 夏镇夷,徐韬园,等. 实用精神医学[M]. 上海:上海科学技术出版社,1990.

12. David D. Burns. 抑郁情绪调节手册[M]. 汤臻,等,译. 北京:中国轻工业出版社,2003.

13. David H. Barlow,V. Mark Durand. 异常心理学(第四版)[M]. 杨霞,等,译. 北京:中国轻工业出版社,2006.

第三章

临床咨询与会话技术

****

本章内容提要

　　区分临床心理正常与异常的划分标准,把握临床咨询会话技术之参与性技术、影响性技术、结构化技术、非言语交流技术以及阻抗咨询中的各要素、不适宜咨询中的转介技术等。

本章教学目的

　　通过本章学习,重点认识咨询中的会谈技术、会谈的言语技巧、会谈中的非言语交流技巧、咨询中各阶段使用的技术,在系统掌握相关理论的基础上,通过不同的实验,如参与性技术、影响性技术中的倾听、解释、自我表露以及阻碍咨询的其他要素等实验综合、灵活应用于实践。

****

第一节　临床心理正常与异常的划分

一、心理问题三分法

（一）常用的心理问题三分法

1. 心理健康；

2. 心理不健康；

3. 心理异常。

其中心理健康、心理不健康属于心理正常，心理异常属于心理不正常。

（二）临床划分方法

1. 心理困难：轻微的社会适应不良和人格偏差；

2. 心理障碍：神经症和心身障碍；

3. 心理疾病：精神分裂或狂躁等（非咨询范畴）。

二、心理问题四分法

（一）心理不健康的第一类型——心理问题

1. 近期由于现实生活、工作压力、处事失误等因素而产生内心冲突，并因此体验到不良情绪（如厌烦、后悔、懊丧、自责等），内容尚未泛化的和反应强度不太剧烈的心理紊乱状态，主要表现在心境和情绪方面产生一定波动，但思维保持着严密的逻辑性，人格也十分完整；

2. 不良情绪不间断地持续一个月，或不良情绪间断地持续两个月仍不能自行化解；

3. 不良情绪反应仍在一定程度的理智控制下，始终能保持行为不失常态，基本维持正常生活、学习和社会交往，但效率有所下降；

4. 自始至终，不良情绪的激发因素仅仅局限于最初事件，即使是与最初事件有联系的其他事件，也不会引起此类不良情绪。

（二）心理不健康的第二类型——严重心理问题

1. 原因是较为强烈的、对个体威胁较大的现实刺激（心理冲突是道德性的或现实性的）；

2. 从产生痛苦情绪开始，痛苦情绪间断或不间断地持续时间为两个月以上，半年以下；

3. 遭受的刺激强度越大，反应越强烈，多数情况下会短暂失去理性控制，且社会功能受到一定损害；

4. 痛苦情绪不但能由最初的刺激引起，而且与最初的刺激相类似、相关联的刺激也可引起此类痛苦情绪，即反应对象被泛化。心理障碍：不仅有较大的情绪方面的波动，而且可出现各种违反逻辑性、思维性的错误。初始反应强烈，如在暴怒情况下，出现强烈的非理智行为：冲动毁物。心理行为异常持续的时间较长（一个月以上），心理负担难以克服，如"一朝被蛇咬，十年怕井绳"。由于长期的精神折磨，有时可伴有躯体化症状或人格上的问题，如心理生理障碍、退缩和攻击等。

（三）心理不健康的第三类型——神经症性的心理问题

心理疾病边缘状态(即"可疑神经症"或"疑似神经症")

1. 接近神经症,或者就是神经症的早期阶段。

2. 有时把有严重心理问题但没有严重的人格缺陷者(如均衡性较差的人格)列入此类。这是较严重的一类,患者往往带有不很典型的异常精神现象,如注意力涣散、好幻想、意志力减弱、自我评价偏离常态、社会交往和人格方面的改变等。

（四）心理疾病（精神病性心理紊乱）

常见的表现最为严重的症状有精神分裂症和心境障碍等。患者精神活动的完整性、协调性和统一性被破坏,有幻觉和妄想等表现,其行为严重影响日常生活、学习和社交,人格明显改变,且患者往往缺乏对自身疾病的认识能力,拒绝就医和服药。

由此可见,由心理问题到心理疾病的过程是一个逐渐加重的病理层次。一般而言,前两类需要进行心理咨询或心理治疗,后两类则适宜以药物治疗为主。值得注意的是,早期及时发现心理问题可避免向心理疾病的演化。另外,有一些心理疾病由于其症状不是很典型,往往易被忽视,易被普通人群当作一般的问题或个性原因而导致误诊。

三、判定异常心理的方法

（一）社会适应方法

主要是通过日常观察,但是不够准确,划分为三个等级:

1. 一般常态心理,偶有不适,但会消失;

2. 一般病态心理,较为吃力,努力可好;

3. 较重病态心理,严重适应失调,无法正常生活,预后为精神病。

（二）医学（生理学）方法

以病因与症状存在与否作为判断标准。

（三）统计学方法

以统计学正态分布理论为基础,以接近平均值为常态,偏于两极者为非常态。

（四）心理测验方法

以标准化测验量表作为检测手段。

（五）内省经验方法

当事人的主观体验,需要有"自知"。

四、病与非病的三原则

（一）主观世界与客观世界的统一性原则

人的心理是对客观现实的反映,所以任何正常心理活动和行为,必须就形式和内容上与客观环境保持一致性。不管是谁,也不管是在怎样的社会历史条件和文化背景中,如果一个人说他看到或听到了什么,而客观世界中并不存在引起他这种感觉的刺激物时,那么,我们必须肯定,这个人的精神活动不正常了,他产生了幻觉。另外,一个人的思维内容脱离现实,或思维逻辑背离客观事物的规定性时,便形成妄想。这些都是我们观察和评价人的精神与行为的关键,我们称之为统一性(或同一性)标准。人的精神或行为只要与外界环境失去统一性,必然不能被人理解。在精神科临床诊断中,常把"自知力"作为是否有精神病的指标,其实这一指标已涵盖在上述标准之中。所谓无自知力或自知力不完整,是一种患者对自身状态的反映错误或称为自我认知统一性原则均丧失的状态。

1. 如果一个人说他看到或听到了什么,而客观世界中并不存在引起他这种感觉的刺激物,那么,我们必须肯定,这个人的精神活动不正常了,他产生了幻觉。

2. 按人的行为的均值,在公共场合不能大吵大闹,否则可能是精神不正常。但是,如果一个人在公共场合受到不能容忍的污辱,在怒不可忍的情况下大吵一番,这时虽然背离了"均数"水平,但仍然是十分正常的行为。

3. 许多做祷告的人中,有人可以由于过度的祈望而产生幻觉,他似乎真的在和天使对话。这时我们按人的行为的"均数"去判断与天使对话的人,不能说他的行为是异常的,但是他确实产生了幻觉,精神已经不正常了。

(二)心理活动的内在一致性原则

人类的精神活动虽然可以被分为知、情、意等部分,但它自身是一个完整的统一体,各种心理过程之间具有协调一致的关系,这种协调一致性保证人在反映客观世界过程中的高度准确性和有效性。比如一个人遇到一件令人愉快的事,会产生愉快的情绪,手舞足蹈、欢快地向别人述说自己内心的体验。这样,我们就可以说他有正常的精神与行为。如果相反,用低沉的语调向别人述说愉快的事,或者对痛苦的事做出快乐的反映,我们就可以说他的心理过程失去了协调一致性,称为异常状态。

(三)人格的相对稳定性原则

每个人在自己长期的生活道路上都会形成自己独特的人格心理特征。这种人格特征形成之后具有相对的稳定性,在没有重大外界变革的情况下,一般是不易改变的。它总是以自己的相对稳定性来区别一个人与其他人的不同。如果在没有明显外部原因的情况下,这种个性的相对稳定性出现问题,我们就要怀疑其心理活动是否出现异常。也就是说,我们可以把人格的相对稳定性作为区分心理活动正常与异常的标准之一。比如,一个用钱很仔细的人突然挥金如土,或者一个待人接物很热情的人突然变得很冷淡,如果我们在他们的生活环境中找不到足以促使他们发生如此改变的原因时,我们就可以说他们的精神活动已经偏离了正常轨道。

第二节 临床咨询会话技术之参与性技术

一、参与性技术

参与性技术的含义是指咨询师把求助者的言语和非言语行为包括情感综合整理后,以提纲挈领的方式回应求助者。咨询师可以这样说:"下面我把你讲的内容概括一下,你看是不是这样?"然后将求助者刚才说的话整理之后表达出来。

参与性技术的作用:其一,概述可使求助者有机会再一次回顾、整合自己的叙述信息。

其二,可使咨询师有机会检验自己的理解是否准确。

其三,协助求助者产生新的看法,设定处理问题的新目标。

其四,使面谈有一个暂停喘息的机会。

其五,用于转移话题,或进入新的主题。

(一)倾听技术

1. 含义

倾听是指咨询师通过自己的语言和非语言行为向求助者传达一个信息:我正在很有兴趣地听着你的叙述,我表示理解和接纳。倾听包括咨询师通过身体传达的专注以及内心的专注。

讨论:

①为什么在心理咨询中,听比说更重要?

②心理咨询中的"听"与日常生活中的"听"有什么区别? 案例分析:求助者的叙述中包含了许多信息,如,自己的自行车与他人的车撞了。有几种表达方式:两台自行车相撞了;我撞了他的车;他撞了我的车;真晦气,两台自行车相撞了。

2. 意义

①倾听不仅是为了明了情况,也是为了建立咨访关系,鼓励求助者更加开放自己。同时,还具有助人效果。

②倾听是每个咨询师的基本功,不会倾听的咨询师就不能称为咨询师。

3. 如何倾听

①倾听并非仅仅是用耳朵听,更重要的是要用心去听,设身处地地去感受。不但要听懂求助者通过言语、行为所表达出来的东西,还要听出求助者在交谈中所省略的和没有表达出来的内容。

②善于倾听,不仅在于听,还在于要有参与,有适当的反应。反应既可以是言语性的,也可以是非言语性的。比如,用"嗯"、"是的"、"然后呢"、"请继续"等言语来鼓励求助者继续说下去,或者用微笑、眼睛的关注、身体的前倾、相呼应的点头等等。

③倾听更重要的是理解求助者所传达的内容和情感,不排斥、不歧视,把自己放在求助者的位置上来思考,鼓励其宣泄,帮助其澄清自己的想法。

4. 注意事项

初学者往往不重视倾听,不愿意倾听,容易犯以下的错误:

①急于下结论。

②轻视求助者的问题。认为对方是大惊小怪、无事生非,有轻视、不耐烦的态度。

③干扰、转移求助者的话题。不时打断求助者的叙述或转移话题,使求助者无所适从。

④做道德或正确性的评判。按照自己的想法或习惯,对求助者的言行举止和价值观念发表评论,要知道,求助者不是来听咨询师的批评和指责的。

（二）询问技术

1. 封闭性询问

①特点:通常使用"是不是"、"对不对"、"要不要"、"有没有"等词,而回答也是"是"、"否"式的简单答案。

②功能:这种询问常用来收集资料并加以条理化,澄清事实,获取重点,缩小讨论范围。当求助者的叙述偏离正题时,用来适当地终止其叙述。可能带来的问题:若过多地使用封闭性询问,就会使来访者陷入被动回答之中,会压制求助者自我表达的愿望和积极性,而使之沉默,甚至有一种压抑感和被讯问的感觉;花费时间,而且不得要领;想当然地猜测求助者的心理问题或原因,却又总是不到位,会导致求助者的不信任,甚至反感;特别是对暗示性较高、对自己的问题把握不准的求助者,封闭性询问会产生误导作用。

2. 开放性询问

①特点:通常使用"什么"、"如何"、"为什么"、"能不能"、"愿不愿意"等词来发问,让求助者就有关问题、思想、情感给予详细说明。它没有固定的答案,容许求助者自由地发表意见,从而带来较多的信息。

②询问与导向:用不同的词可导致不同的询问结果,比如:带"什么"的询问,往往能获得一些事实、资料;带"如何"的询问,往往牵涉到某一件事的过程、次序或情绪性的事物;而带"为什么"的询问,则可引出一些对原因的探讨;有时用"愿不愿意"、"能不能"起始的询问句,可以促进来访者做自我剖析。

3. 注意事项

①注意询问的方式,语气要平和、礼貌、真诚,不能给求助者以被审问或被剖析的感觉。

②询问的目的是为了了解情况,而不是为了满足自己的好奇心或窥视欲。特别是对敏感性问题的询问要注意对方的接受程度,不宜表现出不当的兴趣。

③询问的问题应与求助者的问题和咨询目标有关。

④询问前,咨询师应该思考清楚自己要问的问题是什么,免得东一榔头西一棒槌,不着边际,甚至把谈话引到无关紧要的话题上。

⑤同样一句话,不同的神态、语气、语调以及在不同的咨访关系下,会产生不同的效果。

（三）内容反应

1. 含义

又称为释义、简述语意。咨询师把求助者的主要言谈、思想加以综合整理后,再反馈给求助者。使求助者有机会再次来剖析自己的困扰,重新组合那些零散的事件和关系,深化谈话的内容。

2. 注意事项

①这一技术可以使用在任何阶段。

②咨询师所做的内容反应,不能超过或减少求助者所叙述的内容。

③尽量用自己的语言,不重复求助者的话。

④语言简洁明了,口语化。

3. 功能

①让求助者有机会再回顾自己的叙述;

②可以对求助者所叙述的内容进行归类、整理,找出重要内容;

③咨询师可以了解自己的理解是否准确;

④传达一种信息:我在认真地倾听你的叙述,并了解了你的意思;

⑤把话题引向重要的方向。

(四)情感反应

1. 含义

情感反应是指咨询师把求助者语言与非语言行为中包含的情感整理后,反馈给求助者。

案例分析:求助者:"我和女朋友已经相爱半年了,情投意合。可我父母不赞同,反对我大学期间谈恋爱。我很苦恼,不知怎么办好。"

情感反应:"你父母不同意你大学期间谈恋爱,你很痛苦,也很茫然,是这样吗?"

如果包含了一种以上的情感,咨询师应把不同的情感表现出来。比如,咨询师对求助者说:"你刚才的言行似乎表明,一方面,你对相识不久的男孩颇有好感,另一方面,似乎还有些不满,是这样的吗?"

2. 功能

①协助求助者觉察、接纳自己的感觉;

②促使求助者重新拥有自己的感觉;

③使咨询师进一步正确地了解求助者或使求助者更了解自己;

④有助于建立良好的咨询关系。

3. 注意事项

①这一技术可以使用在任何阶段。

②所做的情感反应,要准确反映求助者的感受,不能超过或减少求助者所表达的内容。

③不仅反映求助者言语所表达的情感,更要反映非言语传达的情感。

④所用言语,尽量不要重复求助者的用词。

⑤焦点放在此时此刻的情感上。

⑥反映求助者的多种情感。

4. 讨论

①内容反应和情感反应与通情达理之间的关系。

②如果在咨询的过程中,不时地使用内容反应、情感反应,是否会打断求助者的叙述,而且会显得啰唆? 怎样的情况下可以用? 什么时候应该少用或不用?

5. 反应技术小结

①反应技术所反映的是求助者言语和非言语行为表达的主要思想和情感。

②内容反应和情感反应往往结合起来使用。

③要恰到好处地使用反应技术。

④点头、微笑或专注地倾听、简洁的词语本身就是一种最好的反应。

⑤内容反应与情感反应的结合就是初级通情达理,但后者更强调理解而不仅仅只是了解。

⑥表达技术(影响性技术):表达技术包括内容表达和情感表达。

(五)重复技术

1.含义

也称为复述技术、鼓励技术,即直接地重复求助者的某些话,以此来强化求助者叙述的内容并鼓励其进一步讲下去。

2.作用

①促进咨询师进一步了解求助者,使求助者进一步了解自己。

②促进会谈沿着重复方向继续。

③咨询师选择求助者叙述的不同主题来予以关注,促使求助者做进一步展开和说明。

3.注意事项

①咨询师重复的部分,必须是关键性、值得探讨的部分。

②重复求助者的原话,而不是用咨询师自己的语言来重复。

③是求助者此时此刻的感受与想法,而不是过去的经验。

④是求助者本人的感受与想法,而不是别人的。

⑤一般情况下,最后面的信息,常常比其他部分更重要,可选择此处的信息做重复。

(六)鼓励技术

鼓励是借助一些短语或复述来访者谈话中的一两个关键语或语气词,或加以点头、注视等表情动作来完成的。它的首要作用是表达出对来访者的接受,对所谈的东西感兴趣,并不希望中断这样一些意思。因此,它起着支持来访者说下去的作用。同时,鼓励对话题有强烈的选择作用。当来访者谈出一系列情况时,咨询师选择哪一部分话题做出鼓励反应,直接决定着下面谈话的方向。

二、参与性技术的运用

表一:

名称	内容	运用
封闭性询问	通常以"是不是"、"要不要"等词为开始,来访者以"是"、"否"或其他三两个字作为回答	这种询问可以用来收集资料,并且加以分类,制止来访者滔滔不绝的言谈时使用
开放性询问	通常以"什么"、"如何"、"为什么"、"能不能"、"愿不愿"等词为开始,来访者无法仅以三两个字作为回答	能够促使来访者做自我剖析,促使讨论的进行
鼓励	以来访者所用过的数字或片语,再向来访者重复说出,或点头,或用简单的应答性词语	促进更深入的讨论,能持续对同一思想或情绪的研讨

续表

名称	内容	运用
释义	将来访者曾表达的思想或言语内容的本质,再向来访者重复表示	能够记载来访者进展的步骤,促进探讨,得以察知咨询师的了解程度
情感反应	选择性地参与面谈中部分情绪性的内容	重点针对来访者的情绪问题,促进对于有影响力的内容的讨论
概述	以纲要的方式,将来访者的言语内容,重新复述给来访者	使来访者有重新回顾的机会,概述出咨询过程,促进讨论,找出面谈的重点

三、本节实验

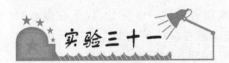

实验名称:倾听技术

实验内容:实验注重倾听。实验中主要倾听求助者的语言中包含的内容,分析语言中没有包含的意义,学会不仅用耳,而且用心去听。

目的要求:通过本实验,学生能够了解到在咨询中倾听的重要意义,知晓"听"比"说"更重要,并且学会有效地倾听、听出言语内容以及言语以外的内容。

仪器设备:模拟咨询台、单向玻璃观察窗、音像录制设备。

实验步骤:

综合性、设计性实验项目

实验室名称:综合心理学实验室

课程名称	心理咨询与治疗学		实验项目名称	心理咨询项目演练——倾听技术	
实验项目性质	综合性[√] 设计性[√]	实验学时	3学时	实验室名称	行为观察与分析实验分室
实验主要内容	通过该项目的演练,学生能够综合所学的咨询理论知识,掌握在心理咨询过程中合理应用的咨询技术——倾听技术。倾听是指咨询师通过自己的语言和非语言行为向求助者传达一个信息:我正在很有兴趣地听着你的叙述,我表示理解和接纳。倾听技术在心理咨询过程中是十分重要的,能使求助者与咨询师建立良好的信任关系,使咨询顺利进行。咨询中,听比说更重要				
阐述综合性或设计性的理由	第一阶段:综合了咨询心理学的出诊接待理论,如何建立咨询关系,如何共情、理解当事人。第二阶段:在收集咨询师信息的同时,并非仅仅用耳朵听,更重要的是要用心去听,设身处地地去感受。不但要听懂求助者通过言语、行为所表达出来的含义,还要听出求助者在交谈中所省略的和没有表达出来的内容。第三阶段:咨询师通过自己的语言和非语言行为向求助者传达一个信息:我正在很有兴趣地听着你的叙述,我表示理解和接纳				

续表

课程名称	心理咨询与治疗学	实验 项目名称	心理咨询项目演练——倾听技术
主要 仪器设备	心理咨询台		
实验对象	应用心理学专业学生		

实验课程名称——倾听技术的应用

一、实验介绍

倾听是指咨询师通过自己的语言和非语言行为向来访者传达一个信息:我正在很有兴趣地听着你的叙述,我表示理解和接纳。倾听包括咨询师通过身体传达的专注以及内心的专注。心理咨询中的倾听技术,是指借助言语的或非言语的手段与方法,使来访者能详细叙述其所遇到的问题,充分反映其所体验的情感,完全表达其所持有的观念,以便咨询师对其有充分的、全面的了解和准确把握的过程。倾听是心理咨询过程中的首要步骤和重要步骤,咨询师只有认真倾听来访者的述说,才能了解对方存在的心理问题,理解他的处境、焦虑和忧愁。这是帮助来访者分析问题、解决问题的前提条件。有效"倾听"可以使来访者充分地表达和尽情地宣泄情绪。心理咨询中的来访者一般都是由于种种原因导致心中烦恼、紧张、焦虑,而且没有适当的人选能够让其尽情地倾诉,日积月累形成积郁压抑的心理状态。咨询师面对这样的来访者,让其尽情地倾诉、充分地宣泄是非常必要的,只有这样,来访者才能尽快地平静下来,产生安全感,达到心理的平衡。咨询师在咨询过程中,只有认真聆听来访者的表达,恰当使用倾听技巧,才能使来访者尽情地表达或反映出自己的真实感受、痛苦的经历,尽情地宣泄自己的不满情绪,从而产生安全感、满足感,并对咨询师产生信任感,有利于咨询的持续。有效"倾听"能够收集详细的背景信息。心理咨询会谈中的首要任务或作用,就是收集来访者的信息。信息的收集和掌握,对心理咨询是至关重要的,咨询师只有充分了解和掌握背景信息,才能了解来访者心理问题产生的原因。因此,咨询师必须使用一些言语的或非言语的手段,即倾听技巧,使来访者充分表达自己的思想,在咨询师的引导下,充分挖掘其心理状态或与问题有关的事件、人物、语言、反应等背景信息,洞察来访者过去、此时的内心世界,也只有这样,才能判定问题之所在,才能决定采用何种方式来解决他的问题。有效"倾听"有助于建立良好的咨询关系。良好的咨询关系是心理咨询取得成效的基础,在咨询中,只有咨询师真正尊重、理解、支持来访者,来访者才能喜欢、信任咨询师,才能与咨询师建立友好的合作关系,心理咨询才能很好地推进。咨询师只有认真地聆听来访者讲话,充分恰当地体会来访者的情感,才能体现出对来访者真正的尊重和理解。所以,良好的倾听有利于人际关系的建立。因此,倾听是心理咨询能够开展和成功的先决条件,心理咨询有效进行的关键是良好的倾听能力,恰当使用倾听技术是心理咨询成功的重要保证。

二、实验目的

1.倾听不仅是为了明了情况,也是为了建立咨访关系,鼓励求助者更加开放自己,同时,还具有助人的效果。

2.倾听是每个咨询师的基本功,不会倾听的咨询师就不能称为合格的咨询师。

三、实验仪器

心理咨询台、音像录制设备、单向玻璃观察窗。

四、实验过程

求助者20多岁,保险业者,女性,因为男友发生车祸去世,悲痛欲绝,有意寻短见追随男友而去。

求助者:我知道很多人认为我这种想法很傻,而且对不起我的家人,可是他们却没有想过我所受到的苦痛。他们永远无法了解这种锥心刺骨的难过。

咨询师:(面对当事人、开放的身体姿势、身体稍微倾向当事人。目光与当事人接触、面带悲伤,偶尔点头表示对当事人的理解)

求助者:(眼神空洞)我的男朋友去世到现在已经20天了,我天天失眠,我服过安眠药,希望自己入睡,可是这些药物对我没有效果。即使已经失眠20天,不知怎么搞的,精神仍然很亢奋,没有一点睡意,我好痛苦。我的脑海中无时无刻不浮现男朋友的面孔、他的动作以及他以前对我说过的话。这些记忆一直在我的脑海中萦绕,就好像录放机不断回放一样,让我的情绪随着画面的影像一次又一次地陷入沉重的悲哀。我感觉整个人已经虚脱,像个幽灵似的飘浮。有时候觉得自己是个行尸走肉,感觉不到身体的脉动。我的男朋友走了,我的生命也跟着他去了。我活在这个世上已经没有任何意义。勉强要我活着,让我好痛苦。

咨询师:(目光与当事人接触,身体微微向前倾,表情凝重,语气沉重)男朋友去世后,你伤心欲绝,觉得生命已随男友而去,活着已无任何意义,所以,你想结束自己的生命,结束自己所有的痛苦。(简述语意技术)

咨询师语言与非语言行为的倾听,传递出对当事人的关心、倾听、了解与关切。因此,能够鼓励当事人与咨询师建立良好的咨询关系。

五、讨论与分析

倾听技术是在心理咨询的过程中常用的一种咨询技术。它对于良好咨询关系的建立有着必不可少的作用,倾听并非仅仅是用耳朵听,更重要的是要用心去听,设身处地地去感受。不但要听懂求助者通过言语、行为所表达出来的东西,还要听出求助者在交谈中所省略的和没有表达出来的内容。善于倾听,不仅在于听,还在于要有参与、有适当的反应。反应既可以是言语性的,也可以是非言语性的。比如,用"嗯"、"是的"、"然后呢"、"请继续"等言语来鼓励求助者继续说下去,或者用微笑、眼睛的关注、身体的前倾、相呼应的点头等等。倾听更重要的是理解求助者所传达的内容和情感,不排斥、不歧视,把自己放在求助者的位置上来思考,鼓励其宣泄,帮助其澄清自己的想法。适当使用"倾听"技巧。在心理咨询中,充分挖掘求助者本身的资源是倾听策略的具体要求,适当使用倾听技巧才是倾听策略实施的关键。适当使用目光追随、沉默、提问、情感反应、鼓励等言语或非言语的倾听技巧能使求助者感受到尊重、理解和关怀,能营造出一种安全的、温暖的氛围,使求助者最大程度地表达自己的情感,祖露自己的过错或隐私,有效地促进双方的互动。

1. 目光追随:咨询师的目光恰当地追随来访者,往往会被来访者认为咨询师在认真倾听的标志之一。专心的目光追随会给来访者以安慰和自信,因此,真诚地注视对方并尊重对方,在心理咨询中是非常必要的。但是,在注视来访者的同时,也要考虑避免长时间地盯着对方,避免目光的压迫性,应适当地转移视线,再继续目光追随,间隔循环地进行目光交流。不过,这种转换的频率要适宜,否则,容易被误解为游移不定、心不在焉。

2. 适当提问:提问是常用的心理咨询技巧之一,通过提问,咨询师可以了解关于来访者更多的信息,也可以借此使来访者澄清问题,让咨询师更好地把握影响来访者的各因素或事件之间的关系。提问有多种形式,如开放式问题、封闭式问题、投射性问题等等。各种提问方式都有一定的作用和优缺点,应根据需要来使用。在提问中,可以用开放式问题来促进来访者的表达,也可以用投射性问题来帮助来访者发现、表达和探索无意识的或部分能意识到的冲突、价值观和感受。

3. 应对沉默:沉默是心理咨询工作初涉者最害怕出现的情境,许多人对沉默的情境感到尴尬并努力保持谈话,为此感到一种沉重的负担。事实上,出现沉默有时未必是件坏事,也不必感到压力或总是要努力保持谈话。关键是要分析出现沉默的性质和原因。有时,来访者沉默是在思考一些相关问题,或是刚才的谈话使他受到某种震动。此类沉默,不必打破,因为来访者在一般情况下,都会继续倾诉;有时,来访者可能想要诉说某种隐私问题却有所顾虑而出现的沉默,则需耐心等待和鼓励;如果是因来访者出现对抗性质的沉默,咨询师则需要反思自己的咨询过程,适当加以调整。当然,倾听技巧有许多,无论哪种,咨询师都需要加以研究,并在咨询中适当使用。

4. 注意事项:初学者往往不重视倾听,不愿意倾听,容易犯以下的错误:

①急于下结论。

②轻视求助者的问题。认为对方是大惊小怪、无事生非,有轻视、不耐烦的态度。

③干扰、转移求助者的话题。不时打断求助者的叙述而转移话题,使求助者无所适从。

④做道德性或正确性的评判。按照自己的想法或习惯,对求助者的言行举止或价值观念发表评论,要知道,求助者不是来听咨询师的批评和指责的。

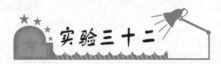

实验三十二

实验名称:内容反应技术的应用

实验内容:实验注重内容反应技术的临床应用。如何"释义"或者"说明",并将求助者的言语内容综合整理,用自己的话反馈给求助者。初次实验时可以把握留声机的效用以便使用该技术,熟练之后再进行科学整理反馈。

目的要求:通过本实验,学生能够了解到内容反应的具体应用技巧。

仪器设备:模拟咨询台、单向玻璃观察窗、音像录制设备。

实验步骤:

☞ 1. 案例基本情况

男性,20岁,大学生,与女友相爱半年,因父母极力反对该求助者在大学期间谈恋爱,为此苦恼,寻求咨询。

☞ **2.实验过程**

求助者:"我和女朋友已经相爱半年了,可我父母不赞同,反对我大学期间谈恋爱。我很苦恼,不知怎么办好?"

咨询师:"你和女朋友彼此相爱,可父母认为大学期间谈恋爱不好,反对你们,是这样吗?"(内容反应)

咨询师:①你说你们相爱半年了? ②你父母不同意你们恋爱? ③你父母不赞同大学期间谈恋爱? ④你说你很苦恼?

☞ **3.分析与点评**

重复求助者不同的内容,可以引导求助者朝不同的方向做深入阐述。因此,咨询师虽然处于听,但却是一种主动、积极地听,上述各种询问中,选择"你不知怎么办才好"作为重复是比较合适的。一般情况下,求助者长篇大论叙述的最后一个主题,往往是最重要的,因此可以选择它为重复的内容。

综合性、设计性实验项目

实验室名称:综合心理学实验室

课程名称	心理咨询与治疗学		实验项目名称	实验项目:(1)内容反应技术;(2)建立并巩固咨访关系
实验项目性质	综合性[√] 设计性[√]	实验学时	3学时 实验室名称	行为观察与分析实验分室
实验主要内容	通过该项目的实验,学生能够综合所学的咨询理论知识,解决在心理咨询过程中遇到的具体问题,掌握作为咨询师应掌握并且能够合理应用的心理咨询技术——内容反应技术,能够把求助者陈述的内容经过概括、综合和整理,用自己的话反馈给求助者,以达到加强理解、促进沟通的目的。内容反应技术在心理咨询过程中是十分重要的,能使得求助者对咨询师建立良好的信任关系,使咨询顺利进行			
阐述综合性或设计性的理由	第一阶段:综合了咨询心理学的初诊接待理论,如何建立咨询关系,如何共情、理解当事人,最终的目的是要建立并巩固一个良好的咨访关系。第二阶段:在收集求助者信息的同时,关注求助者最具有代表性、最敏感和最重要的词语。第三阶段:经过咨询师的整理,概括出求助者所说的内容,以达到帮助求助者更清晰地做出决定的目的			
主要仪器设备	心理咨询台			
实验对象	应用心理学专业学生			

实验课程名称——内容反应技术的应用

一、实验介绍

内容反应技术,也称作"释义技术"或者"说明",是指咨询师能够把求助者陈述的内容经过概括、综合和整理,用自己的话反馈给求助者的过程。最好是引用求助者最具有代表性、最敏感和最重要的词语,并且咨询师在此技术中常常会使用开放式提问。

二、实验目的

本实验以达到加强理解、促进沟通为目的。内容反应技术的另一个目的是使求助者有机会再次剖析自己的困扰,重新组合那些零散的事件和关系,深化会谈内容。同时还可以达到帮助求助者更清晰地做出决定的目的。

三、实验仪器

心理咨询台、单向玻璃观察窗、音像录制设备。

四、实验过程

一个30多岁还没有结婚的男性求助者,向咨询师求助情感问题。

咨询师:"请你谈谈你的恋爱情况吧。"(在这里,咨询师采取了开放式提问的方式,让求助者能够不局限地回答这个问题,以便咨询师收集资料。)

求助者:"我上大学的时候喜欢过一个女孩子,是我的一位同学。她长得很漂亮,皮肤很白,人也很随和,我给她写过情书,但是没有得到回应,我一直都没有勇气向她当面表达我的爱意,很可惜,大学毕业我们就没有联系了。后来,我经人介绍与另一个女孩子谈了恋爱,开始还不错,但是慢慢地我就发现她脾气不好,半年后我们分手了。分手没过多久我又认识了一个女孩子,我们彼此都很中意对方,但是都要到谈婚论嫁的时候,她家里又不同意了,也不知道为什么,反正就是无疾而终了……"

求助者这样洋洋洒洒地谈了半个多小时,都是在介绍他的感情经历。

(求助者很想知道咨询师是否理解了求助者,是否明确了求助者的问题,是否把握了其中内在的逻辑关系。)

咨询师:"你刚才谈到了你的几次恋爱经历,其中讲到有几次几乎成功,但最终都失败了,是这样吗?"

(求助者觉得咨询师听明白了,也理解了自己。通过内容反应技术,促进了咨询师对求助者深入、准确的理解。)

求助者:"是这样的。"

但是如果咨询师理解的内容与求助者所想要表明的情况不一样,如,

咨询师:"刚才你谈到了你的几次恋爱经历,几乎没有恋爱成功,最终都失败了,是这样吗?"

求助者:"不是这样的,我是恋爱了几次,但不是每一次都不成功,有几次恋爱是成功的,

但是,谈到婚姻时,最终婚姻是失败的。"

五、讨论与分析

内容反应技术在心理咨询的过程中是常用的一种咨询技术。它对于良好咨询关系的建立有着必不可少的作用,如果咨询师能够积极正确地反映求助者所表达的内容,那么,求助者可以感到咨询师对自己的关注与热情,如果咨询师不使用或者错误使用这项技术,反而会让求助者感到不被重视。

同时,内容反应技术还能让求助者再一次审视自己的困扰,明确自己的逻辑,帮助其做出更清晰的判断。例如,在实验过程中,求助者意识到咨询师的反应是错的,会及时纠正并做进一步阐明。

但是,在内容反应技术的应用过程中还应该注意:

①这一技术可以使用在任何阶段。

②咨询师所做的内容反应,不能超过或减少求助者叙述的内容。

③尽量用自己的语言,不重复求助者的话。

④语言简洁明了,口语化。

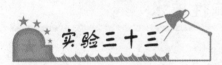

实验名称:参与性技术

实验内容:参与性技术指咨询师把求助者的言语和非言语行为包括情感综合整理后,以提纲的形式传递给求助者。包含倾听、开放式询问与封闭式询问、鼓励技术、重复技术、内容反应、情感反应、具体化、参与性概述、非言语行为的理解与把握。

目的要求:通过本实验,同学们能够体会到参与性技术在良好的咨询关系建立中的重要性。练习如何使用参与性技术,在练习中体会何时何地使用参与性技术是最佳的。三人一组:角色互换。

仪器设备:模拟咨询台、单向玻璃观察窗、多功能表情识别仪、音像录制设备。

实验步骤:

☞　1.基本情况

案例:求助者周某,男,22岁,汉族,北方人,大学毕业生。身体健康,家住农村,家境普通。上大学后尽管学习很努力,但成绩并非名列前茅。现大四刚毕业,但一时没有找到合适的工作。看见别的同学已经找到了满意的工作,而自己却还没有具体的就业方向,想到自己前途渺茫,出现烦躁、焦虑的情绪。感觉压力很大,不愿出门。一定程度上影响了其正常的生活和人际交往。

☞　2.实验过程

来访者:我压力很大。

咨询师:能告诉我具体是什么事让你有压力吗?

来访者:我毕业了,别的同学都找到工作了,我却没有着落。我家在农村,父母的年纪越来越大了,家里的负担也挺重的,我什么事情都得靠自己。我从小就很懂事,学习成绩一直不错,父母都希望我能有出息,读大学期间我也一直很努力,不想辜负他们的期望。但现在连工作都没有,还有什么希望啊。家里花了那么多钱供我读大学,我却不能有一个好的未来,还不如不读大学呢,在家还能减轻父母的负担。

咨询师:你说你家里辛苦供你读大学,家人又不能在找工作方面帮助你什么,毕业后没及时找到合适的工作。因此,觉得辜负了家人,感到压力很大,是这样的吗?

来访者:对。

☞　3.讨论与分析

①参与性技术无论是内容反应还是情感反应,都能给来访者一种"咨询师在认真倾听"的信息,有利于来访者逐步形成对咨询师的信任感,更加深入地报告自己的情况,进而提高咨询效果。

②情感反应往往与内容反应同时使用,案例中咨询师就是同时使用了两种技术。先用自己的话简单表述一下来访者表达的事情,再表述这件事情带给来访者的感受。两者结合的效果比单独使用效果要好。

第三节　临床咨询会话技术之影响性技术

一、影响性技术

1.含义

咨询师将自己所叙述的主题、意见等经组织整理后,以简明扼要的形式表达出来,即为影响性技术。如:"下面我把我刚才讲的内容概括一下。"

2.目的

让来访者更清楚咨询师谈话的重点,串联有关的信息。有时还起到过渡、转换话题的作用。咨询师将自己所叙述的主题、意见等经组织整理后,以简明扼要的形式表达出来。

影响性技术可以使来访者有机会重温咨询师所说的话,加深印象,也可以使咨询师回顾会谈内容、强调重点,为以后的咨访工作奠定基础。影响性技术与倾听技巧中的技术两者的不同之处在于,前者是咨询师表达的观点,后者是来访者叙述的内容。因而,前者对于来访者影响更生动、更深远,时常两者一起使用。

（一）内容表达

1.含义

内容表达常用于咨询师传递信息、提出建议、提供忠告、给予保证、进行褒贬和反馈等。如,咨询师说:"我希望你认真地思考一下刚才我的解释,如果你能那样去做,我想会有效果的。"

2.与内容反应比较

内容反应是咨询师反映求助者的叙述,而内容表达则是咨询师表达自己的意见。

3. 注意

内容表达时应注意措辞的和缓、尊重,不应该认为自己的忠告、意见是唯一正确的、必须执行的。

(二)情感表达

1. 含义

咨询师告知自己的情绪、情感活动状况,让求助者明了,即为情感表达。比如,咨询师说:"听了你的话,我很难过。"情感表达可以针对求助者、自己或其他的人和事。

2. 与情感反应比较

情感表达是咨询师表达自己的喜怒哀乐,而情感反应是咨询师反映求助者叙述中的情感内容。

3. 注意

咨询师所做的情感表达,其目的是为求助者服务的,而不是为了满足自己的表达欲或宣泄自己的情感。因此,其所表达的内容、方式应有助于求助者的叙述和咨询的进行。

4. 技术小结

①内容反应与情感反应是陈述求助者的所言所行,而内容表达与情感表达则是讲述咨询师自己的所思所感。

②比较起来,作为影响性技术的内容表达和情感表达,与参与性技术的内容反应和情感反应相比,前者的影响力更公开、主动、直接,也更大。

(三)自我开放

1. 含义

亦称自我暴露、自我表露,是指咨询师提出自己的情感、思想、经验与求助者共同分担。

2. 意义

自我开放在面谈中十分重要。原来只强调求助者的自我开放,以后逐渐认识到咨询师的自我开放存在和求助者的自我开放相等的价值。自我开放可以建立并且促进咨访关系,能使求助者感到有人分担了他的困扰,感受到咨询师是一个普通人,能借助于咨询师的自我开放来实现求助者更多的自我开放。

3. 自我开放的两种形式

①咨询师把自己对求助者的体验感受告诉求助者:若告知的信息是积极的、正面的和赞扬性的,则为正信息:如"对于你刚才的坦率,我非常高兴"。若告知的信息是负面的、批评式的,则为负信息:如"我真心地想帮助你,可是你却对我不信任,为此,我感到很难过……"。

②咨询师暴露与求助者所谈内容有关的经验。如"谈到考试焦虑,当年我做学生的时候也有这种感觉"。

(四)信息提供技术

1. 含义

咨询过程中,咨询师为了协助求助者了解问题、做决定或规划行动和解决问题时,在必要的情况下,提供给求助者相关的资料信息,是咨询的一个必然环节。

2.信息提供技术与自我表达技术的关系

①信息提供的方式不同:表达直接由咨询师提供;信息由咨询师告诉求助者从何处、用什么方式获得。

②时机不同:信息提供技术可以用在任何时机。如果资料信息能够帮助求助者顺利进入咨询、了解咨询过程、了解咨询师的可能做法、了解问题形成的可能原因与处理方法等等,就都可以使用。

3.注意事项

①如资料由咨询师提供,要避免助长求助者的依赖心理;

②如资料需求助者亲自获得,则咨询师要告诉其获取信息的技巧;

③要告知求助者资料如何使用;

④特别是要探讨求助者阅读资料后的体会。

4.功能

①协助求助者进一步了解自己或自己的问题;

②协助求助者解决问题;

③协助求助者养成为问题主动负责的行为。

(五)指导技术

1.含义

指导即咨询师直接地指示求助者做某件事、说某些话或以某种方式行动。指导技术是影响力最明显的一种技巧。

2.指导策略

①针对原因而展开的,如精神分析中咨询师指导求助者自由联想,以寻找深层的乃至潜意识的思想,挖掘问题的深层根源;

②针对思维方式和内容进行的,如合理情绪疗法,针对求助者不合理、非理性的想法进行质疑、对抗、驳斥,指导其改变不合理的观念,调整认知机构,用合理的观念代替不合理的观念;

③针对行为的,特别是行为主义疗法,基本上都是行为指导的方法,指导求助者做各种训练,如系统脱敏法、满灌法、放松训练、自信训练等;

④综合开展的,如完形学派咨询师习惯于做角色扮演指导,使求助者体验不同角色下的思想、情感和行为。

3.注意事项

①咨询师应十分明了自己应对求助者指导些什么、效果怎样,叙述应清楚,应让求助者真正理解指导的内容;

②不能以权威的身份出现,强迫求助者执行,若求助者不理解、不接受,效果就很难达标,甚至无效,还会引起反感;

③指导时的言语和非言语行为都会同时对求助者产生影响;

④不同理论流派对指导技术的使用有不同看法:非指导型咨询师,不赞同用指导技巧,他们反对操纵和支配求助者,很少提问题,避免代替求助者做决定,任何时候都应让求助者自己确定讨论的问题,不提出需要矫正的问题,也不要求求助者执行推荐的活动。但多数咨询师仍然经常地使用指导技巧,认为它是最有助于影响求助者的方法。

(六)解释技术

1. 含义

咨询师运用有关理论来描述求助者的思想、情感和行为的原因、过程、实质等,以加深求助者对自身的行为、思想和情感的了解,从而产生领悟,提高认识,促进变化。当对求助者的基本情况掌握后,咨询师应当结合理论对求助者的心理问题的来龙去脉做出系统的说明和科学的解释。应视不同的求助者,采用对方能理解的理论和语言来解释。解释被认为是面谈技巧中最复杂的一种技术,是一项富有创造性的工作。咨询师水平的高低很大程度上取决于理论联系实际的程度。

2. 解释内容

①是否有心理问题及其性质;
②问题的主要原因,演变过程;
③咨询的过程、方法和效果等等。

3. 注意事项

①咨询师在进行解释时,首先应了解情况,把握准确。否则,解释势必偏离。如果咨询师对求助者的问题还没有足够的把握,就不易随便地发表看法,更不能做缺乏科学性的、随意的解释。这是有危害性的。可以采用咨询技术进一步把握问题。

②咨询师应明了自己想解释的内容是什么,若自己也模糊不清或前后矛盾,则效果就差,甚至起到反作用。有些咨询师凭感觉和经验知道求助者的问题所在,但难以从理论的高度给予系统的分析解释,他们的解释或过于表面化,或叙述不清,或缺乏说服力。这就需要咨询师提高理论修养,否则会影响咨询效果。

③做解释是必要的,但应该是必要的解释。咨询师应视情况的不同做出合适的解释,也就是说,咨询师掌握的信息并不一定都要告诉求助者。应注意谨慎解释的几个方面:如会增加求助者心理负担的解释;求助者不能很好理解的解释;与求助者信奉的理论矛盾的解释;不利于求助者面对现实的解释。解释的原则应有利于咨询的顺利进行,有利于求助者问题的解决和成长。

④要灵活地运用解释技巧,也要考虑相关因素:如求助者的文化程度、理论修养、个性特征、领悟能力、问题特征、理论特点等。

⑤咨询师的解释不能强加在求助者身上。一方面,不能在求助者还没有这种心理准备的时候就匆忙地予以解释。过早解释往往会使求助者不知所措,难以接受。另一方面,不能把求助者不同意或有怀疑的解释加在他的身上。

4. 小结

解释技术是富有个体性的活动,对同一个求助者的心理问题,咨询师可以运用不同的理论和方法来加以解释;解释技术的使用过程是理论性、技术性和艺术性结合的过程,咨询师应在不断实践的过程中提高自己的咨询水平;解释技术的使用要注意针对性。

(七)直接的双向交流

直接的双向交流是指咨询师与来访者双方都感受到了彼此,而将注意力集中在双方的关系及相互影响上,彼此分担对方的个人经验。

运用直接的双向交流是会谈技术中一种很有价值的方式,它可以分析出情感的转移与否,并且亦可作为人际关系开放与坦诚的范例。

直接的双向交流是一种较个人化的技巧,在这种技巧中,广泛地使用了人称代词及出现个人经验的流露,这种方式可能出现在咨访即将结束前的一段时间,可以建立开放、信任与密切的咨访关系。

影响技巧

表二:

名称	内容	运用
指导	告诉来访者做什么,并给予指导	引导来访者参与治疗练习,如幻想或角色扮演,也可用于告诉来访者在访谈之后做什么
内容表达	提出建议、提供指导、给出意见,传达信息,给予劝告、提供反馈、施加压力、作保证	提供咨询师的经验或知识是交流事实,促进沟通的方法
情感表达	咨询师提出自己的情绪经验、态度以及各种情况与来访者分担、分享	促使来访者放松情绪,并把情绪和认知区分开来
影响性技术	描述咨询师某一段时间所陈述的主题	是检查咨询师对于来访者的接受程度多寡的方法。集合分散的思想与情感,加以结构组织,促进回顾的机会
解释	重新命名或重新标签来访者的思维、情感和行为(从理论的角度)	为看待行为提供可变的参照框架,通过来访者的顿悟理解来引起改变
自我开放	咨询师提出自己的情感、思想、经验、生活与来访者共同分担或分享,为内容表达和情感表达的一种特殊组合	建立咨询师与当事人之间相互的关系,为人际关系开放的一种模式,促进来访者的自我暴露和自我探索
直接的双向交流	咨询师与来访者彼此就感受到的一切相互行为互相分担、分享	促进对相互关系的分析,使来访者和咨询师均能更多地了解自我,促进深层关系的发展

二、影响性技术的应用

见实验部分。

三、本节实验

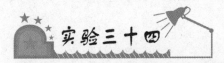

实验三十四

实验名称:心理咨询技术的使用——影响性技术之一——自我开放(表露)技术

实验内容:咨询师在同求助者共同探讨问题时,适当使用自我开放,使求助者感受到咨询师的平凡,缩短咨询距离,有助于咨询效果。

目的要求:通过本实验,学生能够了解和掌握在咨询与治疗中作为咨询师本身的、恰到好处的自我开放可以使求助者感受到被接纳、被理解,进而使求助者真诚地谈到自己的思想、感觉和经验。明确咨询师的特质,增进彼此的信任感,给求助者亲密的情感反应和自我开放信心上的表示。还可以通过自我开放协助求助者集中探讨问题的关键部分。这是咨询特质训练的一部分,为构建优秀的咨询师的基本特质奠定理论基础。

仪器设备:模拟咨询台、单向玻璃观察窗、多功能表情识别仪、音像录制设备。

实验步骤:

综合性、设计性实验项目

实验室名称:综合心理学实验室

课程名称	心理咨询与治疗学		实验 项目名称	心理咨询项目演练——自我表露技术
实验 项目性质	综合性[√] 设计性[√]	实验 学时	3 学时	实验室名称	行为观察与分析实验分室
实验 主要内容	通过该项目的演练,学生能够综合所学的咨询理论知识,掌握在心理咨询过程中咨询师应掌握并且能够合理应用的心理咨询技术——自我表露技术。自我表露是指咨询师提出自己的情感、思想和经验与来访者共同分担。它与情感表达和内容表达十分相似,是这两者的一种特殊组合。自我开放一般有两种形式,一种是咨询师把自己对来访者的体验感受告诉来访者;另一种是咨询师暴露与来访者所谈内容有关的个人经验			
阐述综合性 或设计性的 理由	这个综合性实验,可以建立并且促进咨访关系,使来访者感到有人分担了他的困扰,感受到咨询师是一个普通的人,能借助于咨询师的自我开放来实现来访者更多的自我开放			
主要 仪器设备	心理咨询台			
实验对象	应用心理学专业学生			

实验课程名称——自我表露技术的应用

一、实验介绍

自我表露是指咨询师提出自己的情感、思想和经验与来访者共同分担。它与情感表达和内容表达十分相似，是这两者的一种特殊组合。

自我表露(self-disclosure)是指个体与他人交往时，自愿地在他人面前真实地展示自己的行为、倾诉自己的思想。这个术语是由美国人本主义心理学家西尼·朱拉德(Sidney Jourard)在1958年提出来的。他认为自我表露就是让目标人(将个人信息与其进行交流的人)了解有关自己的信息。后来他又在《透明的自我》一书中将自我表露界定为：告诉另外一个人关于自己的信息，真诚地与他人分享自己个人的、私密的想法与感觉的过程。Bochner 和 Kelly 的研究已显示出自我表露是构成沟通能力不可缺乏的要素。Chen 也印证了自我表露能有效地加速一个人在不同文化中的适应。近40年来，许多国外心理学家从社会心理学、临床心理学、人际关系学等领域对自我表露进行了研究。揭示自我表露不仅关系到个体与他人的关系，更关系到个体的身心健康状况及其社会适应性。近年来，国内有学者将自我表露界定为：个体与他人交往时，自愿地在他人面前将自己内心的感觉和信息真实地表现出来的过程。这一概念强调了存在交往的双方关系，如日常关系或心理咨询中的咨访关系等；体现了个体表达自身感受和信息的主观意愿；同时强调了表达是真实的。

二、实验目的

本实验可以建立并且促进咨访关系，使来访者感到有人分担了他的困扰，感受到咨询师是一个普通的人，能借助于咨询师的自我开放来实现更多的自我开放。

三、实验仪器

模拟心理咨询台、单向玻璃观察窗、音像录制设备。

四、实验过程

求助者15岁，初二学生，女性，因为喜欢班级某男生而困惑，前来进行咨询。

求助者：我喜欢上了我们班的一名男生，他长得很帅，成绩也很好，而且篮球打得也好，我总是忍不住去看他，和他说话时总会脸红心跳，我很困扰。

咨询师：你喜欢上班级的男同学，忍不住关注他，和他也没办法正常交流是吗？

求助者：是的，所以，我希望你能帮助我。

咨询师：其实，这个问题我在你这个年纪也出现过，我甚至比你更严重，我每天都会刻意到他常去的地方等他出现，只为了和他见上一面，看到他我会非常开心，见不到他，我会难过一整天。

五、讨论与分析

自我表露技术是指咨询师提出自己的情感、思想和经验与来访者共同分担。它与情感表达和内容表达十分相似,是这两者的一种特殊组合。自我开放一般有两种形式:一种是咨询师把自己对来访者的体验感受告诉来访者;另一种是咨询师暴露与来访者所谈内容有关的个人经验。自我表露技术可以建立并且促进咨访关系,能使来访者感到有人分担了他的困扰,感受到咨询师是一个普通的人,能借助于咨询师的自我开放来实现来访者更多的自我开放。

自我表露的训练应考虑两个问题:第一,训练内容应包括对自我表露的认识(关于自我表露的好处与坏处、自我表露的影响因素、自我表露的个体差异、自我表露的互惠原则等)和自我表露的适宜性;第二,训练的途径和策略。一方面,通过开设心理健康教育专题讲座或团体心理辅导的方式提高学生对自我表露的认识;另一方面,在心理咨询过程中通过角色扮演或其他练习,促进来访者积极的自我表露。

我们在心理咨询实践过程中发现:要做到准确地自我表露,咨询师必须关注三个问题。第一,要有自我表露的意识,即认识到自我表露的必要性。第二,要掌握自我表露的技术,即知道如何进行自我表露。首先,咨询师应清楚地认识到自我表露受到哪些因素的影响。具体来说包括咨询师的个人特质(真诚、尊重、共情、保密等);表露的内容(机密程度、积极的还是消极的内容等);双方的关系(亲密程度、信任程度、双方是否都有表露的意愿等);后果评估(是否造成不良后果、是否解决问题、是否担心等);表露情境(表露场合、双方心理状态等)以及咨询师自我表露的速度等因素。其次,咨询师在实施自我表露过程中,应适当抓住时机,把握好自我表露的尺度。最后,咨询师自我表露应以有助于促进咨访关系、促进来访者进一步自我表露和深入地了解自己、加强咨询效果为准则。第三,要综合运用心理咨询的其他技术,协助来访者更多地自我表露。正是由于咨询师的自我表露是建立在良好的咨访关系上的,因此咨询师必须运用有利于建立有效咨访关系的真诚、共情、倾听等技术;咨询师的自我表露目的在于引发来访者的自我表露,运用探问、即时化等技术将有利于来访者更多地自我表露;阻抗作为心理咨询过程中的伴生现象,其本质是来访者对于心理咨询过程中自我表露与自我变化的抵触与抗拒。克服阻抗是咨询师的一项重要咨询技能,也是心理咨询尤其是心理治疗成败的关键。只有及时洞察来访者出现的阻抗,正确认识和分析产生阻抗的原因,采取有效的应对策略,才能消除来访者的阻抗,将心理咨询推向深入。总之,咨询师只有具备其他的咨询技术才能有效地运用自我表露这一技术。

自我表露研究结果表明,允许别人了解自己的真实自我,对于个人保持心理健康是必要的。自我表露是一个健康人格的特征;自我表露增强了自我觉察的能力;可以与他人分享体验;可以从他人那里获得反馈;自我表露降低了人与人之间的神秘感;可以建立亲密的关系;维护自身的心理健康状况,达成合作等。因此,无论是来访者还是咨询师的自我表露都是他们自我成长的一种能力,这也许就是自我表露对心理咨询的价值所在。

注意事项:①首先要理解咨询师;②要选择适当的时机自我表露;③不要为了增加与咨询师的沟通去刻意自我表露,不惜编造假话。

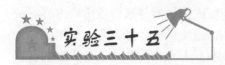

实验名称：心理咨询技术的使用——影响性技术之解释技术

实验内容：现场实验中筛选几例具有代表性意义的个案进行模拟，通过精神分析、认知、人本、家庭治疗等相关理论与技术进行解释，案例分析。熟练掌握解释技术的时机以及应用技巧。

目的要求：通过"解释技术"实验，学生能够在实验中通过运用心理学的相应理论解释以加深求助者对自身的行为、思想和情感的了解，从而产生领悟，提高认识，促进变化。解释技术是面谈技术中最复杂的技术，应灵活运用面谈技巧并在演练中使其富有创造性地开展。在心理咨询与治疗中以咨询师自己的参考体系出发。注意在收集资料之后，建立良好的咨访关系基础上，采用专业的理论与技术，通俗易懂的言语对求助者的心理与行为提出解释，使求助者能够用差异审视自己的问题，同时观察其反应。注意不要将解释强加给求助者，要运用一定的技巧使求助者内省。

仪器设备：模拟咨询台、单向玻璃观察窗、多功能表情识别仪、沙盘治疗设备、心理测评软件、音像录制设备。

实验步骤：

案例：女性，30多岁，满脸愁容。

主诉：近一年来她与丈夫关系不融洽。两个人没什么话说，经常冷战。自己没有办法就找话说，一说话观点就不同，还经常吵架。找不到什么原因，很痛苦。

咨询师：你谈到你的婚姻问题，有希望让你的丈夫与你一同来咨询吗？

来访者：我试试吧。我现在很痛苦，我一直在努力寻找原因，但找不到。这样下去，这种婚姻实在没什么意思，对孩子的成长也不利；可是离婚吧，对孩子也有影响。

咨询师：解决婚姻不良现状的方式有很多，你先同你的丈夫达成共识，一同来咨询。至于如何解决，我们共同协商。

……

咨询师：你谈到对婚姻的期盼，这里有你童年的影子。童年时，妈妈向你灌输了对男人的印象，你会不知不觉地将这种"刻板印象"带到你与丈夫的沟通交流中，在同他说话的时候不是在沟通，是在挑战、分析、探问、怀疑……这样，你的语言就充满了"火药味"，你们之间的话题就不再轻松，很难沟通。

1.咨询师在进行解释时，首先应了解情况，把握准确，不能随便发表看法，更不能做缺乏科学性的随意解释。以免造成"医源性"心理问题。

2.咨询师应明了自己想解释的内容是什么，若自己也模糊不清或前后矛盾，则效果就差，甚至起反作用。

3.有些咨询师凭感觉和经验知道来访者的问题所在，但难以从理论的高度给予系统的分析解释，他们的解释或过于表面化，或叙述不清，或缺乏说服力。这就需要提高咨询师的理论修养，否则会影响咨询效果。

4. 做解释是必要的,但应该是必要的解释,应视情况的不同做出合适的解释,并不一定要把掌握的信息都告诉来访者。

5. 应该视不同的来访者,采用对方能理解的理论和语言来解释,让对方明白。解释的原则有利于咨询的顺利进行,有利于来访者问题的解决和成长。

注意在使用解释技术时要考虑:解释技术是富有个别性的活动,对同一个来访者的心理问题,咨询师可以运用不同的理论和方法来加以解释;解释技术的使用过程是理论性、技术性、艺术性结合的过程,咨询师应在不断实践的过程中提高自己的咨询水平。同时,解释技术的使用要注意针对性。

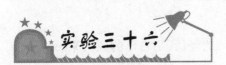

实验三十六

实验名称:影响性技术

实验内容:咨询师将自己所叙述的主题、意见等经组织整理后,以简明扼要的形式表达出来,即为影响性技术。包括面质、解释、指导、情感表达、内容表达、自我开放、影响性概述、非语言行为的运用等。

目的要求:通过本实验,学生能够了解到在任何一种心理咨询与治疗方法中,咨询关系的建立都是重中之重。在熟练掌握建立咨询关系的基础上灵活运用影响性技术。三人一组:角色互换。

仪器设备:模拟咨询台、单向玻璃观察窗、多功能表情识别仪、音像录制设备。

实验步骤:

☞　1. 基本情况

案例:求助者杨某,女,21 岁,汉族,南方人,大学三年级学生。身体健康,家住农村,家境一般。上大学后学习很努力,但成绩平平,求助者非常渴望自己能获得奖学金,希望自己的学习成绩高于他人。现在读大学三年级,看见大四的师兄、师姐们天天为找工作到处奔波,想到自己明年就面临毕业了,依然前途渺茫,出现烦躁、焦虑的情绪,感觉压力很大。一定程度上影响了正常的学习生活和人际交往。

☞　2. 实验咨询会话

来访者:老师,要毕业了,我不知道下一步该怎么办,为此,感觉压力很大。

咨询师:要毕业了,你不知道下一步如何选择,为此你有些焦虑,是这样吗?

来访者:我现在大三了,看见大四的师兄、师姐们忙于考研、出国办手续、为工作奔波……想到自己学习成绩平平,留校:尽管这是自己一直以来的愿望,从入学起就很努力,希望留校当辅导员,但目前看希望是零;保送读研究生:成绩更是无望;出国:家庭经济状况几乎没有可能;公派出国:就目前的学习成绩,想都别想,也是更不可能的事情……想到自己前途渺茫,感觉困惑,不知何去何从,情绪也很烦躁。我家在农村,条件不好。我从小就很懂事,学习成绩一直不错,父母都希望我能有出息,读大学期间我也一直很努力,不想辜负他们的期望,但现在我觉得以后就业很困难。我的师兄、师姐们就业找工作,很多人都是将自己的简历投到很多单位,最后都没有回音。我想想都觉得恐惧,要是没有单位接收我该怎么办? 父母一直希望我将来能将他们接到城里享清福,我却不能找到一个工作,更谈不上好的未来,实在是太对不起老人家了。

咨询师:你说你家里老人有个愿望,希望通过你将来到城里享清福,而你现在觉得自己前途渺茫,辜负了家人,因此,焦虑、困惑,是这样的吗?

来访者:是的。

咨询师:我能体会你的心情,我当年大学毕业时也为前程奔波过。也有过让父母跟我享福的想法。当时我也很烦躁,觉得对不起家人……

咨询师:通过这次谈话,我建议采用合理情绪疗法来帮助你解决你的问题。合理情绪疗法是通过建立合理的观念来改变你的情绪,取代不合理的情绪。

☞ 3.讨论与分析

①咨询师在来访者陈述之后,与来访者分享了自己的经历,用自己的经历来影响来访者,使用的是影响性技术中的自我表露技术。

②来访者表述完自己的情况后,咨询师将听到的内容简单归纳后反馈给来访者,运用了内容反馈技术,使用得十分恰当。

第四节　临床咨询的其他技术

建立在临床咨询技术基础上开展的临床咨询的其他技术,如结构化技术、非言语技术、角色扮演以及阻碍咨询的相关要素的处理。在系统描述上述技术的基础上不适宜对咨询进行转介。

一、结构化技术

(一)含义

指咨询师对求助者说明与界定咨询开始到咨询结束之间所涉及的要素,包括理论框架、咨询关系、咨询环境与相关程序。

(二)要素

1.理论框架:咨询师用来解释求助者的行为,引导求助者产生正面改变所依据的理论。

2.咨询关系:咨询师与求助者在咨询关系中所扮演的角色以及与对该角色的期待。

3.咨询环境:可以协助求助者处理问题的环境。

4.相关程序:咨询师与求助者进行咨询的依据。

(三)理论框架与咨询关系

1.理论框架与咨询关系息息相关。不同理论框架有不同的哲学观和人性观,对人性内涵、问题行为的形成有不同的解释,因此对问题的处理方式、咨询关系的态度也有所差异。

2.求助者中心疗法以情感为取向,咨询重点放在处理求助者的情感反应,咨询关系特别重视,强调建立无条件积极关注的咨询关系。

3.理性情绪疗法以认知为取向,咨询重点放在处理求助者的认知反应。该方法具有挑战性和危险性,又强调积极互动,故咨询关系常常面临挑战。

4.行为主义疗法以行为为取向,以咨询为重点直接处理求助者的行为问题,不十分强调咨询关系。但咨询师必须是求助者的教练,须获得求助者的信任,故也要有良好的咨询关系。

5.咨询环境:使人感到安全、舒服与放松。具体说,房间要保障隐私;位置清静;空气流通,光线充足,使人心神稳定,集中思绪;桌椅摆设易使人沟通、地位平等,简洁等等。

6.相关程序:咨询间隔时间;如何联系;保密;危急时刻;何时结束;费用及如何支付等,签订协议书。

（四）适用时机

任何时机。开始时,说明从开始到结束的要素。过程中,在进行一项活动前,有必要说明活动的方式、角色等,让求助者决定是否参加。

（五）功能

1.减少求助者的疑惑与不切实际的期望。比如:咨询师是万能的,有能力帮助其解决任何问题;自己只需等待咨询师的建议;问题很快就会获得解决;咨询过程就是听咨询师分析,找出问题原因等。咨询师要协助求助者了解自己和咨询师的角色与责任。

2.协助求助者了解咨询过程,以减少其焦虑。

3.协助求助者做好准备,以便咨询顺利进行。

二、非言语技术

非言语指的是目光注视、面部表情、身体状态、声音特性、空间距离、衣着步态等。

（一）非言语的重要性

1.非言语或伴随言语内容一起出现,对言语内容作补充、修正;或独立地出现,代表独立的意义。

2.能提供许多言语不能直接提供的信息,甚至是言语想要回避、隐藏和作假的内容,因为人们可以不说真话,或试图隐藏其真实情感,但非言语行为却常常在不知不觉中泄露真情实意。

（二）非言语在咨询中的意义

1.借助于求助者的非言语行为,咨询师可以更全面地了解求助者的心理活动。

2.咨询师也可以由此更好地表达自己对求助者的支持和理解。

3.正确把握非言语行为并妥善运用,是一个优秀咨询师的基本功。

（三）注意事项

1.要综合考虑人的非言语行为:非言语行为有它一定的含义,但不是唯一的,需要多观察、多比较和多思考。比如:与文化背景有关,与个性特点有关,与行为习惯有关,与特定情境有关,一个单一的动作有时很难判断到底是什么含义。为此,应观察一个人的动作群,即一连串相配合的动作。否则难免会断章取义,误解对方,不仅如此,还应把动作群放在某种情境中来了解。如果咨询师想当然,很可能就会判断失误。

2.谨慎看待言语与非言语行为的不一致现象。一般情况下,一个人的非言语行为所暴露的信息应该和言语表达的意义是一致的,然而,两者的不一致有时也会出现。抓住这种不一致,有时会发现心理问题的根源。

3.咨询师不易轻易流露对求助者非言语行为的态度。不妨看在眼里,记在心里,看看是否确实如此,而不宜马上表现出来。在这里,过于灵敏的反应反而弊多利少,或有害无益。有些咨询师为了显示自己的观察敏锐、判断准确而轻率地表露自己的看法,这是不妥当的。即使判断正确了,也不应该随便表露,可以在自己的态度、言行上有所调整,因为,让求助者发现咨询师时时在注意自己的一言一行,会给他带来压力和不安。

4.咨询师要十分重视自己非言语行为的正确表达,其非言语行为的作用有时要大于言语行为。咨询师不只是嘴巴在参与咨询,而是整个人在参与咨询。是否能赢得求助者的信任、好感,很大程度上取决于非言语行为的传达。

5.咨询师只有提高自身修养,才能用好非言语行为。非言语行为受制于咨询师的价值观念、品德修养、人性观等诸多因素,它是咨询理论和技巧之外的东西,但对咨询成败举足轻重。咨询师面对的与其说是求助者的问题,不如更准确地说是有问题的求助者,是与人的心灵在交流,因此,需要充满感情而又十分谨慎。

（四）小结

1.非言语行为在心理咨询中具有重要的意义,它不但可以补充、加强、修正言语行为,还可以单独起作用。

2.重视非言语行为,不仅要注意观察、思考求助者的非言语行为,也要十分重视咨询师本身非言语行为的表达。

3.要重视言语行为与非言语行为不一致的现象,这通常反映了求助者矛盾的心态或有意无意想要回避什么。咨询师要分析这一现象,以促进咨询的深入。

4.咨询师在咨询过程中不仅要听、要讲,还要看,同时要想,缺一不可。只有这几点协调使用、合理搭配,才能最大程度地发挥整体效益。

（五）会谈中的非言语线索

会谈并非说和听,人们不仅用口头言语说话,用耳朵听,也用表情、形体动作"说话",用眼睛去"听"。所以,会谈中非言语性活动是交换信息的重要手段。非言语行为可以加强言语、配合言语、实现反馈、传达情感,为我们提供了认识隐蔽的情感感受的线索,虽然它不是那么确切肯定,但研究表明,非言语线索比言语线索更可靠。会谈中常见的非言语行为,如下表所示,我们将选择其中几种进行讨论。

会谈中的非言语线索

表三:

非言语线索	举例
身体姿态	紧张,放松,前倾或后仰,肩膀下垂,架腿或平放
肢体运动	手脚姿势,抖腿,抱臂,摇头或点头,手指伸屈,手触、拍对方,玩弄小物件
眼睛	含泪或流泪,睁眼或闭眼,转动眼珠
目光接触	稳定,闪避,游移
嘴部	笑,咬嘴唇,紧闭,放松
面部表情	生动的,呆滞的,皱眉,怪相
皮肤	脸红,出汗,苍白
声音	快,慢,高尖,颤抖,低语

学习非言语交流的技巧是为了提高我们知觉非言语行为的能力和运用非言语行为反应的能力。作为提高非言语行为能力的一个重要途径,该技巧是我们从自己的经验入手,了解哪些非言语行为是有帮助的,哪些是没有帮助的,以及了解自己的非言语反应习惯如何。另一个途径是通过与咨询技巧学习者进行会谈练习,了解自己的非言语反应习惯。采取双方轮换担任帮助者和被帮助者的方式,尝试各种非言语反应,并从对方那里得到反馈。

有帮助和没有帮助的非言语反应

表四:

有帮助的	没有帮助的
用相近的声调说话	不看被帮助者
保持善意的目光接触	远离或不面对被帮助者
不时点头	嘲讽或轻蔑的表情
表情生动	皱眉、闭眼
时有微笑	阴沉着脸
不时有辅助手势	嘴紧闭
身体很接近被帮助者	手指指指戳戳
和缓的语速	心不在焉的姿态
身体向被帮助者前倾	打哈欠
偶尔轻拍或抚摸被帮助者	令人不快的声调、语速过快或过慢

(六)非言语行为及技巧

1. 面部表情

面部表情中最重要的是眼睛,一般来讲,当咨询师与来访者双方在倾听对方的倾诉时,目光会注视对方的眼睛。所以,目光接触是辅导、咨询中常用的技巧之一。

目光可以表达不同的情感和意义,咨询师应恰如其分地使用。否则,会影响咨询效果。

一般来说,目光大体在对方的嘴、头顶和脸颊两侧这个范围活动为好,给对方一种很恰当、很有礼貌地看着他面部的感觉,并且表情要轻松自然。目光范围过小会使对方有压迫感,而目光范围过大,则会给对方太散漫、随便的感觉。

面部表情中另一重要部位是嘴部,嘴部的一些细微变化常传递着不同的情绪和态度。面部表情还包括眉毛的活动,笑容等等。

在理解面部表情时,还要联系其他一系列的非言语行为所表达出来的含义。古人云:"情动于中,而形于外",这一道理是掌握表情运用的第一要义。

2. 形体动作

形体动作又叫身体语言。交流中,最起作用的身体语言是手势和躯体姿势。形体动作不仅表现出当事人此时此刻的思想、情感、行为,在一定程度上,体态还反映一个人的心理状态。例如,弯曲的肩膀往往是沉重的精神负担的反映。

一个人的心理过程影响其人体行为和人体功能,人的心理僵化通过姿势和动作也同时僵化着人的举止;例如,一个生活不快乐的孩子,他会愁眉苦脸,这就可能成为他固定的表情。

从咨询师来说,会谈中身体姿势微微前倾,自然放松,保持开放态势是基本要领。

3.声音特征

在辅导、咨询中较重要的声音特征有音强、音调和语速。每个人的声音特征都有一个一般模式或正常值。

通常,咨访双方交谈一段时间后,会较快地把握对方说话的一般声音特征,即对这些特征产生适应性反应。其实,一个人的一般声音特征不能告诉我们这个人的多少信息,只有当某人突然明显地改变了这些特征,才提示我们在他心里发生了什么。例如:一个刚参加完考试的小学生突然神经质地大哭大闹,很可能是他考试时的状态影响了他现在的情绪。因此,咨询师应对来访者声音特征的改变保持敏感,同时也可以利用改变自己语调、语速的方法来达到目的。

咨询师应该对自己的声音特征有所了解,并且要加强对它的敏感和有意识利用的心向。

4. 空间距离

咨询师与来访者之间应保持多大的身体距离呢? 从经验来看,相距过远或中间有隔离物,会给人疏远、冷漠、公事公办的感觉;相距过近又会产生局促不安。合适的距离,实际上就是咨询师和来访者之间保持的一个自我防护圈,既安全又自在。

个人距离是关系密切程度的一个指标,越近关系越密切。但反过来说,适当拉近空间距离又有助于发展关系。值得注意的是,个人距离是一个既有文化差异又有个人差异的变量,所以,没有一个确定的指标。在具体做法上,以尊重来访者的选择为宜。

两人的相对坐姿以直角侧面相向较好,因为直接面向容易引起局限且无回避目光的自由,侧身相对既能保持视线接触,又容易暂时分开。

三、角色扮演技术

(一)含义

咨询过程中,咨询师为了协助求助者觉察与宣泄情绪、体验相关人物的感觉与想法、学习新行为与预演即将面对的情境,而由求助者扮演相关人物,进入他们的经验之中的技术。它不是一项独立的技术,而是把多种技术运用于角色扮演过程中。

(二)技术步骤

1.咨询师在求助者描述问题时,找出可以使用角色扮演的情境;

2.确定情境后,请求助者重演事件经过,并且扮演不同角色;

3.求助者进入每个角色的内心世界后,咨询师协助求助者体验该角色的感觉、想法与行为;

4.如果求助者无法进入某一个角色时,咨询师应先处理阻碍求助者的障碍,再扮演该角色。

(三)功能与原理

1.协助求助者觉察、宣泄情绪。即角色扮演中,求助者重演事件发生的过程,在咨询师的帮助下,觉察过去未觉察的情感。透过言语表达与非言语行为的释放,求助者内在冻结的情感得以宣泄,从而不会干扰求助者的认知与行为。

2.修正求助者对他人的了解。求助者扮演他人,有机会体验别人内在的感觉、想法与行为,这种体验可以转化他对别人的态度,增进对他人的了解。

3. 协助求助者对自己的行为、感觉与想法有新的认识。即求助者的问题常常是对过去未完成事件的反应。重演现在发生的事件,常常会带出过去未完成事件的情境。当过去未完成事件与现在事件产生联系时,求助者可以对目前事件的行为、感觉与想法产生改变。

4. 协助求助者学习与预演新的行为模式。有几种情况:求助者已知根源,想以新方式面对时;求助者不想但很可能以旧模式应对时;求助者须面对新情境,如面试,但不知如何应对时。

（四）注意事项

角色扮演中,咨询师要协助求助者觉察此时此刻的感觉;咨询师应让求助者反复扮演自己与相关的他人,不要只扮演一种角色;咨询师应聆听与观察求助者的言语与非言语行为;咨询师的角色只是协助求助者觉察与表达未觉察的感觉和想法。

四、阻碍咨询会话的其他技术

（一）阻抗

1. 含义

广义上的阻抗本质上是人对于心理咨询过程中自我暴露与自我变化的抵抗。

2. 阻抗的来源与克服

精神分析、行为主义、人本主义等学派都做过描述和分析。这些理论均表明:阻抗对于心理咨询过程具有深刻的影响。人们只有积极地认识与控制,才能达到预期的心理咨询效果。如果对阻抗现象不加理会或处理不当,则心理咨询的进展与效果将受到阻碍。

3. 阻抗的表现形式

讲话程度上的阻抗;讲话内容上的阻抗;讲话方式上的阻抗;咨询关系上的阻抗。这四类表现形式可以表现为个体对某种行为变化的抵触,也可以表现为个体对咨询师的某种敌对态度。但无论哪一种阻抗形式,它们都是对个体的自我保护及对其痛苦经历所表现出的精神防御。因此,它们对心理咨询的进展起着潜在的深刻的影响。在很多情况下,对于阻抗的认识往往是心理咨询突破的开端。

4. 阻抗产生的原因

卡瓦纳的观点:因为成长必然带来某种痛苦,因为行为的失调是机能性的,求助者可能带有某种反抗心理咨询的动机。

5. 注意事项

①要解除戒备心理。不必把阻力问题看得过于严重;不要认为咨询会谈中处处有阻力,不可"草木皆兵";出现阻抗时,咨询师不能认为求助者是有意识地给咨询设置障碍。对求助者要做到通情达理、关注与理解,尽可能创造良好的咨询气氛,解除求助者的顾虑,使对方能够开诚布公地谈论自己的问题,这实际上已为咨询会谈减少了一定的阻力。

②要正确诊断和分析。求助者的阻抗原因可能是多种多样的,有的来自心理问题本身,有的与求助者人格特点有关,还可能源于对咨询师的不同感情。故咨询师要视不同情况有

不同处理。因此对具体情况的明确分析十分重要。

③以诚恳帮助对方的态度对待阻力。一旦咨询师确认咨询中出现了阻力,咨询师可以把这种信息反馈给求助者。但这种信息反馈一定要从帮助对方的角度出发,并以诚恳的态度,与对方共同探讨问题的态度向对方提出这一问题。

④应付阻力的主要目的在于解释阻力,了解阻力产生的原因,以便最终超越这种阻力,使咨询取得进展。这里的关键是要调动对方的积极性。

⑤克服阻力不是一件轻而易举的工作,需要进行反复多次的解释和讨论,直至求助者达到真正的领悟为止。

6. 小结

阻抗大量地存在于咨询中,它既是干扰咨询的影响因素,也是咨询突破的关键因素之一;阻抗的表现形式各种各样,咨询师要善于从各种角度做出实事求是的分析,并采取针对性的措施;咨询的目的是助人自助。解决阻抗的过程中,求助者的积极参与很重要,只有求助者愿意接受改变,才能真正消除阻抗。

(二)阻抗表现形式

1. 沉默

沉默会给咨访双方的会谈尤其是正在倾听的一方造成压力。

沉默有三种:创造性沉默,是来访者对自己刚刚说的话,刚刚发生的感受的一种内省反应,"目光凝视空间某一点"是其典型反应;自发性沉默,是不知下面该说什么好这样的情况,这往往是对方没有找到话题或脑子很乱的一种反应;冲突性沉默,可能是由于害怕、愤怒或愧疚引起,也可能源于内心正在进行某种抉择,它是由内心冲突造成的,较难把握,因为造成内心冲突的情况很多。咨询师首先要分析一下沉默的种类,选择最合适的对策,如创造性沉默,咨询师最好也保持沉默,但维持对来访者的注意;自发性沉默可以选择一些反应,如没有准备好,可以用"你还有要说的吗?"、"嗯,让我想一想……"等来处理;至于冲突性沉默,咨询师要注意和分辨来访者的情绪表现,结合谈话内容,分析来访者的冲突所在,做出反应。如若估计不到,也应该鼓励来访者,坦率开放自身。

①咨询师要分辨沉默的原因是否来自自己的感觉,从而采取针对性的解决办法。

②多数情况下,沉默是由来访者引起的,主要包括几种类型:怀疑型、茫然型、情绪型、思考型、内向型、反抗型等。

③沉默出现时,咨询师自己先要保持镇静。

④沉默现象有可能是咨询过程中的一种危机,但也可能是一种契机。

2. 多话

①有时多话的感觉来源于咨询师本身。

②多数情况下,多话是由求助者引起的。类型包括宣泄型、倾吐型、表演型、表现型、表白型、掩饰型、外向型等。

③咨询师应根据不同多话类型,采取相应的咨询策略,引导求助者有针对性地表达,对多话求助者,尊重和理解是十分重要的。

3.依赖

①咨询师要消除这样一种观念:以为求助者有事就来找自己是对自己信任的表现,是好事。

②发现求助者有依赖心理,咨询师应明确告知对方,只有自己解决问题,才是自己的成长,也因此说明心理健康水平提高了。

③对于依赖者,咨询师应让其多独立思考,自己寻找解决问题的方案并积极地实施;还要逐渐地减少咨询的时间和次数。

④有时求助者的依赖是由咨询师造成的,对此,咨询师要注意纠正。几种常见依赖类型:

其一,自己不思考,而是完全听从咨询师的意见;其二,无论事情大小,一有困难总是寄希望于咨询师给予主意甚至帮助解决;其三,把咨询师和咨询场所当作避难所等。

4.移情

①随着心理咨询的深入,有的求助者会发生移情现象。移情是指求助者把对父母或对过去生活中某个重要人物的情感、态度和属性转移到了咨询师身上,并相应地对咨询师做出反应的过程。发生移情时,咨询师成了求助者某种情绪体验的替代对象。

②咨询师要谨慎把握移情现象,发挥移情的积极作用,避免消极影响。

③区别负移情与正移情、一般好感与移情、移情与依赖之间的关系。

④移情的处理:移情是咨询过程中的正常现象,透过移情,我们能更好地认识对方,并用移情现象来宣泄对方的情绪,引导对方领悟;对正移情,一是不要惧怕,二是婉转说明,三是引向正常的咨询关系;禁止利用移情达到某种个人目的;若自己难以处理移情现象,可以转介给其他咨询师;有经验的咨询师善于利用移情现象,但这是需要较高技术的,咨询师应谨慎对待。

五、转介技术

咨询中,咨询不匹配或不能解决阻抗情况时应采用转介技术。

(一)选择咨询对象的重要性

1.选择适合自己的咨询对象是咨询成功的重要条件。因为并不是所有的求助者都适合咨询;也不是适合咨询的求助者都适合于每一个咨询师,二者之间的匹配很重要。这些都属于如何选择适宜的求助者的问题。

2.咨询师要知道什么样的求助者适合咨询,什么样的求助者以及心理问题的类型适合自己,否则事倍功半甚至无效,或起反作用。

3.适宜对象的条件:

①智力正常。

②年龄适宜。

③内容合适。

④人格正常。

⑤动机正确。

⑥信任度高。

⑦行动自觉。

⑧匹配性好。

（二）不匹配时的解决办法

1.调适：面对不匹配，咨询师要学会调适。调适的基本思路是咨询师去适应求助者，而不是相反。根据不匹配的原因，做相应的改变、改进。

不适宜的类型：

①欠缺型：由于咨询师的训练重点不一、擅长内容不一，因而，对某些类型的咨询内容很可能不懂、不擅长。

②忌讳型：咨询师在价值观念上、情感方式上对某些人、某些咨询内容，持有比较严重的敏感、偏见、忌讳和如果这样的话，就很容易进入误区。

③冲突型：咨询师与求助者在个性等方面存在着不协调，或求助者对咨询师采用的理论和方法持不接纳态度，那么就不能使用该方法进行咨询。

2.转介：如果咨询师无法与求助者匹配，就会影响到咨询效果，比较明智的办法是转介给合适的咨询师或及时中止咨询，推荐其去寻找更有效的帮助。在把求助者推荐给他人时，须持慎重的态度，防止出现对求助者的伤害和负面影响，并首先应征得求助者的同意。需避免的方式：

①不懂装懂，硬着头皮开展咨询；

②明知不会而轻率处理；

③把求助者当成试验品；

④把求助者一推了之。

（三）小结

1.求助者与咨询师的匹配会直接影响到咨询效果的好坏。

2.咨询师若遇到与自己不很匹配的求助者，首先应作调适。如果无法适应，可以转介。

3.转介应本着负责任的态度，特别是应得到求助者的理解和同意。

4.咨询师应不断提高自己的业务水平，特别是提高对不同求助者和咨询内容的适应能力，以便更好地为广大求助者服务。

六、本节实验

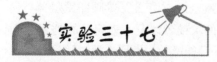

实验三十七

实验名称：临床会话技术实验

实验内容：临床会话技术实验内容涉及的知识很多、很繁杂。表面上看很像人与人之间的普通会话，聊天；但每一句话的内部都蕴含着深刻的咨询理论与技术。通过咨询会话了解学生们对咨询理论知识的掌握程度，体会咨询师的咨询语言与普通的教育工作及说服教育的区别。

目的要求：通过本实验，学生能够了解到咨询的语言艺术是伟大的艺术，语言文字在表面,功夫在深处。有时一字之差谬之千里,会对求助者产生极其不良的影响。从初诊接待开始就要训练咨询的语言艺术、文字的功夫以及在文字中蕴含的咨询言语技术和非言语技术。

三人一组:角色互换。

仪器设备:模拟咨询台、单向玻璃观察窗、摄像机、录音笔。

具体操作:

案例一:男,32 岁。主诉:很多年了,心情都不好,不敢同人说话,不敢与人交往,为了缓解自己内心的激烈冲突,只有学习,拼命地学习。现在很困惑,觉得学习也没什么意思。自己都这么大了,家人都催着自己找对象。自己也想找,可是不敢与人交往,更不敢与女性交往。

咨询师在收集来访者的具体情况之后,以下是咨询师与来访者的谘商会话:

咨询师:你说你心情不好,已经有很多年了? 大约是多久呢?

来访者:20 多年了。

咨询师:20 多年了? 心情不好的时候,发生过什么事吗?

来访者:……

咨询师:……

★咨询师如何收集资料,如何与来访者进行谘商会话? 探索咨询会话成功的精髓。

案例二:男,16 岁。初中四年级学生。主诉:最近一段时间感到疲倦,感到自己记忆力不如以前,反应慢,做作业的时间比过去长,需要到很晚才能睡觉。即使这样,有时还不能按时完成作业,错误也比以前多了。明显感到上课时不能集中注意力,易受外面噪音的干扰。虽然很努力,但是,期中考试成绩还是比以前差。睡眠不好。感觉每天很累、很疲倦、不愿意上学,会找借口逃学。

父亲述说:我儿子一直是一个很听话的孩子。自从升入初四就变了样。好像变了一个人一样,经常郁郁寡欢,不愿意去上学。曾经跟我提出想转学,我问为什么,他也没说出原因。曾经我们家长也找到老师询问孩子在学校的表现,有没有什么特殊的事情发生。但没有结果,我们也很困惑,不知道孩子为什么这样了……

咨询师:初中四年级了,马上就要面临中考了,你如何评价中考?

来访者:以前还可以,有学习的劲头,现在我对学习一点兴趣也没有。

案例三:姜女士,结婚六年,儿子四岁。在儿子两岁时夫妻二人开始闹离婚。现已离婚半年多。在这半年多的时间里,姜女士始终没有走出婚姻的阴霾。

咨询师观察:姜女士精神颓废,面无光泽,眼神涣散。情绪低落。

以下是咨询师与姜女士的谘商会话片段:

咨询师:你好,请问我可以为你提供什么帮助?

姜女士:我想复婚。

咨询师:……

案例四:刘丽(化名),自述:自己每天都感到愤怒,早上起来心情就不好,不像人家睡一宿觉解乏,心情很不错。自己从来睡不好觉,睡醒觉之后感觉头还是沉沉的,躯体感觉还是累累的……自己就同自己生气;上班走在路上,看谁都不顺眼,坐在车上,看公交车司机也生气,到了单位,工作也不顺利,还生气,一直到下班……周而复始,每天都是这样度过的,持续很多年。

以下是咨询师与刘丽的谘商会话片段：

咨询师：你说你很多年来心情都不好，睡不好觉，看谁都不顺眼。大约是从哪一年开始的？有什么特殊的事情发生吗？

刘丽：我记得我在大学的时候还是一个快乐的女孩，每天很开心、很快乐，那时我们寝室的人都说我是能带给大家快乐的人……

咨询师：……

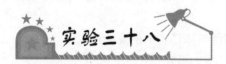

实验名称：识别依赖与移情技术

实验内容：在个体心理咨询与治疗中，依赖与移情现象时有发生。识别的方法是先区分现实的依赖、帮助还是感情的需求。解决方法因人而异。对移情与心理依赖问题解决得好，会巩固心理咨询与治疗的效果，还会取得新的咨询进展。有效识别二者的含义是本实验的主要内容。

目的要求：通过咨询会话，案例演练区分依赖与移情之间的含义。咨询师的专业特质、善解人意的言行很容易使曾经受过感情创伤的人产生心灵的安慰。增进依赖与移情。通过实验有效区分并学会正确处理。

仪器设备：模拟咨询台、单向玻璃观察窗、多功能表情识别仪、音像录制设备。

实验步骤：

☞ 1. 基本情况

案例一：王某，男性，大四学生。因感情问题来咨询。在咨询过程中，王某几次谈到咨询师像他的家人：温暖、关心、平和，使他感觉自由而放松。不知不觉间，王同学的短信变得非常多，有事没事都会给咨询师发个短信。几乎一天一个，有的时候一天几个。咨询师开始警觉，王同学是否产生了依赖或是移情？

☞ 2. 分析与评估

①移情又叫感情移入。指在心理咨询的过程中，来访者对咨询师产生超出咨询关系的特殊好感，来做咨询不再是解决自己的心理困惑与冲突，而是想见到咨询师，情感上喜欢咨询师，外在着装打扮有取悦咨询师的意图，甚至发出约会、郊游等邀请。心理依赖亦称为依靠与信赖心理。是指凡事没有主见，缺乏自信，丧失了独立思考与决策的能力，总想依赖咨询师为自己解决。寻求的是现实的帮助。

②分析一下王同学的具体情况：是现实的帮助，还是感情的依赖；短信内容是寂寞无聊之举还是感激；还是寻求注意以及未来交往的沟通桥梁；咨询师如何处理。

案例二：（求助者对咨询师产生正移情）

当事人，20多岁，雇员，男性，因跟女朋友分手而自杀，当事人获救后，被转介给咨询师进行咨询。咨询进行几次后，当事人不再有自杀的念头。在这一次咨询中，当事人一再赞美、关心咨询师。

咨询师:我发现在这一次咨询中,你不断地关心我、赞美我。我有一种感觉,好像我们的关系似乎跟以前不一样,不知道我的感觉对不对?(立即性技术)

当事人:没错,不知从什么时候开始,我心里开始担心,我担心你会觉得我这个人很没趣,因而讨厌我,不再帮助我。我接触过的女人中,只有你才了解我,让我体验到从未有过的快乐。我希望我们两人的关系能够继续下去,但是我害怕当我不再咨询时,你会觉得我这个人没趣就不理我了,所以,我想通过我的赞美和关心,改变你对我的看法。

咨询师:你想通过对我的关心与赞美,博得我的好感,然后不知不觉中改变我对你的看法,而后成为我的男朋友。(立即性技术)

当事人:没错(不好意思地微笑)。看来这一招对你无效。

咨询师:你的招数失败,你的感觉是什么?(具体化技术)

当事人:不好意思和难过。

咨询师:再多告诉我一些感觉。(具体化技术)

当事人:其实难过的成分比较多,而且非常难过,你的反应让我想起我的女朋友,我就是用这种方式想要挽回我们的感情,可是却失败了。她的拒绝让我陷入完全的绝望,所以,我不想活了。

咨询师:这样说来,我刚刚对你的反应,也让你陷入那种完全绝望的感觉?(立即性技术)

当事人:有一点。

咨询师:再说清楚些。(具体化技术)

当事人:其实我觉得心好痛,那种痛让我觉得好难过、好难过,难过到不想再活下去。

咨询师:再多说说难过的感觉。(具体化技术)

当事人:好像觉得很无助,似乎被所有的人遗弃,找不到依靠。

咨询师:在你自杀之前,这种无助、没有依靠、被遗弃的感觉,是否曾经出现过?(探问技术,封闭式问题)

当事人:有。

咨询师:告诉我,在什么时候,在什么情况下,你有这种感觉?(具体化技术)

当事人:就是我父母离婚的时候……

透过咨询师的立即性回应,协助当事人觉察自己对重要他人的感觉、态度与想法,并且处理他与重要他人的问题。

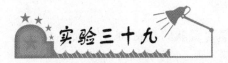

实验名称:阻抗技术的识别

实验内容:咨询中经常会遇到阻抗。因为,很多求助者,尤其是青少年,他们不是自己主动来寻求咨询的,更多是由家人、老师、父母等带领来寻求咨询。从接受咨询的当事人来讲,并不情愿接受咨询,因而产生不主动探索自己的问题、沉默、不配合等阻抗现象。还有其他原因也会产生阻抗,如当事人对搁置很久的负面事件,无从探索、不知如何表述,感觉很茫然;或者成长中的痛苦等因素导致的阻抗。通过本实验使学生掌握多种阻抗的原因及表现形式,科学、灵活地应对阻抗。

目的要求:通过本实验的演练,使学生意识到在心理咨询与治疗中,求助者有意无意地阻抗的要素,如沉默、少言、赘言、大哭、大笑等,要有效识别便于咨询的顺利开展。

仪器设备:模拟咨询台、单向玻璃观察窗、多功能表情识别仪、音像录制设备。

实验步骤:

☞ **1. 基本情况**

求助者:我想知道我到底正不正常,我是说哪一方面,是……是……(支吾其词,沉默约20秒)。

咨询师:刚刚你提到你想知道自己到底正不正常时,突然沉默了下来,不知道在那段沉默的时间里,你想些什么。(沉默技术)

求助者:(小声哭泣)我只是觉得我很不正常……

咨询师:你能具体说一下你的感觉吗?

求助者:(大笑)也没什么,你有感觉吗?

……

☞ **2. 分析与评估**

阻抗本质上是求助者对于心理咨询过程中自我暴露与自我变化的抵抗。阻抗产生的原因是:

①阻抗来自于成长中的痛苦,旧行为的结束和新行为的开始都将使该求助者产生痛苦,进而产生防御与抵抗,形成阻抗。

②阻抗来自于功能性的行为失调,阻抗的产生源于失调的行为,弥补了某些心理需求的空白,该求助者从中获益,也来自于该求助者企图以失调的行为掩盖更深层次的心理矛盾与冲突。

③阻抗来自于对抗咨询或咨询师的心理动机,其一,该求助者只是想得到咨询师的某种赞同意见的动机。其二,该求助者只是想证实自己与众不同或咨询师对自己也无能为力的动机。其三,该求助者并不具有发自内心的求治动机。

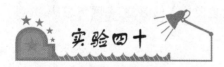

实验名称:沉默技术

实验内容:本实验重点考查学生初做咨询时能否懂得沉默的含义,心理上能否接受沉默,能否在沉默中沉着、冷静地思索问题,做到娴熟、沉稳,像一个优秀的咨询师一样。

目的要求:通过本实验,学生能够了解到在咨询中沉默具有一定的意义:咨询师要懂得把握沉默的契机,使之为咨询最后的成功奠定基础。初做咨询的人耐不住沉默,在沉默中寻找话题,错过了求助者最佳探索期。要分析沉默的原因,采取相应的对策处理沉默以及挖掘沉默中所思、所想解决的问题。

仪器设备:模拟咨询台、单向玻璃观察窗、多功能表情识别仪、音像录制设备。

实验步骤:

综合性、设计性实验项目

实验室名称:综合心理学实验室

课程名称	心理咨询与治疗学		实验 项目名称	课程实验项目之沉默技术
实验 项目性质	综合性[√] 设计性[√]	实验 学时	3 学时	实验室名称	行为观察与分析实验室
实验 主要内容	通过该项目的实验,在综合所学的咨询理论知识基础上,咨询师能够掌握并合理应用心理咨询技术——沉默技术,要求咨询师能够及时并准确地判断来访者在咨询过程中产生的沉默现象,找出来访者沉默的原因并及时调整和应对。掌握沉默技术在心理咨询过程中是十分重要的,判断来访者的沉默是否故意阻抗,整理思路对咨询过程很重要,也是保证咨询顺利进行的前提
阐述综合性 或设计性的 理由	第一阶段:综合了咨询心理学深入咨询的知识,及时敏锐地判别沉默。第二阶段:在来访者表现出沉默的时候,运用娴熟的咨询技巧,给来访者以时间,综合来访者在咨询中的表现。第三阶段:经过咨询师的整理,判断出来访者沉默的原因,采取有效的措施来应对其沉默
主要 仪器设备	心理咨询台
实验对象	应用心理学专业来访者

实验项目名称——沉默技术

一、实验介绍

来访者的沉默是咨询中经常出现的一种现象,当咨询师在询问过后或者是来访者在陈述的阶段都会出现沉默。沉默的原因有很多,可能是因为对于咨询师的阻抗而保持沉默,也可能是因为对于咨询师提出的问题从未有过思考而以沉默代之,还可能是来访者在咨询中思考自己的回答,整理自己的思路而造成沉默。所以,一个合格的心理咨询师要及时并且准确地判断来访者的沉默现象,找到来访者沉默的原因,适当地给予来访者时间让其仔细思考,以保证咨询的顺利进行。

二、实验目的

给予来访者保持沉默的时间,给来访者更多自主思考的空间,可以让其更加深刻地认识到自己的问题。同时,在沉默过后,来访者常常要表达重要的信息,也是咨询师应当捕捉到的。

三、实验仪器

心理咨询台、单向玻璃观察窗、音像录制设备。

四、实验过程

来访者:老师,我现在什么事都做不下去,每天心烦得不得了。

咨询师:噢,那你烦什么呢?

来访者:我烦上课,烦上课回答问题,烦回家做作业,烦练钢琴,做什么都烦。

咨询师:有多长时间了?

来访者:快半年了。

咨询师:可不可以告诉我为什么?

来访者:我……

咨询师:(沉默等待)

来访者:我爸爸妈妈……

咨询师:(全神贯注地望着他,示意他讲下去)

来访者:我爸爸妈妈离婚了(说着失声哭起来)。

咨询师:你感到很难过(递上一块纸巾)?

来访者:我恨我爸爸妈妈不管我,只顾着他们自己(继续抽泣)。

咨询师:(用手轻轻拍拍来访者的后背)

来访者:我不想让他们分开,跟他们求了多少回,他们还是不听我的话离了婚。妈妈从家里搬出去时答应我每个星期都来看我,她根本没做到。

咨询师:你是说你妈妈说话不算数?

来访者:对啊,她说话不算数,还总是要求我说话算数,以后我再也不信她的话了。

咨询师:听起来你还想让他们生活在一起。

来访者:是啊……(沉默了很久)

咨询师:(也随之沉默,并一直望着来访者)

来访者:我知道他们不可能因为我的请求而复婚。

咨询师:喔(两眼望着来访者,示意他接着讲)。

来访者:他们在一起总是吵架,爸爸有时候还动手打妈妈。妈妈经常回外婆家住,外婆说她最讨厌的人就是爸爸,也不让爸爸去外婆家。我曾求爸爸对妈妈好一点,但爸爸说大人的事小孩子不懂……

咨询师:所以说你爸爸妈妈很难生活在一起,是吗?

来访者:嗯(半天没出声)。

咨询师:(一直望着来访者,等待他说话)

来访者:爸爸说妈妈爱上了另一个男人,不爱他了。爸爸很伤心。

咨询师:是这样啊?

来访者:是,妈妈怎么可以去爱另一个男人? 我恨那个男人,是他夺走了我妈。

咨询师:妈妈有没有跟你讲过她为什么要离婚?

来访者:妈妈说她不爱爸爸了,但永远爱我。

咨询师:你信你妈妈的话吗?

来访者:我信。

五、讨论与分析

在本案例中,来访者多次表现出沉默,有的是因为他在思考自己的话,有的又是因为他从没有考虑过咨询师的问题。这时,咨询师正确的做法是给予来访者时间,让他能够自己考虑清楚问题的实质等。

1.值得注意的是,咨询师留给来访者的时间是一个恰当的范围,要给予他足够的时间,而又不能放任其过分浪费咨询时间。另外,当咨询师判定来访者的沉默是因为阻抗咨询师时,咨询师必须采取特定的措施来解决来访者的阻抗情绪,同时还要借此进行更加深入的咨询。

2.全面观察非言语行为。观察非言语行为是一种复杂而微妙的技术,涉及一系列的因素。一个单一的动作有时很难判断它的含义,因此,观察一个人一连串相配合的动作就显得很重要,即观察其动作群,单凭某个动作或表情就下结论,可能会误解对方。

同一种行为在不同的文化背景下会有不同的含义,在不同个性的来访者身上,也会有差异。如一个小学生低头是因为性格内向,而另一个外向的小学生低头可能是因为做错了什么表示羞愧。

观察非言语行为一定要注重时间、地点、人物和手段的不同,只有这样才能较准确地、全面地判断对方的行为。

在观察非言语行为上,咨询师切忌过于灵敏地反应,这样会给来访者带来压力和不安。

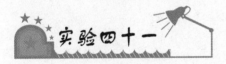

实验名称:影响性技术

实验内容:影响性技术是咨询师的言谈、举止、咨询技术等内容在一定程度上影响了求助者,本实验通过影响技术中的面质技术、解释技术、内容表达技术、情感表达技术以及非言语等技术的综合应用诠释咨询中的影响性技术。

目的要求:通过本实验,学生能够了解到在咨询中如何以自己的专业训练、洞察力、感受力和人生经验,主动影响来访者,使其成长。

仪器设备:模拟咨询台、单向玻璃观察窗、多功能表情识别仪、音像录制设备、沙盘治疗设备、心理测评软件。

具体操作:

案例:(当事人长期酗酒)酒这个东西真是碰不得,一碰就着迷,甩也甩不掉,这就是为什么我不让我儿子喝酒的原因。可是,他偏偏要跟我作对,三天两头喝得醉醺醺的,我实在很生气。我父亲以前就是常常喝酒,害我也跟着他学,结果,我的一辈子都毁了。我一定要救我儿子。

咨询师:你一生被酒所误,如今你的儿子重蹈覆辙以酒为伍,你觉得很担心。(初级同感)

我不解的是,你既然恨你父亲做了个坏榜样,害了你一生,可是你却重蹈覆辙像你父亲一样,给了你儿子不好的示范,让你的儿子学你的模样。我不知道你有没有看到这其中的关联?(对质技术)

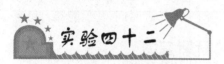

实验名称:综合技术的应用

实验内容:咨询师将自己所叙述的主题、意见等经组织整理后,以简明扼要的形式表达出来,即为影响性技术。包括面质、解释、指导、情感表达、内容表达、自我开放、影响性概述、非语言行为的运用。

目的要求:通过本实验,学生能够了解到在任何一种心理咨询与治疗方法中,咨询关系的建立都是重中之重。在熟练掌握咨询关系所建立的基础上灵活运用各种技术,利用技术之间的结合达到最好的效果。三人一组:角色互换。

仪器设备:模拟咨询台、单向玻璃观察窗、多功能表情识别仪、音像录制设备。

实验步骤:

☞ 1. 基本情况

案例:王某,男,大四学生。因感情问题来咨询。

☞ 2. 实验咨询会话

来访者敲门。

咨询师:你好,请进,请坐! 昨晚刚下过大雨,来的路上还方便吧?

来访者:还好,不是很滑。

咨询师:我可以为你提供什么帮助呢?

来访者:我很苦恼啊。

咨询师:能具体说说吗?

来访者:从大一开始,我就喜欢上班上的一位女同学。她长得好看,功课又好,家中又富有(眉头紧缩,音量变小)。我只敢遥望,不敢主动接近。其实有几次机会,可以增进彼此的关系,可是,当她靠近我时,我就不自主地退缩(双手交叉放在胸前,上半身往前缩),然后借故跑开。当听到她有男朋友的时候,我就难过到几乎觉得人生没有希望。当听到她与男朋友分手的消息时,我就兴奋异常,然后告诉自己,要好好把握机会。可是,因为自己胆怯,到最后还是被别人捷足先登了,就在这种情况下过了三年(右手握拳,往胸前捶打)。我现在已经大四了,转眼机会就没有了,可是不知为什么,还是不能鼓起勇气对她表白(皱眉)。这让我很苦恼。

咨询师:你因为喜欢一个女生,却没有勇气表白,因此很苦恼对吗?

来访者:对。而且看到她跟别人在一起很开心,我就会很难过,很气愤。

咨询师:你觉得爱一个人会希望对方幸福吗?

来访者:当然,当你很爱一个人时,看着她幸福就会开心。

咨询师:那你很爱那个女生吗?

来访者:当然,否则我就不会这么苦恼了。

咨询师:你说你很爱那个女生,也认为爱一个人看着对方幸福就会很开心,可是当你看到她和别人在一起很开心时却又很难过、很气愤,这是不是矛盾的呢?

来访者:哦,可能我没有说清楚。如果她快乐是因为我,我当然很幸福,但如果是因为别人,我就会气愤。

咨询师:面对感情时,我们都有过胆怯,我能体会你的感受,但胆怯过后还是勇敢面对吧。

☞　**3.讨论与分析**

①来访者坐下后,咨询师询问了来访者来时路上的情况,使用了温暖技术,在一定程度上消除了来访者的紧张情绪。

②当来访者简单表明自己很苦恼而没有实际内容时,咨询师进一步询问具体情况,使用了具体化技术,以便澄清问题行为的真正原因。

③当来访者对所爱的女生感情表述前后不一致时,咨询师使用了面质技术,提出来访者话语中的矛盾之处,澄清了问题。

④将内容反应技术与情感反应技术结合使用。

⑤表达共情不够,显得生硬。

⑥一个咨询中不可能只使用一种技术,根据咨询内容选择性地使用几种技术结合才能达到咨询效果。

思考题

1. 本章谘商会话中,参与性技术与影响性技术中的关于"内容反应"、"情感反应"以及"内容表达"、"情感表达"之间的分水岭是什么? 在谘商演练中如何具体区分?

2. 你如何体会谘商会话中的语言艺术? 如何体会文字功夫在表面,内涵在深处?

3. 解释技术与结构化技术的关系、解释技术与内容反应技术、解释技术与自我表达技术。

4. 解释与内容反应:后者是从求助者的角度来说明求助者表达的实质性内容;解释则是咨询师站在自己的参考框架上,运用自己的理论和人生经验来说明。

5. 解释与内容表达:解释侧重于做理论上的分析,而内容表达则是指咨询师提供信息、建议、反馈等等。请在案例演练中有效区分他们之间的含义。

参考资料

1. Len Sperry, Jon Carlson, Diane Kjos. 成为有影响力的治疗师[M]. 张莉娟,等,译. 北京:世界图书出版公司北京公司,2006.

2. 李树珍,李镜流. 心理诊断指要[M]. 哈尔滨:黑龙江教育出版社,1989.

3. Danny Wedding, Raymond Corsini. 心理治疗个案研究[M]. 王旭梅,等. 译. 北京:中国轻工业出版社,2005.

4. 刘晓明,张明. 心理咨询的理论与技术[M]. 长春:东北师范大学出版社,2002.

5. Rita Sommers-Flanagan,John Sommers Flanagan. 心理咨询面谈技术[M]. 陈祉妍,等,译. 北京:中国轻工业出版社,2001.

6. Richard S. Sharf. 心理治疗与咨询的理论及案例[M]. 胡佩诚,等,译. 北京:中国轻工业出版社,2000.

7. Jourard S M, Lasakow P. Some factors in self-disclosure[J]. The Journal of Abnormal and Social Psychology,1958,(56).

8. Bochner A P, Kelly C W. Interpersonal Competence:Rational, philosophy, and implementation of a conceptual framework[J]. The Speech Teacher,1974,23(4).

9. Chen G M. Differences in self-disclosure patterns among Americans versus Chinese:A comparative study[J]. Journal of Cross-Cultural Psychology,1995,26(1).

10. 李林英,陈会昌. 大学生自我表露与人格特征、孤独、心理健康的关系[J]. 中国心理卫生杂志,2003(10):666 – 671.

11. 郭念锋. 国家职业资格培训教程——心理咨询师[M]. 北京:民族出版社,2003.

12. 李晓林,邓小梅,刘小霞. 认知疗法治疗焦虑症的临床疗效分析[J]. 川北医学院学报,1998(2):69 – 70.

13. 张日昇. 咨询心理学[M]. 北京:人民教育出版社,2009.

14. 张春兴. 现代心理学——现代人研究自身问题的科学[M]. 上海:上海人民出版社,1994.

15. 崔丽娟,等. 心理学是什么[M]. 北京:北京大学出版社,2002.

16. 卫福秀. 焦虑情绪引发心理问题的咨询[J]. 社会心理科学,2007(Z2):209 – 213.

17. 陈木龙. 大学生宿舍人际交往问题的心理咨询案例报告[J]. 社会心理科学,2010,25(Z2):202 – 217.

18. 钱铭怡. 心理咨询与心理治疗[M]. 北京:北京大学出版社,1994.

第四章

心理咨询与治疗技术之一
——动力治疗方法

❋❋❋❋❋❋❋❋❋❋❋❋❋❋❋❋❋❋❋❋❋❋❋❋❋❋❋❋❋❋❋❋❋❋❋❋❋❋❋

本章内容提要

　　心理动力学治疗方法是现代西方心理学的主要流派之一,又称精神分析。根据精神分析的理论,运用精神分析技术中的阻抗、移情、梦、自由联想、心理防御机制等进行分析与治疗,达到缓解症状,促进个体健康成长的过程。

本章教学目的

　　通过教学掌握心理分析的理论基础以及治疗方法的特点。该心理治疗方法是心理治疗中比较大的一个疗法。但应用技术通过教学很难达到,只要求学生灵活掌握理论,为将来进行专业培训奠定理论基础。通过教学学生能够认知并了解心理异常含义,掌握精神分析治疗以及治疗方法的革新。明确精神分析治疗的目的,把握基础要领中的自由联想、催眠疗法等,为将来专业培训做准备。

❋❋❋❋❋❋❋❋❋❋❋❋❋❋❋❋❋❋❋❋❋❋❋❋❋❋❋❋❋❋❋❋❋❋❋❋❋❋❋

第一节　　心理动力学技术介绍

动力治疗的创始人为奥地利的心理学家弗洛伊德(1856—1939),犹太人,医学博士。他认为人的心理现象包括意识、无意识和前意识三个层次。相应地将人格分为本我、自我和超我三个部分。人的大部分心理活动是在潜意识当中进行的,所以许多行为都是受潜意识支配的。本我处于潜意识,受本能支配,依照快乐原则行事;超我代表社会规范的要求,按照至善原则行事;而自我处于二者之间,按照现实原则行事。人格的发展就是在三者之间不断发生冲突并不断得到协调的过程中实现的。如果三者关系失调,就会导致各种神经症。所以在咨询实践中,精神分析十分重视对神经症患者童年时期心理创伤的追寻,认为这种被压抑到潜意识中的心理冲突和创伤是导致神经症的内在原因。所以精神分析理论常用自由联想、释梦、疏导、领悟、暗示、催眠等疗法。

心理分析理论强调无意识内容对个体情感和行为的重要影响,但由于意识中检查机制的作用,无意识的内容常常难以进入到意识中并得以表达。因此,应用自由联想原则就是为了抑制检查机制的作用,而使无意识内容有机会流露。

一、潜意识理论

(一)弗洛伊德的心理结构划分

意识(conscious)、前意识(preconscious)和无意识(unconscious)。潜意识是不被个体意识到、却又存在的东西,并在时时影响个体的心理。(图4-1)

Freud's model of personality structure

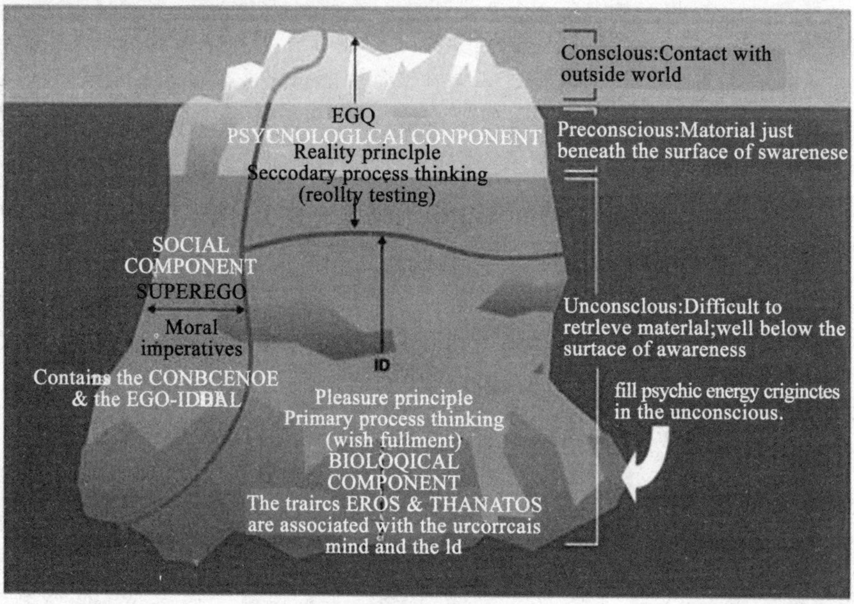

(图4-1)

（二）潜意识的内容

1. 那些不被社会、个体接受的先天的本能，尤以性本能为主；

2. 那些不被社会、个体接受的后天的情感，主要以痛苦、耻辱、恐惧等情感为主。

它们由于不被社会或自己接受，若存在于意识中就会发生心理冲突或干扰心理生活，因此心理防御机制产生作用，把它们压抑到潜意识中去。但它们并没有被消灭，在潜意识中产生影响，形成各种心理症状，可求助者并不清楚真实的原因。

（三）潜意识表现的形式

1. 意识松懈（做梦、自由联想）；

2. 意识失误（笔误、口误）；

3. 意识丧失（精神崩溃）。

精神分析心理咨询与治疗就是要寻找被压抑的潜意识，并使求助者领悟。

二、人格结构理论

弗洛伊德认为人类心理可划分为三个结构：本我、自我和超我。

1. 本我（id）：本我完全是无意识的，它是原始本能和冲动的存储地。这些能量是我们一切行为的终极动机。本我没有时间维度，因此压抑到本我中的记忆可以保持得像被压抑事件刚刚发生时一样强烈。本我遵循"快乐原则"，是非理性的。

2. 自我（ego）：自我从本我中获得能量，但它是心理中意识、理性的成分，功能是做出决定和处理外界现实。自我遵循"现实原则"，自我一部分在意识之中，一部分在无意识之中。

3. 超我（superego）：即良心，存储着关于应该做什么和不应该做什么的规则与禁忌。超我中的态度主要是个体对父母态度的内化。超我遵循"道德原则"。

本我代表生物本能和原始欲望；超我代表社会道德和规范；自我则起协调作用。个体的行为有相当一部分可以说是处于个体不能意识到的力量控制之下。自我、本我和超我几乎总是在相互冲突中。本我或超我过于强大，都会引起心理问题。人格健康者三者是协调、完整的。

三、梦的理论

弗洛伊德认为梦是被压抑欲望的变相满足。1900 年弗洛伊德出版了《梦的解析》。通过对梦的分析，我们可以找到潜意识。

四、性的理论

1. 弗洛伊德所说的性包括了广泛内容的身体快感。

2. 他认为人的这种性欲望生来就有，只是每个阶段有不同的心理行为表现，其对象也不尽相同。

3. 他认为儿时的性心理发展的障碍是导致日后心理疾病的根源，性的压抑是导致心理失常的重要原因。

4. 弗洛伊德认为，人格发展要依次经历几个不同阶段：

①口唇期（0—1 岁）：幼儿从口唇区域体验到一种近乎性的快感。他们从吸吮、啃咬和

吞咽中获得满足。

②肛门期(1—3岁):儿童从排便中获得快感,对应区域是肛门区。

③性器期(3—6岁):儿童开始有一种不成熟的指向异性的性冲动。

④潜伏期(6—13岁):儿童的性欲倾向受到压抑,快感来源主要是对外部世界的兴趣。

⑤生殖期(12—18岁):兴趣逐渐转向异性,幼年的性冲动复活,性生活继续着早期发展的途径进行着。

每个阶段的本能满足与外部世界的限制之间的冲突都具有其特点。如果儿童在某个阶段获得过多或过少的满足,都可能难以顺利进入下一阶段的发展。过多或过少的满足都可能导致固着(指心理发展固结在某个特定阶段),即个体的一部分心理能量投入在该阶段,使得以后的行为具有该阶段的冲突的特征。

性器期可能是对以后生活影响最大的发展阶段。弗洛伊德的重要发现之———俄狄浦斯情结(男孩对母亲的爱恋)以及艾丽克拉情结(女孩对父亲的爱恋)主要发生在这个阶段。俄狄浦斯情结大约从3岁开始,在4岁或5岁时达到高峰。在这个阶段中,儿童爱上父母中异性的一方而与同性的一方进行竞争。但是,孩子同时害怕如果这种性愿望在行为上表达出来会引起父母中同性一方的惩罚或愤怒。儿童于是被迫压抑性的愿望,并通过更强的认同与父母中同性的一方以免受惩罚,俄狄浦斯情结从而获得解决。

五、精神分析方法

1. 弗洛伊德理论认为,心理障碍者的异常行为表现以及当事人意识到的内心体验仅仅是一种表面现象,其真正原因是当事人潜意识的矛盾冲突。心理分析的理论基础:无意识心理过程的假设、对阻抗和压抑的认识、对性和攻击的重要性的认识以及俄狄浦斯情结。

2. 精神分析疗法的原理就是通过自由联想、释梦、分析失误等方法,把求助者潜意识的心理过程转变为意识的,解除压抑作用,揭去心理防御机制的伪装,使求助者领悟到症状的真正原因,这样,障碍就会消失。弗洛伊德把自由联想称为心理分析疗法的基本原则,即要求来访者不加选择地说出自己想到的任何内容。与之相应的一个原则是咨询师的节制。

六、心理防御机制

自我使用各种程序来完成它的任务,即避免危险、焦虑和痛苦。我们将这些程序称为"防御机制"。心理分析的各分支对防御机制的看法不同,但均同意防御机制可分为原始的或不成熟的、神经质的和成熟的。在原始的或不成熟的防御机制中最重要的是投射和投射认同。神经质的防御机制是比较常见的。

(一)原始的或不成熟的防御机制

1. 投射:把自己难以接受的冲动或情感归于他人。

2. 投射认同:是指个体会把自我中的某些方面分离出来投射到他人,尤其是对亲近的人身上的幻想。它投射的并不是一种态度或情感,而是自我的一部分。

3. 投射与投射认同的区别:所投射的对象是否在情感上受到了投射的影响。在投射中,对象不受影响;而投射认同具有无意识沟通的作用,对象可能会被诱发产生投射者幻想的情感或行为。

（二）神经质的防御机制

1. 否认：拒绝接受现实，仿佛令人痛苦的事件、想法或情感并不存在一样。

2. 置换：把一种情境下的情绪，转移到另一种情境中表现。最经常被置换的情绪是愤怒或敌意。

3. 隔离：把言语认知和有关的情感割裂开来，使人去除难以忍受的冲突情感，在强迫症中常见。理智化是隔离的一种。

4. 合理化：为自己不恰当的行为找出冠冕堂皇的理由。它与日常生活中的找借口有些相似，但使用者常常不能意识到自己是在自欺欺人。

5. 反向形成：把感到有危险的愿望或冲动转化成相反的表现。

6. 退行：在面对不能接受的冲动时退回心理发展的较早阶段。

7. 压抑：把不能接受的冲动阻挡在意识之外。个体把令人痛苦的事情置之脑后，把它忘记。

8. 抵消：试图用相反的行为挽回不能接受的行为或想法。

（三）成熟的防御机制

升华与幽默被弗洛伊德归入成熟的防御机制类型，主要在于它们允许潜在愿望以社会可接受的方式得到部分的表达和释放。在升华中，自我的满足不再是明显的本能满足。短程心理动力学疗法是一种心理动力学取向的心理治疗，它通常采用每周一次的会谈方式，治疗大约在12—50次之间，其结果能带来目标症状的解除以及有限而显著的个性改变。

第二节　心理动力学的治疗技术——催眠

短程心理动力学治疗方法通常是每周一次，持续时间不超过一年；关注的内容非常集中，常选择一个有限的领域作为治疗的核心；其治疗目标既包括症状的解除，也包括一些个性变化。适应症为不太严重的焦虑和抑郁症、适应障碍和一些不是很严重的人格障碍。除此，如自杀企图、酒精和药物滥用、冲动控制力不足、严重的抑郁和焦虑或表演类人格障碍通常不适宜采用此法。筛选来访者时依据个人历史，面谈评估的内容和来访者的表述风格三个最重要的方面决定来访者是否适合采用动力学疗法进行治疗。

一、催眠疗法简介

（一）催眠疗法

1. 催眠状态：处于觉醒与催眠之间的状态与其他两种状态的区别与联系。

2. 催眠是诱导催眠状态出现的方法。

（二）催眠的类型

1. 群体催眠

2. 个体催眠

3. 自我催眠

（三）催眠的功能

1. 快速休息

2. 助眠

3. 心理诊断

4. 心理治疗

（四）催眠的历史

1. Mesmerism 最早提出

2. Eisdale 发现暗示

3. Vames. Braid 使用催眠球

（五）催眠现象

1. 催眠的幻觉

2. 催眠逻辑（如透明幻觉）

3. 时间歪曲

4. 年龄曲解（返童现象、速老现象）

5. 前世回忆

（六）催眠的学说

1. 新离解学说（催眠师的控制、自己控制）

2. 角色扮演学说

二、催眠的技术与应用

（一）催眠变量——期望

（二）催眠感受性的检验

1. 是什么——接受暗示的程度

2. 估计方法

①皮温升高法

②勾手法

③前倒法

（三）催眠的诱导

1. 固定刺激法

2. 肌肉按摩法：前臂、面部、中度力

3. 心理疲劳法

三、催眠的作用

（一）催眠的作用

1. 获得信息（本身的真假不紧要）

2. 病因

（二）治疗作用

四、暗示

（一）什么是暗示

在无对抗条件下,用间接方法。

（二）暗示的种类

1. 主观
2. 客观

（三）暗示的设计

1. 环境信息
2. 咨询师
3. 群体行为
①动作暗示
②认知暗示
③情绪暗示

五、本节实验

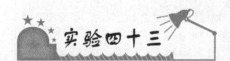

实验四十三

实验名称:动力治疗之一——催眠疗法

实验内容:心理动力治疗中的催眠疗法,是在个体暗示性较好的情况下开展的课堂教学实验。通过教师演示、学生操作实验和教师具体指导三步骤开展实验。学生掌握催眠暗示指导语、放松策略以及具体的临床催眠操作技术与技巧。

目的要求:通过本实验,学生能够了解到近年来不仅是心理治疗临床工作者使用催眠疗法处理一系列心理问题,主流心理学也逐渐将催眠纳入心理治疗临床应用。深入心灵、探索个体无意识的本土化的催眠研究和临床实践是应用心理学专业学生必备的技术。了解催眠本质、催眠生理机制、催眠治疗相关理论、催眠现象、催眠临床应用等操作技巧以推动催眠治疗技术的发展与完善。

仪器设备:模拟咨询台、单向玻璃观察窗、催眠床、多功能生物反馈仪。

具体操作:

1. 暗示感受性测试
2. 放松训练
3. 催眠指导语

案例:一例情感困扰的来访者的催眠治疗。

家庭背景:小西(化名),女,24 岁。父母均为农民,研究生一年级,有一个姐姐已经结婚。家里经济条件在她年幼时不好。

主要经历:顺利考上大学,考上研究生。一直努力学习,非常用功。

主诉:与恋人两地上学,毕业后不知道会到哪里去,心里很犹豫,想到这里就觉得很痛苦。

综合性、设计性实验项目

实验室名称:综合心理学实验室

课程名称	心理咨询与治疗学		实验项目名称	心理咨询项目演练——催眠疗法	
实验项目性质	综合性[√] 设计性[√]	实验学时	3 学时	实验室名称	行为观察与分析实验分室
实验主要内容	通过该项目的演练学生能够掌握催眠疗法的一般步骤。让受试者全身放松后,在主试的积极暗示下进入催眠状态,调动受试者的潜意识,以了解受试者平时被压抑的想法、信念和欲望。催眠一般可分为三个阶段——导入阶段、深入阶段和唤醒阶段。根据受试者的不同情况,进行不同次数的催眠,一般隔日一次。单次催眠时间不宜过长,一般在三十分钟到一小时				
阐述综合性或设计性的理由	催眠疗法没有确切的理论基础,但在临床上却有着举足轻重的地位。学生要掌握测验受试者接受暗示强弱的方法,灵活运用指导语以及正确使用催眠后产生不良反应的方法。实验过程中,只有主试和受试者两个人,这样可以培养学生独立思考的能力。而对指导语的灵活使用可以训练学生的语言表达能力以及随机应变能力				
主要仪器设备	心理咨询台、催眠床				
实验对象	应用心理学专业学生				

催眠疗法

一、实验介绍

1. 理论基础

迄今催眠的机制还缺乏权威的理论。催眠的理论还处于百家争鸣的阶段。多数人将其分成两类:生理学理论与心理学理论。虽然它的机制尚未完全阐明,但一般认为它是运用暗示的方法,使求助者产生一种特殊的意识状态,处于催眠状态的人接受暗示的能力会明显提高,此时,求助者与医生保持密切的感应关系,会不加批判地接受医生的暗示指令,从而达到治疗的目的。古埃及巫医诱导他人进入睡眠,这是已知的催眠疗法的雏形。后来,维也纳医生麦斯麦(Franz Anton Mesmer,1734—1815)发明了一种古老的催眠术——麦斯麦术。麦斯麦从物理学家和神秘主义者帕拉塞尔苏斯及范·赫尔蒙特那继承了这样的观点:电力和磁力在宇宙间无处不在,无论任何人都会放散出一种磁石的流质,而且都可以随意运用这种流质影响他人的精神和肉体。他在临床实验时,用磁石按摩人们的身体,通磁于他们身上或以自己作为磁力的源泉,发现常会使求助者进入现代所称的催眠状态。麦斯麦术是现代催眠疗法的起源。

2. 基本方法

催眠疗法是主试运用诱导和暗示的方法使受试者进入一种特殊的意识状态的方法。在这种意识状态下,受试者的潜能可以得到开发,主试也可以通过特定的暗示指导语来达到治疗目的。催眠治疗一般可以分为七部分,分别是催眠前准备、受试者的暗示感受性测试、实施催眠、催眠程度测试、实施治疗、催眠唤醒和催眠后交流。催眠疗法可以治疗神经症、抑郁症、生理障碍、儿童行为障碍、强迫症和神经系统疾病,而且还可以开发人的潜能。催眠疗法是一种基于主试的诱导和暗示而使受试者进入一种特殊的意识状态的方法,不等同于巫术或法术,对待催眠治疗我们应该抱有客观科学的态度。催眠疗法需要主试有较强的耐心,根据受试者的暗示感受性不同,所需的催眠时间也不同,所以要耐心进行,不可以操之过急,影响治疗效果。受试者在催眠状态下使身体得到了充分的放松,所以,催眠结束后受试者会觉得全身轻松,但如果解除催眠做得不好,会对受试者产生不良影响,轻则会使受试者觉得浑身酸痛乏力,重则可能危及生命,所以在实施催眠治疗时一定要谨慎。

二、实验目的

让学生掌握催眠疗法的基本程序,了解催眠疗法的作用与疗效,培养学生独立思考、随机应变的能力,并且使学生能够正确认识催眠,为学生揭开催眠的神秘面纱,不仅仅是催眠的操作,更重要的是使学生能真正将催眠原理、催眠治疗技术运用到心理治疗中。

三、实验仪器

心理咨询台、催眠床、生物反馈仪。

四、实验过程

1. 催眠治疗前的准备

①催眠环境的布置

首先,环境要安静,尽量保证只有主试和受试者两个人(如果主试与受试者之间是异性,最好有主试助手在场),避免周围有人来回走动。其次,室内设备应力求简单,只要有施术用的舒适的床铺或沙发、茶几和几把椅子即可,茶几上可用鲜花点缀。为了营造催眠的氛围,在催眠前先让受试者坐在沙发上介绍自己的情况和病症状况,然后让受试者仰卧于催眠床上休息约 10 分钟,以减轻受试者的紧张心理。

②受试者感受性的测试

方法 1 躯体摇摆法:让受试者把双脚脚尖并齐,笔直地站立着,闭上眼睛。主试可安排一个人站在受试者的背后伸出双手。主试告诉受试者不用担心,可以完全放松进行接下来的操作。主试会对受试者说一些暗示其前后摇摆的话,只要不断地暗示其前后摇摆,大多数受试者会接受暗示,前后摇摆。前后摇摆越早,幅度越大的受试者,暗示感受性越强。

方法 2 闭眼法:主试令受试者静坐,全身放松,微闭双眼。主试坐在受试者对面,观察受试者眼睑是否眨动,眼球是否频频移动。如眼睑经常眨动,眼球频繁移动,则感受性弱。可询问受试者闭目时是否有杂念,有杂念者感受性弱,相反则感受性较强。

方法3 举手法:主试面对受试者稍坐片刻,然后要求受试者按照指令举左手或举右手,多次交叉试验。如能按指令执行,慢慢举手者则感受性强。如经常举错,说明受试者注意力不易集中,感受性弱。如举错手能立即自行更改,说明有一定的感受性。

方法4 抬手法:主试嘱咐受试者站立,将手臂放松,主试握住其一手臂上下摆动,如无抵抗甚至自行上下摆动说明感受性强;如有抵抗,手臂肌肉久久不能放松,呈被动摆动,则感受性差。有时受试者未能领悟放松的方法,需重复教其放松,再进行检验。如反复试验仍然不能放松,说明感受性差,不易被催眠或不会进入深催眠状态。

方法5 拉手法:主试叮嘱受试者站立,将手臂放松,受试者轻握主试手指,主试拉动手指时,受试者迅速握紧主试的手指。这样反复多次。抓紧的次数越多,说明受试者感受性强;反之感受性弱。

③实施催眠前的准备工作

首先,主试要向受试者说明什么是催眠治疗,主试也应了解受试者催眠治疗的动机。其次,主试与受试者应建立良好的咨询关系。最后,主试应该具备良好的职业道德,要尊重求助者人权,严守求助者秘密。

2. 实施催眠

①在催眠的导入阶段,主试让受试者以最舒服的姿势躺在催眠床上,受试者可以选择闭上眼睛,也可以不闭,然后主试用轻柔缓慢的声音向受试者说出导入词。

引导词可以反复使用,直到对方闭上眼睛为止。这个技巧的好处在于,受试者可以根据内在意识的变化来自行调整闭上眼睛的时机,所以在他眼睛闭上后,就进入催眠状态了。

②测试催眠程度

浅度催眠:放松、闭眼、呼吸平稳、能感受外界刺激、接受暗示不强。

中度催眠:嗜睡、肌肉松弛、自主随意运动丧失、恍惚、被暗示性强、"梦境"幻觉、痛觉减弱或消失。

深度催眠:痴呆、肌肉完全松弛、绝对听令催眠师、意识和感觉失真、痛觉丧失、梦行。

③根据受试者情况进行治疗。进行实验时可以开发受试者潜力,来达到演示效果。可以让受试者辨认扑克牌,具体操作方法是在催眠状态下向受试者呈现四张大小花色各不同的扑克牌,然后,呈现扑克牌的背面,让受试者说出扑克牌的花色和大小。一般在中度催眠情况下,受试者可以成功辨认。

3. 催眠唤醒

催眠唤醒在实施催眠治疗三十分钟到一个小时后,要对受试者进行唤醒。

注意:作为催眠师,你在催眠时下达了什么指令,解除催眠时就要一一解除或者可以直接说回到催眠前的状态,不然会对受试者产生不良影响。解除催眠后可以与受试者谈谈催眠后的感受,了解催眠的效果。

案例二:

求助者,男,42岁,高中毕业,是一名货车司机,已婚。求助者每天洗手上百次,手已经被洗得破皮了,求助者本人非常痛苦,本身不想这样经常洗手,但洗手行为无法控制,希望通过催眠使症状得到缓解。

治疗:首先与求助者建立良好的医患关系,告之催眠疗法的原理、方法和效果,以取得求助者的合作,树立战胜强迫症的信心和勇气。同时进行心理测验和有关量表评定。

治疗时让求助者取舒适的座位或卧位,综合使用放松法、凝视法、感应法等人工方法导入催眠状态,催眠程度为中度或更深状态(具体方法参见前面已经介绍的几种方法)。

当求助者进入中度以上催眠状态后利用"特殊感应关系"进行启发暗示,寻究"症结"进行分析疏导,支持和帮助,以获疗效。具体治疗可分4个阶段:第一阶段,提高情绪,树立信心;第二阶段,追忆病史,分析症结;第三阶段,遗忘性心理障碍意念和行为,结合行为疗法建立正常心理和行为模式;第四阶段,移行至清醒状态,巩固治疗效果。具体可以在前几次催眠中,找到求助者强迫的症结所在。之后可以对求助者说,催眠结束后你将不会再重复多次洗手,你将不会再觉得自己必须要重复多次洗手(根据求助者强迫症状的不同,暗示语要做调整)。

求助者第1—3次隔日1次,第4—6次隔2日1次,第7—10次隔4日1次;每次60 min,10次为一个疗程,共计35天。共3个疗程。105天后,采用Hamilton焦虑量表(HAMA)、耶鲁-布朗强迫症状量表(Y-BOCS)评定疗效。疗效按Y-BOCS减分率≥50%为有效,Y-BOCS评分≤19分为缓解。

案例三:

求助者,女,22岁,医疗系实习学生。求助者每见到有精神异常的患者就感到紧张,心跳加速,不敢接近患者;最怕患者的眼光和呆滞的表情,但不怕患者会有冲动打人的行为。从来不敢为有精神异常的患者做体格检查。医生陪同求助者到一脑炎患者床前,求助者显得紧张,低头不敢正视脑炎患者。

治疗:

了解病史后,未能获得确切病因,遂用言语诱导使其进入催眠状态,回忆童年往事。求助者回忆起童年时父亲是一位内科医生,常有精神病患者来到家中找父亲看病,这些患者行为古怪,目光怪异;母亲一见有精神病的患者到来,就很害怕,把她和她弟弟关在房内,生怕会发生什么不幸。唤醒求助者后为其解释,现在怕精神病患者是由于童年时的经验仍在影响着她。两周后,求助者高兴地告诉医生,她已不怕精神病患者了,而且敢为有精神异常的患者做体格检查。问她是怎样好起来的,她说不知道,不知不觉就不怕了。本例中对求助者的治疗,主要是在催眠状态下挖掘出求助者潜意识的内容,把潜意识中过去的经验上升为意识内容,从而使恐惧这一神经症成为无源之水而自然消失。

分析:

揭示潜意识的冲突和动机:求助者在童幼年时期遭受心理创伤,通过压抑作用把这些创伤放入潜意识。这样求助者虽有心理症状,却对致病原因模糊不清。对此可采取自由联想、移情分析、抗拒分析等方法,揭示其潜意识中的冲突。尤其应该详细了解其童幼年的生活经历、重要事件及与重要人物的关系等,以此推断其潜意识的创伤。实践表明,求助者往往能逐步意识到童幼年创伤事件,但不能与现在的症状联系起来。要向求助者说明,现在遇到了与其童幼年类似的事件,其正在用童幼年的幼稚方式来应付这些事件。求助者已经是成年人,如果能用成年人的方式来对待目前的问题,其症状就会迎刃而解。另外,我们在咨询中也发现,有些潜意识中的内容,并不是早期心理创伤,而是目前的学习、工作和人际关系冲突等。如一些焦虑的求助者往往如此,并且他们可能还带有一些绝对化观念,也需要在认知方面进行矫正。

案例四:

求助者,男,18岁,高中学生。因求助者一年前贪玩而成绩下降,产生自卑感且有失眠现象,甚为苦恼。一个月前抽两口水烟后即觉头晕,全身不适,出现紧张、心慌、心跳加速,当时被送到当地卫生院治疗,经推注高渗糖病情得到缓解。此后有无故反复发作性心慌、心跳加速,精神紧张伴四肢抖动,感到慌乱和恐惧,甚至大声喊叫,企图得到抢救。每天发作一两次,发作期间自觉心烦,坐卧不宁,伴情绪低落,兴趣缺乏,失眠。病后总担心患了不治之症,近两天病情加重入院,精神检查有明显焦虑情绪伴忧郁情绪,有疑病观念,有自知力。

治疗:

第一天、第一次治疗:采集病史并对病情做分析,使求助者认识到本病的起因与成绩下降这一心理事件有关,并有大量的疑虑观念,如担心有心脏病,对服药有副反应及担心被伤害等,这些观念就是他现在焦虑的原因,求助者表示理解。然后导入催眠状态,在催眠中,引导求助者再次回忆发病经过,并将催眠前向求助者解释的道理以坚定的语气再向求助者简述一遍,强化他的理解,以内化为其自身的观念。其后求助者仍在催眠状态时转入发泄性治疗,指示求助者跟着医生大声喊叫。治疗结束后,求助者感觉轻松多了,头脑清晰,并感觉焦虑明显减轻。

第二天、第二次治疗:求助者精神明显好转,心慌减轻,诉说早上发作一次,但程度轻;医生给予求助者催眠及发泄治疗,求助者更加合作,喊叫更尽情。

第三天、第三次治疗:求助者自觉症状完全消失,睡眠好,心情开朗;医生在催眠情况下鼓励求助者努力学习,增强信心。观察四天后症状完全消失出院。

本例求助者的治疗,主要从两方面着手,一是解释性心理治疗(或认知性治疗),让求助者认识到本病是心因性疾病,是大量非理性疑虑观念的结果。二是在催眠状态下进行认知及发泄性治疗。

五、讨论与分析

小组间讨论实施催眠的感受。受试者可以谈谈进入催眠状态后的感受,谈一谈对催眠的理解。这样可以加深学生对催眠疗法的认识。

第三节　心理动力学的治疗技术——自由联想

自由联想,是心理动力学的治疗技术之一。1897年由F.高尔顿首创。其自由联想形式分为不连续的自由联想和连续的自由联想。通过自由联想可以测定人的能力和情绪等,自由联想也是精神分析学家使用的一种诊断技术和治疗方式。

一、自由联想概述

自由联想是当主试呈现一个刺激(一般为一个词或一幅图片,以听觉或视觉方式呈现)

给受试者时,要求受试者看见图片或听到这个词后,马上将这个词或图片在他头脑中浮现的词或场景描述出来。在应用自由联想时,事前对受试者的反应与刺激之间的关系,不加任何限制,但反应一般约定只以语言方式来表达(单词形式)。

二、自由联想的形式

自由联想有两种形式。第一种称为不连续的自由联想,第二种称为连续的自由联想。在第一种形式中,主试呈现一个刺激词时,要求受试者立即以其头脑中浮现的第一个词来反应。例如,刺激词为"动物",受试者头脑中浮现的第一个词为"狗",就以"狗"来反应,是"猫",就以"猫"来反应。在第二种形式中,主试呈现一个刺激词,要求受试者以一系列词或事实作反应,即前一个联想的反应词或事实,作为下一个联想的刺激,不断地联想下去,如"动物—狗—猫—主人—雪橇—猎物—食物……"自由联想一般以联想的反应时间、同一类联想反应重复数、反应词的质量作为反应变量的指标。

三、自由联想技术的应用

自由联想时让求助者在一个比较安静与光线适当的房间内,躺在沙发床上或坐在舒服的座椅上随意进行联想。心理咨询师则坐在求助者的右后方(或左后方),倾听求助者的讲话。事前要让求助者打消一切顾虑,不要选择使用词汇,不用组织语言,想到什么就讲什么,咨询师对谈话内容保证为他保密。鼓励求助者按原始的想法讲出来,不要怕难为情或怕人们感到荒谬奇怪而有意加以修改。因为越是荒唐或不好意思讲出来的东西,极可能最有意义并对治疗方面价值最大。在进行自由联想时要以求助者为主,咨询师不要随意打断他的话,在极其必要时,咨询师可以进行适当的引导。一般来说,咨询师往往鼓励求助者回忆从童年起所遭遇到的一切经历或精神创伤与挫折,从中发现那些与目前症状有关的心理因素。自由联想法的疗程颇长,一般要进行几十次,持续时间为几个月或半年以上(每周1至2次),不能只进行几次就完全解决问题。因此,事先应向求助者说明这点而取得较好的合作。在治疗过程中,也可以发生阻抗、移情或反复现象。要鼓励求助者坚持信心,以达到彻底解决其心理症结而痊愈的目的。自由联想法精神分析治疗的适应症,主要是患有各类神经症、心因性精神障碍与心身性疾病等求助者,也可用于部分早期或好转的精神分裂症患者,但不适用于发病期的精神分裂症、躁郁症与偏执性精神病等患者。

自由联想法的最终目的,是发掘求助者压抑在潜意识内的致病情结或矛盾冲突,把他们带到意识域,使求助者对此有所领悟,并重新建立现实性的健康心理。

四、本节实验

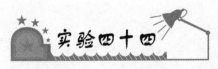

实验名称:自由联想

实验内容:在心理动力学的治疗技术中的自由联想,要求咨询师掌握一定的、规范的自由联想内容中的象征意义用于实验,并在科学的描述技术基础上开展分析。

目的要求:通过本实验,学生能够了解自由联想表面是所思所欲全说出来,但所思、所说的每一部分都有其象征意义。要求学生掌握心理动力学的精神分析引论的知识。

仪器设备:模拟咨询台、单向玻璃观察窗、催眠床、多功能生物反馈仪。

具体操作:当防御机制不能完全控制本能冲动时,最简单的表现方式就是焦虑的外显,即表现为焦虑或恐惧。

焦虑症的表现是一种漂移不定的恐惧,而恐惧症的表现则是固定在某种特殊对象上的恐惧,恐惧的是潜意识中盼望获得的。

临床中恐惧的对象与被压抑的冲动之间的关系已变得间接而不清楚。但在求助者心目中所惧怕的对象在潜意识里确有某种意义。

综合性、设计性实验项目

实验室名称:综合心理学实验室

课程名称	心理咨询与治疗学	实验项目名称		心理咨询与治疗课程实验——自由联想
实验项目性质	综合性[√] 设计性[√]	实验学时	3学时	实验室名称	行为观察与分析实验分室
实验主要内容	自由联想是联想实验的基本方法之一,也是精神分析学家使用的一种诊断技术和治疗方式。具体做法是:让求助者在一个比较安静与光线适当的房间内,躺在沙发床上或坐在靠背椅上随意进行联想。咨询师则坐在求助者身后,倾听他的讲话。事前要让求助者打消一切顾虑,想到什么就讲什么,医生对谈话内容保密。鼓励求助者按原始的想法讲出来,不要怕难为情或怕人们感到荒谬奇怪而有意加以修改。因为越是荒唐或不好意思讲出来的东西,极可能最有意义并对治疗方面价值最大			
阐述综合性或设计性的理由	第一阶段:咨询师在熟练掌握自由联想的实验技巧的基础上向求助者解释自由联想的内容及意义。第二阶段:在咨询师的指导下,让求助者轻松地进行自由联想实验,咨询师要细致地记下求助者的复述。第三阶段:咨询师根据求助者所叙述的内容结合求助者的心理问题等进行分析,找出导致心理问题的成因及解决方式			
主要仪器设备	心理咨询台			
实验对象	应用心理学专业学生			

自由联想

一、实验介绍

自由联想实验的具体步骤(见理论描述部分)。

二、实验目的

通过本实验,学生能够了解自由联想表面是所思所欲全说出来,但所思所说都具有象征意义。要求学生掌握心理动力学的精神分析引论的知识。

三、实验仪器

模拟咨询台、沙发床、多功能生物反馈仪。

四、实验过程

求助者夏鸥(化名),女,38 岁。因为恐惧障碍向咨询师请求帮助。

夏鸥:我来到了一个地方,我开始走啊,走啊,决定绕过博物馆然后从中心公园穿过去,我走到公园里有种非常兴奋、非常奇妙的感觉。在公园的一簇灌木丛边找到一张长椅,我坐在上面,忽然听到后面有一阵沙沙的声音,感到很害怕,这让我想起曾经读过中心公园有变态狂的报道,我不知道会不会有人藏在我后面突然向我暴露他的阴茎,这个念头很恶心可又让我很兴奋。好像这和我父亲有些联系,但是我说不上来有什么关系,只是让我想起父亲,可又觉得好像有什么就在记忆的边缘似的。(停顿)

咨询师:在记忆边缘? 有什么?(停顿)

夏鸥:(呼吸加快,好像非常紧张)还是小女孩时,我和父亲一起睡,那是一种非常有趣的感觉,我是从皮肤上得到这种感觉的。这种感觉让我很兴奋。现在我脑子里挺乱的,好像什么都一塌糊涂,什么事都不能想了似的。(这好像是一种压抑的表现,或许也是在对付由于压抑的复发所产生的焦虑)

咨询师:你脑子里一塌糊涂可能是一种要把某些不希望想起的东西赶出去的方式。(把她的症状作为一种阻抗来解释)

夏鸥:我刚想起一件事,我父亲去世后身上没穿衣服,我看着他,可是好像什么也看不到一样,那时我还不知道男女的差别。我害怕我父亲,也爱我父亲。还很小的时候,每到周末我就和父亲睡在一起,那是一种非常温暖非常安全的感觉,而且这种感觉所带来的温暖和安全是别的东西比不了的,这给我带来许多快乐,现在想起来我都有这样的感觉。每当我和父亲睡在一起的时候,我都有很奇妙的感觉。现在我什么也记不起来了,脑子里乱糟糟的,我感觉紧张、害怕。

咨询师:你好像害怕什么或害怕想起来什么。(关注她的阻抗)

夏鸥:是的,是的,但就是想不出来,为什么呢? 怎么才能想起来呢?

咨询师:你现在正想什么?

夏鸥:这周日,我胃痛,我感到情绪很低落还很害怕。我想哭,想紧紧抓住我母亲,可是,假如你的需要不能被满足,知道了这种需要又有什么用呢? 那天晚上我做了一个梦,梦见有一群军官进了我姐姐的房间,我觉得很忌妒,他们对我没兴趣。然后,我好像到了水里。一个没有双腿的人从水里走过来,他走得很自信,我问他他的腿哪去了,他说当他还有腿时他感觉自己非常强壮、非常有男人气概。随后我看到许多花,并且发现自己迷路了。再之后,我来到一条败落的街道上,看到一匹老马非常衰弱,要被杀掉了。我感到很恐惧、不安。我手里拿着花,但是每个人都批评这花不好,我也感觉它不好,就这些。

咨询师:这个梦让你有什么联想?

夏鸥:我感觉那些军官吻了我母亲和我姐姐,但是没有吻我。让我联想到我父亲把所有的东西都给了母亲和姐姐,但没给我。我想走进房间里看一看军官正和姐姐干什么,但是我母亲不让我进去,我跟要发疯了一样。我记得在梦里有一个镜头,我看见一盒避孕套,我觉得姐姐可以拥有它,但我不能,我感到无助、困苦就像失掉双腿一样,我能走但是脚有点儿跛。我希望自己强大起来不再弱小。男人是强大的,我父亲没有让我长大,我姐姐有丈夫,可我没有,她什么都有,我什么都没有,任何有价值的东西都没有!我一直希望自己能强大,过去我常幻想成为男人,也有阴茎。我猜梦里的花可能代表女性的生殖器,我看不上自己手里的花实际上是看不起自己,看不起自己是女性。现在我意识到我多恨我父亲,恨他没有精心照料我,没有把精力投注到我身上,没有给我一个男儿身!(求助者继续把她的乱伦愿望、阉割恐惧和阴茎妒忌联系起来)

五、讨论与分析

尽管自由联想有它严重的局限性,但仍不失为一条通向无意识的大道,甚至对于某些特殊问题,自由联想是正式的分析性治疗所必须的。

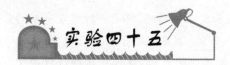

实验名称:字词联想

实验内容:心理动力学治疗技术中的字词联想,要求咨询师掌握一定的规范的字词用于实验,并在科学的描述技术基础上开展分析。

目的要求:通过本实验,学生能够了解字词联想的意义,掌握心理动力学的精神分析引论的知识。要求学生将字词代表的象征物用于实践。

仪器设备:模拟咨询台、单向玻璃观察窗、催眠床、多功能生物反馈仪。

具体操作:当防御机制不能完全控制本能冲动时,最简单的表现方式就是焦虑的外显,即表现为焦虑或恐惧。

综合性、设计性实验项目

实验室名称:综合心理学实验室

课程名称	心理咨询与治疗学		实验 项目名称	心理咨询项目演练——字词联想	
实验 项目性质	综合性[√] 设计性[√]	实验 学时	3学时	实验室名称	行为观察与分析实验分室
实验 主要内容	通过该项目的演练学生能够掌握字词联想这一基本的心理咨询技术。用预先选取的60个词作为刺激词,要求被试在听到词的第一时间内写出反应词,第一个想到什么样的词就写下什么词,想不出可以用空白表示。通过对被试结果的分析,分析被试的情绪状态,了解被试的人格特征				
阐述综合性 或设计性的 理由	字词联想技术是荣格创造的一种研究情结的方法,通过被试对词语的联想内容以及反应时的变化,探测隐藏在个人潜意识中的情结。通过实验,学生可以了解到被试潜意识中的真实想法。通过熟练掌握这一技术,学生能够在真正的咨询与治疗过程中,了解被试的真实想法,以便建立良好的咨访关系,并及时对其心理障碍进行调适				
主要 仪器设备	心理咨询台				
实验对象	应用心理学专业学生				

字词联想

一、实验介绍

1.理论基础

荣格于1904年在伯格尔斯立对精神病患者做过字词联想实验,并提出了著名的情结理论。但是字词联想实验并不是荣格创始的,他是由高尔顿于1879年首创的。以后冯特又把它引入到实验心理学。荣格用一张写有100个刺激词的字表对被试进行测验,主试每次念一个词,要求被试用头脑中出现的第一个联想词对念出的词做出反应。荣格发现,有时被试做出反应要花费相当长的时间,而被试对造成反应时间延长的原因却解释不清楚,荣格猜想这可能是由于抑制反应的潜意识情绪引起的,于是他把那些反应时间较长的刺激词、回忆错误的反应词和重复的刺激词都称为"情结指示词"。

2.基本方法

字词联想测验是投射实验的一种。施测时,主试对被试说一个词(刺激词),被试听到刺激词之后,尽可能快地将第一个出现在脑中的单词(反应词)回答出来。实验者记下被试的反应词和反应时间以及被试行为的特殊情况。词语联想法是精神分析发现情结的重要手段,荣格认为,在潜意识中一定存在着和人的情感、记忆、思维等相关联的各种情结,任何触及到这些情结的词都会引起反应时间延长。至此他发现,通过情结可以找到心理疾病的原因。

二、实验目的

掌握字词联想实验技术,字词联想技术有助于咨询师了解被试内心的真实感受,发现被其隐藏的某些"情结"。

三、实验仪器

心理咨询台、催眠床、多功能生物反馈仪。

四、实验过程

施测之前应保证施测环境相对安静,使被试不受打扰。

首先,向被试呈现一个词语,如:亲人、睡、书、朋友、汽车等等,让被试听到刺激词后,尽可能快地回答出在脑中出现的第一个单词;

其次,主试将这个词记录下来,并继续向被试呈现下一个词语,如果被试对词语有迟疑的情况,也将这个词语记录下来,连续呈现 20 个词语后,实验结束;

最后,对被试的实验结果进行分析。

案例:

对一个有学校恐惧症的学生进行字词联想实验。

具体实验方法如下:

第一步:为被试讲解实验过程,并让被试充分放松,把注意力集中在自己的面部。

第二步:向被试呈现一组词语:水、空气、苹果、冰箱、大地、火、温暖、产生、工地、唱歌、沙子、花朵、衣柜、电脑、生命,被试对第一组每一个词语的第一个反应词记录下来。

第一组呈现词语应是中性词,应是与被试症结所在的事物没有任何联系。被试对水的反应词可能是:纯净、清澈,对空气的反应词可能是:污染、呼吸、不可或缺。这样做的目的是为了测量被试的反应基线。

第二组呈现词语是与学校间接相关的词语:树、操场、楼梯、桌子、学习、快乐、家庭、朋友、知识、美好、痛苦、友谊、老师、同学、父母。这个可以测试被试学校恐惧症的严重程度以及可能的产生原因。

第三组呈现词语是与学校密切相关的词语:教室、黑板、学校、恐惧、向往、课本、讲台、死亡、生命、娱乐、班级、友好、班主任、校园、快乐。

第三步:分析与讨论:如果被试对第二组词语中的学习、操场的反应词为厌恶、反感、害怕等词语,那么被试的情况就较为严重。如果反应词为枯燥、宽敞、进步等中性词语,那么被试的情况不是特别严重。如果被试对老师的反应词是消极的,则产生学校恐惧症的原因与老师有关,学习、父母和同学也是一样。如果被试对第三组词语中的学校、校园的反应词是地狱、魔鬼、恐惧、害怕等词语,则被试的学校恐惧症较为严重;分号如果对死亡的反应词是解脱、释放、轻松,则被试可能有自杀倾向,需要密切关注。

字词联想探究型实验①。

为了探析字词联想实验方法对被试深层心理的反应程度,实验选取 3 组(共 9 人)运用字词联想进行实验,用预先选取的 60 个词作为刺激词,要求被试在听到词的第一时间内写出反应词,第一个想到什么样的词就写下什么词,想不出可以用空白表示。刺激词及其顺序如下:母亲、亲友、法律、情绪、青年、产生、预感、说谎、雨季、欺骗、水、头脑、光明、强盗、月亮、和气、柔情、手术、鲜花、正义、太阳、方向、火、黑暗、要害、地雷、矛盾、遥远、脸色、温暖、绿色、生命、发生、下雨、工地、上学、神奇、力量、放肆、善良、金属、唱歌、严厉、红包、一伙、民警、戏曲、枯木、城市、落后、木材、死亡、笑容、学习、是非、了解、苦难、空旷、夺冠、寒风。

以上面所举实验为例,对上面的实验结果进行分析,结果如下:

1. 反应词的横向分类

通过对反应词的横向比较,可以从被试反应词情绪程度上,将字词所产生的联想分为以下几种情形:

①无明显情绪反应的联想和有明显情绪反应的联想

其一,无明显情绪反应的联想。这类联想遵循联想律,不带有明显的情绪色彩,未触及到个人心灵深处的存在,反映的是被试之间的不同心理倾向性。如刺激词“水”的反应词有干净、渴、口渴、净、纯洁、游泳、生命、清、清澈等这类联想,可以看出不同被试对同一词语,其心理上的联结方向是不一样的。有的人是从它的特点出发,如:干净、净、纯洁、清澈等,有的人是从它的作用出发,如渴、游泳、生命等,类似的刺激词还有火、头脑、木材等。有的还表现为组词式的联想,如:和气可以联想出生财、一团、善良、融洽、轻松、友爱;一伙可以联想出流氓、强盗、黑社会、贼、同伴、青年、小孩等。

其二,有明显情绪反应的联想。如母亲——爱、矛盾、和蔼、慈祥,说谎——害怕、累、脸红、怕、痛恨,欺骗——可恶、痛恨、生气、内疚,学习——心力交瘁、有趣、愉快、充实、困难。从中可以看出被试对这些刺激词伴有明显的情绪表现,这无疑触及到了个人无意识的存在,从中可以反映出大家对亲情、道德标准、学习状态的一些感悟和经历。如果对母亲的联想词为“爱、和蔼、慈祥”等,那么,可能反映出被试和母亲的关系融洽,在被试童年早期,母亲对他给予了足够的关爱;如果对母亲的反应词为“矛盾”,那么可能是因为母亲在早期教育过程中是忽视型的教养方式,在儿童期表现时而关爱,时而冷漠,进而使儿童对母亲产生了矛盾的感情。

②投射近期情绪状态的联想和投射人格特质、人生态度的联想

其一,投射近期情绪状态的联想。如学习——心力交瘁、有趣、愉快、充实、困难,预感——不好的、好、不祥、强烈,方向——迷茫、迷惘、差、光明等。很明显,这些刺激词触及到个人无意识的存在,反映了个人心灵深处的内容,从这些反应词中可以推断出被试近期的学习状态、实际的精神风貌和对未来的感知情绪,从而有助于被试更清晰地认识近期的自己,调整心态。

其二,投射人格特质、人生态度的联想。如矛盾——焦虑、解决、犹豫、慌张,死亡——结束、害怕、超脱,生命,是非——躲避、判断、难以分辨、头痛、烦恼,苦难——悲哀、承受、煎熬、

---

① 引自汤小阳,施光荣.字词联想实验浅析[J].中国校外教育,2011(20):42－55.

哲学等。这些反应词所投射出来的东西是最深沉的,是在心灵中贮藏较深的存在,也就是荣格所称的"情结",它属于潜意识的范畴,主要来源于成长过程中所经历或耳闻目睹的各种重要事件、人物(如父母、老师)的影响,经过日积月累潜移默化的影响而形成的一种人格特质和人生态度,它对被试以后思想和行为都将产生强烈的影响。

③空白的联想

荣格认为,不能做出反应的字词,是最能揭示个人情结的。主要空白反应词所对应的刺激词有:发生、地雷、产生、亲友、说谎、脸色、严厉、了解等。我们认为这里的空白反应可以分为两类:第一类是由于刺激词的陌生和抽象所产生的空白反应,例如:发生、产生、地雷这三个词;第二类就属于荣格所说的"情结"指示词,对这些词,被试要么反应时过长(根据自己的情况所做的猜测),要么是空白反应,这就反映出这些词对个人意识的说明,说明了这些词触及了被试心灵深处的存在(如说谎、了解、脸色)或预示着某种行为、关系的缺失(如亲友、母亲),承认那些内容一般会使他们心理尴尬或者那些内容本来就是被压抑到潜意识中去的,会产生焦虑。

2.反应词的纵向归纳

在对反应词的横向比较的分析过程中,发现大家对反应词的趋同性是很高的,但也可以很明显地感受到某些被试反应词的一些特点。

①空白反应最多的第一组被试

在整个实验中共出现了13个空白反应,分别是亲友、说谎、正义、要害、地雷、发生、唱歌、严厉、戏曲、枯木、是非、苦难、空旷。结合平时对被试的了解,认为用上面横向比较所归纳的两个原因正好可以对其进行解释:说明了被试日常对相关生活内容的缺乏(不感兴趣、不了解、不去参与)所导致的陌生感,这个方面和其他被试比较,可能稍有差距,如仅有第一组被试对地雷、唱歌、戏曲、枯木产生空白反应,这可能与他的生活方式和兴趣广度存在关系;被试对亲友、说谎、正义、要害、严厉等"情结指示词"产生的空白反应也较一般人多,联系到被试的成长环境、生活经历、家庭变故等因素比一般的学生遇到的事情多一些,内心的冲突更多些,被压抑到潜意识的东西也就更多,从而产生面对可能激起不快反应的刺激词产生了更多的犹豫和迟疑,甚至是空白反应。

②正性反应最多的第三组被试

第三组被试在整个实验中出现了13个带正性情绪的词,分别是母亲——慈祥,亲友——关爱,法律——公正,水——柔情,光明——美好,太阳——光明,矛盾——进步,脸色——健康,绿色——明快,生命——可贵,学习——充实,夺冠——喜悦,上学——轻闲,从这些反应词中可以看出:被试的亲情、人际关系发展良好,社会支持感强;人生态度乐观、积极向上。而且与其他被试相比,第三组被试的负性情绪词是最少的,只有6个。

实验的最后环节是要求被试各自对自己与其他被试字词联想结果进行分析报告,从报告的过程分析被试人格特质、认知风格等方面的差异,当然其中也不排除前后顺序的不同所导致的相互影响。

五、讨论与分析

对被试实验结果的分析可以从横向分类和纵向分类两方面进行分析。从横向进行比较,则可以看出被试对于某一词语的情感反应和情绪变化,还能投射出被试近期的情绪状态、人格特质和价值观。从纵向进行比较,可以看出不同被试间对于某些词的反应词具有趋同性,但对于有些词的反应词则大相径庭,这可以看出被试间的差异。

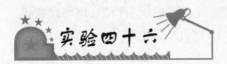

实验名称:梦的释义

实验内容:认知了解梦的象征意义,现场由学生报告最近自己做的梦,进行实验分析;再由实验指导教师具体指导,描述梦的具体案例进行梦的释义。

目的要求:通过本实验,学生能够了解 1900 年弗洛伊德出版的《梦的解析》及其建立的人格发展的性心理理论,即口唇期、肛门期、性器期、潜伏期和生殖期的阶段发展理论。理解与掌握梦的象征性含义以及代替物,进行释梦时要具体依据求助者实际情况而分析其梦的隐意。

仪器设备:模拟咨询台、单向玻璃观察窗、催眠床、躺椅、多功能生物反馈仪。

具体操作:隐藏在内的意图、需要和欲望:幼儿的教育,“症结”会在人生的其他时期以神经症或精神疾病的形式在精神上反映出来。

1. 弗洛伊德认为梦的工作作用

梦的工作主要有凝缩、转移、意象和润饰 4 个作用。

2. 释梦的三种方法

①联想分析法:梦的工作中的联想分析法包括两方面的联想技术,其一是自由联想,其二是直接联想。经典的精神分析家仍然是喜欢从自由联想开始对梦的分析。当病人向你陈述了一个梦境或梦的内容之后,使用自由联想技术,让梦者的个人潜意识充分显现。而联想分析法中的直接联想,则是吸收了荣格对于弗洛伊德自由联想技术的批评,认为自由联想有可能会导致远离或脱离于梦的本原,只是引向了梦者的情结,而非梦的本意。

②扩充分析法:扩充分析是荣格提出的梦的分析方法,也可看作是直接联想的进一步发展,旨在将梦的内容与分析工作提升至原型与集体无意识的水平。一般来说,梦的分析中的联想分析,主要是构建梦者的个人信息与背景,受压抑的个体潜意识仍然是工作的重点;而扩充分析,则是要在深远的原型以及原型意象的水平上工作,集体无意识是工作的关键。因此,扩充分析也就意味着在神话、历史和文化等水平上解析梦中的比喻、隐喻和象征。尽管扩充分析与自由联想并非必然有冲突,但是,在荣格心理分析家看来,进行扩充分析的时候,要促使被分析者放弃对梦中意象纯粹个人与个体的态度,让被分析者体验自己作为原型能量中的存在,而非原型的“客体”,发挥原型及其意象的治愈功能。

③积极想象法:积极想象在梦的工作中的运用,除了以梦中的意象为重点,从意象中获得生动的意义之外,所注重的是梦者从梦中所获得的体验与感受,包括身体的反应以及身体的感觉,或者说是注重让梦者去体验与感受梦。

案例:求助者,女,21 岁,独生女。主诉:最近半年来,脑中一直萦绕着生死的问题并非常惧怕死亡。害怕爸爸、妈妈会生病。尤其晚上更容易想起生老病死的问题,很敏感,因此很害怕晚上,害怕睡觉,很多时候失眠、多梦。

最近做了两个梦:

第一个:叙述自己在海上游船。有许多人在海上的一条游船上,其中有一个人跳到水里了,当时感觉心里很高兴。

第二个:梦见自己坐过监狱,很担心,进监狱的事情有没有写进学生档案,奶奶跟我说,我们老师入档案的时候,爸爸好像耍了什么花样混过去了,没有入学生档案。

分析:

第一个梦,是求助者的爷爷身体不好,患病,家人常常要花费很多时间和金钱、精力照顾爷爷,为此,父母经常因为金钱吵架。因为爷爷的身体而争议。求助者曾经有过,爷爷要是死了,家人就减少了很多负担的想法。因此,后来爷爷去世了,求助者一直很内疚,感觉爷爷的去世似乎与自己的愿望有关,因而不安。梦中"船"代表着他们的大家庭,船上的人代表着她的亲戚,跳到水里的那个人是她的爷爷,她的高兴是因为心中的愿望得以实现,爷爷带给他们家庭的负担就此消失了,她又可以恢复以前与父母在一起的和谐生活了。可以看到,梦通过伪装使内心的愿望得以变相地实现。

第二个梦,心中愿爷爷早死的想法使她间接成了凶手,凶手应该在监狱里受到惩罚。坐过监狱的人是因自己的错误受过惩罚的人。这表示她的愿望是,自己受过惩罚了,不要再追究了,不要再受内心谴责。

该求助者通过一般的咨询不能了解其症状的主要原因,求助者本人也不能意识到产生心理问题的原因所在,通过释梦技术来解决此问题。梦本身就是一种精神症状,是人内心思想的一种变相反映。[1]

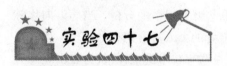

实验四十七

实验名称:认识领悟疗法

实验内容:认识领悟疗法是中国式的精神分析,注重的是寻求求助者早年经历对现在行为的影响。在这个实验中运用精神分析理论挖掘求助者目前症状与童年的关联,学会解释,学会相关分析以解决个案的具体问题。

目的要求:认识领悟疗法又称中国精神分析疗法,其治疗原理是把无意识的心理活动变成有意识的,使求助者真正认识到症状的意义以此得到领悟,症状即可消失。这也是心理分析和心理动力学的认识领悟观点。通过本实验,学生能够了解到认识领悟的一般概念是指人对事物、处境及某个问题的识别,不强调回忆过去或简单地回忆。重视对临床症状的分析和直接的推理,通过认识领悟促使求助者看出问题的本质,洞察其中的规律。产生新的认识,悟出新的道理,进而改变认识,放弃病态的感情和行为。

仪器设备:模拟咨询台、单向玻璃观察窗、音像设备。

① 案例引自张辉.将弗洛伊德的释梦技术运用于心理咨询中的1例个案[J].中国神经精神疾病杂志,2009,35(5):315.

具体操作：

小海(化名)，男，14岁，初中三年级学生。因最近一年来面对异性时口吃而求助。

求助者家庭经济条件好，身体健康，热爱体育运动，数学、物理、化学等理科课程成绩优异，语文、外语成绩原来虽然不是很优秀，但也优良。最近一年来，由于出现口吃现象，内心焦虑、自卑，导致不爱学语言，语文、外语成绩下降较快。

资料收集：小海足月顺产。从小在母亲身边长大。母亲是某事业单位的会计，父亲是某集团经济师。小海从小性格活跃、爱说话、口才好，曾经在"演讲与口才"训练班接受过专门训练。自小学起经常参加校、区、市等级别演讲口才大赛，获得了很多奖状。

母亲主诉：小海非常有口才，脑子也非常聪明。我和他父亲都对他寄予厚望，谁知道，你说这是怎么了，突然就"口吃"了呢？原来以为过一段时间会慢慢好了，也没太注意，谁知道，快一年了，不仅不好，好像还严重了，真愁死我们夫妻了……而且我们发现，如果同我们在一起说话还好些，日常同邻居小伙伴(都是男孩)说话也很流畅，就是一有女生就开始"口吃"。放学我去接他，本来我们聊得好好的，突然他们班级的一位女生过来，他就开始说话不流畅，"口吃"起来，这是怎么回事？老师反映，正常在班级回答问题、念课文等都有"口吃"现象。

认识领悟疗法创始人：钟友彬在20世纪60年代初用心理动力学的原则对强迫症和恐惧症(又称恐怖症)当事人进行实验性治疗。国内称"钟氏领悟疗法"。

1. **认识领悟疗法与心理分析的异同**

①承认人有无意识的心理活动，承认人的一些活动可以在意识以外进行，自己不能理解这些活动的原因，尤其是病态的行为。

②承认人格结构论，承认人们不自觉地使用心理防御机制来解决或减轻自己的心理冲突和烦恼，包括病态的恐惧。

③承认神经症当事人患病后有两级获益，尤其是外部获益，给治疗这类疾病造成困难。

④承认幼年的生活经历，尤其是创伤性体验，对人个性形成的影响，并可成为成年后心理疾病的根源。但不同意俄狄浦斯情结是人的普遍特性，也不同意把各种心理疾病的根源都归之于幼年性心理的症结。

⑤同意心理分析的观点，认为各种神经症当事人的焦虑都有其幼年期的焦虑的前例，这是成年焦虑的根源。认为强迫症和恐惧症的症状是过去或幼年期的恐惧在成年人心理上的再现。

⑥弗洛伊德认为性心理障碍是幼儿性欲的直接表现，是成人的一种非常态的性满足。认识领悟疗法认为这有一定道理，性心理障碍是成年人用幼年的性取乐方式来解决成年人的性欲或解除成年人的苦闷的表现，是本人意识不到的。

⑦用当事人易理解的符合其生活经验的解释使之理解、认识并相信其症状和病态行为的幼稚性、荒谬性、不合成人逻辑的特点，使之达到真正的领悟，从而使症状消失。

⑧认识领悟疗法与心理分析和其他心理动力学疗法在临床实践中的主要区别在于：不论当事人的临床表现如何，病程长短，一般治疗10次左右就可以使病情明显好转，甚至症状消失。其治疗关键在于分析症状的幼稚性，当事人如能真正理解并接受咨询师的解释，就可使病情减轻。

2. **认识领悟疗法的适应症**

认识领悟疗法的主要适应症为强迫症、恐惧症和某些类型的性心理障碍。

3. 认识领悟疗法的治疗过程和步骤

①采取咨询师和当事人直接会面交谈的方式。

②初次会见时,让当事人和家属报告症状、既往病史和治疗情况。

③初次会见时,如果时间允许,可以直接告诉当事人他的病态情绪和行为与幼年时的经历是有密切关系的,现在虽然已经是成年人了,在生理年龄和智力年龄方面已经比儿童期成熟了很多,但心理年龄仍处于非常幼稚的阶段,还用儿童的思维方式和行为来面对成年人的问题。

④在以后的会见中,可以询问当事人的生活史和容易联想一起的有关经历,但不要求勉强回忆"不记事年龄"时期的经历。

4. 恐人症的症状表现

其核心症状包括:赤面恐惧、对视恐惧、体臭恐惧和敏感性关系妄想。

5. 恐人症的临床表现和治疗要点

①性格孤僻,不愿和人交流,表面上和异性来往不多,平时自尊心强,极爱面子,很重视别人对自己的评价。

②在幼年曾有过和异性小伙伴间的性游戏、窥视成年人生殖器或性交的经历,并且当时感到好奇、有趣,主动参与或不完全被动,但又模糊地感到这样做是不好的事情。

③在青春期性意识逐渐萌发,有渴望和异性恋爱、拥抱、接吻甚至性交的念头,又怕别人看出来,遭到别人的嫌恶。

④学者们认为东方的"耻感"文化重视"礼仪廉耻"和在两性关系中情感表达的含蓄,也使青少年成为对视恐惧和敏感关系妄想的易感者,对形成恐人症有很大作用。

6. 恐人症的病理心理本质

钟友彬认为,恐人症当事人对性的态度停留在十二三岁青春期刚开始时的状态,没有随年龄的增长而成熟,但仍然持续地保留着青春期少年的性羞怯心理,与成熟的生理和智力年龄不协调,这种矛盾的心理状态便是恐人症的病理心理本质。

用认识领悟疗法治疗恐人症的要点:

①使当事人了解,在青春期出现的成熟的性心理是正常的,是不以人们意志为转移的,更不是什么"坏思想"和"坏行为",只要没有过分的性行为就可以了。

②帮助当事人认识到,他们的性心理发育仍停留在十二三岁时的少年阶段,对性道德的真正意义没有完全理解,才会对幼年时期不懂事时的性游戏进行过分的自责。性道德是针对成年人的,对自己幼年时性游戏和性经历的自我谴责,这种态度本身就是幼稚的。

③对于当事人的敏感性关系妄想,想要纠正往往比较困难,常常需要督促、鼓励当事人大胆地向别人询问调查以证实他们推想和判断的幼稚性。这一步是治疗中的重点,对于当事人领悟其心理幼稚性,达到心理成熟的转变是非常重要的。

分析与点评:小海的口吃不是功能性的,而是心因性的,处在青春期的男孩更多地在乎在异性面前的表现,越重视、越想表现好,结果适得其反,加之早年的家庭教育导致的。

❓ 思考题

1. 梦的解析是弗洛伊德的首创,也是弗氏理论学说的有机构成和咨询治疗的重要技术方法。当我们沉静地回顾弗洛伊德有关梦的原著,忠实观察品味临床当中遇到的求助者时,你的发现是什么?如何在咨询与治疗中拨开迷雾,破除阻抗,通过梦分析求助者压抑了的性欲望和攻击欲望。

2. 认识领悟疗法与认知领悟疗法的区别。

📚 参考资料

1. Jourard S M,Lasakow P. Some factors in self-disclosure [J]. The Journal of Abnormal and Social Psychology,1958,56(1):91.

2. Len Sperry, Jon Carlson,Diane Kjos. 成为有影响力的治疗师[M]. 张莉娟,等,译. 北京:世界图书出版公司,2006.

3. 弗洛伊德. 精神分析引论[M].高觉敷,译. 北京:商务印书馆,1984.

4. 邰启扬.催眠术[M].北京:社会科学文献出版社,2005.

5. 宋专茂.现代催眠术原理与应用[M].广州:暨南大学出版社,2006.

6. 申荷永.荣格与分析心理学[M].广州:广东高等教育出版社,2004.

7. 荣格.分析心理学与梦的诠释[M].杨梦茹,译.上海:上海三联书店,2009.

8. 荣格.分析心理学的理论与实践——塔维斯托克讲演[M].成穷,王作虹,译.北京:生活·读书·新知三联书店,1991.

9. 荣格.寻求灵魂的现代人[M].苏克,译.贵阳:贵州人民出版社,1987.

第五章

心理咨询与治疗技术之二
——行为治疗方法

＊＊＊＊＊＊＊＊＊＊＊＊＊＊＊＊＊＊＊＊＊＊＊＊＊＊＊＊＊＊＊＊＊＊

本章内容提要

　　了解行为治疗简史及其理论基础。掌握行为治疗的理论，达到学会应用理论于实践中的心理治疗。学会应用行为治疗技术中的系统脱敏、放松训练以及厌恶疗法等治疗来访者。对应付过度焦虑、恐惧、稳定情绪等具有特殊疗效。

本章教学目的

　　该理论认为人的所有行为都是经过学习获得并由于强化而巩固的。其代表人物有巴甫洛夫、华生、桑代克、斯金纳、班杜拉等心理学家。异常行为与正常行为的区别之一就是当它们失去社会适应性后仍然不能消退，异常行为是错误强化导致而成的。所以，心理咨询人员要通过重建条件反射的方法帮助来访者改变行为。其具体做法有：系统脱敏法、厌恶治疗法、自信训练法、放松法、生物反馈法、行为塑造法，巴甫洛夫狗的实验、华生恐惧实验、斯金纳操作实验等。行为主义理论重视人的外在行为，认为所有的行为都是学习的结果，并由于强化而得以巩固，异常行为也是通过学习而获得的，但它们是非适应性的。心理咨询师可以通过对个体再训练的方法来改变来访者的不适应行为。

＊＊＊＊＊＊＊＊＊＊＊＊＊＊＊＊＊＊＊＊＊＊＊＊＊＊＊＊＊＊＊＊＊＊

第一节　系统脱敏疗法

系统脱敏是指通过循序渐进的过程逐步消除焦虑、恐惧状态及其他不适反应的一种行为。系统脱敏疗法,由 J. 沃尔普(Wolpe)首创,称作"交互抑制疗法"或"对抗性条件反射"。

一、系统脱敏原理

该方法主要是通过放松方法来减弱来访者对引起焦虑、恐惧情绪的刺激物的敏感性,鼓励其逐渐接近令其害怕的事物,直至不再恐惧。

二、准备

(一)想象系统脱敏

(1)来访者进入放松状态时向咨询师示意,咨询师通过口述让来访者想象,每当进入到所指定的情境想象时都示意。让来访者保持这一想象中的情境30秒左右。

(2)让来访者停止想象,评价其 SUD 等级。

(3)让来访者休息两分钟,再重新进入放松阶段。

重复上述步骤,想象事件的保持时间比上一次延长,直至来访者对此事件不再感到焦虑恐惧为止。(一般无须达到零,只要连续 2—3 次,SUD 值达到 10 左右即可。)通常每次的治疗时间在 30 分钟左右,每次治疗过程中,脱敏训练所涉及的等级事件一般不宜过多(以 2—3 个为宜)。

(二)现实系统脱敏

现实系统脱敏法也称接触脱敏法,脱敏的实施一般是建立在想象脱敏训练的基础之上的。

三、适应症

(1)焦虑;

(2)恐惧。

四、基本程序

(1)放松训练包括肌肉放松和心理放松;

(2)确定靶行为包括恐惧的对象,评价其伤害程度,建立恐惧梯度;

(3)(关键)构建焦虑或恐惧梯度;

(4)内隐脱敏的实施;

(5)显示脱敏的实施;

(6)脱敏效果和效应。

五、本节实验

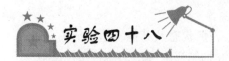

实验名称：系统脱敏实验

实验内容：选用学生恐惧的对象，如虫子、蜘蛛、老鼠以及焦虑的场景等，进行系统脱敏。主要有三个步骤：放松训练、焦虑等级的构建、系统逐级脱敏。

目的要求：通过本实验，学生能够了解行为疗法之一的系统脱敏实验，重点是放松、焦虑等级的建立，逐级脱敏。

仪器设备：模拟咨询台、单向玻璃观察窗、多功能生物反馈仪。

具体操作：第一步，弄清引起学生焦虑反应的那些具体刺激情境。如考前、考中、考后引起个体焦虑体验的特定具体情境。第二步，把学生的各种焦虑反应按程度轻重由弱到强排列成"焦虑等级"。第三步，按照放松训练的方法，帮助学生形成一种与焦虑反应相对应的松弛反应进入放松状态。第四步，在松弛状态下，按照"焦虑等级"由弱到强的顺序，想象焦虑情境，以松弛反应抑制焦虑反应，从而达到脱敏的目的。从焦虑的第一级情境开始想象，想象要尽可能生动、逼真，也可以尽情创造。当想象结束时，注意肌肉放松情况，若有紧张现象发生，就要再次进行放松。交替进行想象和放松，直到想象信号不再引起肌肉紧张为止。再开始进行二级情境的想象，如此循环，直到最后一级的完成。当完成一次"焦虑等级"的脱敏后，可根据实际情况，重新设计，重新进行。实践证明，坚持进行系统脱敏治疗，可明显减轻学生对考试情境的敏感性焦虑反应。

案例一：恐蛇症的系统脱敏：女，大学生，不能看见、听见"蛇"字，否则大喊大叫。

步骤一：取得来访者的理解和配合，告知其基本原理。

步骤二：按其恐惧程度分级（0—100分等级）：

怕直接面对真蛇（95分）；

怕面对关在笼中的真蛇（85分）；

怕影片中活动的真蛇（75分）；

怕看见蛇的图片（65分）；

怕想象蛇的形象（55分）；

怕写蛇字（45分）；

怕看见蛇字、怕听见蛇字（35分）。

步骤三：由同学对其系统脱敏，按由轻到重顺序渐进。当对方出现恐惧时，让其放松，之后再进行。决不让其逃避。如此反复，直到该步适应为止。

综合性、设计性实验项目

实验室名称:综合心理学实验室

课程名称	心理咨询与治疗学		实验 项目名称	系统脱敏疗法	
实验 项目性质	综合性[√] 设计性[√]	实验 学时	3 学时	实验室名称	行为观察与分析实验分室
实验 主要内容	该项目的实验"系统脱敏法"是由交互抑制发展起来的一种心理治疗法,所以又称交互抑制法。当来访者面前出现焦虑和恐惧刺激的同时,施加与焦虑和恐惧相对立的刺激,从而使来访者逐渐消除焦虑与恐惧,不再对有害的刺激发生敏感而产生病理性反应。说到实质上,"系统脱敏法"就是通过一系列步骤,按照刺激强度由弱到强,由小到大逐渐训练心理的承受力、忍耐力,增强适应力,从而达到最后对真实体验不产生"过敏"反应,保持身心的正常或接近正常状态				
阐述综合性 或设计性的 理由	第一阶段:为来访者的恐惧行为建立适当的焦虑等级,并对他的行为进行放松训练。第二阶段:逐级向来访者展现恐惧的来源,为来访者进行逐级脱敏。第三阶段:消除来访者的恐惧行为。运用系统脱敏的方法可以使来访者逐渐摆脱恐惧行为,但是也会出现反复现象,所以,心理咨询师对该疗法的运用要熟练而灵活				
主要 仪器设备	心理咨询台				
实验对象	应用心理学专业学生				

系统脱敏疗法

一、实验介绍

系统脱敏疗法的理论基础是学习理论,即经典条件反射与操作条件反射。其基本假设是,个体是通过学习获得了不适应的行为,个体可以通过学习消除那些习得的不良或不适应行为,也可以通过学习获得所缺少的适应性行为。

系统脱敏常采用的三个步骤是:

(1)建立焦虑等级。

(2)进行放松训练。

(3)进行逐级脱敏。

二、实验目的

通过逐级按照刺激强度由弱到强,由小到大逐渐训练心理的承受力、忍耐力,增强适应力,从而达到最后对真实体验不产生"过敏"反应,保持身心的正常或接近正常状态。

三、实验仪器

心理咨询台。

四、实验过程

案例:男,大学生,不能看见、听见或感受公交车,否则满身大汗,浑身虚脱。

步骤一:取得来访者的理解和配合,告知其基本原理。

步骤二:按其恐惧程度分级(0—100分等级):

怕直接面对乘车(95分);

怕面对街道上行驶的公交车(85分);

怕走到公交车站等车(75分);

怕电影中拍摄的公交车场景(65分);

怕看见乘坐公交车的图片(55分);

怕想象乘坐公交车的形象(45分);

怕看见公交车的文字(35分);

怕听见公交车(25分);

对其做出公交车的恐惧等级后,对其进行放松训练,让其放松。

步骤三:由同学对其脱敏,按由轻到重顺序渐进。来访者表示当想象乘坐公交车的情景时就会出现手心冒汗,呼吸急促的现象,对看到公交车的文字则无感觉,于是决定从想象公交车开始进行实验。每次为来访者进行描述,当对方出现恐惧而感到不能忍受时,让其动动右手食指,然后结束该等级,让其放松,之后再次进行,直到他适应该等级而不再恐惧,决不让其逃避。如此反复,直到该等级适应为止。

五、讨论与分析

在系统脱敏的治疗中要注意以下几点:

(1)焦虑的情景不止一种时,针对不同的情景建立不同的等级。

(2)脱敏时来访者想象的次数多少依据个体而言。

(3)开始焦虑分数超过50分时,仅靠放松不能解决,重新设定焦虑等级。

(4)不能使用放松的来访者,采用其他方法。

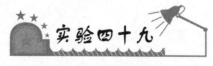

实验名称:放松训练

实验内容:放松训练是任何咨询与治疗必须掌握的先决治疗条件与技术之一。掌握放松训练指导语:海边、森林、幽静的湖边、美丽的花园等,使来访者在轻松优美的环境中放松。

目的要求:通过本实验,学生能够了解放松训练的具体操作步骤,掌握放松训练指导语。在掌握的基础上内化为自己的知识,熟练应用于来访者。

仪器设备:单向玻璃观察窗、催眠床、多功能生物反馈仪。

具体操作:放松训练又称为松弛反应训练,是一种通过机体的主动放松来增强行为者对体内的自我控制能力的有效方法。对应付过度焦虑、恐惧、稳定情绪等具有特殊疗效。放松训练的基本原理是通过训练放松所产生的躯体反应,达到缓解焦虑情绪的目的。

放松训练通常可分为4种训练方法:

(1)渐进性肌肉放松法。

(2)肌肉紧张/放松法。

(3)呼吸放松方法。

(4)其他放松方法:

①冥想放松:要求来访者把注意力集中在一个视觉刺激、听觉刺激或运动知觉刺激上。

②引导意象性放松。

③催眠放松。

④生物反馈放松方法。

咨询师用轻、柔、愉快的声音对来访者说:现在请你以最舒服的姿势躺好,轻轻地闭上你的眼睛,听着优美的音乐,随着这优美的音乐,让心情慢慢平复,让你的身体慢慢地、全面地放松下来……放松……再放松……现在你已经完全放松了,你内心平静自然,没有任何杂念。此时此刻,你想象,你来到了一片风景优美的湖边,走在湖边的草地上。这是一个初夏的午后,风景秀美,微风轻轻,你缓缓地走在这一望无际的绿油油的草地上,嗅着芳草的清新,看着草地上点缀的星星点点的小花随着轻风微微飘荡。你坐在湖边的长椅上,看着不远处的湖心中片片连绵的荷叶浮在清澈的水面上,含苞待放的荷花婀娜地立在其间,偶尔有几只蝴蝶、蜻蜓点水飞过,湖面荡起小小涟漪,远处有鸟儿在鸣叫……此时,你被眼前的美景陶醉了,心情豁然开朗,有一种非常舒适的感觉在你的身体里蔓延开来。你嗅着芳草的清新,听着鸟儿的鸣叫,观赏着美景,享受着美妙的时刻。你深深地吸了一口气,略带花草香味、清新的空气一直渗入到你的心里,渗入到你身上的每一个细胞,你整个身心都慢慢地、慢慢地融入到这美丽的大自然之中。暖暖的阳光温柔地照在你的身上,微风轻轻地拂过你的脸庞,此时你的一切烦恼、忧愁、恐惧、沮丧,在这阳光的照射和微风的吹拂下都一去不复返了,你感到自己的身心非常放松,非常安逸,非常舒适。湛蓝的天空中飘着几朵白云,轻盈地如棉絮般,你感觉你坐在了一片白云上,随着它慢慢飘移,你感到绵软而踏实、自由自在、无拘无束,你的内心充满了宁静祥和,一种舒适平安的感觉慢慢地聚集到你的心里,你感觉到自己的身心非常安逸,非常放松,非常舒适,非常平静。请你慢慢体验一下这种放松后愉悦的感觉……你觉得浑身都充满了力量,心情特别愉快,你的头脑开始渐渐地清醒,思维越来越敏捷,反应也更加灵活,眼睛也非常有神,你特别想从长椅上下来走走,散散步,听听音乐。准备好了吗? 好,请你慢慢地睁开眼睛,你觉得头脑清醒,思维敏捷,浑身都充满了力量,你想马上起来散散步。

第二节　音乐疗法

　　音乐在医学和心理治疗领域的广泛应用与显著的临床治疗效果证明了人类的一个古老的信念:音乐具有驱病健身的作用。能够治疗心灵的疲惫、对事物的无力感,帮助睡眠,消减烦躁与压力。通过音乐疗法实验使学生自己亲身体会感悟音乐治疗的作用。

　　音乐疗法(music therapy),是通过生理和心理两个方面的途径来治疗疾病。音乐声波的频率和声压会引起生理上的反应。音乐的频率、节奏和有规律的声波振动,是一种物理能量,而适度的物理能量会引起人体组织细胞发生和谐共振现象,能使颅腔、胸腔或某一个组织产生共振,这种声波引起的共振现象,会直接影响人的脑电波、心率、呼吸节奏等。音乐疗法由体感音乐、治疗方案和体感音响设备三方面组成。体感音乐是一类特殊制作的、富含低频、以正弦波为主的治疗性乐曲。治疗目的不同,体感音乐乐曲有所差别。治疗方案是在临床研究的基础上确定的。内容包括治疗对象身心状态评估、体感音乐的选择、音量的确定、振动的强度和治疗时间及疗程等。体感音响设备主要包括:音源和分频——放大——换能装置,其主要形式为床、床垫、台、椅和沙发等。其效用是使人在聆听音乐的同时身体也能感受到音乐声波振动。体感音响设备不同,音乐声波频率范围和振动强度有所差别。

一、音乐安神法

　　凡是旋律缓慢轻悠,曲调柔绵婉转的音乐作品,都具有安神宁心,消除紧张,镇静催眠,消除烦闷恼怒的作用。

　　这些乐曲有《幽兰》、《梅花三弄》、《病中吟》、《高山流水》、《空山鸟语》、《平沙落雁》、《塞上曲》、《春江花月夜》以及《仙女牧羊》、《小桃红》等。

　　安神法一般可用来治疗失眠、头痛、烦躁易怒、惊恐症等。对于失眠和神经衰弱者,还可选听《烛影摇红》、《银河会》等,一般在晚间睡觉前选用效果好。

二、音乐兴奋法

　　对一些心情郁闷、意志薄弱的人或长期消沉、身体每况愈下者,应该选用一些奔放或慷慨激昂的乐曲,使人振作起来。

　　(1)悲壮型的乐曲如《离骚》、《满江红》、《国际歌》、《松花江上》、《黄河大合唱》、《大刀进行曲》等,可以治疗忧郁症。

　　(2)开朗明快的乐曲,如《喜洋洋》、《步步高》、《百鸟朝凤》、《春天来了》等可以振奋精神,平复心灵的创伤,激起人在病中求生的意志。忧郁症、孤独症可选用门德尔松的《仲夏夜之梦》、《流水》(即《高山流水》等,相传《高山》已失传,现存的乐曲仅是其中的《流水》部分)、《喜洋洋》、《步步高》、《欢乐的天山》、《莫愁啊莫愁》等乐曲。消除学习,运动后的疲劳可选用《江南好》、《紫竹调》、《春江花月夜》、《军港之夜》、《假日的海滩》等。《斗牛士》、《运动员进行曲》等则可以激发运动员力争上游、奋勇拼搏的斗志。

三、唱歌疗法

唱歌可以调畅情志,这是大家都知道的。除此之外,唱歌还可以运动咽、喉、口、齿、唇、舌、声带、呼吸道、肺等器官,对呼吸系统的慢性疾病有良好的对症治疗作用。无论唱什么歌,都可以有意识地将音调拉长,越长越好。可以使呼吸道通畅,有助于顺利排痰。对急慢性支气管炎、慢性哮喘等症有一定的效果,可选用一些男、女高音独唱歌曲。此外,还可以利用收录音机来练习打拍子,过一下当指挥的瘾。当面对收录音机时,就像一位著名的指挥,镇定自若。随着乐曲的旋律用双手打节拍,双手运动的幅度要由小到大、由弱到强。每次可练习 15 分钟至 30 分钟,经过一段时间之后你就会发现这是一种非常好的健身方法。

现代科学研究表明:西洋音乐对人体的健康也有不可估量的好处。具体作用如下:

C 调:使人感觉纯洁、忠诚、坚韧不拔、果断、沉着冷静、处乱不惊。

D 调:使人感觉热烈、奔放、心胸开阔、精神爽朗。

E 调:使人感觉安定、宁静、镇定。

F 调:使人感觉柔和、热情、丰富、和悦,也可使人感到神秘、悲哀、阴沉、心绪不宁。

G 调:使人感觉真挚、平静、欢乐、愉快,有时带有一些忧愁。

A 调:使人感觉自信、希望、柔情。

B 调:使人感觉勇敢、豪爽、骄傲、悲哀。

根据这些曲调对情绪的不同作用,可以选用适当的乐曲来调整身心平衡。

四、本节实验

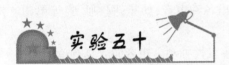

实验名称:音乐疗法调适小儿抽动症

实验内容:音乐疗法使来访者放松。了解小儿抽动症的原因更多的是源于紧张,采用轻松的音乐使小儿在轻松的环境中达到自由放松的目的。

目的要求:通过本实验,学生能够了解音乐对人的影响,尤其是对小儿行为的调控以及身心健康调适的影响。

仪器设备:模拟咨询台、单向玻璃观察窗、音像设备、多功能生物反馈仪。

具体操作:用高频音乐进行调适。如果每种声音都有同样的强度,那么在人们说话的时候就有可能丢失一些重要的话,而说话的人也可能会因为听者没听到而不高兴,即使听者想听到别人的话,但是外部的杂音太大,起到干扰听力的作用,引起人们更多的苦恼。这其中还包括:情绪被压倒的感觉;会因为分神而很困难地学习;感到害羞而不能专注;总是想赶上其他人的学习速度,但总赶不上;感到无助和迷茫;感到比人低下的感觉;人们可能有时会很安静,有可能会不停地反应别人说出的每个字,从一个主题到另一个主题永远不能停在一个主题上。

表一:

	松弛型	刺激型
中国乐曲	《二泉映月》	《春节序曲》
	《渔舟唱晚》	《光明行》
	《思乡曲》	《花好月圆》
	《春江花月夜》	《金蛇狂舞》
外国乐曲	《当我们年轻的时候》	《春之声圆舞曲》
	《卡伐蒂娜》	《拉德茨基进行曲》
	《如歌的行板》	《蓝色多瑙河圆舞曲》
	《忧郁圆舞曲》	《溜冰圆舞曲》

1. 音乐疗法简介

音乐是一种社会性的非语言交流的艺术形式,音乐活动(包括歌唱、乐器演奏、创作等)本身就是一种社会交往活动。社会信息和社会交往方面的不足,会严重地影响人的心理健康,而患有精神疾病、心理疾病、儿童孤独症和老年痴呆症等各种老年疾病的病人以及长期住院的各种慢性病患者,都在不同程度上存在着人际交往功能障碍或不足。

2. 小儿抽动的种类

(1)单纯性小儿抽动:又称运动性抽动。主要临床表现为患者身体的一处或多处肌肉发生不自主地、快速地抽动,如眨眼、挤眉、吸鼻、张口、伸舌、摇头、耸肩、挺腹、跺足、踢腿等。此外,患者还可做出各种怪样动作,如全身耸动、腰臀扭动等。此种抽动症患者往往在精神紧张或被人制止时症状加重,而在睡眠或不被人注意时症状减轻或消失。

(2)单纯性发声抽动:主要临床表现为患者经常发出各种声音,如咔、啊、呵、喔等单调、短促的声音,或者咳嗽、哼哼、狗叫、清嗓、吸鼻等声音。

(3)抽动—发声综合征:又称抽动—秽语综合征或多发性抽动。患者同时具有单纯性抽动和单纯性发声的临床表现。

3. 抽动症的原因

(1)体质因素:某些神经精神类型的儿童易发生本病,比如神经质、胆怯、多动、情绪不稳定,对人、对事敏感及有固执倾向者。而且本症常伴有不明原因的头痛、腹痛及便秘、遗尿等,因此推测儿童抽动症与儿童本身的体质因素有关。

(2)精神因素:某些精神刺激可诱发本病,例如对学习要求过度、责备过多、家庭不和、感情上受到忽视或环境中某些紧张气氛等,这些因素均可使小儿产生矛盾心理,抽动行为即是心理上的矛盾冲突的外在表现。另外,过分限制儿童的活动也可成为本病的诱因。

(3)习惯及模仿:儿童开始的抽动表现可能是由于条件性的逃避反应,比如眼中有异物而眨眼,或模仿他人的抽动症状,日久形成了习惯。

4. 治疗抽动症的方法

采用音乐疗法,放松小儿的紧张的神经,缓解小儿的抽动症状。

第三节　冲击疗法

冲击疗法最早是由一个叫 Crafts 的内科医生所采用的,又称满灌疗法。该疗法是让来访者暴露在使其感到强烈恐惧或焦虑情绪的各种不同刺激情境中的一种行为治疗方法。满灌疗法的治疗过程是在保证来访者身心安全的前提下,将来访者完全置于感到最焦虑、最恐惧的事物或情境之中,让其面对和体验这种焦虑的感受,并保持相当长的时间,强调快速地、长时间地暴露于来访者感到恐惧的刺激物中,此时常伴有强烈的情绪反应,而且,在此过程中不允许来访者逃避,直到来访者逐渐适应该事物或情境——焦虑或恐惧有所下降为止,并最终达到消除不良情绪反应的治疗目的。满灌治疗过程中,每次暴露持续的时间在十几分钟至一两个小时。

一、冲击疗法理论基础

抑郁症、恐惧症、强迫症和精神分裂症病人所具有的一个共同特点是"害怕"。因此,冲击疗法的理论依据可能与行为主义心理学的恐惧症模式有关。恐惧症的最有影响的行为模式是"习得模式"。这个模式认为,恐惧症是通过条件反射而学习得来的,每当病人感到恐惧时,通常都会做出逃避的行为反应——远离令他感到恐惧的刺激物。这样就形成了一个恐惧—逃避—恐惧的恶性循环,其结果是病人对这个刺激物产生持续的和不必要的(或不合理的)恐惧,最终不得不采取回避的行动。根据恐惧症的习得模式,要治疗恐惧症就必须打破上述的恶性循环。可采用的行为技术之一就是冲击疗法,即让病人直接面对引起他高度焦虑和痛苦的情境、事物或思想,而不允许他逃避。

二、冲击疗法治疗程序

(一)体检

由于冲击疗法本身是一种较为剧烈的治疗方法,是让来访者将最恐惧、最焦虑的事件或物体放在眼前,来访者经历较大的冲击,所以应该事前检查病人的身体状况并做必要的实验室检查,如心电图、脑电图等。如果病人具有严重的心血管病、中枢神经系统疾病、严重的呼吸系统疾病、内分泌疾病、各种精神性障碍等都不宜使用冲击疗法;此外,老人、儿童、孕妇及各种原因导致的身体虚弱的人也不适宜采用冲击疗法。

(二)签订治疗协议

反复给来访者讲解治疗原理、过程和各种可能出现的情况,清楚说明在治疗过程中可能承受的痛苦,在来访者及其家属下定决心接受治疗之后双方要签订行为协议。

(三)确定刺激物

准备治疗场地和其他条件,确定刺激物。刺激物应该是来访者最害怕的和最忌讳的事物;治疗室的布置要简单,一目了然,除了特意安排的来访者感觉最恐惧的刺激物外,没有任何别的东西,来访者置身其中没有回避的地方,门由治疗师把守,防止来访者随意夺门而逃。

（四）准备实施冲击治疗

实施冲击前,来访者正常吃东西,喝水,排空大小便。穿着应简单、宽松。

（五）具体实施冲击治疗

来访者如果出现呼吸急促、心悸、出汗、四肢震颤、头晕目眩等情况。除非情况特别严重,都应该坚持进行治疗。如果来访者提出中止治疗,甚至出言不逊的话,治疗师要冷静处理,谨慎对待。每次治疗的时长是来访者情绪的焦虑、紧张程度超过以往任何一次的焦虑紧张程度,达到极限时(所谓极限,以情绪的逆转为标志),一次治疗结束。治疗时间在30—60分钟之间。在治疗中,如果来访者出现一些危急的情况,如通气过度综合征,晕厥或休克,治疗师也应当果断地停止治疗,而不应该固执己见。

附:行为治疗协议样本

(1)医生已经反复讲解了冲击疗法的原理、过程及效果。病人及家属已经充分了解,并愿意接受冲击疗法。

(2)治疗过程中病人将受到强烈的精神冲击,经历不快甚至是超乎寻常的痛苦体验。为了确保治疗的顺利完成,必要时医生可强制执行治疗计划。这些治疗计划包括所有的细节都应该是经病人及其家属事前明确认可的。

(3)医生应本着严肃认真的态度对治疗的全过程负责,对病人求治的最终目的负责。

(4)如病人家属在治疗的任何阶段执意要求停止治疗,治疗应立即中止。

病人(签字):　　　　家属(签字):　　　　医生(签字):

年　月　日

三、本节实验

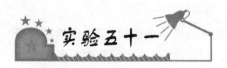

实验名称: 暴露冲击疗法

实验内容: 暴露冲击疗法是行为治疗方法之一。用于治疗来访者特定的恐惧和焦虑。实验内容是将来访者最恐惧、最焦虑的物、人、特定事件等呈现在来访者面前,反复暴露,使来访者逐渐适应,进而从最开始的恐惧和焦虑逐渐缓解直到适应。

目的要求: 此法也是脱敏法之一。与系统脱敏法的差异在于前者是通过由轻到重逐级接触令其恐惧的事物,而后者则是让来访者直接面对令其害怕的东西,并使之不断放松,逐渐减少对恐惧物的敏感。此方法的要点是:不逃避,放松与坚持。通过实验学生能够了解和掌握此治疗方法的精髓:不给予来访者同情,将最大的危害放在最前面,使来访者慢慢适应。

仪器设备: 模拟咨询台、单向玻璃观察窗、来访者实际恐惧或焦虑的物件(如气球、带毛的玩具、恐高的场景等)。

具体操作:

案例一:恐高症患者。男,研究生。主诉:登黄山时发现自己恐高。同学们说说笑笑地在爬山,而自己每登几个台阶就感到很艰难,感觉心慌、哆嗦、恐惧,有一种莫名的担忧,心里有种说不出来的不舒服。将自己的感觉与同学们描述,大家还都笑话自己,说自己胆小,后经心理医生诊断为恐高症。

步骤一:取得来访者配合,告知其基本原理。

步骤二:在他人搀扶下,让其靠近高处,同时反复用语言鼓励其要勇敢、放松,不要怕等。

步骤三:让其先从远处看起,慢慢地由远及近。当对方出现恐惧时,让其放松,但决不让其逃避。必要时,可暂时休息几分钟,再继续。如此反复,直到不害怕为止。

案例二:用冲击疗法治疗花圈恐惧症:一个职业护士因恐惧花圈到严重神经症的程度,一听到花圈两字就心惊胆战。

步骤一:布置一间6平方米的小治疗室,四壁贴上花圈的图案,室内放置大小花圈不等。

步骤二:护士进入房间,畏缩不前,呼吸加快、加深,全身颤抖,手足无措,大汗淋漓。突然哀乐声起,该护士心惊胆战,想夺门逃跑。但是,门窗紧闭,房间狭小,四周到处都是花圈,无法回避。无奈跌坐在地上,半个小时以后,虽然一副疲惫的表情,但如释重负。

案例三:用冲击疗法治疗焦虑症:美国著名的心理医生巴劳给自己的一位来访者进行冲击疗法。

来访者:本杰明,职业是诗人。本杰明最恐惧的场景就是众人藐视他的新作品。面对众人藐视自己的新作品时感觉非常沮丧、焦虑。

巴劳医生布置了一个场景:让本杰明当众宣读他的长诗作品。台下听众(巴劳请来协助治疗的帮手)有的在剪指甲,有的将手中的可乐罐捏得嘎嘎作响。本杰明满头大汗地念着他创作的新诗,似乎毫不在意面前发生的一切……为自己终于能够勇敢地面对恐惧而感到欣慰,布置给他的"家庭作业"就是每天站在繁忙的闹市街口朗诵诗歌。

可以将系统脱敏、放松训练、暴露冲击三个实验分别进行后再合在一起,进行全面的社交恐惧的治疗。

第四节　厌恶疗法

厌恶治疗又称对抗性条件反射治疗,是将某种负性(不愉快)刺激及厌恶反应与来访者的非适应性行为(要矫正的行为)结合起来,从而使来访者感到厌恶而最终放弃该行为。

一、厌恶疗法的原理

厌恶疗法常用于治疗酒癖、变态性行为、强迫观念等。通过对来访者的条件训练,使其形成一种新的条件行为,以此消除来访者的不良行为。在治疗时,厌恶性刺激应该达到足够强度。通过刺激确实能使来访者产生痛苦或厌恶性反应,治疗持续的时间应为直到不良行为消失为止。如有强迫观念的来访者,用拉弹橡皮圈法治疗。头几天,当强迫观念出现时要接连拉弹30—50次,才能使症状消失。另外,要求来访者要有信心,主动配合治疗。当治疗有进步时治疗师要及时鼓励来访者,必要时最好取得来访者家人的配合,效果会更好。

二、厌恶疗法的工作程序

（一）确定靶症状

厌恶疗法本身具有极强的针对性，因而必须首先确定打算弃除的是什么行为，即确定靶症状。靶症状要单一而具体。如果有多种行为，则分步进行。

（二）选用厌恶刺激

常用的厌恶刺激有：

（1）电刺激：采用同心电极（concentric electrode），通常安放在前臂，可用盐水浸泡过的湿纱布将电极包裹，也可防止烧灼皮肤。电流的强度因人而异，可先做试验。将电流从小到大逐渐增加，直到来访者难以忍受，再取其值的 1/4 作为治疗时的基本电流强度，以后视治疗情况可略加调整。Barker（1968）在治疗强迫性赌博时采用瞬间刺激即电门一开即关，赌博 3 个小时电击 150 次，几次治疗，电击总次数达 672 次，赌博欲望消失。

（2）药物刺激：利用药物的恶心和呕吐作用进行厌恶治疗。最先由 Voegtlin 和 Lemere（1942）报道，使用过的药物有：

①吐酒石。又名酒石酸锑钾，系剧毒药品。早期治疗酒瘾者时常用此药，每次口服量为 10—60mg。由于其毒副作用大，儿童、老人、孕妇及患有高血压、心脏病的人禁用。

②吐根碱。又名依米丁，为剧毒药品。除了对胃肠刺激以外，还对心肌有损害，能引起血压下降、脉搏增速、心前区疼痛、期外收缩等。吐根碱在体内的蓄积时间可达两个月之久。

③阿朴吗啡。又名去水吗啡，是剧毒药品。引起恶心和剧烈呕吐。皮下注射该药，5—10 分钟后即出现恶心呕吐。禁用于患有严重心脏病、动脉硬化、开放性结核、胃和十二指肠溃疡等病的人。

（3）想象刺激：最先报告使用想象刺激进行厌恶治疗的是 Gold 和 Neufeld（1965），后来 Cautela 将之命名为内隐致敏法。他用语言提示使来访者进入想象，在想象中将不适行为和厌恶反应联系起来。一位要戒吃苹果馅饼的人求治于他，他让来访者全身放松，闭上双眼，随着他的指令进入想象。

Cautela 的指令是：想象你已经吃完了主食，又坐下来打算吃苹果馅饼。当你的餐叉插入馅饼时，你会感觉到胃有些奇怪的感觉。啊，那是恶心。胃里的食物渣已渐渐冒出来了，到了咽部，要呕吐啦。当你要把苹果馅饼放入嘴里去的时候，食物渣也涌到嘴里。你必须紧紧闭嘴，不然食物渣就会喷洒一地。你坚持要吃苹果馅饼，嘴一张开，啊，全部呕吐物都喷在你的馅饼上、餐叉上、地板上，甚至喷到了坐在对面的客人的餐盘里，气味难闻极了。眼泪、鼻涕、唾液糊满了你的眼睛、鼻腔和嘴。看着那被呕吐物污染的苹果馅饼，你禁不住又呕吐起来，无论如何也停不住。你把馅饼推开，便感觉好多了。你把馅饼扔进赃物桶，起身离开餐桌，一切便恢复如常。你清洗了餐桌、洗净了脸和手，你在想不吃馅饼，感觉太好了。

想象刺激有许多优点：安全，不会伤害来访者，而且不拘条件，随时随地可行。

（4）其他刺激：任何能带来不快情绪的刺激都可作为厌恶刺激，只要这种刺激不给身体带来较大的损害。

①憋气，即尽可能持久地自动停止呼吸，让自己缺氧、胸胀、满脸再涨得通红。

②羞辱。1970 年，Serber 报告用羞辱作为厌恶体验治疗异装癖、窥阴癖、露阴癖。例如，

让窥阴癖来访者进入一个特定的房间,房间的四周都装上了单向玻璃镜,来访者透过单向玻璃镜,可看见前面一间房里有一位半裸体异性。透过两侧的单向玻璃可看见有很多人走来走去,好像要公开地观察他。实际上,除了咨询师,谁也看不见他,人们是在讨论别的问题。当他止不住地窥看异性时,他觉得四周的人自然已经观察到他猥琐的形态,于是羞得无地自容。Serber用这种方法治疗过7个性心理障碍来访者,追踪随访6个月,其中5个来访者的性变态行为一度消失。

③强烈的光线、尖锐的噪音以及针刺等。

三、厌恶疗法注意事项

(1)此疗法会给来访者带来非常不愉快的体验,因此,施治时要向来访者解释清楚,征得来访者同意后方可进行治疗。

(2)施治时,注意消除非适应性行为的同时,建立适应性行为。如对同性恋来访者使用厌恶疗法,施治者应将呈现厌恶刺激限制在来访者的同性间性行为的范围内,同时,让来访者形成对正常的异性间性行为的愉快反应。

(3)注意厌恶体验与不良行为应该是同步的。如果在实施不适行为或欲施不适行为冲动产生之前或不适行为停止以后才出现厌恶体验都不能尽快地形成条件反射,也达不到建立条件反射的目的,只能算一个小小的惩罚。注意选用阿朴吗啡治疗酒瘾者,一般在注射药物5分钟后开始饮酒,饮酒后1—2分钟药性发作,开始恶心呕吐,这就符合治疗设计的要求。

四、本节实验

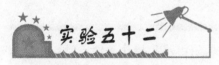

实验名称:厌恶疗法

实验内容:厌恶疗法是行为治疗方法之一,实验中选用的厌恶刺激物很重要,应该是最能干扰来访者的不适行为。对来访者在进行不适行为的同时施加厌恶刺激,进而建立来访者对不适行为的厌恶而改进不适行为或消除不适行为。临床实验中可选用的厌恶刺激物有:言语想象、电刺激、语言羞辱、橡皮圈弹击、药物等。

目的要求:本实验使学生了解行为治疗中的厌恶刺激的刺激物的选择需要一定的条件。具备实验室条件的可以选择电刺激,具备医院的条件可以选择药物刺激,而作为应用心理学专业的学生更多的选择是想象刺激以及相对刺激物较弱的厌恶刺激——橡皮圈。

仪器设备:模拟咨询台、单向玻璃观察窗、厌恶刺激工具——橡皮圈。

具体操作:

案例:厌恶疗法治疗一例大学生神经性贪食障碍。

☞ 1.基本情况

大学一年级学生,女,18岁,主诉:自来到北方,环境不太适应,不喜欢这里的人、这里的天气、这里的环境。总之,这里的一切都不是很让人舒心。我很焦虑,唯一能做的事情就是吃东西。我就不停地吃,不停嘴地吃,一个多月下来,我就胖了40多斤,脸都胖横了……

☞ 2.咨询师了解到的情况

该来访者自幼不喜欢吃东西,她母亲很生气,在她小的时候,有一次她母亲生气饿了她3天,3天后该来访者吃白米饭,不吃菜。来访者自出生是母乳喂养。她3个月大时,她母亲身体不好,不喂母乳,改喂牛奶,该来访者不吃,陆续地添加辅食将该来访者喂到能吃主食为止。该来访者自幼身材瘦小、身体不好,爱闹毛病,不喜欢吃饭。

☞ 3.实验程序

分析情况后,咨询师确认:该来访者的主要情况是由于童年的口腔期人格停滞以至于到上大学的时候环境不适应导致的口腔期焦虑人格特征。为来访者设计了饮食方案“一日三餐”,中间加两次“间食”。上午10点左右一次(鉴于来访者所在高校早饭吃得太早,中饭时间又太晚,会感觉饿),晚上8点左右一次(来访者所在学校晚上5点开晚饭,来访者要晚上11点才上床休息)。其余时间有想要吃东西的焦虑就采用厌恶疗法治疗。

在来访者的左臂上套一个橡皮圈,想吃东西的想法来了,又不是规定时间就采用橡皮圈弹击自己的左臂,直到想法消失。一周后,来访者感觉手臂红肿,不想坚持,在咨询师的劝说下坚持,一个月后,症状明显减轻,通过约一学期的治疗症状全部消失。

☞ 4.讨论与分析

该来访者选用的厌恶刺激,能够最终解决她的问题,这里面还有一个时间的问题,治疗是一个方面,随着时间的推移,该来访者慢慢适应北方的环境,这种焦虑也会慢慢减轻。但不建议类似情况的来访者效仿。因为,来访者的心理状况不同,最终的结果不同。

第五节 行为治疗的基本理论

行为治疗的基本理论基础是学习理论,主要包括经典条件反射、操作条件反射和社会学习理论三部分。

一、经典条件反射

(一)巴甫洛夫的经典条件反射理论

(1)消退:要想让一个新的S-R联系持久存在,就得持续地把无条件刺激和条件刺激结合起来,否则条件反应就会逐渐削弱直至最终消失。这种条件性的S-R联系渐渐消失的现象叫作消退。

(2)泛化:某种特定刺激的条件反应形成后,另外一些类似的刺激,也会诱发出同样的条件反应。新刺激越近似于原刺激,条件反应被诱发的可能性就越大,此现象称为泛化。

(3)实验性神经症:指在心理实验中所发生的一种因来访者无法把握实验情景,并进行操作所导致的一种状态。

(二)华生的行为主义观点

华生是美国著名心理学家,行为主义心理学的创始人。华生的行为主义观点有两大特点：

（1）拒绝研究意识。

（2）要预测和控制人的行为。

华生忽视了人的主观能动作用和人的认知作用,最终走向了绝对环境论的形而上学的立场。

二、操作条件反射

操作条件反射学习理论最初是由美国心理学家桑代克进行系统研究,后经斯金纳发展提出的。

（1）桑代克的联结学习理论:桑代克是动物心理实验首创者、教育心理学体系和联结主义心理学的创始人。他首创迷箱与迷笼实验工具。

（2）斯金纳的操作条件作用原理:斯金纳是新行为主义心理学的主要代表人物之一。斯金纳的理论又被称为操作行为理论。

（3）强化:指行为被紧随其出现的直接结果加强的过程。包括正性强化和负性强化。

①正性强化:指增加正面的奖励、报酬、赞扬或感谢等作为行为矫正的一种手段,称之为正强化,又称为积极强化。

②负性强化:指以减少（负性）反面的惩罚、剥夺、批评等作为行为矫正的一种手段,称之为负强化。

（4）惩罚:指在某种行为发生后,给予一定的具有减弱某种行为倾向的刺激,如批评、罚款、剥夺等。

三、班杜拉的社会学习理论

班杜拉是现代社会学习理论的奠基人。班杜拉认为:人的行为模式实际上都是从观察别人的行为及其后果习得的,学习者无须事事通过亲身接受外来的强化进行学习,而可以通过观察别人的行为,替代性地得到强化。

（1）模仿学习:又叫观察学习,指个体通过观察他人的行为而习得复杂行为的过程。

（2）替代反应:当个体受到示范者行为的暗示,而表现出一种与示范者相似的反应。

四、行为治疗的基本假设

（1）非适应性行为同适应性行为一样,也是后天习得的,即是行为者通过学习获得了异常行为。

（2）行为当事人同样可以通过学习消除那些后天所习得的非适应性行为,或者通过学习获得所缺少的适应性行为以替代非适应性行为。

（3）一般来说,无论是适应性行为,还是非适应性行为,作为一种习惯性行为的存在和延续,在很大程度上,是被它们所带来的结果所维持的,即此种行为会给行为者自身带来某种"获益"。

五、本节实验

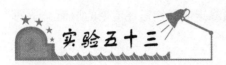 **实验五十三**

实验名称: 行为疗法——代币疗法

实验内容: 行为疗法之代币疗法对调整青少年的行为、学习等问题尤为适用。在实验中可以详细分析个案的行为的来源是自身的认知、性格还是长期的行为习惯,寻求个案最积极的强化物进行代币矫治,以便更好地增进行为调整效果。

目的要求: 本实验使学生了解行为疗法之一的代币疗法实验,重点是阳性强化,只奖不罚,如何寻求来访者的兴趣增长点的分析尤为重要。

仪器设备: 模拟咨询台、单向玻璃观察窗、多功能生物反馈仪。

具体操作:

综合性、设计性实验项目

实验室名称:综合心理学实验室

课程名称	心理咨询与治疗学		实验项目名称	代币法对青少年学习问题的调适
实验项目性质	综合性[√] 设计性[√]	实验学时	3学时	实验室名称	行为观察与分析实验室
实验主要内容	本实验让学生学会解决青少年常出现的问题——学习问题。青少年的学习问题出现的概率高,原因多种多样。本实验让学生们找寻出现学习问题的原因,并使用代币法对其学习问题进行调适			
阐述综合性或设计性的理由	这个实验,一方面让学生熟悉代币法的操作步骤及理论基础,并随着实验的进行,学生对代币法有一个新的认识。另一方面让学生能够掌握对青少年学生的行为问题进行调适的方法。让学生感受实验的进程,一步一步地进行实践			
主要仪器设备	心理咨询台			
实验对象	应用心理学专业学生			

代币法对青少年学习问题的调适

一、实验介绍

1. 代币法定义

代币法又称为表彰性奖励制,是行为疗法的一种,是指用奖励激励目标行为,用惩罚消退不良行为的方式,以此达到治疗目的的一种方法。就是用一套虚拟的代币来编制一套相应的激励系统,来对符合要求的目标进行奖励强化,在这之中,代币只作为奖励系统的符号而存在。

代币法起源于20世纪初,巴甫洛夫发现的经典条件反射,为行为主义奠定了基石,随后行为主义不断发展,诞生了行为主义疗法,即根据行为主义的条件反射与行为学习理论,纠正和消除异常行为,建立正常行为的一种技术。

2. 代币系统的主要原理

①条件反射的建立:条件反射的形成和建立就是刺激物与行为之间的匹配,形成"刺激—反应"关系的过程。

②强化:代币法的强化主要指阳性强化法,也就是只奖励而不处罚的鼓励方式,观察其在完成了特定的行为,或者没有发生禁止行为的情况下,得到相应的奖励就是强化。

③行为自控:个人的行为受到认知的左右,个人能够控制自己的行为,而不是被外界左右,个体可以通过社会学习,使不良行为消退。

④消退训练:根据条件反射原理,当某种不良行为得不到强化或不被重视,就会发生消退。

3. 代币法的优点

代币法使用不受时间地点限制,使用便利,可行性高,因此,被广泛运用于精神病患者、智力开发、幼儿行为教育等方面。代币法的灵活运用,可以使个体好的、被赞许的行为得到增强,而不好的、不被允许的行为得到消退。

二、实验目的

这个实验,一方面让学生熟悉代币法的操作步骤和理论基础。随着实验的进行,对代币法有一个新的认识。另一方面让学生能够学会对行为问题进行调适的方法,感受实验的进程,一步一步地开展实践。

三、实验仪器

模拟咨询台、单向玻璃观察窗、音像设备。

四、实验过程

代币法对青少年学习问题进行调适的案例

来访者:丹丹(化名),14岁。

职业:学生。

丹丹前来咨询的时候,已经休学了。丹丹给人初步的印象是很文静、有礼貌的孩子,在父母和老师的眼里却是令人伤透脑筋的孩子。丹丹从这学期开学开始,就出现了上课不认真,交头接耳,课堂上扰乱课堂纪律,打扰其他同学听课的行为表现。因为丹丹原来一直是一个品学兼优的好学生,听话懂事的好孩子,所以开始父母和老师只认为这是丹丹青春期的躁动的表现,就只采取了劝说教育的方式。但是结果并没有如大人们所愿,丹丹的情况越来越严重,她逐渐变得对学习失去了兴趣,几次三番地在课堂上撕毁课本,打扰课堂秩序。一周前她将自己和同学的课本、桌椅破坏,严重扰乱了正常的学校教学秩序,被学校勒令停课反省。丹丹乐此不疲,在此之前曾找很多借口不上学,但都没能如愿,学校的这个决定正好符合丹丹的心愿。丹丹在家长的陪同下前来咨询。

在前期的咨询过程中,咨询师发现丹丹是由于在学校和朋友有矛盾,同时由于上了初三,父母对学业要求变得严格起来,这两个原因导致她不想上学。青春期的孩子对情感非常敏感,在这个时期和朋友出现了矛盾,成为了她不想上学的诱因,于是在前期咨询过程中,咨询师综合丹丹的实际情况,建议丹丹主动向好朋友道歉,使好朋友之间的感情和好如初。然后,依据自己在学校的表现进行反省,检查自己的行为,接受学校的处理,并写检讨道歉。

同时根据丹丹的述说,她的父母对丹丹的学习要求本来就很严格,上了初三之后,父母的要求更为严格,几近苛刻的程度,她经常受到父母的批评,认为她没有好好学习。根据丹丹的反应,咨询师同丹丹的父母沟通后,让丹丹和父母进行了一次交心的谈话,父母了解到丹丹的压力与重负,丹丹也了解到了父母的苦心。

针对丹丹的情况,在丹丹和咨询师的共同商讨下,决定采用"代币法"对其学习问题进行调适。

1. 目标选择

针对本案例的情况,咨询师和丹丹以及丹丹的父母共同制定了咨询目标。本案例的咨询目标有两个:第一,丹丹能够重新回到课堂;第二,不再出现相关的不良现象。

2. 选择强化物

在本案例中,我们应该首先了解丹丹的兴趣,从丹丹的母亲那里了解到丹丹平时喜欢电影,有搜集电影 DVD 的习惯,经常攒下零花钱,购买喜欢的电影 DVD。

3. 建立制度

根据第二步的了解,确定用积分的方式作为代币,得知丹丹虽然没有兴趣,但是每天可以坚持两节课的出勤。于是制定制度,如果丹丹每天能够坚持上课超过两节课,那么就记 1 分,超过四节课就可以得到 2 分,如果不能够坚持上完两节课,不积分,每当积攒到 5 分的时候,就可以从父母那里得到买一张电影 DVD 的钱。

在最初两周的治疗过程中,如果丹丹能够坚持,连续一周都有两节课以上的出勤,那么一周之后就可以提高代币获得的难度,提高到必须要坚持三节课才能够得到 1 分。以此类推,让丹丹逐渐适应学校上课出勤。

4. 换取礼物

在两个月的治疗后,丹丹成功地坚持每天都出勤,因此,在每一次咨询时,都对其发放代币,并且在代币积攒到一定数量时,她便可以向父母换取礼物。

在一段时间后,丹丹已经能够坚持每天出勤,但是上课效果并不好。因此开始针对第二个目标设计相应的计划。通过老师的协助和丹丹的自述,一节课自己最多只能专心致志地学习 10 分钟,之后就会开始交头接耳,影响其他的同学。一个正常的初中孩子,一节课应该能保持 30 分钟左右的注意力。

在这一个咨询目标设计的时候,上一个的代币系统依然可以延续,不过给分标准要灵活调整。在进行注意力训练的时候,如果丹丹能够坚持超过 10 分钟,则记 1 分,超过 20 分钟就是 2 分,依此类推,一次训练 30 分钟,如果丹丹没能坚持超过 10 分钟,则不积分。在丹丹积分超过 5 分的时候,可以得到电影 DVD 一张。

在注意力训练的过程中,如果丹丹连续 5 次都达到了目标,那么将给分标准提高,只有达到了 20 分钟才给 1 积分,依此类推。

又经过了 1 个月的咨询,丹丹已经能够坚持一节课的时间认真上课了。丹丹的两个咨询目标通过代币法得到了解决。咨询结束时,丹丹已经恢复了正常的学习生活,3 个月之后回访,丹丹和朋友相处顺利,学习也并没有出现严重问题,已经恢复以往的丹丹的样子了。

五、讨论与分析

1. 案例讨论

对于青春期的孩子来说,学习是主要任务,情感的发展也是主要任务的一部分。朋友之间的友情对于青春期孩子来说分外重要,而有的孩子比较倔强,不能较好地处理朋友之间的友谊,就会造成学业上的困扰。同时家庭对于青春期的孩子来说,是保护港,是温室。在家庭教育的过程中,如果没有正确的方法,就会对孩子造成严重的后果。

2. 反思

①在咨询过程中,咨询目标的制定应该尽可能地细化、量化,便于监测,同时不给来访者负担,较小的进步也能够得到奖励,能够给予来访者信心。

②在代币法实施过程中,不应该对积分采取倒扣的措施,这样会对来访者的积极性造成伤害。在本案例中的具体体现就是,如果丹丹有一天没能够达到目标,那么也不应该将昨天的积分扣除。行为代币疗法的精髓是“只奖不罚”。

③奖励强调连续性,如果来访者连续出现目标行为,那么就应该给予连续强化,通过连续的强化促进习惯的形成。

④阳性强化法应该有家庭成员的共同参与,以做到对来访者的强化的一致性,即某种行为都给予等量的强化。

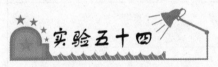

实验五十四

实验名称:生物反馈疗法实验——考试焦虑的治疗

实验内容:生物反馈疗法是比较现代的疗法之一。实验采用现代的电子仪器设备检测日常不被来访者注意的自己的身体的各项指标,首先测出基线值,在来访者个体基线值的基础上开始放松训练、调整来访者身体各项指标,达到治疗目的。这是来访者主动参与的过程。每次治疗间隔时间咨询师要同来访者交谈 5 分钟,协助来访者缓解症状。

目的要求:通过本实验,学生能够了解生物反馈疗法。生物反馈疗法是指让来访者意识到体内特定的生理功能的过程,而这种生理过程在一般情况下来访者是意识不到的,比如:心率、血压、体内某个部位的肌肉紧张、脑电波的节律和血流的模式等。

仪器设备:模拟咨询台、催眠床、多功能生物反馈仪等。

具体操作:

来访者:欣欣,16 岁,初中四年级学生。近一年来,每逢月经来潮前就会烦躁、嗜睡,情绪不好,近两个月来,每次月经期间腹部疼痛难忍,无奈只好请假在家。

母亲主诉:欣欣初中四年级了,马上就要中考了,学习很紧张,这样耽误功课,我们都非常焦急。欣欣自己也非常烦躁、苦恼……去过几家医院,医生诊断为"经前期紧张综合征"。吃了一些药,吃药的时候,有一定的效果,但是,停药后,症状又出现了。考虑到一个十几岁的女孩子,就这么依赖药物,将来怎么办? 再说了,这些药有没有副作用?

综合性、设计性实验项目

实验室名称:综合心理学实验室

课程名称	心理咨询与治疗学		实验项目名称	生物反馈疗法对大学生考试焦虑的治疗作用
实验项目性质	综合性[√] 设计性[√]	实验学时	3学时	实验室名称	行为观察与分析实验分室
实验主要内容	熟练掌握生物反馈仪的理论依据和操作方法,了解焦虑产生时个体的躯体化症状以及如何运用咨询技巧进行调适。让学生了解到咨询与治疗过程中借助现代高科技的仪器与设备,使治疗过程更加精准,使治疗过程变得有据可依。实验过程中,来访者根据生物反馈仪的知识进行放松,并学习自我放松的方法,咨询师在治疗过程中只是起到了一个辅助作用。可以在生物反馈疗法结束后与来访者交流一下治疗的感受,以及知道来访者如何在日常生活中进行自我放松			
阐述综合性或设计性的理由	生物反馈仪是现代科技的产物,咨询与科技结合,这是咨询与治疗中的一个巨大飞跃。学生可以通过来访者的具体的生理指标来对来访者进行调适,不像以往要运用学生的知识经验对来访者的症状进行猜测。这也使得治疗的方向更加明确,治疗进程更加容易掌握。通过该项目的演练也可以激发学生的创造力,使学生产生研究其对咨询与治疗有关的辅助作用的实验			
主要仪器设备	行为观察实验室、心理咨询台、多功能生物反馈仪			
实验对象	应用心理学专业学生			

生物反馈疗法对大学生考试焦虑的治疗作用

一、实验介绍

1. 生物反馈疗法

生物反馈疗法就是把来访者体内生理机能用现代电子仪器予以描记,并转换为声、光等反馈信号,因而使其根据反馈信号,学习调节自己体内不随意的内脏机能及其他躯体机能、达到防治身心疾病的目的。由于此疗法训练目的明确、直观有效、指标精确,因而来访者无任何痛苦和副作用。

2. 治疗原理

皮肤温度测量：当人们遭遇压力时,其肾上腺素会促使血液从体表流向身体内部,从而使人们进入一种"战斗或逃跑"的准备状态。随着皮肤表面血液的减少,人体皮肤的温度也将随之降低。

皮肤的静电反应：当人们遭遇压力时,汗液会增多。湿润的皮肤比干燥的皮肤更易导电。生物反馈法通过测量正负电极间传导的电量来判定压力的程度。

血压：当人们遭遇压力时,血压会升高。因为有很多人在毫无压力表面症状的情况下血压增高,所以对于那些想降低血压的人,生物反馈法会非常有用。

3. 注意事项

①治疗的主要目的是让躯体肌肉放松及精神状态放松。即任其自然,解除焦虑患者习以为常、警觉过度与反应过度的身心状态。

②心理要求处于此时此地的状态,既不对过去念念不忘,也不对将来忧心忡忡,不要把思维集中在解决任何现实性问题上,而应任其无意志地自由飘浮。

③松弛状态下可能出现一些暂时性的躯体感觉,如四肢沉重感、刺痛感、各种分泌的增加、精神不振、飘浮感等,就应事先告知来访者,以免引起来访者不必要的恐慌和焦虑。

二、实验目的

运用生物反馈技术治疗心理障碍是咨询与治疗中较为先进的技术,是传统心理咨询的一个重大突破,可以将身体的各项指标具体化,使治疗过程更加准确。而且可以根据具体的生理指标治疗来访者。

三、实验仪器

生物反馈仪、心理咨询台。

四、实验过程[①]

(1)在非常安静、光线柔和、温度26℃左右的治疗室内,来访者坐在一张有扶手的靠椅、沙发或是呈45度角的躺椅上,解松紧束的领扣、腰带,穿换拖鞋或便鞋,坐时双腿不要交叉,以免受压。软垫宽椅使来访者感觉舒服,头后有依托物更好。

(2)第一次治疗与以后每次治疗前的5分钟,记录安装电极所获基线数据或检查来访者"家庭作业"所获成绩。

(3)训练来访者收缩与放松前臂肌肉,训练面部肌肉活动令当事人抬额、皱眉、咬牙、张嘴,然后放松。告诉来访者观察肌肤表面电位微伏器上指针变化及其转动方向,与此同时,倾听反馈音调变化并理解其信号的含义。

(4)给来访者增加精神负荷,如连续计算100−7,回忆惊险和痛苦经历。此时观察肌电、皮肤电导、指端皮湿、脉搏、血压等的变化,找到最敏感的反应指标,作为下一步训练的选择指标;在精神负荷下无显著变化的生物反应指标,以后训练中亦无法判定疗效,故不宜

---

① 引自百度百科。

选择。

（5）全身肌肉放松程序。根据 Jacobson 方法，依次为上肢、下肢、躯干（腹部、腰部、肩背部）、颈部、面部肌肉。首先做收缩与放松交替的练习，最后做全身肌肉放松练习。

（6）呼吸要求自然、缓慢、均匀。请来访者设想鼻孔下面有兔子，呼吸不能吹动兔毛。

（7）尽量保持头脑清静。排除杂念，不考虑任何问题，使自己处于旁观者的地位，观察头脑中自发地涌现什么思想，出现什么情绪，这叫作被动集中注意。如无法排除杂念，可在每次呼吸时，反复简单数字如"1、2"，或是默念"我的胳膊和腿部很重，很温暖"，达到自我暗示的作用。此时，也可想象躺在有温暖阳光的海滩或乡村草地上，由施治者描述视觉景象及鸟语、波涛声与温暖的感觉。入境好的可达到思维停止，万念俱寂。来访者可嗜睡，但应避免完全入睡。

（8）施治者注意调节反馈信号，调节阳性强化的阈值，阈值上下的两种信息用红绿灯光或不同频率的音调反馈，务使阈值调整恰当，使来访者获得自控生物指标的阳性信号占 70%左右，阴性信号占 30%左右。当阳性信号达 90%以上甚至 100%时，即提高阈值的标准要求；当阳性信号只在 50%左右时，降低阈值标准的要求，使训练循序渐进。每次练习完毕，指出所获成绩，布置家庭作业并提出下次实验室练习任务，例如额肌松弛的表面肌电指标，由开始治疗的 5 微伏，通过每次练习，达到如 4.5、4、3.8、3.4 微伏等。每一次练习在 20—30分钟内，反馈信息亦可中途关闭，只在开始与结束时检查肌电指标，每次治疗结束后，让来访者做几次肢体屈伸运动，使来访者感到轻松愉快，再离开治疗室。

（9）在没有仪器监测的情况下，要求来访者每日做"家庭作业"，让来访者在比较方便时（如中午、晚上睡觉前或清晨），自己练习，每次 10—30 分钟，每日 1—2 次，并持之以恒。

（10）治疗的一个疗程约 10 次，可以每周 2 次，其余 5 天都在自己家里练习，亦可在开始治疗时每周 3 次至 4 次。

（11）如果通过多次练习每种反馈性生物反应指标，并无明显变动，应该与来访者交谈是否已了解练习的目的与方法，如果不是理解与技术中的问题，应考虑另择反馈性生物指标。还有一种情况是通过治疗，生物反应指标有明显变动，自我调节良好，但临床症状仍无明显进步。例如肌肉松弛甚好，而焦虑依然如故，亦可另择其他生物性指标进行训练，或改用其他治疗方法。但是要注意有求全责备性格的来访者以及对现实生活有许多不满或歉疚的来访者，其对疗效的低估，并非治疗实际无效。

（12）治疗前、治疗过程中与治疗结束后，由观察者填写记录单，来访者自填症状变化量表，这样可做出对比，确定有无疗效。

案例：晓楠（化名），20 岁，大学二年级学生，在期末考试中出现头冒冷汗，头晕目眩，注意力无法集中等症状，严重影响了考试的正常发挥，导致多门课程不及格，为此她非常苦恼，主动前来咨询。自述之前经常出现这种症状，但考试过去之后，症状自动消失而且没有严重影响她的成绩，所以没有重视，上大学后，学业压力加重，症状也加重了，对她的正常生活也产生了影响。经常在考试来临的前两周，晓楠就会出现焦虑失眠，食欲下降等症状，一开始只是遇到大考试才会出现这些症状，后来慢慢地遇到小考试也会出现这些症状，这对生活造成了极大的困扰，所以非常急着想要改善这种情况。

治疗：运用生物反馈仪对晓楠进行治疗。

首先,为晓楠讲解生物反馈仪的治疗原理,让晓楠对生物反馈疗法有一个基本的认识,可以让晓楠完全放心地进行治疗。第一次治疗可以测试晓楠的生物反应基线,让晓楠根据生物反馈仪的指示,从头到脚完全放松,一次治疗持续 40 分钟左右。进行放松训练后,可以给晓楠布置家庭作业,让其在日常生活中自己进行放松训练,放松训练可以持续 20—30 分钟。每天一到两次,临近考试时可以适当增加次数或放松时间。

运用生物反馈仪治疗的次数为一周两次,其余时间可以自行进行放松训练。如遇较大考试,难以自行进行放松,可以加大训练密度,增加生物反馈仪的治疗次数。

最后,晓楠的症状逐渐减轻,成绩也大幅提高。

五、讨论与分析

生物反馈疗法运用现代生物科技,将来访者的身体指标量化到具体数字,使治疗有据可依。咨询师也可以通过来访者的躯体化指标及时调整自己的治疗方案,使治疗能够更加适应于来访者的症状,也使治疗的目的更加准确化。

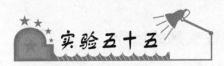

实验名称:生物反馈疗法实验之——非器质性头痛

实验内容:非器质性头痛是源于心理因素。在临床称心因性头痛。实验选用这类学生,采用多功能生物反馈仪进行治疗,首先测试被试的生物基线值,在此基础上进行减压放松训练,缓解非器质性头痛。

目的要求:通过本实验,学生能够了解生物反馈疗法的治疗作用。让来访者自己意识到体内特定的生理功能的过程,而这种生理过程在一般情况下来访者是意识不到的,比如:心率、血压、体内某个部位的肌肉紧张、脑电波的节律和血流的模式等自行调节,以此化解非器质性头痛。

仪器设备:模拟咨询台、催眠床、多功能生物反馈仪等。

具体操作:

综合性、设计性实验项目

实验室名称:综合心理学实验室

课程名称	心理咨询与治疗学		实验项目名称	生物反馈疗法对个体非器质性头痛的治疗
实验项目性质	综合性[√] 设计性[√]	实验学时	3 学时　实验室名称	行为观察与分析实验分室

续表

课程名称	心理咨询与治疗学	实验项目名称	生物反馈疗法对个体非器质性头痛的治疗
实验主要内容	生物反馈疗法是利用现代生物科学仪器,将本来无法感知的生理学指标展示给来访者自身,使来访者能够有效控制自身状态,消除病症。生物反馈疗法能够将脑电波的状态以图象声音等方式展现给来访者,使来访者能够现实地感知它,进而实现对其功能的控制		
阐述综合性或设计性的理由	通过本实验,学生能够在理解生物反馈疗法的理论依据基础上,增加实际操作的经验。在实际的操作中,结合现实有利于学生对生物反馈疗法应用的技巧学习。掌握整个实验的走向,将理论与经验结合迁移至实际案例中,解决来访者的问题		
主要仪器设备	脑电生物反馈仪		
实验对象	应用心理学专业		

生物反馈疗法对个体非器质性头痛的治疗

一、实验介绍

生物反馈疗法开始于 20 世纪 60 年代,郎特最早使用生物反馈疗法治疗癫痫,卡米亚曾经使用脑电生物反馈治疗高血压、心律不齐、溃疡病、紧张性头痛、焦虑症等。经过几十年的发展,生物反馈疗法也出现了不同的仪器,如肌电反馈仪、皮肤温度反馈仪、皮电反馈仪、脑电反馈仪等等。

生物反馈疗法又称为生物回授法、植物神经学习法,它利用现代生理学的科学仪器,将平时不能被感知到的人体内的各种信息,如脑波、呼吸、皮温、血压等以可以被感知的形式,如图形、声音等反馈给个人,使个人能够逐渐学会控制自身状态,达到消除病理过程,使来访者达到心理健康。

研究表明,当人们遭受到压力的时候,由于肾上腺素的作用,血液由体表流向身体内部,整个身体进入紧张的状态,从而准备随时逃离压力源,因此随着皮肤血液的减少,人的皮肤温度会随之降低。当人们遭遇压力的时候,汗液会增多,皮肤变得湿润,导电性增加,而通过生物反馈仪的测量,可以以此标准判定压力的程度。同时当人们遭受压力时,血压也会增高。生物反馈仪通过将这些数据具体化、现实化,使人能够直观地看到这些数据,从而逐渐掌握控制自身的方法。

二、实验目的

通过本实验,学生能够在理解生物反馈疗法的理论基础上,增加实际操作的经验。结合实际操作有利于学生对生物反馈疗法技巧的学习。掌握整个实验的走向,将理论与经验结合迁移至实际案例中,解决来访者的问题。

三、实验仪器

脑电生物反馈仪。

四、实验过程

☞ 1. 基本情况：

案例：

来访者：辛女士（化名），女，45岁，大学文化，教师，患有紧张性偏头痛。

辛女士被医院转介做心理咨询，她从3年前开始出现头痛，发病的时候昏昏沉沉，疼痛难忍，一般持续一天半左右后缓解，平均每月发病一次。从发病开始，辛女士就开始求医，中医的针灸，西医均试过，但并未改善，为此她苦恼不已。最近一段时间发病更为频繁，所以寻求心理咨询。

第一阶段（第1—2次咨询）

在这个阶段，咨询师需要进行初诊接待，和来访者建立良好的咨访关系。需要对来访者做出初步诊断，所以需要详细搜集相关的资料。

咨询师：你好，欢迎你来咨询，请问我能为你提供什么帮助吗？

辛女士：我从3年前开始，就时常头痛，找了很多医院，上一次医生给我检查，说我有紧张性偏头痛，介绍我来咨询。

咨询师：你是说3年前，3年前发生了什么特别的事情吗？

辛女士：也没什么特别的事情，事情发生到现在，我都记不清晰了，但是应该没有什么事情。

咨询师：那么你的头痛，都在什么情况下开始呢？

辛女士：没有什么特别的规律，一般是晚上开始，每次都会持续1—2天，犯病的时候就昏昏沉沉，开始头痛，有时候实在是太痛了，整个人都开始头昏、恶心、严重时还会呕吐。

咨询师：晚上的时候，你一般有什么活动呢？

辛女士：晚上我的儿子下课，我要先备课，再帮我的儿子补课。因为这个病，最近一段时间一到晚上就发病，所以很久没有帮儿子补课了。

咨询师：帮儿子补课？

辛女士：是的，我儿子三年前开始上高中，今年就高三了，从高一开始，我就每天帮他补课。孩子累，我也累，但这都是为了孩子的未来。孩子马上就要高考了，但现在我却犯病了，这一段时间急死我了。

……

根据咨询师与辛女士的会谈内容与搜集的相关资料，可以判定来访者的头痛源于心理紧张，对儿子学习成绩的过分关心。女性患有紧张性偏头痛的发病率高于男性，女性更容易因为某些事而烦恼。咨询师在交谈中很敏锐地发现了辛女士所忧愁的内容，为下一步咨询做好了准备。

第二阶段（3—5次咨询）

在来访者的问题明确之后，应该先和来访者确定咨询目标，辛女士很明确地提出了自己的咨询目标:希望能够逐步降低头痛发生的频率,最终达到少头痛甚至不头痛的效果。

明确了治疗目标之后,咨询师应该和来访者在治疗方法、治疗步骤上达成共识,给辛女士解释生物反馈疗法的原理、作用机制、治疗的具体步骤以及在治疗过程中可能发生的种种问题。

在之后连续几次治疗中,在开展生物反馈治疗的同时,教会辛女士生物反馈疗法的方法,指导她在平日没有反馈信号的情况下,早晚自主训练 1 次。生物反馈治疗的 1 个疗程为 10—12 次,每周进行 2—3 次,每次 30—40 分钟。

2. 生物反馈疗法的治疗步骤(略,同上实验过程)

五、讨论与分析

1. 案例讨论

案例中的母亲,由于担心孩子的成绩,在想象中给自己造成了无形的压力,造成了非器质性头痛。紧张性偏头痛常见于女性在受到压力的情况下,因此找到症结,纾解压力,对治疗有促进效果。

2. 实验讨论

①在实验中,应注意让来访者躯体尽量放松,精神也随之放松,消除来访者的焦虑状况。

②让来访者专注于放松的感觉,忘记所忧心的事情,不把思维集中在实质性问题上,不刻意控制自己的意志。

③松弛状态下可能出现一些暂时性的躯体感觉,如四肢沉重,刺痛感,各种内分泌增加等等,应该将此事先告知来访者,让其有心理准备。

④案例中使用生物反馈疗法对病症进行治疗,取得了不错的疗效,但是值得注意的是,有研究表明使用放松训练,也可以取得同样的效果。

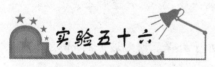

实验名称:生物反馈疗法实验——小儿抽动症

实验内容:本实验操作应在小儿家长对小儿的监护下进行。采用多功能生物反馈仪对小儿进行放松,让小儿听轻音乐,与小儿对话缓解抽动频率,在指导教师的指导下,家长回到家里继续对小儿进行放松,直到康复,需要 3—6 个月时间。

目的要求:通过本实验,学生能够了解生物反馈疗法,此疗法是指让小儿自己进行自我体内控制与调节,自己意识到体内特定的生理功能,尤其是对面部某个部位的肌肉紧张、脑电波的节律和血流的模式等进行放松,进而达到自愈的过程。

仪器设备:模拟咨询台、催眠床、生物反馈仪等。

具体操作：

综合性、设计性实验项目

实验室名称：综合心理学实验室

课程名称	心理咨询与治疗学	实验 项目名称		生物反馈疗法对小儿抽动症的作用	
实验 项目性质	综合性[√] 设计性[√]	实验 学时	3学时	实验室名称	行为观察与分析实验分室
实验 主要内容	使用生物反馈仪治疗儿童抽动症,探究生物反馈对儿童抽动症的疗效				
阐述综合性 或设计性的 理由	通过使用生物反馈仪治疗儿童抽动症,熟练掌握生物反馈仪的使用方法、工作原理,探究生物反馈对儿童抽动症的疗效				
主要 仪器设备	南京伟思公司引进的美国 Vbfd3000 生物反馈仪				
实验对象	应用心理学专业学生				

生物反馈疗法对小儿抽动症的作用

一、实验介绍

（一）小儿抽动症

抽动障碍是一种儿童和青少年时期发病并伴有明显遗传倾向的神经精神性疾病,主要表现为不自主、反复、快速、无目的的一个或多个部位肌肉运动性或发声性抽动,入睡后消失,可伴有诸多心理、行为问题,如注意缺陷多动障碍、强迫障碍、睡眠障碍和情绪障碍,甚至有反社会行为等。在国外的研究中,患儿伴有注意力缺陷多动障碍的发生率为21%—90%,且易于发生焦虑、抑郁等负性情绪反应,导致患儿的社会适应能力差。

1. 诊断标准

①抽动障碍诊断标准依据:美国精神障碍诊断与统计手册第 IV 版;

②共患症诊断标准:注意力缺陷多动综合征诊断标准。主要用美国精神障碍诊断与统计手册第 IV 版来评定。

③行为问题诊断标准:学习问题、品行问题、焦虑诊断标准。主要用父母问卷儿童行为评定量表等来评定。

2. 排除标准

①儿童精神分裂症、智力障碍、情感障碍、孤独症、癫痫、小舞蹈症、肌阵挛、脑器质性疾

病等及其他器质性疾病；

②年龄小于 6 岁或大于 16 岁者；

③未完成本组观察者。

（二）生物反馈疗法

近年国内外兴起最快的非药物性的神经心理干预手段——生物反馈治疗是从生物学和心理学角度治疗儿童抽动障碍的有效手段。生物反馈是基于巴甫洛夫的条件反射原理而研制的仪器，它能收集人体的脑电波和身体生理信号（如肌肉紧张度，皮肤温度，皮肤电阻等），并将这些信号反馈给受训者，反馈给受训者的生理信号即是条件刺激，也是经过大脑有意识调控的结果，当受训者生理信号达到或超过某设定阈值，生物反馈仪会给予受训者心理奖赏和强化。其治疗过程其实也就是一种学习的过程，许多疾病和不良行为习惯的形成，是通过不良学习所形成的病态性条件联系。通过学习正确的操作性条件反射，对病态性条件联系进行对抗、纠正或逆转。因此应用生物反馈技术可以矫正不良行为和习惯。经过不断地训练，这一操作性条件反射便能加强并固定下来，因而疗效持久。有研究报道治疗注意力缺陷多动障碍药物"利他灵"能加重抽动，因此临床上难以同时开展对抽动伴注意力缺陷多动障碍的药物治疗。生物反馈治疗为该领域进行了初步探索，它避免了用药的冲突性，从调节脑功能入手，是从本质上进行的治疗。

二、实验目的

通过使用生物反馈仪治疗儿童抽动症，熟练掌握生物反馈仪的使用方法、工作原理，探究生物反馈对儿童抽动症的疗效。

三、实验仪器

南京伟思公司引进的美国 Vbfd3000 生物反馈仪。

四、实验过程

☞ 1. 基本情况

来访者共 2 例，女 1 例，男 1 例；年龄 6—7 岁；病程 2 个月—4 年。均符合 ICD - 10 抽动障碍诊断标准。临床表现为眨眼、嘴角抽动、张口喊叫、皱鼻子等肢体抽动。本组来访者中均无阳性家族史。由精神过度紧张诱发 1 例，躯体因素（眼部疾患）诱发 1 例，无明显诱因。有 1 例儿童系复发病例。

☞ 2. 生物反馈仪治疗

采用南京伟思公司引进的美国 Vbfd3000 生物反馈仪。

①生物反馈治疗物理通道连接；

②与患儿交流（一般用于初次治疗）；

③放松训练指导。

有时采用一种放松方法，有时则采用多种放松方法相结合。医生要告诉患儿如果不能马上放松，控制肌电水平，也不要灰心，这是需要一个过程的，允许给自己多一点时间学习放松技术,并指导他们让这些回应自然地发生而不是直接使它们发生,然后自然地放松前额肌肉。

在做好患儿放松指导之后正式开始进行治疗:治疗过程中治疗师要对患儿进行一对一的监测,根据实时反馈过程训练分数和实际情况,不断提高或降低指标的难度。

④生物反馈治疗方案:抽动障碍方案每次治疗总时间 30 分钟,包括 3 个阶段,每阶段治疗时间 8 分钟,中间休息 2 分钟,治疗前及治疗结束基线测试各 2 分钟。

☞ **3. 治疗时间**

第一个 10 次治疗:每天 1 次,让患儿尽快熟悉并进入治疗状态,尽快建立早期条件反射。第二个 10 次治疗:隔天 1 次。以后维持每周 2 次或 3 次治疗,治疗次数 40 次,总疗程 3 个月,针对不同患儿、不同病情治疗次数灵活调整。治疗次数不足 20 次者设为失访,失访者不记入统计。

疗效判定:即抽动疗效判定。以耶鲁综合抽动严重程度量表(YGTSS)评定。该量表由美国耶鲁大学儿童研究中心研制,内容分 2 部分,第一部分是关于运动和发生抽动的问诊条目,如运动或发生抽动的主要部位和方式;第二部分是运动抽动和发生抽动分别在数量、频度、强度、复杂性和对正常行为干扰的 5 个维度上的严重程度评定表(分别作 0—5 级评分,最高 50 分)。病情分为轻度,YGTSS 评分 <25 分;中度,YGTSS 评分 25—50 分;重度,YGTSS 评分 >50 分。抽动症状的改善程度用治疗前后量表评分的减分率和总评分变化作为疗效评定标准。减分率为治疗前量表评分减去治疗后量表评分所得差除以治疗前量表评分的百分率。显效为减分率在 60% 以上;有效为减分率在 30%—59%;无效为减分率 30% 以下。

治疗结果:本次实验 2 例,抽动症状明显减轻,其中 1 例由于精神压力过重引起的眨眼、摇头、耸肩、肢体抽动伴发声(抽动频繁一刻不能停止),经 40 次治疗,眨眼、摇头、耸肩等动作明显减少,偶有肢体抽动和发声,抽动频率明显下降。

五、讨论与分析

①生物反馈能改善患儿身体神经生理指标,有效降低肌肉紧张性。
②生物反馈治疗儿童抽动障碍疗效持久稳定,复发率低。
③生物反馈治疗能有效改善抽动障碍患儿脑功能。

思考题

1. 音乐治疗的乐曲的选择规则是什么?
2. 音乐对来访者的抑郁情绪调节的作用是否可以代替药物的调节,举例说明。
3. 生物反馈仪的治疗机理作用是什么?
4. 通过本章的实验过程:考试焦虑、非器质性头痛、小儿抽动,你的研究思路是什么? 还可以在哪些方面拓展治疗方法?

参考资料

1. 李雪荣. 现代儿童精神医学[M]. 长沙:湖南科学技术出版社,1994.

2. 吴玉帆. 生物反馈对儿童抽动障碍及共患症的疗效研究[D]. 遵义:遵义医学院,2009.

3. 谢念湘,佟玉英. 生物反馈疗法对大学生考试焦虑的治疗作用[J]. 心理科学,2012,35(4):1009 - 1012.

4. 刘明明. 美国音乐教育中残障儿童的音乐治疗[J]. 中国音乐教育,2010(2):34 - 37.

5. 潘红丽,刘菊,井广芝. 音乐疗法对分娩的影响[J]. 中国煤炭工业医学杂志,2008,11(1):31 - 33.

6. 车小波,曾莹,黄小敏,等. 音乐疗法对行体外冲击波碎石患者舒适度的影响[J]. 现代临床护理,2008,7(1):3 - 5.

7. Judith A. Jellison. Functional Value as Criterion for Selection and Prioritization of Nonmusic and Music Educational Objectives in Music Therapy[J]. Music Therapy Perspectives. 1983(1):17 - 22.

8. Kristina K. Chester, Teri K. Holmberg, Mary P. Lawrence, &Leslie L. Thurmong. A Program-Based Consultative Music Therapy Model for Public School[J]. Music Therapy Perspectives,1999.

9. Betsey King Brunk,&Kathleen A. Coleman. Development of a Special Education Music Therapy Assessment Process[J]. Music Therapy Perspectives,2000.

10. Singer HS,Giuliao J,Zimmerman AN,etal. hifeetion:Astimulusfortie disorders[J]. Pediatric-Neurology,2002(22):380 - 385.

第六章

心理咨询与治疗技术之三
——认知治疗方法

****

本章内容提要

    本部分主要描述由 A. T. Beck 在 20 世纪 60 年代发展出的一种有结构、短程、认知取向的心理治疗方法,通过这些认知疗法情境下针对抑郁症、焦虑症等心理疾病和不合理认知导致的心理问题,着重分析求助者的不合理的认知问题,通过改变求助者对己、对人及对事的不合理的看法与态度来改变心理问题

本章教学目的

    通过本章实验,学生可以了解和掌握常见的认知歪曲的几种表现——主观臆想、一叶障目、乱贴标签、非此即彼的绝对思想,找出求助者的非白即黑、不好即坏、要求十全十美等不合理认知进行调适。

****

认知治疗是根据认知过程影响情感和行为的理论假设,通过认知和行为技术改变来访者的不良认知的一类心理疗法的总称。基本假说是个人的思维决定他们的情感和行为,治疗是咨询师与当事人共同协作进行实证调查、实验,实现检验和解决问题的过程。当事人的适应不良的观念、解释和结论是经不起科学考察和假说检验的。注重改变不良认知以及不合理的、歪曲的、消极的信念和想法,认为不良的认知是引发自我挫败行为的根本原因,通过改变人的认知过程以及在这一过程中产生的认知观念,可改善情绪和行为问题。

第一节 认知治疗概述

20 世纪 70 年代初,认知治疗合并成为一种新的正式的咨询和心理治疗系统。大约有三分之一的临床心理学家所做的治疗是认知行为方面的,认知治疗是当今最主要的治疗方法之一。认知治疗是在许多人各自工作的基础上形成的,谈不上谁是发明者。

一、认知治疗的产生

1976 年贝克出版了专著《认知疗法与情绪障碍》,首次提出了认知治疗这一专业术语和心理治疗方法;1979 年又出版了《抑郁症的认知治疗》,全面系统地阐述了认知治疗的理论基础、治疗过程及其技术应用。

认知治疗理论与心理分析及经典行为主义理论的分歧:认知治疗把人的感觉、知觉、思维和动机看作是意识现象,这是认知治疗理论同心理分析学说和行为主义理论最根本的分歧。经典的行为主义心理学把外在刺激和人的反应之间的关系作为科学心理学的研究对象,而对刺激和反应之间的感知、思维等内部心理过程采取回避的态度,而认知治疗所强调的恰恰是这些心理认知过程。

认知治疗认为,个体通过意识过程对自己、他人和周围的世界做出评价与解释从而产生各种观念,正是这些观念决定着个体的情感和行为。而在心理分析理论中人类的意识经验是很表面的东西,心理分析强调无意识,而将意识经验排斥在研究范围之外。认知治疗不像心理分析那样重视童年创伤经历对目前问题的影响,而着重解决此时此地的问题。

二、认知治疗的主要特点

1. 限时、短程;

2. 结构式会谈;

3. 平等合作的治疗关系;

4. 坦诚布公的治疗形式;

5. 科学的研究方法;

6. 以学习理论为基础;

7. 围绕问题;

8. 苏格拉底式逻辑提问。

三、常用的认知治疗方法

（一）合理情绪疗法（RET）

合理情绪疗法的基本观点是：一切错误的思考方式或不合理的信念，是导致心理障碍和行为问题的根本原因，其目的是帮助来访者以合理的思维方式代替不合理的思维方式、以合理的信念代替不合理的信念，最大限度地减少不合理的信念给他们带来的消极影响。

埃利斯将合理情绪疗法的理论归纳为 ABC 理论：A 指诱发事件；B 指个体对这一事件的看法；C 指个体在这一事件发生后的情绪和行为反应。RET 理论认为，A 并不是 C 的直接原因，而是在 A 发生之后，个体必然对 A 做出某种评价 B，B 才是引起情绪和行为反应 C 的直接原因。改变不合理的想法，并以合理的观念替代，是 RET 治疗实践的核心。其中最为重要的方法是对不合理的信念进行质疑，加以驳斥和辩论 D，最终产生治疗效果 E。A—B—C—D—E 是合理情绪疗法的治疗模型。

（二）自我指导训练

自我指导训练用于攻击性儿童、多动症儿童以及某些有不良行为的成人。自我指导训练的工作包括两个阶段：

第一阶段由指导者示范，大声讲出许多有关自我表达的词句。

第二阶段由来访者自己大声地讲，自己边讲边做，以后声音逐渐放轻，直至最后自己默念。

（三）贝克的认知治疗法

贝克认知治疗的重要观点：

1. 图式：图式指过去经验中有组织的知识构形，人们用它来解释新的经验。它是从儿时开始建立起来的一种比较稳定的心理特征，是决定对自我和外部世界如何知觉和编码的内部心理模型。它虽然随生活经历不断得到修改和补充，却是相当稳固的，直接影响着我们对事件的解释和评价。

2. 自动式思维：自动式思维是介于外部刺激事件与个体对事件的情绪反应之间的想法。由于它们总是自动出现在头脑当中，使得人们的许多判断、推理像是一些模糊的、跳跃的自动化反应。

3. 共同感受：共同感受是指以问题解决的形式出现的，人们用以解决日常生活问题的知觉和思维过程。

4. 规则：规则是认知治疗中的一个重要观点，它指个体在成长过程中习得的社会认可的行为准则，人们据此评价过去、指导现在和预测未来。

四、常见的认知歪曲形式

1. 武断的推论。在缺乏充分的证据或证据不够客观的情况下，仅凭自己的主观感受就草率得出结论。

2. 过度引申，又称过分概括化。只根据个别事件，不考虑其他情况，就对自己或他人做出关于能力、智力和价值等整体素质的普遍性结论。

3.选择性概括。仅仅根据个别细节,不考虑与其相矛盾的地方或其他证据,就对整个事件做出结论。

4."全或无"的思维方式。以绝对化的思考方式对事物做出判断或评价,要么全对,要么全错。

5.夸大或缩小。对客观事物做出歪曲的评价,或过分夸大自己的失误、缺陷,或过分贬低自己的成绩、优点。

6.个人化。将一切不幸、事故都归因于自己的过失,并不断自责。

此外,认知歪曲还包括应该倾向、选择性消极注意等。在认知治疗称谓中包括各种与认知过程有关的理论系统、治疗策略和技术,所以,认知治疗是一组治疗方法的总称。

五、认知治疗的基本原理

1.认知是情感和行为反应的中介,引起人们情绪和行为问题的原因不是发生的事件本身,而是人们对事件的解释。

2.认知、情感和行为相互联系、相互影响,不良认知和负性情绪、异常行为彼此之间相互加强,形成恶性循环,是情感和行为问题迁延不愈的原因。

3.情绪障碍者常存在认知歪曲,只有识别和矫正其歪曲的认知,其问题才可能得到改善。

第二节　理论基础

一、人格理论

认知理论把人格看作是个体认知组织和结构的反映,而认知组织和结构是遗传因素和社会环境因素共同作用的结果。

认知治疗认识到认知加工在情绪和行为中的重要性,每个人做出的情绪和行为反应很大程度上是由他们对情境和事件的知觉、解释和赋予的意义所决定的。因此,也被称为图式。

二、心理障碍的成因

贝克等人坚持认为适应不良认知不是起源于不合理信念,而是起源于歪曲的认知。适应不良认知是由几种认知缺陷引起的。

1.选择性疏忽:忽视相关刺激和注意无关刺激;

2.错误知觉:对内、外的某些刺激错误标记;

3.不适当的聚焦:过分地注意无关的外部事件或刺激;

4.不适当的自我警觉:过度注意无关的内部线索;

5.贮备缺陷:由认知(内隐)和行为(外显)技能缺陷引起的特别的或适应不良性行为。其假设是:

①适应不良认知导致适应不良或自我挫败行为;

②通过培养正性、自我强化思维，可以引发适应性或自我强化行为；

③自我强化思维、态度和行为等是可以教会的。

三、抑郁图式

抑郁当事人对自我的看法严重歪曲，他们认为自己无能、没有价值、有缺陷，因此对自己评价过低，过分自责。贝克发现抑郁当事人有一些常见的态度，这些态度是引起悲伤的根源，治疗的一个重要任务就是识别和显示这些态度，使当事人认识自己，改善自己。

1. 要想得到幸福，我必须事事成功。

2. 只有人人都接受我、喜欢我、羡慕我，才是幸福的。

3. 我若不是人中凤凰，就是一个失败者。

4. 受人爱戴，成名成家，腰缠万贯，才是美好的，否则就太悲惨了。

5. 如果我做错一件事，就意味着我太愚蠢。

6. 我的价值在于别人对我的评价。

7. 没有爱，我无法活，如果我的配偶、情人、父母或子女不爱我，说明我毫无价值。

8. 别人不同意我的观点，意味着他们不喜欢我。

9. 如果我不能抓住每次机会，将终身后悔。

10. 我应该是宽宏大量、思考周密、受人尊敬、胆识过人、乐于助人的人。

11. 我应该是完美的情人、朋友、父亲（母亲）、教师、学生和妻子、丈夫。

12. 我应该是能吃苦耐劳的人，在任何时候都不能退缩。

13. 我应该是思维敏捷的人，能迅速解决任何问题。

14. 我永远不该受到伤害。

15. 我应该永远幸福、快乐。

16. 我应该知道、理解、预见任何事情。

17. 我的一切言行都应该出自内心。

18. 我应该在任何情境都能控制自己的情感。

19. 我应该坚持自己的观点。

20. 我绝不应该伤害别人。

21. 我应该永不疲劳，永不得病。

22. 我应该总处于最佳状态，效率达顶峰。

埃利斯认为典型的非逻辑认知有下面几种：

1. 一个成年男子应该被别人爱，应被他的社会上的每一个权威的人赞同。

2. 人们应该很有能力，在所有方面都应有成就，特别是在人们看待自己的价值时。

3. 如果事情并非像自己设想的那样，这将是很悲伤的，是一种不幸。

4. 有的人很坏、丑恶，他们应得到强烈的批评和指责。

5. 人们的不幸都是外在原因引起的，人们对这种不幸是无能为力的。

6. 当某些东西是危险的时，一个人应考虑到这些方面，应想到其发生的可能性。

7. 避开困难与生活的责任比面对它更容易。

8. 一个人应依靠他人，依靠一个比自己强的人。

9. 一个人的过去经历是行为的所有重要的决定方面,既然这些事情曾经影响着人们,必然继续对人们发生着影响。

10. 一个人应该对他人的问题和不幸忧患。

11. 人类问题有一个正确、具体、完善的解决方式,如果人们不能发现这些方法,将是一种不幸。

第三节　治疗目标与过程

一、治疗目标

认知咨询师认为适应不良的认知模式是情绪和行为障碍的根源,因此,它的总体目标是矫正适应不良的认知模式,对人生观的改变不太关心。治疗过程中,需要完成以下具体目标:

1. 理论教育和实践检验,可以使当事人了解思维与情绪行为的关系,认识到适应不良认知是情绪和行为障碍的根源。

2. 使当事人认识到自己存在着一些系统性认知错误、歪曲的思维或期望和适应不良性认知,正是这些不良认知影响他们的情绪和行为。

3. 培养适应的自我强化思维、态度和行为,以对抗适应不良的自我挫败思维和行为。

4. 消除一些外显症状,如情绪和行为问题。

5. 矫正适应不良的概念和功能失调的认知图式。

二、认知治疗技术

认知治疗技术包括两大方面:认知技术和行为技术。在认知治疗中,通常在治疗早期结合应用行为技术以系统改变来访者的问题行为。因此,现在经常使用认知行为治疗这个术语。

(一)认知技术

贝克曾提出五种具体的认知治疗技术。

1. 识别负性自动式思维。认知理论认为,与情境相比,对情境的解释比对个体的情感、行为和生理反应的影响更加重要。负性自动式思维的特征:

①不经逻辑推理突然出现在大脑中,具有自动性。

②负性的、消极的、总与不良的情感相关联。

③貌似有理,但存在认知歪曲,常常与客观事实不符合。

④不随意,来访者不能按自己的意愿排除它。

⑤虽然一闪而过,持续时间很短,但对情绪影响极为深刻。

2. 识别认知性错误。

3. 真实性验证,是认知治疗最为核心的部分,具有以下两种具体操作方法:

①言语盘问法:咨询师通过一系列的提问引导来访者重新评价自己的观念,寻找合理的替代想法。

②行为实验：通过咨询师与来访者共同设计的行为作业来检验想法的真实性。

4. 去中心化。

5. 抑郁或焦虑水平的自我监控。监控记录至少有三种用途：

①可使来访者发现自己的恶劣心境并不是一直不变地持续下去，即使在一天之内也是波动的；

②可作为以后治疗会谈的客观资料，用以指导行为和认知干预决策；

③可增加来访者的参与意识，以积极的态度投入心理治疗。

（二）行为技术

1. 完成和愉快的评定（M 和 P 技术）。M 代表完成活动的情况，P 代表来访者参与活动感到愉快的程度。

2. 活动安排表。

3. 等级任务练习，是指导来访者将要完成的任务按照从易到难的步骤排序，以尽可能地帮助来访者开始启动行为。

4. 模仿与角色扮演。

三、认知矫治

一般说来，认知决定了情绪与行为，认知问题解决了，情绪和行为问题也会随之得到解决。可见认知矫正是很重要的，认知矫正包括以下几个方面：

（一）提供信息

来访者对某些事物缺乏认识和了解，如果能及时地提供相应的信息和知识，可在一定程度上缓解心态，为进一步的矫治创造条件。甚至有时仅仅提供信息，就可以彻底解决来访者的问题。如有的学生来咨询大学学习困惑问题，我们只是需要告诉其大学学习方法而已。

（二）问题解决

有的来访者不知如何处理面临的问题，需要咨询师提供解决问题的方法。常用的问题解决方法是利用平衡表，在表中列出做某件事的好处有哪些、坏处有哪些，最好的结果、最差的结果等，由此引导来访者理智地做出选择。如某毕业生不知如何选择单位，可利用平衡表，列举各单位的长处和短处，在比较中引导其正确选择一个单位。

（三）纠正错误认知

由于天性禀赋和环境因素影响，人们往往会产生各种各样的错误认知。埃利斯的 ABC 理论认为：事件 A 并不会直接导致反应 C，而对事件的评价 B 才是导致反应 C 的更直接的原因。由此可见，不合理的认知导致不良情绪和行为。

1. 不合理认知的表现

①双极思维。表现为注意事物的两极，忽略中间事物。如不成功，就是失败。

②灾难化。把一件不好的事看成是非常可怕、灾难化的想法，由此陷入极端焦虑、紧张等不良情绪中。如考试不及格，我彻底完了。

③折损或不相信积极因素，忽略或否定积极事件和自己的素质。如这次考试成绩好，是因为我的运气好；我修好了机器，但这谁都能做到。

④情绪推理。判断过于依赖情绪。如我感觉很危险,所以一定是危险的。

⑤贴标签。忽视实际情况,给自己、别人贴上固定的标签。如他是失败者,而我一无是处。

⑥最大化(最小化)。不合理地夸大消极面,缩小积极面。如课程 A 得优是因为我的运气好,而课程 B 及格说明我非常笨。总之,我不是学习的材料。

⑦度人之心。坚信自己懂得别人的心思,而不考虑其他可能性。如进门时他不理睬我,一定是瞧不起我。

⑧以自我为中心。认为自己看事物的方式就是他人看事物的方式,或坚持认为他人应遵守与自己相同的价值标准和生活准则。如我认为妇女应操持家务,所以我妻子应把家务活都包了。

⑨草率下结论。不看证据,仅从假设出发直接得出结论。如今天我上楼走了 13 个台阶,听说数字 13 不吉利,我可能要倒霉了。

⑩以偏概全。以一件或几件事得出一个片面的结论。如某青年恋爱时被一个女孩拒绝,便认为天下所有的女孩都会拒绝他。

⑪"应该"和"必须"陈述。抱有一些精确固定、刻板僵死的观念,用这些观念来约束自己和别人。如我必须做一个成功的人,别人必须公平地对待我等。

⑫折损或不相信他人。不相信别人对自己的好的评价。如别人表扬我,是因为出于礼貌,或者是不了解我。

根据贝克的认知理论,认知分为三个层次:自动思维、中间信念和核心信念。自动思维:是指大脑中自动产生的对某一事件的思维和想法,具有即时性和可意识性。如朋友拒绝和我一同就餐、旅行,那就是他不喜欢我了。中间信念:指当事人的态度和观念。如我必须认真学习,努力工作等。核心信念:是当事人对自己、他人和社会的认识,如我不可爱、人是自私的、世界很腐败等。中间信念、核心信念往往处于前意识状态,当事人不能清楚地意识到。三者之间的关系为:核心信念—中间信念—自动思维。要想彻底地纠正错误认知,首先应纠正自动思维,其次纠正错误的中间信念和核心信念。

2. 纠正错误认知的方法

①苏格拉底对话。即采取步步诱导的方式,启发引导来访者发现和改正自己的错误认知。

②向来访者提问:证据是什么?

③假设来访者的朋友有此错误认知,让来访者劝解其朋友,从而使来访者能以"旁观者清"的角度领悟自己的问题。

④以其他人为参照点。以与来访者有不同观念的人的生活经历说明来访者观点的错误。这个人可能是来访者认识的,或者不认识的,甚至是咨询师本人(自我暴露)。

⑤阅历检验。与来访者一起探讨其信念如何起源,如何维系至今,包括对其在幼儿园、小学、中学、大学的经历,或者按照来访者的年龄段进行回顾检查,逐阶段纠正其不合理信念,并尽可能让来访者自己做每一阶段的治疗总结。这里要着重强调的是检验来访者的童年、幼年经历,因为这个时期来访者还很幼稚,识别力低,容易对事物形成肤浅、刻板、绝对化的观念。有时,这些不合理观念一直伴随来访者长大,成为其心理问题的源头。一般情况

下,可使用理性—情绪角色扮演来纠正和重建早期记忆。

⑥理性—情绪角色扮演。通常在试用过上述种种方法后使用。当来访者知道其信念是不合理的,但情感上或习惯上仍难以摆脱时,此方法尤其有效。它不仅在认知上进一步深入治疗,而且也能矫治情绪。其方法是:咨询师请来访者扮演其心理上强烈认可的不合理信念的"情绪"角色,咨询师扮演"理性"角色,通过对话等方式使来访者受到指导。然后,二人再互换角色,使来访者加深理解,获得领悟。

⑦空椅法。格式塔疗法最常使用这种方法。其过程是把一空椅假设为一重要人物(与来访者有重要关系)。然后让来访者与空椅对话(实际上是与那位重要人物对话),倾诉自己的想法。然后,来访者坐在这把空椅上,假设自己是那位重要人物,对另一空椅(假设为来访者自己)讲话。在此过程中,来访者可逐步理清思路,达到领悟。同时,这也是对情绪的一次重新调节。

⑧设计行为实验。与来访者商议制订行为计划,让其到实际生活中去检验自己的想法和观念的不合理性。

⑨家庭作业。咨询师可给来访者布置一定的家庭作业,让其在咨询以外的时间完成。其内容包括:完成不合理信念表、自动思维表、应付卡,阅读有关书籍,回忆早期事件,等等。认知治疗中的家庭作业在认知治疗中具有重要意义,是认知治疗不可缺少的组成部分。家庭作业的原则:家庭作业是由咨询师和来访者共同商定的;家庭作业宜简单、明确、具体,操作性强,易于执行;在治疗的不同阶段,要根据不同的治疗目的选用不同形式的家庭作业。常用的家庭作业有:认知治疗日记、二栏或三栏认知作业、情绪自评作业、心境记录曲线。

⑩顺其自然。有一些来访者内向敏感,过于内省,容易陷入注意不安—感受不安—更加注意不安—最后固执于不安的精神拮抗中,导致不合理信念产生。对于这样的来访者,最好采取森田疗法,即向其说明其症状的产生主要源于其神经质性格,越急于摆脱症状,症状越会加重。解决的方法是树立顺其自然、为所当为的思想,即承认症状,忍受症状,带着症状去学习、工作,从而进入行动—成功—喜悦的良性循环,使症状在不知不觉中消失。

⑪使用矛盾意向法。这是弗兰克尔(V. E. Frankl)发明的方法,其主要思想是:当来访者被某种心理症状缠绕时,劝解来访者不要与症状斗争;相反,要采取一种让症状继续下去的行为和想法,以此来解脱症状。例如,对于失眠者,不是让其想着如何能睡着,而是想如何能不睡,如何能彻夜不眠。这样,反倒可能入睡。矛盾意向并不是对所有的症状都管用,但有时对一些顽固的病症却很有疗效。

四、认知矫治与情绪、行为调整

(一)在情绪方面进行矫治

情绪同认知有着密切联系。一般说来,认知得到纠正后,不良情绪就会得到缓解。但有时,还需要一些特殊的方法来调节情绪:

1. 放松:沃尔普(J. wolpe)发现,只要保持肌肉放松,就可解除情绪紧张。放松有很多方法。一般是先紧张肌肉,然后放松肌肉,反复多次后便能掌握放松的感觉。之后,可按头—颈—躯干—四肢顺次放松。还可采取其他方法放松,如想象放松法、深呼吸放松法、借助于生物反馈仪放松等等。

2.疏泄:让来访者充分地讲述自己的经历,抒发自己的情怀,发表自己的意见和看法,经过这样的疏泄后,便可在一定程度上缓解情绪。

3.理性—情绪想象:合理情绪行为疗法经常使用,其过程为:

①让来访者主动地想象使自己陷入困境的情景,此时便会体验到相应的不良情绪。

②让来访者调整认知,以改变情绪。此时来访者可能感到难以忍受,但咨询师坚持要求继续下去,并鼓励其尝试各种方法,直至其情绪缓解。

③停止想象,让来访者报告自己是怎样通过形成合理信念改变情绪的。

④让来访者按此方式,实践和练习一段时间,进一步巩固加强合理信念。

（二）在行为方面进行矫治

认知得到矫正后,行为一般会随之改变。但是,对于一些习惯性的、知易行难的症状,仅仅在认知方面矫正是不够的,还必须在行为上进行矫正。

1.模仿学习:这是建立在社会学习理论基础上的,分主动模仿和被动模仿。被动模仿包括看电影、看录像、咨询师示范、听录音等,来访者不参与其中;而主动模仿则要求来访者不仅要观察,而且要参与行动,因此更有效。

2.角色扮演:来访者和咨询师各扮演一定的角色,对生活现实进行重复和预演。在扮演过程中,来访者可学习到新的有效的行为,改变或抛弃旧的不适当行为,并进而改变自己对某一事物的看法。

3.强化:这是根据操作性条件作用原理建立的,其类型有正强化和负强化。所谓正强化,当来访者出现一个好行为时,给予奖励,以使这种好行为保持下来。奖励的方式可以是给予对方喜爱的东西,也可以是微笑、点头或表扬。所谓负强化,即当来访者一直以来存在很多负面的不良刺激时,如惩罚、批评、被罚款等,撤销这种种负面刺激使得来访者的正确反应概率增加的过程。需要注意的是,强化应在一种轻松自然、来访者情愿的氛围中进行。

4.运用于实际生活:对来访者来说,最关键的是其能把在咨询中学到的内容运用到日常生活中。因此,在认知和情绪方面矫正以及进行角色扮演等训练后,应鼓励来访者到生活中实践。这样,可以检验、矫正、巩固在咨询中学到的认知和行为方式,甚至会在实际生活中得到新的体会和认识,从而获得更好的生活行为方式。不过,进入实际生活前,咨询师应与来访者认真讨论,拟订详细的行动计划,对可能发生的各种事件做好充分的预防措施。同时,也要对来访者实施他人监督,保证其始终如一地坚持下来。

5.系统脱敏:由沃尔普最早发明应用,其原理是利用交互抑制作用达到治疗目的。具体地说,就是利用人的肌肉放松状态去抑制焦虑和紧张状态。由于人的放松状态每次只能抑制一个较低程度的焦虑,故开始时只呈现一个低焦虑情景,待处于放松状态的来访者适应后,再呈现一个稍强一点的刺激情景,这样逐渐加强,直至来访者适应最令其焦虑的情景,治疗便告成功。

6.暴露疗法:系统脱敏采取的是循序渐进的方法,所需治疗时间较长,而暴露疗法正好相反,开始便让来访者进入其最担心和焦虑的场景,由于来访者担心的事情并没有发生,心态便会稳定下来,在短时间内可取得治疗效果。需注意的是,实行暴露疗法时,一定要有人陪同。同时,对有心脏病、哮喘之类疾病的来访者不易实施。

五、治疗过程

使当事人对目前症状获得持久性认知和行为控制;想象和观察不同的行为模式;正性——成功的模式;负性——不成功的模式。将感应式思维转化为实际行动,不断实践新的认知和行为模式,直到新的自我强化思维和行为表现达到当事人期望的水平。分为三个阶段:

第一阶段:评估阶段(1—2个会期)

1. 诊断性访谈,收集病史资料,了解当事人的主要问题、生活环境,使症状产生和保持的因素。

2. 临床评估,对当事人的认知特点、人格特征和行为模式做详细评估。

3. 建立良好的协作关系。

4. 确定治疗目标、计划和日程安排。

第二阶段:具体干预阶段(8—12个会期)

1. 认知和行为分析,找歪曲的认知、自我挫败思维和使不良行为持续存在的强化因素。

2. 向当事人说明激发事件、认知与情绪和行为反应的关系。

3. 选用各种认知行为技术和布置家庭作业,改变患者的认知、行为模式,清除症状。

4. 根据症状变化给予必要的反馈,强化指导,发现问题,修改计划,处理各种新问题。

第三阶段:结束治疗,回归社会(2—3个会期)

1. 按预定计划结束治疗,总结当事人在治疗过程中取得的成果。

2. 鼓励当事人把治疗过程中学到的技术用于现实生活中,巩固已取得的成果。

3. 进一步解决现实检验中遇到的问题。

4. 鼓励当事人以新的认知行为模式面对现实和未来,达到完全自信,享受人生。

认知、情绪和行为三方面的矫正工作并不是顺序进行的,而是交叉并行的。每方面可采取的矫正方法技巧有很多,依据具体情况选择有效的一种或几种。在一种良好的咨访关系中,经过认知、情感和行为方面矫正后,来访者症状基本消失,最终适应生活和工作,便可适时结束咨询。

六、本节实验

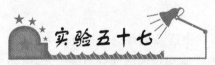

实验名称:贝克认知转变疗法

实验内容:选用贝克的认知技术,在求助者与咨询师的对话中使用,调整求助者的不良认知。

目的要求:贝克认知转变疗法,又称"贝克认知疗法"、"认知图式疗法"。其理论基础是贝克的情绪障碍认知理论。通过本实验,学生了解到心理障碍不一定都是由神秘的、不可抗拒的力量产生的;相反,日常生活中的平常事件,如错误的学习方式、依据片面的或不正确的信息得出的错误推论等也会引起心理障碍。在此基础上,采用贝克认知转变疗法的实践。

仪器设备:模拟咨询台、单向玻璃观察窗、音像录制设备。

实验步骤:

综合性、设计性实验项目

实验室名称:综合心理学实验室

课程名称	心理咨询与治疗学		实验项目名称	心理咨询项目演练——贝克认知转变疗法
实验项目性质	综合性[√] 设计性[√]	实验学时	3学时	**实验室名称** 行为观察与分析实验分室
实验主要内容	贝克认为,其实在许多情况下并不是因为当事人的观念不理性,而是因为他们使用了一组违背逻辑的规则(即前提假设和推理公式)来进行不合理的或不切实际的解释和评估情境,并得出了不正确的结论,因此,实验的重中之重就是找出当事人的负性自动想法。实验主要包括以下几个步骤:①完成/愉快的评定(M/P技术);②活动安排;③等级任务练习;④识别和检验负性自动想法;⑤识别和盘诘功能			
阐述综合性或设计性的理由	认知转变疗法是由贝克在研究抑郁症治疗的临床实践中逐步创建的。贝克认为,认知产生了情绪及行为,异常的认知产生了异常的行为。该实验演练训练学生从来访者报告的日常生活中的小事发现来访者认知中存在的负性自动想法,进而调整来访者的认知,改善来访者的焦虑情绪。同时,通过演练也可以帮助学生认识到自身存在的负性自动想法,调节自身的心理健康,缓解焦虑心情			
主要仪器设备	心理咨询台			
实验对象	应用心理学专业学生			

贝克认知转变疗法

一、实验介绍

认知转变疗法是由贝克在研究抑郁症治疗的临床实践中逐步创建的。贝克认为,认知产生了情绪及行为,异常的认知产生了异常的情绪及行为。认知是情感和行为的中介,情感问题和行为问题与歪曲的认知有关。认知治疗的基础理论来自于信息加工之理论模式,人们的行为、情感是由对事物的认知所影响和决定的。贝克指出,心理障碍的产生并不是激发事件或不良刺激的直接后果,而是通过认知加工,在歪曲或错误的思维影响下促成的。歪曲和错误的思维包括主观臆测,在缺乏事实或根据时进行的推断:夸大或过分夸大某一事情(事件)和意义。他还指出,错误思想常以"自动思维"的形式出现,即这些错误思想常是不知不觉地、习惯地进行,因而不易被认识到,不同的心理障碍有不同内容的认知歪曲。并且情绪障碍和负性认知相互影响、相互加强，这种恶性循环是情绪障碍得以延续的原因，打破恶性循环是治疗的关键，所以，贝克认为认知曲解正是引起求助者情绪障碍和心理痛苦的核心所在，识别和改变这些认知曲解，就会使求助者情绪得以改善。

贝克认为正是由于人的核心信念和中间信念才产生了自动思维，所以，要想改变来访者的负性自动思维，就要让来访者认识到自己存在的错误信念，然后主动自觉地改变。贝克认知转变疗法的核心就是改变来访者的负性自动想法，使用的主要技术有语义分析技术、区别行为和认知技术、理性心像演练技术和行为改变想法技术。适用于轻度至中度的抑郁症及非精神病性抑郁，躯体疾病或生理功能障碍伴发的抑郁状态、内因性抑郁或精神病性抑郁需配合药物治疗；也适用于广泛性焦虑症、惊恐障碍、恐惧性强迫症、酒瘾、药物成瘾等；还有偏头痛、慢性疼痛等心身疾病；对多动性行为障碍、冲动性行为等行为问题，也有较好疗效；并且对具有不同教育水平、收入和精力的求助者均有效。该实验主要是通过找出来访者的情绪障碍认知模式，然后运用心理学的治疗方法进行调整。主要的几种情绪障碍认知模式有负性自动思维、认知曲解或逻辑错误、功能失调性假设或图式。

二、实验目的

贝克的认知转变疗法对于治疗轻度至中度的抑郁症及非精神病性抑郁有着非常好的疗效。通过该实验演练，学生能够掌握实施认知转变疗法的基本步骤，灵活地将这一方法运用到治疗中，帮助求助者。

三、实验仪器

心理咨询台、相应心理测评软件。

四、实验过程

1. 向求助者说明认知治疗的原理和对他采取认知治疗的理由，调动当事人参与和配合干预的积极性。

2. 建立良好的治疗关系，充分调动当事人参与治疗的积极性。咨询师的作用主要在于催化和持续调动当事人主动积极参与治疗过程的每一个阶段，与当事人一道工作，直到对方找到结论，提出可以验证的假说为止。

3. 识别与检验自动负性想法。这是整个实验中的关键。要识别检验自动负性情绪可以通过以下两种方法：

①垂直下降技术：探索引发对某种后果的害怕情绪的潜在信念有助于削弱这一想法。咨询师持续地询问："如果那是真的，那么会发生什么呢？"以挖掘最底层的而又不清楚的信念或潜在担心。

②估计序列事件的概率技术：假定先前事件真的发生，求助者可以使用垂直下降的程序，依此估计每一事件发生的概率。

4. 评估和挑战原来的想法

让当事人陈述症状的理由并尝试挑战那些所谓的理由。可用面质技术促使当事人发觉自己有瑕疵的或错误的推理过程、过激的或过偏的观点以及主观预定的假设。也可以运用语义分析技术,弄清楚当事人对失败等用语的定义,以帮助当事人发现他们的定义是多么的不合理,让他们认识到,在他们看来感觉就是定义的偏狭性。

5.检查支持和反对的证据

让求助者花几周的时间将与消极的核心信念不符的证据和相对抗的经验全部记录下来,即使是微不足道的细节也不要忽视。

①选择一个你想评估的核心信念(例如"我很不讨人喜欢","我很自卑",等等)。

②努力寻找哪怕是一些微不足道的显示原来那些信念并非在任何时候都百分之百正确的经验。

③随着时间的推移,开始找到一些小的证据,而且每天发现越来越多。

6.布置作业或制订行为计划,以鼓励当事人进一步检验其原有假设,并巩固其新的功能性假设,使其思维模式和信息加工过程得以矫正。

案例:上数学课的时候,老师请很多同学到讲台讲述自己的做题步骤及方法,并未请晓阳发言,这使晓阳感到很不舒服。在认知上晓阳的思考是这样的:我以往数学成绩分数都不高,老师认为我很笨,不能提供什么有价值的思路。所以,没有必要请我上讲台发言。何况,他是对的,因为每个人都比我聪明,比我会讲做题的思路,更没有必要请我上讲台发言。其他人的解释是:老师是想让所有人都加入讨论,但因课堂时间紧迫需要赶进度,所以就随机叫了一些同学。

从这个例子可以看出,贝克企图促使当事人能察觉其思考模式中的扭曲部分。让对方看清自己错误的推论,在缺乏证据的情况下做出草率结论(例如,说自己笨,无贡献价值)以及了解思考过程的扩大现象,即将事件的意义加以夸张(如案例中老师认为晓阳笨,所以没有请晓阳发言)。贝克强调,这种认知扭曲是因为忽视情境中的其他重要信息、过度简单化、僵硬的思维以及将单一失败的事件加以概括化所致。

在认知治疗法的疗程中,当事人同时会了解到思考过程的放大或贬低现象,即夸大某事件的含义(晓阳相信老师认为自己笨,因为在课堂中无视晓阳的存在)或贬低自己(认为自己在课堂中的价值很低)。贝克在治疗中会让当事人了解自己是如何忽视在某一情况中的重要方面而在思考上过于简化或僵化以及根据单一失败的例子就加以推论概括。

五、讨论与分析

与求助者讨论治疗后认知方式的改变,并了解是什么具体环节推动了其认知的改变。

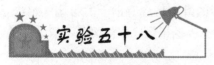

实验名称:理性情绪治疗

实验内容:理性情绪治疗又称为合理情绪疗法,是认知疗法中的一种。实验中注重寻求求助者的 ABC,即找出求助者的诱发事件、导引由诱发事件引起的后果和不良情绪与行为,其中介变量就是认知。调整认知结构,可以促使调整情绪与行为。实验中注意咨询师的言语风格,避免陷入偏执状态或钻牛角尖的感觉。实验的精髓是:"困扰求助者的不是事件本身,而是求助者对事件的看法。"

目的要求:通过本实验,学生能够了解认知对求助者的影响——"困扰求助者的不是事件本身,而是求助者本人对事件的看法"以及认知理论的核心对求助者的深层影响。

仪器设备:模拟咨询台、单向玻璃观察窗、音像设备。

具体操作:

来访者16:小霖(化名),女,初中二年级学生。在父母陪同下来咨询,父母反映小霖进入初中后学习成绩下降很快,尤其是学校开设了物理、化学两门学科后。感觉小霖手忙脚乱,几科课程分不开时间。上学期期末考试数学和物理竟然是班级的倒数几名,这样下去,别说考省、市重点高中,就是普通高中都费力。父母为此非常着急,母亲的教育方式有些简单粗暴。孩子自升入初中以来,有两次离家出走。母亲很着急,最后出动警方,才将小霖找回。小霖回到家后与父母达成的条件是:要转学。为了安抚小霖,父母也只好妥协,给小霖转了两次学。母亲性格急躁,因为孩子的学习状况,不能控制自己的情绪,经常发生打骂孩子的事件,孩子的表现也越发令人不满意。

主诉:自上初中后,状态就不好,尽管自己已经很努力了,但还是成绩靠后,为此,有些怀疑自己的智力是否有问题,学不好数学、物理这样的课程。感觉在同学面前也特没面子,就想转学,换个环境。想等换个环境学好了,考上重点高中再见原来的同学。但是,不知怎么回事,转学以后,心里老想着好好学习,上课反倒不能静心听课、学习。老是胡思乱想,听课效率极低,很多知识在课上没听清、听懂,晚上回家做作业就不会,还得自学,然后再做作业,这样就影响了睡眠。加之心不静,躺在床上也睡不着。有时晚上十点钟上床,凌晨一二点钟才能入睡,很是苦恼。

母亲可能以为我不用功,不断地给我制订学习计划,母亲制订的学习计划总是完不成,越是完不成就越是无法坦荡地上床睡觉。影响上课听讲、考试成绩以及晚上休息,形成了恶性循环。为此,母亲极为生气,对我态度不好,也希望我父亲管理我的学习。可是,我父亲工作较忙,经常不在家。加班、应酬、出差等在我父亲那儿是家常便饭,这令我母亲非常不满意。我家里战争连连,我觉得没什么意思,就不愿意回家。

综合性、设计性实验项目

实验室名称:综合心理学实验室

课程名称	心理咨询与治疗学		实验项目名称	心理咨询项目演练——合理情绪疗法	
实验项目性质	综合性[√] 设计性[√]	实验学时	3学时	实验室名称	行为观察与分析实验分室

续表

课程名称	心理咨询与治疗学	实验 项目名称	心理咨询项目演练——合理情绪疗法
实验 主要内容	合理情绪疗法是 20 世纪 50 年代由阿尔伯特·埃利斯(A.Ellis)在美国创立的。合理情绪治疗是认知心理治疗中的一种疗法,因它也采用行为疗法的一些方法,故被称为认知 - 行为疗法。其理论认为引起人们情绪困扰的并不是外界发生的事件,而是人们对事件的态度、看法、评价等认知内容,因此要改变情绪困扰不是致力于改变外界事件,而是应该改变认知,通过改变认知,进而改变情绪。他认为外界诱发事件为 A,人们的认知为 B,情绪和行为反应为 C,因此其核心理论又称 ABC 理论。因此,实验的主要内容是帮助来访者找到他不合理情绪产生的 ABC			
阐述综合性 或设计性的 理由	合理情绪疗法的主要目标就是减低求助者各种不良的情绪体验,使他们在治疗结束后能带着最少的焦虑、抑郁(自责倾向)和敌意(责他倾向)去生活,进而帮助他们拥有一个较现实、较理性、较宽容的人生哲学。这是一个应用相对广泛的方法,能够帮助人们减少日常生活带来的压力,缓解焦虑紧张情绪,进行该实验演练可以帮助学生提高观察能力、分析能力。合理情绪疗法针对的是当前的不合理情绪,能够有效缓解求助者当前的不适,见效快。在咨询与治疗中有重要作用			
主要 仪器设备	心理咨询台			
实验对象	应用心理学专业学生			

合理情绪疗法

一、实验介绍

合理情绪疗法的基本理论主要是 ABC 理论,在 ABC 理论模式中,A 是指诱发性事件;B 是指个体在遇到诱发事件之后相应而生的信念,即他对这一事件的看法、解释和评价;C 是指特定情景下,个体的情绪及行为结果。通常人们认为,人的情绪的行为反应是直接由诱发性事件 A 引起的,即 A 引起了 C。

ABC 理论指出,诱发性事件 A 只是引起情绪及行为反应的间接原因,而人们对诱发性事件所持的信念、看法、理解 B 才是引起人的情绪及行为反应的更直接的原因。人们的情绪及行为反应与人们对事物的想法、看法有关。合理的信念会引起人们对事物适当的、适度的情绪反应;而不合理的信念则相反,会导致不适当的情绪和行为反应。当人们坚持某些不合理的信念,长期处于不良的情绪状态之中时,最终将会导致情绪障碍的产生。

从整体上看,合理情绪疗法有以下一些特点:人本主义倾向、教育主义倾向和强调的作用。而且完整的治疗模式由 ABCDEF 六个部分组成。A:activating events,指发生的事件。B:beliefs,指人们对事件所持的观念或信念。C:emotional and behavioral consequences,指观念或信念所引起的情绪及行为后果。D:disputing irrational beliefs,指劝导干预。E:effect,指治疗或咨询效果。F:new feeling,指治疗或咨询后的新感觉。治疗过程分为四个阶段,分别是诊断阶段、领悟阶段、修通阶段和再教育阶段。

二、实验目的

合理情绪疗法的基本人性观认为人既是理性的,也是非理性的,所以每个人一生中都会或多或少地存在一些不合理的情绪。只不过这些观念在那些有严重情绪障碍的人身上表现得更为明显和强烈。该项技术演练,可以使学生了解到不良情绪对人的影响,体会到咨询师可以通过改善来访者的不良情绪来改善来访者的心理健康水平。同时也可以增长学生的心理咨询技能,学会调节情绪的方法。不仅可以帮助来访者,更能够帮助自己及时调节自身的情绪。

三、实验仪器

心理咨询台、用于咨询与治疗的角色扮演的抱垫。

四、实验过程

合理情绪疗法主要由四个阶段(2—5)组成,每个阶段对于咨询都至关重要。

1. 来访者接待,建立良好的咨询关系

这是所有咨询进行下去的关键,如果不能建立相互信任的咨访关系,咨询就不能顺利进行。

2. 诊断阶段

建立了良好的咨访关系之后,就可以开始正式的咨询了。合理情绪疗法的第一步是诊断。这个阶段咨询师需要根据 ABC 理论,找出来访者情绪困扰和具体的行为不适(C)以及与这些反应相对应的诱发性事件(A),并对两者之间的不合理信念(B)进行初步分析。虽然方法简单,但具体的案例并不是完全按照 ABC 理论发展的,来访者的情绪困扰和行为不适可能会有很多,这就需要咨询师进行分析,分清主次,了解来访者的主要问题或者说是来访者最想要解决的问题。然后,咨询师就可以协助来访者制定合理的咨询目标。这种目标一般包括情绪和行为两方面的内容,通常是要通过治疗使情绪困扰和行为障碍得以减轻或消除。最后,咨询师还应向求助者解说合理情绪疗法关于情绪的 ABC 理论,使求助者能够接受这种理论及其对自身问题的解释。咨询师要使求助者认识到 A、B、C 之间的关系,并使他能结合自己的问题予以初步分析。咨询时应注意,在这一阶段应关注来访者现在的问题,而不应该纠结于来访者的过去。

3. 领悟阶段

主要任务是帮助求助者领悟合理情绪疗法的原理,使求助者真正理解并认识到:

第一,引起其情绪困扰的并不是外界发生的事件,而是他对事件的态度、看法、评价等认知内容,是信念引起了情绪及行为后果,而不是诱发事件本身。

第二,要改变情绪困扰不是致力于改变外界事件,而是应该改变认知,通过改变认知,进而改变情绪。只有改变了不合理信念,才能减轻或消除他们目前存在的各种症状。

第三,求助者可能认为情绪困扰的原因与自己无关,咨询师应该帮助求助者理解领悟,引起情绪困扰的认知恰恰是求助者自己的认知,因此情绪困扰的原因与求助者自己有关,因此他们应对自己的情绪和行为反应负有责任。

这一阶段与上一阶段没有明确界定,咨询师要帮助来访者了解其更深层次的不合理信念,使求助者在更深的层次上领悟到他的情绪问题不是由于早年生活经历的影响,而是由于他现在所持有的不合理信念造成的,因此他应该对自己的问题负责。由于不合理信念往往存在于合理信念中,所以要帮助来访者认识到他的不合理信念是有困难的,所以咨询师这一阶段的工作重点是帮助来访者正确区分合理信念和不合理信念。

4. 修通阶段

这一阶段的工作是合理情绪疗法中最主要的部分。咨询师的主要任务是运用多种技术,使求助者修正或放弃原有的非理性观念,并代之以合理的信念,从而使症状得以减轻或消除。咨询师要应用各种方法与技术,以修正、改变求助者不合理信念为中心进行工作。

在这一阶段常用的技术:

①与不合理信念辩论

这是合理情绪疗法最常用最具特色的方法,它来源于古希腊哲学家苏格拉底的辩证法,即所谓"产婆术"的辩论技术。苏格拉底的方法是让你说出你的观点,然后依照你的观点进一步推理,最后引出谬误,从而使你认识到自己先前思想中不合理的地方,并主动加以矫正。这种辩论的方法是指从科学、理性的角度对求助者持有的关于他们自己、他人及周围世界的不合理信念和假设进行挑战和质疑,以动摇他们的这些信念。

这种方法主要是通过咨询师积极主动的提问来进行的,咨询师的提问具有明显的挑战性和质疑性的特点,其内容紧紧围绕着求助者信念的非理性特征。

咨询师可运用"黄金规则"来反驳求助者对别人和周围环境的绝对化要求。所谓黄金规则,是指"像你希望别人如何对待你那样去对待别人"这样一种理性观念。某些求助者常常错误地运用这一定律,他们的观念可能是"我对别人怎样,别人必须对我怎样"或"别人必须喜欢我,接受我"等一些不合理的、绝对化的要求,而他们自己却做不到"必须喜欢别人"。因为当这类绝对化的要求难以实现时,他常常会对别人产生愤怒和敌意等情绪。这实际上已经违背了黄金规则,构成了"反黄金规则"。因此,一旦求助者接受了黄金规则,他们很快就会发现自己对别人或环境的绝对化要求是不合理的。

②合理情绪想象技术

求助者的情绪困扰,有时就是他自己向自己头脑传播的烦恼,他经常给自己传播不合理信念,在头脑中夸张地想象各种失败的情境,从而产生不适当的情绪和行为反应。

合理情绪想象技术就是帮助求助者停止这种传播的方法,其具体步骤可以分为以下三步:

第一,使求助者在想象中进入产生过不适当的情绪反应或自感最受不了的情境之中,让他体验在这种情境下的强烈情绪反应。

第二,帮助求助者改变这种不适当的情绪体验,并使他能体验到适度的情绪反应。这常常是通过改变求助者对自己情绪体验的不正确认识来进行的。

第三,停止想象。让求助者讲述他是怎样想的,自己的情绪有哪些变化,是如何变化的,改变了哪些观念,学到了哪些观念。

对求助者情绪和观念的积极转变,咨询师应及时给予强化,以巩固他获得的新的情绪反应。

上面的过程是通过想象一个不希望发生的情境来进行的。除此之外,还有另一种更积极的方法,即让求助者想象一个情境,在这一情境之下,求助者可以按自己所希望的去感觉和行动。通过这种方法,可以帮助他有一个积极的情绪和目标。

③家庭作业

认知性的家庭作业也是合理情绪疗法常用的方法。它实际上是咨询师与求助者之间的辩论在一次治疗结束后的延伸,即让求助者自己与自己的不合理信念进行辩论,主要有以下两种形式:RET自助表和合理自我分析报告(RSA)。

RET自助表是先让求助者写出事件A和结果C;然后从表中列出的十几种常见的不合理信念中找出符合自己情况的B,或写出表中未列出的其他不合理信念;要求求助者对B逐一进行分析,并找出可以代替那些B的合理信念,填在相应的栏目中;最后一项,求助者要填写出他所得到的新的情绪和行为。完成RET自助表实际上就是一个求助者自己进行ABCDE工作的过程。

合理自我分析和RET自助表基本上类似,也是要求求助者以报告的形式写出ABCDE各项,只不过它不像RET自助表那样有严格规范的步骤,但报告的重点要以D即与不合理信念的辩论为主。

④其他方法

合理情绪疗法虽然是一种高度的认知取向的治疗方法,但却也强调认知、情绪和行为三方面的整合。因此在合理情绪疗法中也会经常见到一些情绪与行为的治疗方法和技术。

前面提到的合理情绪想象技术就是一种情绪的方法。除此之外,在情绪方面经常使用的方法还包括对求助者完全的接受和容忍。这表现为不论求助者的情绪和行为表现是多么荒谬和不合理,咨询师也要理解和接受他们,承认并尊重他们作为一个人的存在,而不是厌恶和排斥他们。

此外咨询师还要鼓励求助者自我接受,即在接受自己好的方面的同时,也要接受自己不好的方面,当然这种接受并不是指咨询师可以宽容或姑息求助者不合理的情绪和行为表现,它只表明对求助者作为可能犯错误的人类中的一员的尊重。

5.再教育阶段

咨询师在这一阶段的主要任务是巩固前几个阶段治疗所取得的效果,帮助求助者进一步摆脱原有的不合理信念及思维方式,使新的观念得以强化,从而使求助者在咨询结束之后仍能用学到的东西应对生活中遇到的问题,以更好地适应现实生活。

在这一阶段,咨询师可采用的方法和技术仍可包括上一阶段的内容,如继续使用与不合理信念辩论的技术,合理情绪想象的方法以及各种认知性、情绪性和行为方面的家庭作业。

除此之外,咨询师还可应用技能训练,使求助者学会更多的技能,提高他应对各种问题的能力,这也有助于改变他们那些不合理的信念,强化新的、合理的观念。这类训练具体包括自信训练、放松训练、问题解决训练和社交技能训练。前两种技术主要是为了提高求助者应付焦虑性情绪反应的能力;后两种则主要帮助求助者提高寻求问题解决的最"优"方法的能力以及社会交往的能力。

此阶段治疗的主要目的是重建,即帮助求助者在认知方式、思维过程以及情绪和行为表现等方面重新建立起新的反应模式,减少他在以后生活中出现情绪困扰和不良行为的倾向。

美国著名心理学家埃利斯于 20 世纪 50 年代首创的一种心理治疗理论和方法,它在许多著作中也被译作"理性情绪疗法"。顾名思义,这种方法旨在通过纯理性分析和逻辑思辨,改变求助者的非理性观念,以帮助他解决情绪和行为上的问题。

案例:求助者刘某,女,43 岁,已婚,某国企中层管理人员,大学学历,就诊前工作积极负责,深得领导和同事认可,家庭经济状况良好。

主诉:情绪低落,紧张焦虑,注意力不集中,心慌头痛,食欲差,伴睡眠障碍三个月。

个人陈述:三个月前,在一个雨后的傍晚,我驾车路过云龙山下面的十字路口,绿灯开启后正常行驶,突然发现车前冒出一位 60 岁左右的老年人横穿马路,我紧急刹车,但由于路滑,车子没有停稳就撞到了老人身上,老人当即昏倒。我在送老人去医院救治的当晚,当事人家属纠集了十几个人对我进行围攻、追打,我的头发被扯下了一大把,外衣也被撕破。(说到这时,求助者的脸上露出了痛苦的表情)。他们认定我对老年人的伤残负有全部责任,但交通事故稽查人员事故报告认定我不是事故的主要责任方。然而,车子是我开的,我总想着老年人的伤残,我是有很大责任的,"老吾老以及人之老",如果车子开得慢一些,他就不会伤残了。我很失败,我有罪,我对不起老人和他的家属。现在,我既害怕老人的家人再次对我进行伤害行为,又担心这件事会影响自己的声誉和发展前途。现在,我已经不能正常上班,工作效率明显下降。只要看到六七十岁的老人,或听到有人高声说话,就会出汗、心慌,我十分痛苦。近三个月,我紧张、焦虑、情绪低落,对前途失去了信心,头痛失眠,食欲下降,注意力不能集中。朋友、家人不断地安慰我,当时心情会好些,可是一段时间后,我又回到痛苦之中。我知道肯定是出了心理问题了,所以前来咨询。(在其丈夫陪同下前来咨询)

治疗:

第一阶段:诊断评估与咨询关系建立阶段,共一次

1. 目的:

①建立良好的咨询关系;

②了解求助者基本情况,收集相关资料;

③确定主要问题共同协商咨询目标;

④介绍心理咨询方法和相关情况。

2. 方法:

摄入性会谈,心理测验。

3. 过程:

填写咨询登记表,了解基本情况,介绍咨询中的有关事项,介绍双方责任、权利、义务,做 90 项症状清单(SCL-90)、焦虑自评量表(SAS)、抑郁自评量表(SDS)测验,向其家人了解求助者成长过程、健康状况,本着尊重、热情、真诚的态度使求助者感到被理解,被接纳。采用会谈法与求助者交谈,收集资料。在这个过程中,咨询师成功地取得了求助者的信任,该求助者受过高等医学教育,领悟力较强,咨询师直接对其讲解了合理情绪疗法 ABC 理论原

理,指出造成求助者心理问题的症结是其思维方式信念的不合理,使她陷入情绪困扰状态。咨询师具体讲解了 ABC 理论中 A 代表发生的事件,B 指人们对发生的事件所持的观念或信念,C 指观念或信念所引起的情绪及行为后果。求助者能够接受这种理论对自身问题的解释。

4.家庭作业:

运用 ABC 理论,结合自己的问题予以初步分析:

①具体找出自己不合理的思维方式是什么?

②找出这种想法有什么证据?

第二阶段:心理帮助阶段,共三次

第一次咨询

1.目的:

①巩固咨询效果;

②分析问题产生的原因,改变不良认知,求助者应对自己的问题负责。

2.方法:

会谈、合理情绪疗法。

3.过程:

咨询作业反馈过程中,求助者自己找出不合理的思维方式是:我是个有罪的人,是一个无用的人,是个失败的人。但态度不坚决,表示犹豫。不能找出足够的证据来否定这一信念。咨询师肯定了求助者找出的这一不合理信念,然后与求助者进行分析:求助者在交通事故中致人伤残属意外事故,且不是主要责任方(根据交通稽查人员事故报告),这是谁也不希望发生的事件,由此产生了遗憾、失望、痛苦的情绪是适当的、合理的。但因为"车子是我开的,是我导致老人伤残的,如果车子开得慢一些,他就不会伤残了",以此认定自己"就是一个无用的人,是一个有罪的人"。这是不合理的观念,是一种"糟糕至极"的想法和"绝对化"的要求,使求助者陷入情绪困扰之中,产生自罪自责、焦虑不安等不适情绪及头痛失眠心慌等躯体症状,求助者领悟到她的情绪问题是由她现在所持有的不合理信念造成的,而不是诱发事件本身。她对自己的情绪和行为反应有责任。只有改变了不合理信念,建立合理思维方式,才能减轻或消除症状。咨询师为了检验求助者是否真正达到领悟,要求求助者分析她自己的问题,让她举例来说明问题的根源。这些内容作为家庭作业布置,给求助者回家完成。

第二次咨询

1.目的:

进一步寻找求助者心理问题发生的认识根源。

2.方法:

合理情绪疗法。

3.过程:

咨询作业反馈过程中,求助者自述通过寻找问题发生根源,进行反复自我审查,觉得心情轻松了许多,尤其是自罪自责心理明显减轻,但还是为老年人的伤残而遗憾惋惜。仍担心这件事会影响自己的前途,觉得自己是一个无用的人,事业上是个失败的人,咨询师针对这一不合理的信念,告诉求助者这属于"过分化概括",是一种"以偏概全"的不合理思维方式的表现。这是对自身的不合理评价,以自己做的某一件事的结果来评价自己整个人,评价自己作为人的价值,其结果就会导致自卑、自责、自弃的心理及焦虑抑郁情绪的发生。

4.家庭作业:

①要求求助者找出自己在以往工作中成功的经历。

②要求求助者列出类似:"我是……"的判断句式,然后按要求进行句子转换并要求求助者记录下转换后对句子的感受和评价。比较哪一种更客观。

第三次咨询

1.目的:

①巩固咨询效果;

②使求助者认识到这些不合理的信念是不现实的,不合逻辑的,是没有根据的,学会以合理的信念取代不合理的信念。

2.方法:

①会谈;

②与不合理的信念辩论。

3.过程

以下是咨询过程中的对话:

求助者:我不是一个好人,我在事业上是一个失败者。

咨询师:你说你不是一个好人,是一个失败者,你有什么证据能证明你自己的这一观点呢?

求助者:我是一个女人,在单位是一个领导,在家里有疼我爱我的父母亲,我驾车致使一位老人致残,说明我不是一个人,是一个失败者。

咨询师:这个证据充足吗? 你相信的程度是多少?

求助者:嗯……这个证据不充足。我也不愿意相信自己是失败者,但事情确实发生了。

咨询师:你属于酒后驾车吗? 出现交通事故时你的精力集中吗? 你当时紧急刹车了吗?

求助者:不属于。精力集中。紧急刹车了,但是路滑没有停稳。

咨询师:老人在事故中致残,谁是主要责任方呢?

求助者:交通事故稽查报告认定老人是事故主要责任方。

咨询师:既然事故稽查报告认定老人是事故主要责任方,你当时也采取了应对措施,但是由于下雨路滑,这不是你个人意愿所控制,那你又凭什么说你是一个失败者呢? (指出求助者的主观臆断)

求助者:这……

咨询师:交通事故出现后,你采取了哪些应对和补偿措施?

求助者:我首先打电话给交通事故组请求处理事故,同时请人帮助把老人送到医院抢救,事后,我又主动给当事人10万元医疗费和补助费。

咨询师:你在工作中的表现怎样? 同事怎么评价你呢?

求助者:我在工作中认真负责,积极进取,同事很认可我。(脸上闪过一丝自信的笑容)

咨询师:真不错!在这以前,你相信自己是一个失败的人可能性有多大?

求助者:可能性很小。

咨询师:相信自己不是一个失败的人的可能性有多少?

求助者:可能性比较大。

咨询师:好极了!如果你认为自己是一个失败的人,你的心理会怎样?

求助者:我觉得很自卑。

咨询师:不认为自己是一个失败的人,你的心理又会怎样?

求助者:我会变得自信多了。

咨询师:很好!如果你的同事有一个人驾车出现意外事故,把人撞死了,他很难过,你会怎么劝他呢?

求助者:路上车多人多,有人不遵守交通规则,出现意外事故是正常的。你只是意外事故中的受害者,出现这种情况不是你自己能够左右的,不代表你不是一个好人,更不能说明你是一个失败的人。

咨询师:你真棒!你已经学会了与不合理的信念辩论,学会了用理性思维取代自我责备的思维。

4.家庭作业:

让求助者回答如下具体问题:

①我打算与哪一个不合理的信念辩论并放弃这一信念?

②这个信念是否正确?

③有什么证据使我得出这个信念是错误的(正确的)这样的结论呢?

④假如我没能做到自己认为必须要做到的事情,可能产生的最坏结果是什么?

⑤假如我没能做到自己认为必须要做到的事情,可能产生的最好结果是什么?

第三阶段:结束与巩固阶段,共一次

1.目的

①巩固咨询效果,学会用理性思维方式思考,使求助者在认知、思维、情绪、行为等方面重建新的反应模式;

②学习与不合理信念辩论,帮助求助者拥有较现实的、较理性的、较宽容的人生哲学。

2.方法

会谈,合理情绪疗法,心理测验。

3.过程

这次求助者前来咨询时,脸上露出了开心的笑容,求助者自述通过上次与不合理的思维方式辩论以及家庭作业的实践反思后,收获很大,心里感觉轻松了许多,久违的自信心重新唤起,感觉生活充满了希望,已经正常上班一周了,只是看到残疾的老年人时偶尔有轻度的心慌。为了进一步帮助求助者摆脱旧有思维方式和非理性观念,继续探索与本症状无关的其他非理性信念,使求助者学习并逐渐养成与非理性信念进行辩论,用理性方式进行思维的习惯。

案例:小格(化名),女,18 岁,是农村某重点高中的一位三年级学生,由母亲陪同来心理咨询室就诊。她低着头坐了好久,才慢慢地叙说了最近在宿舍里发生的一件不愉快的事。上周六的晚上,外面下着毛毛雨,同学们都没去教室看书。有的织毛衣,有的聊天,她躺在床上看小说。寝室内不停地回荡着收音机里传出的《涛声依旧》的歌声……大家都沉浸在紧张学习之余的轻松气氛中。忽然,她猛地从床上爬起,跳到地上,声嘶力竭地对坐在她下床正在谈话的两个同学说:"你们凭什么在议论我? 今天非把这件事情搞清楚不可!"这话说得那两个同学丈二和尚摸不着头脑,其他同学也都跟着紧张起来。寝室长急中生智,建议把说话和听话的三个当事人分成三组,各设一名同学记录,分别到三个寝室,临时搞个"三堂会审"。然后再回到本寝室来,当众公布三组的记录。结果两组说话人的记录内容基本相似,她们说毕业后要报考医学院校,家长也希望自己能当个大夫。听话人的记录内容与此不同,她听到的是:"大夫说她有些神经质。"原来,前些天她们去县医院进行高考体检,在化验室采血时,她和护士发生了口角,主任医师说了她一句"神经质"。为此,她和那位主任医师吵了一架。今晚,她只听到下床两个同学说到"大夫"二字,就以为是议论她在医院里的那件事,于是便质问了那两个同学。经过"三堂会审"真相大白了,寝室里的风波平静了,可同学们都感到很委屈,她也觉得自己太多疑了,就到心理咨询室来求助。她母亲又接着说:这孩子小时候就过于敏感、多疑。在小学读书时,一天中午放学回家吃饭,她和姐姐的面条碗里各放一个荷包蛋。可她硬说姐姐碗里是两个鸡蛋。妈妈怎么解释她都哭闹不停,后来,到底还是把姐姐的那碗面条又倒在锅里,她用筷子翻腾半天,直到发现有两个半拉鸡蛋时才罢休。她母亲还说,她从小就不合群,无论在家里,还是在外边,总爱和别人发生矛盾,人际关系很紧张。现在长大了,自己意识到了这个问题,也担心是否精神上有毛病,请老师好好给看看。

治疗:采用了合理情绪疗法。

咨询师:你认为是什么原因使你经常处于这种情绪状态?

来访者:主要是和同学没处好关系,因为一些琐事就和同学发生矛盾,搞得同学关系很紧张。

咨询师:这些事情我们称为生活事件或诱发事件,但它们并不是引起你负性情绪的直接原因。

来访者:那么,什么事情是引起我脾气发作的原因呢?

咨询师:是你对那些诱发事件的认识。一个人对他生活中发生的大大小小的事件都会有些看法,有的是合理的,有的是不合理的,不同的认识会导致不同的情绪状态。如果你能认识到自己现在的情绪状态是一些不合理的认知造成的,你才能控制自己的情绪。

来访者:真会这样吗?

咨询师:我们来举个例子。假若一个星期天,你在学校附近的饭店里吃早点,这时走进来一个人坐到了你的旁边,不小心把你的稀饭碰洒了,你会怎样?

来访者:我一定会很生气,这个人怎么这样没礼貌。

咨询师:如果我告诉你他是个盲人,你又会怎样呢?

来访者:那我会谅解他,就不会生气了。

咨询师:你看,同一件事,都是在饭店吃饭时稀饭被他人弄洒了,由于你的认识不同,就会产生不同的情绪。所以,对事物的认知,才是引起情绪的真正原因。

来访者:你说得很有道理。

咨询师:你在学习生活中遇到的那些事,别的同学也可能遇到,但别的同学不一定都像你现在这样子,你说这是怎么回事?

来访者:难道是我和他们的认知不一样吗?可我还没看出我对那些事件的认识有哪些不合理的地方。

咨询师:这正是我们下一步要讨论的问题。冷静地想一下,你和同学的关系为什么很紧张?

来访者:有些人总爱挑我的毛病。

咨询师:你有什么理由不让人家挑你的毛病呢?

来访者:老师,你好像在为他们辩护,难道他们那样对我就有道理吗?

咨询师:这不是为谁辩护的问题。你可以希望人家不挑你的毛病,但你无法要求人家不挑你毛病。因为你总想要求别人如何,但别人又做不到,所以你才像现在这个样子。

来访者:对别人不能提出要求吗?

咨询师:和人相处有个黄金规则,就是"像你希望别人如何对待你那样去对待别人"。你对待同学们的观点符合这个规则吗?

来访者:好像不是一回事。

咨询师:其实你把这个规则用反了,一般称为"反黄金规则",即我如何对待别人,别人就应该如何对待我。这是对他人一种不合理的信念,一种"绝对化"的要求,因为我们无法要求别人必须为我们做什么。如果我们把对别人的"要求"变成"希望",当我们不希望的事情发生时,最多是一种失望,不会过分地怨恨别人,自己也就不会烦恼了。

来访者:老师,你讲得很对,但我担心自己做不到这点。

咨询师:你的这种人格特质是长期形成的,要想很快改变它是很困难的。但是只要坚持在实践中不断改变,从一点一滴做起,出现反复不要灰心,贵在坚持,一定会达到理想效果的。

来访者:谢谢老师,我决心改变自己的不良人格,以后出现什么问题,还请老师多指教。

第二次:采用的是音乐疗法。

一个月后,求助者又来到心理门诊室,说自己的认知改变了,情绪好多了,和同学相处也开始出现了新的局面。我们又建议她每天利用休息时间听10—15分钟音乐,在情绪低沉时也要听一会儿音乐,使自己经常保持合理的情绪,这样有助于正确处理人际关系问题。半年后,该求助者从某大学寄来一封信,说自己的问题减轻了,人际关系好多了,在大学里生活得很快活。自己看了不少有关心理咨询与治疗方面的书,并表示决心坚持矫治自己的人格问题。

五、讨论与分析

合理情绪疗法的关键是找到来访者的不合理信念,解决来访者当前的问题,但对于来访者今后的生活可能产生不了重大影响,讨论分析阶段可以与来访者进行讨论巩固治疗成果,为来访者今后的生活奠定基础。

思考题

1. 贝克疗法的理论要点是什么?
2. 对于"困扰来访者的不是问题的本身,而是看法",你如何理解?

参考资料

1. 邓林园,方晓义,刘朝莹,等. 心理健康教育模式在青少年网络成瘾预防干预中的有效性初探[J]. 心理研究,2013(1):75-81.
2. 乐国安. 社会心理学理论与体系[M]. 北京:北京师范大学出版社,2011.
3. 奚从清,俞国良. 角色理论研究[M]. 杭州:杭州大学出版社,1991.
4. 佟玉英,谢念湘,王秋玲. 大学生的认知风格对情绪记忆偏好的影响[J]. 中华行为医学与脑科学杂志,2013(9):838-840.

第七章

心理咨询与治疗技术之四
——人本治疗方法

✻✻✻✻✻✻✻✻✻✻✻✻✻✻✻✻✻✻✻✻✻✻✻✻✻✻✻✻✻✻✻✻✻✻✻✻✻✻✻

本章内容提要

　　人本主义心理治疗将人看作一个统一体,从人的整体人格去解释其行为,把自我实现看作是一种先天的倾向,认为应该从来访者自身的主观现实角度而不是治疗师的客观角度去分析。本部分重点介绍作为人本治疗策略的咨询师如何使求助者体验真诚和理解及无条件关注,发掘求助者自己的潜能,构建安静、平和、融洽、安全的氛围,使求助者内部的潜在资源得到很好的发挥,使之能说出内心症结所在,也能获得对自己更清楚的了解,达到治疗的效果。

本章教学目的

　　通过实验演练,学生能够了解什么是以患者为中心,明确患者中心的真正含义以及如何将治疗看成是一个转变过程,如何掌握非指导性治疗的技巧以及构建良好的心理气氛,做到无条件地倾听求助者、积极关注求助者等人本咨询中咨询师的角色定位。

✻✻✻✻✻✻✻✻✻✻✻✻✻✻✻✻✻✻✻✻✻✻✻✻✻✻✻✻✻✻✻✻✻✻✻✻✻✻✻

第一节　人本治疗方法

一、以人为中心疗法介绍

以人为中心疗法是 20 世纪美国人本主义心理学家罗杰斯创立,是人本主义心理治疗中最有影响的一种心理治疗方法。它最初称为"非指导性治疗",后称为"来访者为中心治疗"。20 世纪 70 年代起称为"以人为中心治疗"。以人为中心疗法在第一种势力的经典精神分析、第二种势力的行为主义之后被称为心理治疗理论的"第三种势力"。

二、以人为中心疗法的发展

第一阶段:20 世纪 40 年代,以罗杰斯的《咨询和心理治疗》一书的出版为标志。罗杰斯提出了"非指导性治疗"。他的理论强调咨询师应当创设一个自由的、不具指导色彩的治疗气氛。强调的重点是咨询师应当接纳来访者所表达出来的任何感受,核心技术是澄清这些感受。

第二阶段:20 世纪 50 年代,以《来访者中心疗法》一书的出版为标志。在这一阶段中,罗杰斯强调来访者主观世界的重要性。

第三阶段:20 世纪 60 年代,以罗杰斯的《成为一个人》一书的出版为标志。这一阶段取向的重点放在"成为一个忠于自我的人"。研究治疗关系对于改变来访者人格的催化作用。

第四阶段:1970 年至 1980 年。罗杰斯的影响日益扩大,他的理论改变为"以人为中心取向"。

三、以人为中心疗法的基本理论

(一)人性论

1. 人有自我实现的倾向

罗杰斯认为,人天生就有一种基本的动机性的驱动力,他称之为"实现倾向"。这种实现倾向是人类有机体的一个中心能源,它控制着人的生命活动。它不但维持着人的有机体,而且还要不断地增长与发展。

2. 人拥有机体的评价过程

罗杰斯认为,个体在其成长的过程中,不断地与现实发生着互动,个体不断地对互动中的经验进行评价,这种评价不依赖于某种外部的标准,也不借助于人们在意识水平上的理性,而是根据自身机体上产生的满足感来评价,并由此产生对这种经验及相联系事件的趋近或是回避的态度。他还认为,个体自身的满足感是与自我实现倾向相一致的。有机体的评价标准是自我实现倾向。凡是符合于自我实现倾向的经验,就被个体喜欢和接受,成为个体成长发展的有利因素,而那些与自我实现倾向不一致的经验,就被个体回避和拒绝。他认为,有机体的评价过程不是固定的、不可改变的,它随个体当时的需要状态而不同。有机体的评价过程把个体的经验与自我实现有机协调配合,使人不断迈向自我实现。

3. 人是可以信任的

罗杰斯相信每个人都是有价值的、自立和自我负责的，每个人都有积极的人生趋向，因此人可以不断地成长与发展，迈向自我实现。以人为中心疗法认为每个人都是有价值的，是可以信任的，是可以改变的。心理治疗的关键是：咨询师对来访者的尊重和信任，以及建立一种有助于来访者发挥个人潜能，促其自我改变的合作关系。

（二）自我理论

自我概念主要是指来访者如何看待自己，是对自己总体的知觉和认识，是自我知觉和自我评价的统一体。包括对自己身份的界定，对自我能力的认识，对自己的人际关系及自己与环境关系的认识等。自我理论实际就是人格理论。罗杰斯的人格理论是一种现象学的理论，自我理论强调自我实现是人格结构中的唯一的动机。

1. 经验

在以人为中心的治疗中，罗杰斯所使用的经验概念是指，来访者在某一时刻所具有的主观精神世界。其中既包括有意识的心理内容，也包括那些还没有意识到的心理内容。

2. 自我概念

自我概念主要是指来访者如何看待自己，是对自己总体的知觉和认识，是自我知觉和自我评价的统一体。

3. 价值的条件化

指个体为了满足得到他人积极评价的需要，将生活中重要他人的价值观念内化，变成自我观念的一部分。

（三）心理失调的实质及治疗

1. 心理失调的实质

心理失调的实质是自我概念与经验之间的不协调，也是心理失调产生的原因。个体的经验与自我观念之间存在着三种情况：一种是符合个体的需要，被个体直接体验、知觉到，被纳入到自我概念之中；另一种是由于经验和自我感觉不一致而被忽略；第三种是经验和体验被歪曲或被否认，用于解决自我概念和体验的矛盾。

2. 心理治疗的实质

以人为中心的心理治疗实质是重建个体在自我概念与经验之间的和谐，或者是说达到个体人格的重建。

（四）非指导性治疗的特点

非指导性心理治疗的基础是罗杰斯对人性的看法。他相信人有自我指导的能力，只有来访者自己最知道自己的问题，只有来访者自己能解决自己的问题，咨询师不过起着如同化学反应中的催化剂的作用，协助来访者了解自己的问题，促进他自己的转变。

1. 非指导性治疗与指导性治疗的区别

①指导性治疗认为，来访者没有能力自己选择治疗目标，所以要由咨询师为来访者确定心理治疗的目标；非指导性治疗认为，来访者拥有自我选择治疗目标的权利和能力。

②在咨询师与来访者的地位上,指导性的治疗认为,咨询师是权威,拥有优越的地位,具有控制和操纵治疗过程的权利,而来访者则处于被动、服从的地位;非指导性治疗认为,来访者是主角,来访者拥有治疗过程的主动权。

③在治疗所重视的问题上,指导性治疗重视社会的规范;非指导性治疗重视个体心理上的独立性和保持完整心理状态的权利。

④对于治疗的结果,指导性治疗注重问题的解决;非指导性治疗重视的是问题背后的来访者这个人的改变与成长。

2. 以人为中心疗法治疗关系的基本特征

①咨询师与来访者两个人有心理上的接触。

②来访者大多都陷入一种无助、焦虑与混乱的心理状态。他们也常常会以歪曲的认知方式认识自己来保持自己的自我概念。

③咨询师处于一种真诚、和谐的状态之中。在治疗关系中,咨询师既是一个真实的个人,又是一个专业的咨询师,咨询师作为一个真诚和谐的个人投入治疗过程,本身就为来访者提供了一种人生示范作用,具有治疗的功能。

④咨询师对来访者产生一种无条件的尊重与接纳,当咨询师对来访者产生这种无条件的尊重与接纳时,治疗的效果就会随之出现。

⑤咨询师对来访者产生共情,不再从自己的立场和观念看待对方。

⑥来访者能够体会到咨询师对自己的尊重和共情。

3. 促进人格改变的基本条件

①真诚

真诚是罗杰斯以人为中心疗法的一个最重要的条件,真诚是指咨询师在治疗关系中是一个表里一致、真诚统合的人。

②无条件的尊重

无条件的尊重是心理咨询师对来访者的态度,也是心理治疗的前提。无条件的尊重是指咨询师对来访者丝毫不抱任何企图和要求,对来访者表示温暖和接纳。

③共情

共情是以人为中心疗法的关键点。共情对于治疗关系的建立,对于促进来访者的自我探讨都起着核心性的影响作用。共情是指体验别人内心世界的能力。体会来访者的内心世界有如自己的内心世界一般,可是却永远不能失掉"有如"这个特质就是共情。

4. 以人为中心治疗过程中来访者所发生的变化

①来访者的自我变得较为开放。

②来访者的自我变得较为协调。

③来访者更加相信自己。

④来访者变得更适应了。

⑤来访者愿意使其生命过程成为一个变化的过程。

5. 以人为中心治疗过程的七个阶段

第一阶段:来访者对个人经验持僵化和疏远态度阶段,不愿主动寻求治疗和帮助。

第二阶段:来访者开始"有所动"阶段。

第三阶段:来访者能够较为流畅地、自由地表达客观的自我。

第四阶段:来访者能更自由地表达个人情感,但在表达当前情感时还有顾虑。

第五阶段:来访者能自由表达当时的个人情感,接受自己的感受,但仍带有一些迟疑。

第六阶段:来访者能够完全接受过去那些被阻碍、被否认的情感,他的自我与情感变得协调一致。

第七阶段:由于上一个阶段的变化是不可逆转的,因此,在此阶段,来访者对治疗条件的作用不再看得那么重要。

以人为中心疗法其代表人物为罗杰斯、马斯洛,认为人都是有理性的,都能够自立、对自己负责、追求自我实现,具有巨大的潜能。人的心理健康取决于理想自我和现实自我的重合状况,过于激烈的冲突和扭曲的自我概念是妨碍人格健全发展,导致适应不良人格的主要原因。其具体方法是:交友小组、来访者中心疗法等。存在主义疗法、来访者中心疗法(后改称为以人为中心疗法)、格式塔(完形)疗法等,这类治疗被认为是"体验和关系取向"的疗法。存在主义疗法强调个体成为一个完整的人的重要性,它是一种强调以多种不同的方法去理解人的内心主观世界的治疗体系,但并未形成一套统一的理论及系统化的治疗技术。来访者中心疗法的理论观点来源于人本主义的哲学。该疗法重视来访者与咨询师之间的关系,认为治疗关系的特定性决定了治疗的效果,一旦来访者与咨询师建立起真实的关系,来访者内在的成长力量就会源源不断地产生出来。完形疗法则采用了一整套技术来帮助来访者注意其目前正在经历着的事物,并协助来访者学会在任何时候都能觉察到自己内心的各种感觉和感受。

四、本节实验

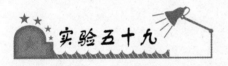

实验名称:来访者中心疗法

实验内容:在小组实验中,着重咨询会话中的积极无条件关注、求助者中心等思想的应用。注重咨询师本身的特质,接纳、共情、温暖氛围的创设,构建求助者安全、放松、自由表达的环境。

目的要求:罗杰斯提出"患者中心"思想。倾向于把人作为一个有机体来对待。在个体成长过程中要不断地经受父母的压力,教师及成人的期待,按照外界他人的期望来塑造自己的想法和行为。逐渐成为应该成为的人,做应该做的事,有应该有的想法。通过本实验,学生能够理解"来访者中心"的精神及使求助者通过咨询放下有意无意的防御、伪装,成为"真实的自我"的过程,作为咨询工作者需要构建什么样的氛围来达成这一过程。

仪器设备:模拟咨询台、单向玻璃观察窗、音像设备。

具体操作:

综合性、设计性实验项目

实验室名称:综合心理学实验室

课程名称	心理咨询与治疗学		实验项目名称	心理咨询与治疗实验——来访者中心疗法
实验 项目性质	综合性[√] 设计性[√]	实验 学时	3 学时	实验室名称	行为观察与分析分室
实验 主要内容	来访者中心疗法是美国人本主义学家卡尔·罗杰斯于 1942 年创立的,该疗法不要求助者回忆压抑在潜意识中的心理症结,而是帮助他认识此时此地的现状,由于求助者自己不能正确认识和处理当前环境的现状、拒绝感受当时的情感体验而产生病态焦虑,因此治疗的目的就是让求助者进行自我探索,了解与自我相一致的、恰当的情感,并用此感情体验来指导行动,也就是靠自己本身的力量来治疗自己存在的问题			
阐述综合性 或设计性的 理由	来访者中心疗法是当前应用比较广泛的一种治疗方法,学生通过该实验项目的演练,可以解决求助者当前存在的问题。来访者中心疗法是以求助者为中心的心理治疗过程,是通过建立良好的治疗关系,减轻求助者内心的压力,使其不至于歪曲或拒绝与自我概念(理想化的自我)不一致的体验。所以,通过该项目的演练以提高学生与求助者建立良好咨询关系的能力			
主要 仪器设备	咨询台			
实验对象	应用心理学专业学生			

来访者中心疗法

一、实验介绍

1. 产生过程

罗杰斯早在 1939 年就提出了一个不同寻常的设想:"假如我不去考虑表现自己的聪明才智,那么我觉得依靠来访者来完成这个治疗过程更好……来访者了解自己的问题,了解应向什么方向努力,了解什么问题最重要,了解自己隐藏着什么体验。"于是他在心理治疗实践中总结出自己的经验,并于 1942 年出版了《咨询与心理治疗》一书,提出了自己新的心理治疗观,1951 年,他又出版了《咨客中心治疗》一书,为来访者中心疗法奠定了理论基础。

2. 理论基础

来访者中心疗法的理论基础之一是罗杰斯的人本主义人性观。这个观点认为人有自我实现的趋势,人的机体有评价过程,人是可信任的。所以,只要为求助者提供适当的心理环境和气氛,求助者可以通过自身的自我实现趋势以及自我评价系统来调整自我,改变对自己及他人的看法。克服自我实现过程中的种种困难和痛苦,不必向外求助他人或权威规范。

来访者中心疗法的另一理论基础是自我理论,这是一种人格理论,强调自我实现是人格结构中的唯一动机。该理论认为任何特定的经验都可能出现以下三种结果：第一，准确地符号化于意识之中；第二，歪曲或改造，使之不再对自我结构、自我概念构成威胁；第三，拒绝于意识之外。所以，当求助者注意力集中于以往被否认的体验，用接纳的态度对它进行充分体验时，就会给治疗带来转机。罗杰斯认为一个人对自己的认识影响着对他人的反应方式，也影响着个体的心理健康。所以，建立良好的自我概念可以改善个人的人际关系也可以提高自身的心理健康程度。罗杰斯认为心理失调产生的根源是自我概念与实际上的经验的分歧，而分歧的产生是源于价值条件的建立，价值条件是一切人出现适应不良问题的中心。个体为了获得他人的关怀，必须根据他人的意愿行动，并用他人的价值观来评价自己，被迫否认自己的经验系统，从而导致自我与经验发生强烈冲突，使之失却了真实的自我。从这种观点出发，在心理咨询中坚守价值中立，将避免给来访者带来新的自我与经验之间的冲突，以维护来访者的心理健康。

3. 基本原理

由于自身的真实经验被否认而接受符合别人价值的经验，人们的自身结构中就加进了虚假的成分，这些成分并不基于他的本来面目。在虚假的可意识到的价值和真实的意识不到的价值之间就存在着冲突。然而，自身应当具有整体性和一致性，如果一个人的真实价值越来越多地被从别人借来的价值所取代，而本人又感觉好像是自己的价值，自身内部就出现了分裂，这个人就会感到紧张、不舒适。而为阻止这些使自己感到威胁的经验形成意识，就建立防御机制来维持自身造成的假象，好像戴着假面具生活。这时，人就越来越不能与环境适应，并出现烦恼、焦虑和各种异常行为。所以来访者中心疗法主要是调整自我的结构和功能，重建个体在自我概念与经验之间的和谐，即人格的重建。

二、实验目的

来访者中心疗法的关键是咨询关系的建立，所以该项目的演练可以提高学生与求助者建立良好咨询关系的能力，咨询关系的建立是能否有效展开心理治疗的关键。与求助者建立良好咨询关系是学习心理学的学生必须具备的一种能力。

三、实验仪器

心理咨询台，安静、平和、温暖、真诚的咨询气氛。

四、实验过程

在进行项目演练之前我们首先要了解以下几个问题：

1. 采用来访者中心疗法的咨询目标
①支持求助者的成长过程，使他能更好地解决目前甚至将来可能面临的问题。
②帮助求助者去掉那些由于价值条件作用而使人用来应付生活的面具或角色，把别人的自我当成自我的成分，使其恢复真正的自我。

2. 咨询过程中求助者将会发生的改变
①自我变得较为开放；

②自我变得较为协调;

③更加信任自己;

④变得更适应;

⑤愿意使其生命过程成为一个变化的过程。

3. 掌握主要咨询技术,建立良好的咨询关系

①坦诚交流技术:不固定角色,咨询师在咨询中的表现如同现实生活中的表现一样坦率,不必隐藏在自己专业角色的背后;自发性,咨询师的表现很自由,与来访者的言语交流和行为应是自然的,不应受某些规则和技术的限制。这种自然的言语表达和行为是建立在咨询师的自信心基础上的;无防御反应,咨询师了解自己的优势和不足之处,并知道该如何感受它们;努力理解来访者的消极体验,帮助他们深化对自我的探索,而不是忙于抵御这些消极的体验对自己的影响。

②一致性:咨询师的所思、所感和所信与其实际表现之间差异应该很小。

③自我的交流(分享):咨询师在合适的时候开放自我,以真诚的态度,通过言语和非言语行为表达其情感。

④无条件积极关注:对求助者表示无条件尊重,并对求助者的问题和情感表示关注;把求助者作为一个值得坦诚相待的人来对待,持非评价性态度对求助者的反应准确共情,并因此表现出对求助者参考框架的理解,培养求助者的潜力。

4. 咨询程序

①来访者前来求助:这对治疗来说是一个重要的前提,如果来访者不承认自己需要帮助,不是在很大的压力之下希望有某种改变,咨询或治疗是很难成功的。

②向来访者说明咨询或治疗的情况:咨询师要向对方说明,对于他所提的问题,这里并无确定的答案,咨询或治疗只是提供一个场所或一种气氛,帮助来访者自己找到某种答案或自己解决问题。咨询师要使对方了解,咨询或治疗的时间是属于他自己的,可以自由支配,并商讨解决问题的方法。

③鼓励来访者情感的自由表现:咨询师必须以友好的、诚恳的、接受对方的态度,促使对方对自己情感体验作自由表达。来访者开始所表达的大多是消极的或含糊的情感,如敌意、焦虑、愧疚与疑虑等。咨询师要有掌握会谈技巧的经验,有效地促使对方表达。

咨询师必须接受、认识、澄清对方的消极情感。咨询师在接受了对方的信息后必须有所反应,但不应是对表面内容的反应,而应深入其内心深处,注意发现对方影射或隐含的情感,如矛盾、敌意或不适应的情感。不论对方所讲的内容是如何荒诞或滑稽可笑,咨询师都应能以接受对方的态度加以处理,努力创造出一种气氛,使对方认识到这些消极情感也是自身的一部分。有时也须对这些情感加以澄清,但不是解释,目的是使来访者自己对此有更清楚的认识。咨询师的基本作用就在于创造一种有利于来访者自我成长的气氛。

④来访者成长的萌动:当来访者充分表达其消极的情感之后,模糊的、试探性的、积极的情感不断萌生出来,成长由此开始。

⑤接受和认识来访者积极的情感:对于来访者所表达出的积极的情感,如同对其消极的情感一样,咨询师应予以接受,但并不加以表扬或赞许,也不加入道德的评价。而只是使来访者在其生命中,能有这样一次机会去自己了解自己。使之既无须为其有消极的情感而采

取防御措施,也无须为其积极情感而自傲。在这样的情况下,促使来访者自然达到领悟与自我了解的境地。

⑥来访者开始接受真实的自我:来访者因处于良好的、能被人理解与接受的气氛之中,有一种完全不同的心境,能够有机会重新考察自己,对自己的情况达到一种领悟,进而达到接受真我的境地。来访者的这种对自我的理解和接受,为其进一步在新的水平上达到心理的调和奠定了基础。

⑦澄清可能的决定及应采取的行动:在领悟的过程之中,必然涉及新的决定及要采取的行动。咨询师要协助来访者澄清其可能作出的选择。对于来访者来说,此时常常会有的恐惧与缺乏勇气,以及不敢作出决定的表现,其都没有予以足够的认识。此外咨询师应注意不能勉强对方或给予某些劝告。

5. 效果评估

①疗效的产生与扩大:领悟导致了某种积极的、尝试性的行动,此时疗效就产生了。由于是来访者自己领悟到了,有了新的认识,并且付诸行动,因此这种效果即使只是瞬间的,仍然很有意义。当来访者已能有所领悟,并开始进行一些积极的尝试时,治疗工作就转向帮助来访者发展其领悟,以求达到较深的层次,并注意扩展其领悟的范围。如果来访者对自己能达到一种更完全、更正确的自我了解,则会具有更大的勇气面对自己的经验、体验并考察自己的行动。

②来访者的全面成长:来访者不再惧怕选择,处于积极行动与成长的过程之中,并有较大的信心进行自我指导。此时,咨询师与来访者的关系达到顶点,来访者常常主动提出问题与咨询师共同讨论。

③治疗结束:来访者感到无须再寻求咨询师的协助,治疗关系就此终止,通常来访者会对占用了咨询师许多时间而表示歉意。咨询师要采用与以前的步骤中相似的方法,来澄清这种感情,使来访者接受和认识治疗关系即将结束的事实。

案例:奥克夫人是个年近40的家庭主妇,她是因为感觉婚姻和家庭关系中出现了一些问题前来咨询的。她说虽然已经结婚多年,但仍然无法适应夫妻之间的亲密关系。她不喜欢爱和被爱的感觉,也没有强烈的性欲望。她觉得生活对她是一种束缚,她不能按照自己的愿望生活,任何东西都是强加给自己的。她觉得这样活着一点都不像自己,这种感觉似乎是从少女时代就有的,她一直是这样为了别人而活。因此,她变得不喜欢自己,更不喜欢现在的生活,她为此感到迷惑、痛苦,甚至有些绝望。她说可以这样过下去,可以接受这样的伤害,但是不能接受这样的痛苦。因此她一直有一种被欺骗的感觉,但又不知道被什么欺骗了,似乎生活中并不存在这样的东西。所有的只是一种感觉,她因此不知道怎么办,甚至无法去解决什么,因为问题似乎只出在自己的感觉上,可自己实在无法控制。

奥克夫人的核心问题是并不知道自己的真正感觉是什么,她在成长的历程中从来都没有真正明白自己,她往往屈从外在的意志和感官的感受,而忘却了自我的意志。当恶劣的情绪证实她做了违背自我意志的事情时,她非常痛苦,但这时候她只能用一些暗示性的语言来宽慰自己,如"我是这样做的,但我其实不想这么做"、"我爱我的父母,但有时我让他们太心酸了"、"我真的不行,但有时候我又好像感觉比谁都厉害",以求得暂时的呼吸。

所以咨询师所需要做的就是让奥克夫人卸下面具,找到真实的自我。下面就是罗杰斯和奥克夫人治疗对话的片段。

来访者:所有的看起来都是模糊的,但是你知道,我仍在努力。这看起来就像在拼七巧板,开始我只是枯燥地看单个的事实上也没太多意义的图板,但是通过摆弄,逐渐地,它们开始有意义起来,现在我甚至开始想到一些样式,我甚至能描述出它们。这样它们就好像吸引了我,我这样说是因为事实上我并不喜欢七巧板。它们总是激怒我,但是现在我有了喜欢的感觉。我的意思是玩弄这些实在毫无意义,(在整个谈话的过程中,她一直不停地在做一些姿势以表述她当时的状态)其实我的意思是,也许你只是机械地处理一些单个的问题,并没有从整体的角度考虑,但从处理这些问题的过程中,你会有那种最后拼好了七巧板的感觉。

咨询师:在那个时候、那个过程中,开始仅仅是因为外形不同而悟出的那种放在哪里的感觉。是的,它们确实像这里的某个地方,但是应该更多地想到"这感觉像什么?它拼出来会是什么?"

来访者:是的。这里面好像有一些自然的规律。

咨询师:你如果不亲自动手的话,就不能最后拼好。这是一个真实的、差不多是个感觉出来的感觉。

来访者:是的。并且它是,它是一种非常客观的感觉,好像我从来没有靠我自己这么近。

咨询师:你觉得跳出来看自己,不知为什么反而会觉得离你自己更近?

来访者:唔。这是这个月第一次我没有想到我的那些问题,我真的是没有,没有想到它们。

咨询师:我倒是感觉你没有真正坐下来好好想你的"问题"。那些根本不是你全部的感觉。

来访者:是的,是的。我猜想我真正的意思是,我没有坐下来认真把这些七巧板像我从图片上看到的那样拼在一起。这也许是,也许是我真正喜欢这种过程,或者我的确在学习什么。

咨询师:至少你做那样的事有那样的感觉,肯定有一个直接的目的。你做不是为了看图片,而是通过真正熟悉每一块拼板而获得一种满足,是吗?

来访者:是这样的,是这样的。而且通过接触获得了成就感,那太有趣了。但是我相信,心里有时不是完全高兴。

咨询师:一种截然不同的体验。

来访者:是的,就是这样的。

通过上述的自我探索,主要是试图让潜意识回归意识,让潜意识自己走出面具,没有任何强迫把它们作为自我的一部分的企图,也没有把它们和其他的意识强行联系起来的企图。只是尽可能把潜意识精确地表现出来,让它们成为意识的一部分,剔除那些早先跟自我并没有任何关系的信息。这样,所有经历都可以看作是自我的一部分。

第六次面谈的时候,我们继续了这种新的不同寻常的经历。当这些潜意识的经验被唤起时,它们确实成为了意识的一部分。奥克夫人虽然用语言表达不清楚,但是内心里很清楚这些感觉。

来访者:唔,在这些过程中,我被我自己吸引住了,哦,我在唱歌。现在那歌声是模糊的。不,不是真正的唱歌,而是那种没有音乐伴奏的哼唱。也许要写出一首诗。我喜欢这样的念头,我的意思是那是不用经过考虑就能出现灵感的感觉,这又带来了一些别的感觉。我发现我在试着问自己,事情应该是那样子吗?我刚刚说的,可能吗?有时我都有点儿为我自己的话陶醉了。可是后来又开始怀疑,就会发生别的事情。我不知道这样想的根源。事实上,思想很多时候都是没有逻辑的。我想,我们就像在学着认字。嗯,我们没有退却,没有怀疑,没有热心,又没有兴趣,就像盲人用"点字法"学习一样。我不知道,但这种感觉有点混乱,好像正符合我现在的状态。

咨询师:让我们看看,如果我有了你那样的情绪,结果会是怎样。首先,就和你一样,我会有相当积极的情绪反应,就和你差点创造出诗的感觉有些类似,也许是没有伴奏地歌唱,却是非常有创造性的,然后就出现了你那带有严重怀疑论的情绪。"也许事实上我仅仅在说话,仅仅在胡扯。"接着又是那种学习的感觉,你大概正在学习一种新的体验,新得就像盲人努力学习用他的指尖摸着认字一样。

来访者:唔,唔(停顿)……有时候我想,哦,也许我们真的能做出什么伟大的成就来。不知道为什么,当我来这里的时候,我不认为我的选择是对的,但现在看起来这个想法好像是错误的。哎,这些怀疑性的想法老是会这么不经我允许就爬到我脑子里来。我们之间的这种情形好像是一种,哦,有点像你正在给我伴奏……也许这就是我今天为什么老是怀疑整个事情的原因,它不是强迫的,而是自发的。事实上,我悟出来了,我需要做的事情就是系统化整个事件,应该更努力工作。

咨询师:并且是要像我一样深入地询问自己,而不是强迫去解决事情或做事情,是吗?(停顿)

来访者:事实是我真的喜欢这种不属于我的另外的东西,虽然我不知道是什么,姑且称为刺激的感觉吧。我的意思我有了我以前从来没有的感觉,并且我也喜欢它。也许那就是解决问题的办法,只是我今天还不知道。

这时候来访者的意识已经开始转变了,并且这种转变的意义是极其重大的。它意味着来访者开始意识到自我的存在,意识到自我的力量。这正是找到自我的开端,也就是面具开始松动了,来访者开始能够自由呼吸了。一般来说,这时候来访者会说出这样的话来,如"我来这里是解决问题的,现在我发现我仅仅是在自己解决问题"。奥克夫人面对这样的转变,虽然理智上认为好像是错的,但主观上又感觉非常好,并表示了感激。后者才是最重要的。

总之,在这个治疗阶段一个明显的特点是引导来访者了解自己的经验,让其在来访者中心疗法提供的安全关系中,自己检查实际的经验,甚至包括潜在的经验,而不受已有经验的歪曲。在这个过程中,我们要让其尽量自己发掘自己的潜能,而不是太多地刻意地把这些经验与自我相联系。当来访者发现"我好像在自己解决问题"时,他就已经能从面具后面走出来了。这时候要注意千万不要把自我的框架加于经验,从而否认那些不符合自我的经验。

对于奥克夫人,这样的任务似乎更明显。与别人建立亲密关系的体验那么突然地袭击她,使她在第二十九次面谈和三十次面谈之间,并且后来大部分的面谈都在跟我讨论这个问题。第三十次面谈的时候,她一直在感受和领悟这样美好的感觉。

五、分析与讨论

来访者中心疗法的关键和重点就是帮助来访者自己找到自身的问题并且激发来访者自

我改变,所以讨论分析阶段可以与来访者讨论在咨询与治疗过程中,有哪些对话对其认识自我、改变自我产生了重大影响……咨询师可以对这些内容进行归纳分析,积累经验。

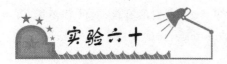

实验名称:罗杰斯心理治疗经典案例

实验内容:本实验在通读罗杰斯经典案例的基础上模仿咨询风格。小组演练,案例研讨,对比差异,形成人本治疗的自我风格。

目的要求:罗杰斯的观点:如果一个人心理的某个地方出现了"破损",治疗师是不能为其修复的,而是要构建一个有利于求助者成长的温暖、和谐的气氛,使求助者在这样的环境中充分发挥内因的作用,进而积极寻找办法解决自己的问题。通过本实验,学生能够了解来访者中心疗法治疗过程的精髓,了解和掌握罗杰斯的治疗语言与求助者中心的经典案例操作过程。

仪器设备:模拟咨询台、单向玻璃观察窗、音像设备。

具体操作:

综合性、设计性实验项目

实验室名称:综合心理学实验室

课程名称	心理咨询与治疗学		实验 项目名称	心理咨询项目演练—— 罗杰斯心理治疗经典案例	
实验 项目性质	综合性[√] 设计性[√]	实验 学时	3学时	实验室名称	行为观察与分析实验分室
实验 主要内容	罗杰斯心理治疗的第一步是营造良好的、相互信任的咨访关系,营造相互理解的氛围,而情感反应是罗杰斯心理治疗的一个基本方法,情感反应不是单纯地对来访者的情绪情感进行简单的回答和反应,而是咨询师要检讨自己的内心,检验自己对来访者的内心世界理解是否准确,自己在那一刻的体验是否和来访者一致。最初罗杰斯把自己的治疗方法称为"非指导性治疗",强调咨询师对来访者不起任何指导作用,这也体现了罗杰斯治疗中的一个基本理论,也就是"自我成长",所以咨询师的首要工作是营造一个良好的氛围,促使来访者充分发挥自己内因的作用,积极自己解决问题				
阐述综合性 或设计性的 理由	罗杰斯的心理治疗法已经在心理治疗领域得到广泛的认可,这意味着罗杰斯治疗有着比较明显的治疗效果,学生通过学习这一实验疗法可以提高心理咨询技能。罗杰斯治疗的核心是营造良好的环境使来访者自己解决自身的问题,这对学生分析问题的能力以及语言引导能力都是很大的挑战				
主要 仪器设备	心理咨询台				
实验对象	应用心理学专业学生				

罗杰斯心理治疗

一、实验介绍

罗杰斯心理治疗被公认为是人本主义疗法的代表,该治疗的理论基础主要有四个方面:实现的需要、自我概念、体验和不协调。实现的需要是罗杰斯在进行了多年的临床实践之后得出对人类基本特性的描述,即无论是人类还是动植物都有与生俱来的不断生长、不断发展、延续其有机体的趋势,人类心理也是如此,这种自我实现的趋势可以帮助人们克服各种障碍和痛苦。

罗杰斯认为,自我概念是一个人对他自己的概念,是通过与环境相互作用,特别是与其他人对他的评价相互作用后逐步建立起来的。一个人对他人的反应方式取决于自我概念。对任何一个新的体验都可能产生三种不同的反应:

①与自我概念相结合,融为一体;

②对其不加理会;

③产生歪曲的反应。

体验是对客观事物和可以意识到的机体内部过程的态度。但在治疗方面有其特殊的含义,通常称为"充分体验"。吉德林(1962,1978)曾详细说明了这一概念,并发展了一种"集中注意法"来帮助当事人,使其集中注意力,一步一步向下向内,直至产生可以觉察到的生理和内脏的感觉变化。这是治疗过程的关键。当注意力集中于以往被否认的体验,用接纳的态度对它进行充分体验时,就会给治疗带来转机。

不协调是指客体对自己的体验与自我概念之间的不一致,当存在高度不协调时,现实的趋势就会混乱或向两个方向发展。一方面,自我概念受实现趋势的支持,使这个人努力奋斗以实现自己的目标。另一方面,机体力求满足本身的需要,它与自我概念和意识中的愿望可能大相径庭。这时,自我向一个方向活动,而机体却朝向另一个方向,造成情感和理智的脱节。不协调是产生焦虑的根源,这种冲突在治疗中可以清楚地看出来。

罗杰斯治疗的中心是以求助者为中心,把治疗过程看成是来访者自身积极转变的过程。所以,一定要使用非指导性的语言,避免支配和操纵来访者,尽量减少提问,避免代替求助者做决定,在任何时候都让来访者自己确定要讨论的问题,不主动提出来访者需要改正的问题。罗杰斯曾为了避免操纵求助者,在交谈时往往只是简单地点点头或嘴里"嗯""啊"应着,似乎是在说:"好,请继续说下去,我正在听着。"因而他曾被称为"嗯啊治疗先生"。所以在使用罗杰斯心理治疗的方法进行咨询时,一定要给予来访者足够的时间和关注,让来访者用自己的方式探索解决当前困境的方法。所以咨询师必须以真诚、耐心和理解的态度,与求助者建立融洽的关系。咨询师如能敏锐地觉察到求助者陈述中的情感,对求助者不做个人判断,持接纳的态度,就能够帮助求助者体验到他的怒气或其他情感,而这些情感是使他产生紧张、躯体反应或人际关系问题的根源,以往被自我概念排斥而未觉察到。所以在实验中一定要充分接纳来访者,让来访者能在咨询师的接纳下得到心情的放松。

二、实验目的

让学生了解到罗杰斯心理治疗的精髓,训练学生完全接纳来访者,让学生了解到咨询应该是来访者占主导地位,而不应该是咨询师指导来访者进行改变,使学生认识到在咨询与治疗中,咨询师只是起次要作用,主要还是依靠来访者自己进行改变。

三、实验仪器

行为观察与分析实验室、心理咨询台、多功能表情识别仪、音像设备。

四、实验过程

罗杰斯心理治疗又称"非指导性治疗","以来访者中心治疗"。主要就是和来访者进行积极有效的谈话。咨询师要全身心投入地与来访者进行交谈,耐心倾听,积极了解来访者话语中的含义,找到准确的词汇使来访者含糊或自相矛盾的话语变得清晰有意义,表达出来访者难以表达的自己的真实情感。让来访者感到咨询师是在与他进行真挚诚恳的谈话,让来访者感到咨询师能够设身处地地了解自己的隐秘世界。即使来访者说出一些"不可被他人接受和认可"的话,也能够得到咨询师的积极关注,这样来访者就会感到一种安全的谈话氛围,就可以进行积极的自我改变。

罗杰斯在治疗中使用的技术或方法中都蕴含着罗杰斯的几个重要的治疗理念:表里如一,准确共情,积极关注。

1. 情感回应:咨询师检验自身使自己能准确理解来访者的内心世界,能够准确体验来访者在那一刻所体验到的。这是罗杰斯治疗中非常重要的技术,也是一项非常难以掌握的治疗技术,要想准确理解来访者的内心世界,这就要求咨询师有非常丰富和强大的内心世界。

2. 营造相互适应的氛围:在正式开始咨询之前,通常会有几分钟用来让来访者和咨询师进入状态。这是缩短来访者与咨询师之间距离的有效方法,也可以提高咨询的质量。

3. 明确表达关注:咨询师能够让来访者随时都意识到自己的关注,让来访者知道自己正在以一种接受的态度被倾听。罗杰斯经常用"嗯""啊"的反应来明确表达关注,并且身体向来访者的一侧倾斜,不时肯定地点头,通过平稳的注视与来访者始终保持目光的接触。

4. 理解核查:这是咨询师用来检查自己是否准确地理解了来访者的意思。也就是把来访者的话用自己的意思表达出来,并询问来访者自己的理解是否正确。

5. 复述:复述也称为"回应","准确反应"或"共情",这里专指罗杰斯心理治疗中的一项反应技术,虽然只是单纯地把来访者的话复述出来,但要能够体会来访者的内在情感,并把对这种情感的"共情"通过复述表达出来不是一件简单的事情,复述主要是用来表示咨询师对来访者所表达的某一重要内容的关注。罗杰斯有四种复述方式:复述原话;把来访者的话加以整合,把其中的意思清楚地复述出来;在复述中突出来访者的某种情感;用第一人称复述。

6. 消除疑虑:罗杰斯通过对来访者的问题表示认同来为来访者消除疑虑,并将其扩展成一种更具普遍性的观点。但在某些特殊的情况下,也可以通过不赞同来为来访者消除疑虑,其目的是制止来访者的某些不合理的情绪或行为。

总而言之,学习罗杰斯心理治疗就是不断磨炼咨询师咨询技术的过程,咨询师需要时刻谨记,在咨询过程中始终让来访者自己认识到自己的问题,不可以喧宾夺主地对来访者进行指导或强行对来访者的不良情绪或想法进行纠正。

案例:小张(化名),女,22岁,医学本科,主动前来咨询。咨询师与来访者交谈近30分钟,逐渐了解到来访者的情况。来访者首先说明自己目前存在的问题:学习时无法集中注意力,并且进一步谈到感觉自己不孝敬父母,与同学之间的人际关系十分糟糕,总是觉得别人都不理睬自己,感到自卑。整个交谈过程中无外人打搅,来访者除了有时情绪略有激动,一直比较稳定。

治疗:咨询师首先为来访者营造一个良好的氛围,介绍心理咨询的一些基本原则。来访者对咨询师有了良好的印象,比较愿意表露自己的真实状态。

第一步:掌握真实的经验。当来访者表露出自己不能集中注意力以及感觉不孝敬父母时,咨询师并不急于指正,而是无条件地积极关注(unconditional positive regard),使来访者逐渐放弃自卫的态度。来访者此时才说出其中的原因:人际关系不好,感觉到别人都不理睬自己,学习时就不由自主地去想这些问题,而且一想到父母辛辛苦苦供她上学,自己却在这里胡思乱想,所以感到自己不孝敬,更加焦虑和不安。

第二步:找回来访者失去的信心。来访者陈述过自己的问题后,希望咨询师直接告诉她解决问题的答案。此时咨询师遵守"非指导"的原则,只鼓励来访者去回忆人际交往成功的经验,逐渐走出自卑的阴影,找回失去的信心。来访者以前有很多好朋友,人际关系也不错,只是在大学中有个别同学在背后诋毁她,她又很敏感,认为所有人都讨厌她,感到失去了社会支持。

第三步:协助来访者走出自己的天地。找回失去的信心后,咨询师进一步指出,要从亲身经历中体会到什么是正确的,什么是错误的,根据自己的价值观去建立自己的价值标准,对事情做出价值判断。此时来访者已经意识到别人的冷嘲热讽只是个别的,只要自己问心无愧,善待他人和自己,不要受别人的左右,拥有独立的人格,走出自己的生活天地。

第四步:培养自我成长的能力。咨询师让来访者逐渐意识到,在随时就会遭遇困难的人生旅途上,绝无灵丹妙药可用,咨询师无法单方面开出"处方"来"治疗"来访者的"心病",而是在心理治疗的过程中帮助来访者澄清自己的观念,重树生活的信心,从生活实践中培养自我成长的能力。

五、分析与讨论

罗杰斯心理治疗以来访者为咨询重点和咨询进程的推动者,主要是咨询师运用各种咨询技巧为来访者营造一个良好的氛围,使来访者自己改变,主动克服各种障碍,这对咨询师的要求很高,咨询师要能够完全公正客观,能够完全接纳来访者。

马斯洛认为,人的基本需要,首先是被人尊重,然后是自尊。这种基本需要得不到满足,人就会发生精神障碍。现在问题是:已经长大了,不是儿童了,甚至已经年满18岁了,完全是成人了,由于从小很少被人尊重,以致埋下了自卑的种子,怎么办呢? 首先,我们必须从"追求优越感以掩盖自卑感"这种痛苦的心理冲突中醒悟过来,真正认识到这绝不是一条走向心理健康的正道。"实迷途其未远,觉今是而昨非。"为时尚未为晚。阿德勒的自卑学说,知道的人很多。但是,他的另一个更为积极的提法,知道的人却很少。他主张,消除自卑唯一健康的途径,是培养 Gemeinschaftsgefuhl。这是一个德语词,似乎还没有很恰当的汉译。英文译作 social feeling,并不确切,因为所谓社会情感,含义过于广泛笼统。阿德勒的意思指的主要是和周围人"忧乐与共、休戚相关"的情感。确实,一个人有了这种情感,自卑便失去了藏身之处。自卑的对立面是自尊。对于一个青年或成年人来说,他必须在与人交往中逐渐学会尊重别人。开始时,也许只是出于礼貌,即使有所感,也比较肤浅,这不要紧。自卑的造成,对别人缺乏尊重,这不是青少年的错,是长辈和不良的文化氛围造成的。当然,一味归咎于别人,丝毫无补于实际,要紧的是社交的实践。只要人们真正认识到尊重别人的重要性和必要性,坚持做下去,在学会尊重别人的过程中,也就会逐渐树立起真正的自尊。愈是尊重别人,自尊也愈是得到巩固。愈是自尊,也就自然会真心实意地尊重别人。

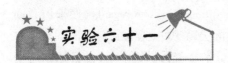

实验名称:完形治疗(1)

实验内容:通过本实验,同学们能够体会到完形治疗的理论精髓,了解完形治疗的操作程序以及对求助者的帮助。

目的要求:完形治疗法技术的根本在于帮助求助者获得更敏锐的察觉力、体验内在的冲突、解决不一致性和两极化的问题、突破构成阻碍的僵局、解决未完成事件的能力。目标在于使求助者达到察觉的状态,在了解环境、了解自己、接纳自己以及能与他人有效互动的情况下获得更多的选择,肩负更多的责任。通过与当事人的接触,去帮助求助者发展自己的察觉能力以及体验当时他们是怎样的状况,在邀请当事人积极投入的前提下,使之抱着实验的态度去学习认识自己,并在治疗历程中尝试新的行为,以及注意自己发生了哪些改变。

仪器设备:模拟咨询台、单向玻璃观察窗、多功能表情识别仪、音像录制设备。

实验步骤:

一、完形心理学

完形心理学又称格式塔(Gestalt)心理学,是西方现代心理学的主要流派之一,1912 年在德国诞生,后来在美国得到进一步发展。格式塔心理学采取了胡塞尔的现象学观点,主张心理学研究现象的经验,也就是非心非物的中立经验。在观察现象的经验时要保持现象的本来面目,不能将它分析为感觉元素,并认为现象的经验是整体的或完形的(格式塔),所以称格式塔心理学。主要代表人物是韦特海默、苛勒和科夫卡。他们认为,现象的经验就是整体或格式塔,所谓感觉等元素乃是进行了不自然分析的产物。现实的经验只能证明"感性的组织"。

韦特海默、苛勒和科夫卡等人提出格式塔心理学的基本理论以后,在社会上和学术界渐渐地产生了一定的影响。皮尔斯的咨询理论直接受到他们的格式塔思想的影响。德裔美籍心理学家皮尔斯最早从事心理分析学派的理论研究,但是在一次心理分析年会上受到很大的打击后,从此他彻底脱离心理分析学派,提出格式塔疗法(Gestalt therapy),他认为这种疗法的本质是"我必须对于自己的存在承担一切责任"。这种疗法主张通过增加对自己此时此地躯体状况的知觉,认识被压抑的情绪和需求,整合人格的分裂部分,从而改善不良的适应。

二、理论依据

1. 基本前提

皮尔斯认为,如果人要达到成熟,就必须寻找在本身的生活方式中,自己所应负起的责任。当事人的基本目标是去察觉他们正体验到什么及自己在做些什么。通过这种察觉达成自我了解,并得到足以修正自我的知识,从而学习到如何对自己的情感、思维和行为负责。由于看重的焦点在于当事人对现实环境的察觉,因而其取向可谓是现象学的;又因为该治疗法的基础是在此时此地,故同时也是存在取向。换言之,此刻的存在牵涉到一个人之过去与未来的过渡阶段。因此,该治疗法要求当事人将其有关的过去与可能的未来带入此刻,然后直接去体验它们。由此可见,完形治疗法是生动、活泼的,它能实际地增进人们的直接体验,而非仅抽象地谈论情境。同时,该治疗法是体验性的,当事人必须去摄取与咨询师交互作用时的情感、思维与行为。完形治疗法的功效取决于当事人在治疗过程中愿意坦露自己的意愿有多少。若有疗效,即是源自于两人愿意坦诚接触,而非由于咨询师所使用的技术或所作的一些合理解释。在解释"似动现象"理论时,韦特海默曾提出脑历程的交互影响的"场论",认为脑内有一中心位置受了刺激时,便有一定大小的神经波传播出去像投石于水时所引起的涟漪一样。并运用"场论"解释知觉单元的组合以及研究学习问题。苛勒在第一次世界大战时期,由于被迫困居在特内里费岛,便从事于黑猩猩学习的实验。他给黑猩猩布置各种不同的学习情境,观察它们如何解决问题,取得目的物—香蕉。这种情境的压力是显而易见的。动物要走向目的物,而动物和目的物之间则由实验者设置了障碍。动物必须观察整个情境,领会目的物和障碍物的关系,然后克服障碍,解决问题,取得食物。这种学习被称作"顿悟"学习,顿悟学习是动物领会情境后利用手杖将香蕉拉到手或把箱子重叠起来,用迂回的方法达到目的。

总之,动物在顿悟学习的情境内,能够凭自己的智慧使整个学习场得到知觉的改组。本来是黑猩猩用作玩具的手杖,现在可变成它用以拉取目的物(香蕉)的工具了。

咨询师的角色之一便是设计一个实验(experiments)以增进当事人对自己在做什么及如何做的自我察觉,通过这种察觉使当事人能够看到可以改变他们自己的其他可能的选择,当事人因此被要求要自己主动去看、去感觉、去感应和去解释,而不是被动地等待咨询师给他们洞察和答案。

2. 主要概念

①人性观

完形治疗法的人性观主要以存在哲学与现象学为基础。认为真正的知识是由知觉者的立即体验而产生。治疗的目的并不在分析,而是在于整合一个人不时存在的内在冲突。"重新拥有"个人曾经否定的部分以及整合的过程需要逐步渐进,直到当事人坚强得足以继续自己的成长为止。通过察觉,一个人可以做决断,并且因此而生活得更有意义。

完形治疗法基本上假设个人能有效地处理生活上所发生的问题,特别是能够完全察觉发生在自己周遭的事情。人们经常用种种不同的方式去逃避某些可能面临的特定问题,因此,在其成长过程中往往会形成一些人格上的障碍。对此,完形治疗提供了必要的处理方式与面对挑战的技巧,它帮助当事人朝着整合、坦诚以及更富有生命力的存在迈进。

②此时此刻

皮尔斯的观点,除了"此时此刻",没有东西是存在的。因为往者已矣,来者则尚未来临,只有现在才是最重要的。完形治疗法的主要理念之一就是:强调此时此刻,强调充分学习、认识、感受现在这一刻,留恋过去就是在逃避体验现在。

对许多人而言,"现在"这股力量已丧失。他们不知把握此时此刻,却把精力虚掷于感叹过去所犯的错误,苦思冥想该如何变化生活,抑或虚掷精力于未来无止境的抉择与计划中。当他们把精力投向追忆过去或冥想未来时,"现在"的力量便消失无踪。为了有效帮助当事人接触现在,完形咨询师常会问"是什么"和"如何"的问题,而很少问"为什么"的问题。为了增进当事人对现时的察觉,咨询师鼓励以现在式对谈。

③未完成事件

完形治疗的另一个重要焦点为"未完成事件"(unfinished business),它系指未表达出来的情感,包括:悔恨、愤怒、怨恨、痛苦、焦虑、悲伤、罪恶、遗弃感等。虽然这些情感并未表达出来,但却与鲜明的记忆及想象联结在一起。由于这些情感在知觉领域里并没有被充分体验,因此就在潜意识中徘徊,在不知不觉中被带入现实生活里,从而妨碍了自己与他人间的有效接触。未完成事件常会一直持续存在着,直至个人勇于面对并处理这些未表达的情感为止。

④逃避

逃避(avoidance)是一个与未完成事件相关的概念。它所指的是人们用来避免面对未完成事件、避免去体验未竟情境所引发的不愉快情绪所使用的工具。皮尔斯认为,大多数人都宁可逃避体验痛苦的情绪,而不愿去做必要的改变。因此,他们会变得迟钝、无法突破僵局,从而阻碍了成长的可能性。因此,完形咨询师鼓励当事人在治疗阶段,充分表达以前从未直接表达的紧张情绪。

⑤接触

接触(contact)在完形治疗的领域里,可说是促成成长与发生改变的必要条件。当我们与环境接触时,改变就不可避免地发生了。接触系通过看、听、嗅、触摸和移动等方式来达成。良好的接触指的是与他人自然地进行交互作用,但仍不失其个人的个体感。

⑥能量

在完形治疗的理念当中,特别注意能量(energy)的问题,包括:它在何处？如何使用？以及如何被阻碍等。能量受到阻碍亦是抗拒接触的另一种形式。它可能表现在身体某些部位的紧张。例如,借着姿势变换、身体紧缩、颤抖、与别人说话时看别处、音调异常等,但这些仅是极少数的几个例子。

三、操作方法及过程

1.治疗目标

完形治疗法的基本目标在于达到察觉的状态以及经由察觉而获得更多的选择及肩负更多的责任。察觉包括:了解环境、了解自己、接纳自己,以及能与别人会心接触。察觉能力的提升与丰富化,本身被认为就具有疗效。未能察觉的话,则当事人就没有工具去进行人格改变。有了察觉之后,他们就有包容力去面对与接纳自己原先拒绝接受的部分,并能充分地去体会这一部分的主观性。于是他们会变得逐渐统一与完整。在当事人停留在察觉状态时,重要的未完成事件总是会浮现出来,此时就可以在治疗中加以处理。完形治疗法是帮助当事人去注意到自己的察觉历程,使他们因而能够负责,能够有所筛选地做选择。在当事人与咨询师真诚相会的背景下,察觉就会出现。

2. 咨询师的功能与角色

当我们去面对我们"现在"已成为怎样的人,而不是一味去想我们"应该"要成为怎样的人时,我们就会有更多改变自己的可能性。依此精神,完形治疗法的目标并不是放在要去改变当事人。咨询师的作用在于,通过与当事人的接触,去帮助他们发展自己的察觉能力以及体验当时他们是怎样的人。咨询师的任务就在于邀请当事人积极投入,借着对人生抱着实验的态度去学习认识自己,并在治疗历程中尝试新的行为,以及注意自己发生了哪些改变。

完形咨询师的重要职能之一,就是去留意当事人的肢体动作。当事人的非语言线索可提供咨询师非常丰富的资讯,因为它经常流露出当事人本身未能察觉的感觉。皮尔斯认为,当事人的姿势、行为、手势、声音等动作,均说明了事实的一些真相。他也提出警示,通过语言的沟通常可能形成误导。所以,如果咨询师仅止于注意当事人口语的内容,就容易对一个人的本质形成误解。真正的沟通其实是超越语言文字的。

因此,咨询师尤须注意当事人的语言与肢体动作间是否有不一致的现象,特别是当事人无时无刻都在避免与现实作充分的接触时,咨询师就必须试着去引导当事人用语言把肢体动作说出来,而变成他们肢体动作的一部分。此外,完形咨询师也必须注重语言形式与人格之间的关系,因当事人的语言形式常流露出情感、思想和态度。完形治疗法强调要去注意当事人的说话习惯,用以增进其自我了解,特别是要请当事人注意他们的语言是否与其经验一致?是否与其情绪背离?以此提升当事人的自我了解程度。另一方面,咨询师必须温和地面对当事人,帮助他们去察觉语言形式对他们的影响。由于对语言形式的关注,当事人便能增加此刻的察觉以及自己是如何避免与此时此刻的经验接触。

3. 当事人在治疗中的经验

完形治疗法的基本方向就是要使当事人学习为自己的想法、感觉和行为担负起更大的责任。咨询师常以当事人试图逃避的责任来加以质问,同时测试他们是否愿意继续接受治疗,以及想从治疗中学习什么、想如何利用治疗时间等。至于其他的治疗重点尚包括:咨询师与当事人之间的关系,以及该关系与当事人和其他人之间关系的相似性。因此,当事人在治疗过程中所扮演的是一个积极参与者的角色,他们将要为自己的言行作合理的解释并赋予意义,同时以主动积极的态度来增进自己的察觉能力,并澄清各种关系对自己的意义性。

4. 治疗关系

完形治疗的基本焦点在于咨询师与当事人间一对一的关系。咨询师应对咨询品质、对自己及对当事人的了解程度及当事人能否保持开放的态度负起责任。同时应建立和维持一个良好的治疗环境以促进当事人进行改变。咨询师的经验、洞察力和察觉是达成疗效的基础;而当事人的察觉和反应能力则更是治疗成功的关键。重要的是,当咨询师与当事人会心接触时,咨询师应允许自己受到当事人的影响,并能与对方分享自己的知觉经验。

完形治疗法不仅希望当事人展现本来的面目,咨询师乐于表达他们的反应与对当事人的观察,他们会以适当的方式分享个人的经验,但不会试图操纵当事人。与此同时,咨询师更要对当事人的身体反应有所回馈。借助回馈,当事人可发展出一种对自己所作所为的察觉。咨询师尤须以诚心与敏锐的反应面对当事人,在不否定他们的情形下,去挑战他们可能的行为取向。此外,咨询师也必须与当事人共同探索他们内心的恐惧、灾难性的期望、障碍及抗拒。

四、治疗技术与应用

完形治疗法的技术在于帮助当事人获得更敏锐的察觉力、体验内在的冲突、解决不一致性和两极化的问题、突破构成阻碍的僵局,以解决未完成事件。皮尔斯等人对完形治疗法的一些技术曾有简明扼要的描述,包括:对话练习、空椅子技术、绕圈子、我负责、投射、倒转、预演、夸张、感觉留置、完形梦境治疗。

对话练习(the dialogue exercise):如前所述,完形治疗目标就是要使一个人的功能获得整合,进而容纳其人格特质中被否定及拒绝的一面。咨询师尤其注意当事人人格上的功能分裂状况。而人格功能主要可分成"优势"(top-dog)及"劣势"(under-dog)两极,因此治疗的重点也就在于两者之间的拉锯上。

通常胜利者代表了正直、权威、道德、命令、主宰及操纵,就好像一对"挑剔的父母",他们用"应该"、"必须"的心态来困扰人,并且以灾难性的威力操纵别人。相对地,失败者则是借助于扮演受害者的角色、被保卫、歉疚、无助、懦弱无能等方式来牵制着对方,所表现的是被动的一面,是不负责任、借词逃避的一面,胜利者与失败者间即通过这种不同的方式争斗以期获得控制权。这样的争斗有助于解释为什么一个人的承诺和解决方式无法执行,为什么懒散的习性持续不改等。霸道的胜利者常以命令的方式教别人如此这般,而失败者则带挑战性地像扮演一个不服从的顽童。在这种为夺得控制权而斗争的情况下,就使得个体分裂成控制者与被控制者两部分,双方始终争战不歇,为的是要争取自己的存在。

上述人格中双方对立的冲突即导因于内射机制的作用。通过这种机制,个人常把他人(通常是父母)的观点纳入自我体系中,皮尔斯认为一个人必须,同时也是不可避免地会汲取别人的观点和特质,但是若未经自身批判而全盘接受他人的价值观是很危险的,因为如此将会阻碍一个人的独立自主性。所以一个人对自己所投入的内射,必须小心察觉是否会戕害自我系统和阻碍自我人格整合。

为了有效帮助当事人接触现在,完形咨询师常会问"是什么"和"如何"的问题,而很少问"为什么"的问题。为了增进当事人对现时的察觉,咨询师鼓励以现在式对谈。咨询师常会问类似"现在发生了什么事?""现在进行什么事?""当你坐在这里试图表达时,你体验到什么?"以及"此刻你察觉到什么?"等问题。从回答完形咨询师所问的问题与进行的练习当中,可发现当事人逃避现实的方法。大多数人只能短暂地停留在现实里,他们总是在找寻截断现时之流的办法,同时常仿佛与现时经验无关似地提及自己的感情,不去体会他们此时此地的感受。假使当事人一旦谈及悲伤、痛苦或迷惘时,咨询师就会尝试用各种方法来让当事人现在就去体验悲伤、痛苦或迷惘。就心理层面而言,这是抗拒成长的方式之一,同时也是某种形式的自我欺骗。因为在面对问题时,当事人常会欺骗自己并以为自己正在解决问题,甚至认为自己已更进一步向成熟阶段成长。为了降低这种危机,咨询师在辅导时应该设法增强或夸大某些情感的表现。例如,在团体辅导过程中,咨询师可请其中一位自觉能取悦他人或符合他人期望的当事人,立即在该团体中去取悦某些成员。

综前所述,完形治疗法是否就主张忽略过去?如果说完形咨询师对当事人的过去并不感兴趣是不正确的;事实上,完形咨询师认为,当过去与一个人现时功能的重要课题有所关联时,过去就是重要的,当过去与一个人现时所表现的态度或行为有关联时,就要尽可能地把那些过去带入现在的东西加以处理。因此,当当事人谈及他们的过去时,咨询师将要求他们将过去的一幕幕重演并导入现在。咨询师指导当事人"将想象带到此地"。如当事人谈论童年时期与父母亲人相处的不愉快的创痛时,咨询师要当事人在想象中变成那个受创伤的儿童,直接与父母亲人谈话。通过此种想象历程,再度体验当初所受到的伤害进而释放该伤害,再运用潜力的发挥达成进一步的了解及解决。

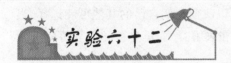

实验名称:完形治疗(2)

实验内容:实验中咨询师指导当事人"将想象带到此地"。引导当事人在想象中变成那个受创伤的儿童,直接与父母亲人谈话。因而再度体验当初所受到的伤害进而释放该伤害,再运用自身潜力深入了解及解决。

目的要求:通过本实验,学生能够了解格式塔心理学的精髓,完形治疗之未完成事件对求助者的深层影响。

仪器设备:模拟咨询台、单向玻璃观察窗。

具体操作:

完形治疗法的人性观主要以存在哲学与现象学为基础。认为真正的知识是由知觉者的立即体验而产生。治疗的目的并不在于分析,而是在于整合一个人不时存在的内在冲突,进而重新拥有个人曾经否定的部分。整合的过程需要逐步渐进,直到当事人坚强得足以继续自己的成长为止。而通过察觉,一个人可以作决断,并且因而生活得更有意义。

完形治疗法基本上假设个人能有效地处理生活上所发生的问题,特别是能够完全察觉发生在自己周遭的事情。

完形理论对于导致改变所做的假定是,我们越不想成为怎样的人时,我们越会保持不变。根据贝瑟(Beisser,1970)对于导致改变的理论指出,当我们察觉到我们是怎样的人(相对于努力想成为我们并不是的那种人)时,我们就会改变。对当事人而言,重要的是,尽可能完全地认清自己当时的处境身份,不要自己不是那种人而拼命想成为那种人。人们经常用种种不同的方式去逃避某些可能面临的特定问题,因此,在其成长过程中往往会形成一些人格上的障碍。对此,完形治疗提供了必要的处理方式与面对挑战的技巧,它帮助当事人朝着整合、坦诚,以及更富有生命力的存在迈进。

案例:求助者主诉:我是一名教师,工作非常紧张,我每天空余时间就是看书学习或者做家务劳动,但是,我的很多朋友空闲的时候就会去消遣,看看电视什么的,有时我也会去看看电视,上上网,但我就觉得这是在浪费时间,不像别人那么开心、那么放松,我在做工作上的事时,心里就特别踏实,你说我这样的心理状态是不是不正常?

韦特海默以前的完形心理学家认为一个整体不等于各部分之和。马赫认为一个圆周的颜色和大小可以改变,但其圆周性不因之而变;一支曲调连续的音符可以改变,但听来还是同样的曲调。马赫把圆周称为空间形式的感觉,曲调称为时间形式的感觉。格式塔心理学则认为,现象的经验就是整体或格式塔,所谓感觉等元素乃是进行了不自然分析的产物。现实的经验只能证明"感性的组织"。苛勒认为,现象的经验是整体,是单元,不是感觉元素。

完形治疗法的主要理念之一就是:强调此时此刻,强调充分学习、认识、感受现在这一刻,留恋过去就是在逃避体验现在。当人们将精力投向追忆过去或冥想未来时,现在的力量便消失无踪。但若将治疗焦点过度集中于此时此地,也会有走火入魔的危险,应适度地让当事人说出他们自己的故事,其中可能包括对其过去现在及未来同时进行治疗。

咨询师的角色之一便是:设计一个实验(experiments)以增进当事人对自己在做什么及如何做的自我察觉,通过这种察觉使当事人能够看到可以改变他们自己的其他可能选择,当事人因此被要求要自己主动去看、去感觉、去感应存在和去解释,而不是被动地等待咨询师给他们洞察和答案。

本案例中求助者主诉自己因为"所谓的娱乐"而不安。咨询师引导求助者回忆童年父母对自己的要求。该求助者回忆童年时对父母更多的印象就是,注重学习。只要自己学习就会很心安,如果看电视或者用电脑,会在不安、忐忑中度过分分秒秒,因为随时父母可能就会大喊大叫(气愤地):还不学习,赶紧进屋学习去……

求助者"此时此刻"的感觉呢,是怎样的?

求助者对自己的未来的看法是什么?

假设只有不断地学习,才能出人头地、不被社会淘汰,慢鸟先飞,是什么感觉的驱使?

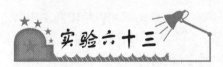

实验名称:空椅子疗法

实验内容:实验采用雷同于角色扮演的形式使求助者通过与不同的椅子(或抱垫)之间的对话以及与自身内部的对话达到治疗的目的。

目的要求:通过本实验,学生能够了解空椅子技术是格式塔流派(又称完形心理学派)常用的一种技术,此技术运用两张椅子,分别扮演来访者及其内心冲突情境的一方,让来访者所扮演的两方持续进行对话,以逐步达到自我的整合或者自我与环境的整合。使学生了解来访者在对话中的冲突,达到治疗的目的。

仪器设备:模拟咨询台、单向玻璃观察窗、不同形状、不同颜色的抱垫或两把椅子等。

具体操作:

空椅子技术本质就是一种角色扮演,让来访者去扮演所有的部分。通过这种方法,可使内射表面化,使来访者充分地体验冲突,而由于来访者角色扮演中能接纳和整合内心的"胜利者"与"失败者",因此冲突可得到解决。同时,此技术会协助来访者去接触他们潜藏深处的情感,以及连他们自己都可能否定的一面;借此他们将情感外显化,并充分去体验它,而非仅止于讨论。并且,还可以帮助来访者去了解此种情感是他们真正自我的一部分。通过自我内心两个分裂部分的对话,使人们内在的对立与冲突获得较高层次的整合,即学习去接纳这种对立的存在并使之并存,而不是要去消除一个人的某些人格特质。根据平时的经验,将空椅子技术分为三种形式:

一、倾诉宣泄式

这种形式一般只需要一张椅子,把这张椅子放在来访者的面前,请来访者对着这张椅子(这张椅子代表来访者心中的那个人)把自己内心想说、却没机会或者没来得及说的话,表达出来,从而使内心趋于平和。主要应用于三个方面:如汶川地震时,小江的妈妈在最后时期陪伴小江,给予他生的希望。但妈妈却丧生了。小江内心充满了悲伤和恐惧。从那以后,他再没有了笑容。每天晚上都做噩梦,梦见妈妈血淋淋地在自己面前,梦见由于房屋倒塌、肢体残缺不全的妈妈,经常从梦中惊醒,醒来以后呼吸急促,面色苍白……

咨询师采用空椅子疗法,利用空椅子技术,让他想象自己的母亲正坐在那张椅子上,他要向母亲倾诉。当小江倾诉过后,情绪平静了许多,睡眠也有了明显的改善。

二、自我对话式

让求助者自我存在冲突的两个部分展开对话。放两张椅子在求助者面前,先让其坐在一张椅子上,扮演自己的某一部分;然后再让他坐在另外一张椅子上,扮演自己的另一部分。这样依次进行对话,从而达到内心的整合。

案例:小肖在汶川地震中参与救援,当他看见一位30岁左右的妇女被埋在废墟的时候,那位妇女向他发出了求救信号,小肖跑过去与那位妇女对话,并发誓一定要救出来她,可是当小肖准备好工具、招呼了其他人共同救治的时候,那位妇女已经死了。从此以后,小肖的情绪极为低落,晚上常常做噩梦,也经常责怪自己,认为自己没有用,不能独立救人。活得很不开心。

心理咨询师运用了空椅子技术:让小肖坐在一张椅子上,尽一切理由去责怪自己;而坐在另外一张椅子上时,让他替自己没有施救的行为进行辩解。自我的两个部分展开了激烈的对话,小肖也由此进行了深入的思考,最终他明白了,废墟下面的钢筋水泥不是他一个人能独立完成救人任务的,即使速度再快,那位妇女也可能不会生还了,因为她失血太多。责任并不在自己身上:假如自己去施救的话,不但不能解决问题,反而更耽误时间。小肖释然了,人也变得开朗起来。

三、"他人"对话式(也叫"位置平衡疗法")

位置平衡疗法是自己和"他人"之间的对话,放两张椅子在来访者面前,坐到一张椅子上时,就扮演自己;坐到另外一张椅子上,就扮演别人,两者展开对话,从而可以站在别人的角度考虑问题,然后去理解别人。主要应用于两个方面:来访者以自我为中心时或存在社交恐惧,不敢或者害怕和他人交往,不能或者无法去体谅、理解或者宽容别人等情况。

案例:小张和好朋友小王关系非常好,但是最近有了矛盾。小张认为小王太以自己为中心,在描述中咨询师发现小张更以自我为中心。此时,运用空椅子技术,让小张依次扮演自己和小王,展开对话,使她能够站在别人的角度思考问题。经过一番对话后,她决定向小王道歉,并主动和好。

第二节 叙事疗法

一、叙事疗法的背景

20 世纪 80 年代发展于家庭治疗,是一种新型的心理治疗取向,受后现代主义思潮的显著影响。透过"故事叙说"、"问题外化"、"由薄到厚"等方法,使人变得更自主、更有动力。咨询师通过倾听来访者的故事,帮助来访者寻求其遗漏的部分,帮助求助者将问题外化,进而重构其积极故事,以唤起求助者发生改变的内在力量。创始人和代表人物为澳大利亚临床心理学家麦克·怀特及新西兰的大卫·爱普斯顿。

二、基本假设

叙事治疗:强调社会脉络对人的影响,其重要的基本假设有:

1.人本身不是问题,"问题"才是问题,人与问题是分开的。

2.没有人比自己更了解他自己,因而每个人都是自己生命的"专家"、问题的专家。

3.每个人都有能力依照自己的偏好重写自己的生命故事,自己才是自己生命的作者。

4.看问题不是看这个"人"出了什么问题,许多问题都是种族、阶级、性取向、性别等文化环境造成的,因此,看这个人生长的文化脉络更重要。

5.只要人能发现自我资源,就能取得生命主权,就有能力脱离被害者的角色。

6.问题不会百分之百的操纵人,人的一生中,总有几次不被问题影响的例外经验。因为这个"相信",因此治疗师会把焦点放在"独特结果"的问话上。

叙事治疗的咨询师把咨询看成是一种一直走向"未知之事"的历程,因此,咨询师是站在一种"未知"的立场,而不是"我知道、我了解"的专家立场咨询、会话。这样的心理感受自然可以创造出一种平等、尊重与好奇的谘商态度与气氛,在这样的氛围中透过一种精心设计的发问治疗历程刺激求助者自身的潜能,最终形成自愈能力。

三、本节实验

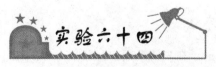

实验六十四

实验名称:叙事疗法综合实验

实验内容:本实验着重求助者故事描述,咨询师对求助者的故事加以分析。在演练中学生运用叙事疗法的技术进行故事分析。

目的要求:通过本实验,学生能够了解叙事疗法在心理咨询与治疗中的独特作用,洞悉求助者的成长历程,分析求助者的行为与心理。

仪器设备:模拟心理咨询台、单向玻璃观察窗、音像录制设备。

具体操作:

综合性、设计性实验项目

实验室名称:综合心理学实验室

课程名称	心理咨询与治疗学		实验 项目名称	综合实验项目:①叙事研究技术;②咨询师在叙 事研究的阅读、分析和诠释;③捕捉来访者在叙 事过程中的表现,对所述事件作综合分析
实验 项目性质	综合性[2] 设计性[1]	实验 学时	3 学时　实验室名称	综合心理学实验室 ——行为观察与分析分室
实验 主要内容	通过该项目的实验,学生能够综合所学的咨询理论知识,掌握在心理咨询过程中咨询师应掌握并且能够合理应用的心理咨询技术——叙事研究技术。在心理咨询的方法中,叙事研究也称为故事研究,重视人的情感、体验和主观诠释,叙事内容再现了叙事者的世界观,是他的信念、思想、意图所构建的真实情境。目前,这种演技方法已引起了广泛的关注,并被逐渐运用到教师的教育教学资源中去			
阐述综合性 或设计性的 理由	第一阶段:综合了咨询心理学叙事研究的知识,来访者看似简单地向咨询师讲述一定的生活事件,可以反映一定的心理过程和状态;第二阶段:叙事研究以录音或文本呈现来访者的声音,提供诠释之概念和工具的理论框架,对阅读和诠释的反思性监控,也即对分析资料和获取结论过程的自我意识;第三阶段:咨询师要综合地分析来访者所叙述的内容,并对其进行评述和评定			
主要 仪器设备	心理咨询台			
实验对象	应用心理学专业学生			

实验课程名称——叙事治疗技术的应用

一、实验介绍

叙事研究指的是任何运用或者分析叙事资料的研究,这些资料可以作为故事形式而收集或者以另外一种不同的形式而收集,它可以是研究的目的或者是研究其他问题的手段。叙事研究也称"故事研究",是一种研究人类体验世界的方式,以生活故事为素材,通过诠释一些生活故事而分析其意义。

二、实验目的

叙事研究着手从来访者的故事开始,以对故事进行诠释为其主要任务,重在对叙事材料及意义进行研究,从而探索和理解来访者的内在世界。在叙事研究的可能性、内容和形式等维度讲叙事研究分为四种策略模式:整体—内容、整体—形式、类别—内容、类别—形式。

三、实验仪器

模拟心理咨询台、单向玻璃观察窗、音像录制设备。

四、实验过程

以下是咨询师与求助者之间的诺商会话片段。

咨询师:请谈谈你人生的一个阶段吧,比如你的家庭、父母等。

来访者(以下称萨拉):好的,唔……我给你一个大体背景,我的父亲来自伊朗,母亲来自土耳其,我们家庭里有4个孩子,我是第一个,妹妹比我小两岁,还有……啊,我的弟弟,(比我小)7岁,后来,我已经上了中学,爸妈都老了,我的小妹妹又出生了,现在已经26岁了,一段非常普通的童年生活,家庭……

咨询师:你们住在哪里?

萨拉:我们住在C(一个城市的名字)的BG(一个社区的名字),一直到4岁,我们都是住在家里,和妈妈一起,被妈妈宠着,然后,去幼儿园,待了两年,其实是那种托儿所……爸爸一直在非常辛苦地工作。

咨询师:他做什么工作的?

萨拉:那个时候他是个普通的警察。

……

咨询师:那么,你一直待在同一所学校,你们没有……

萨拉:我留在……这个阶段我一直待在这所学校里。

咨询师:还有关于这个阶段的最后一个问题,我们要进入下一个阶段了。

萨拉:好吧,最后一个。

咨询师:周围的人你都记得谁? 对你有意义的角色,从出生到6岁,在你所说的第一个人生阶段里?

萨拉:这个嘛,我不知道他们是仅属于这一个阶段,还是也属于下一个——我深深爱着的人是我的外祖母和外祖父。

咨询师:他们和你家住得近么?

萨拉:不近。我们住得不近,他们住在MD(另一个地区),但是我们的关系非常亲近,而且我记得我们经常都去那儿,去得非常勤,只是乘坐公共汽车让人感觉不太好,但是仍然非常快乐——我们那个时候并没有被宠坏。确实非常快乐,他们也经常来看我们,从第一个阶段直到后来我都上小学了,一直都是这样,我们的关系非常亲。

……

五、讨论与分析

1. 从整体内容视角分析萨拉

萨拉的生活故事很容易让人产生一个整体印象,因为它有一种强烈的连续感,从其儿童时代到成年时期。她的生活故事显示了四个主题,分别在不同阶段都有重复出现。

首先是归属和分离,萨拉在开始描述自己的时候,谈到了父母、兄弟姐妹和她在家庭中的地位,"我的父亲来自伊朗……我的弟弟比我小 7 岁"等,她是在告诉咨询师,她是家庭中的一员,她有很强的隶属于她的社会单元的感觉。

在归属和分离的主题中,一个异常的地方是萨拉为她自己和她的家庭成员被划分为"下层人士"而抗议,与此相关的是,萨拉意识到被特殊对待并不总是悦人心意的。在整部中学生活故事中,萨拉表现出对一个较低水平学生那种正反感情并存的心态,这当然和她被"选择"的感觉相矛盾或者可以被解释为由于错误的原因而被选择。

其次,是靠近、远离和迁移经历。萨拉的故事几乎可以被看成是一个关于引力作用的故事,30 岁的时候,父母的家还为她的行动充当一块磁石,直到后来拥有了自己的家庭。

再次,是教学的意义或者是教学就是关爱。萨拉生活的故事很大一部分是她学生时代的记忆和成为一名教师后的各种经历。在追溯自己的学生经历中,萨拉这样回想:"我不认为我是一个杰出的学生,我不卓越,但我喜欢学习和劳动。"她在自己作为一个学生和老教师的经历和自我认同方面着了很多笔墨,并且对这两个角色的描述都紧紧围绕着接受和给予人关爱而展开,有点把家庭关系延伸和泛化到职业领域的意味。

最后,男人和保持单身的威胁。萨拉的生活故事围绕着女人和孩子展开,男人在其中扮演了一种很微不足道的角色,她给予父亲的笔墨少于母亲,她唯一的弟弟根本就没有提到。

2. 从整体形式分析萨拉

从内容的角度来看,萨拉的生活故事是典型的"女性"故事,有一个主导性"关系"轴。她的人生目标首先是从家庭和孩子出发勾勒出来的,其专业进步很明显是跟在家庭利害关系之后的。

这里应该指出,萨拉的生活故事相对于其他大多数女性的生活故事而言更富结构化,她的生活一直是稳定上升的,直到她进入中学才有了变化,这被她视为"一种跳跃"。直到结婚前萨拉的人生变化都是很少的,在没有新阶段开始时,曲线都是慢慢地上升,只有在她开始感到社交孤独时才会下降。结婚和养育儿女导致了曲线的急剧上升,随后达到了其人生发展的稳定高原区。总体看来,萨拉的叙事是一部不断适应现状的女性生活故事。那些看起来本会打破平衡的事件都被大步跨越,她在把一切奉献给家庭的脉络下,建构了自己的生活故事,对萨拉来说母性身份认同是其生活故事的一个核心,她把它作为人生道路上的主要目标和进步标志,围绕着这两个方面来叙述自己的故事。

3. 从类别内容角度分析萨拉

生活故事的叙述资料将被分析处理,也即把文本分为几个相对小的内容单元,然后对着写内容单元做描述或统计式处理。

很容易看到的是,萨拉的生活故事里,可以将她的经历分别从中学、成年、婚后、成为母亲等阶段,每一个阶段都可以从萨拉的叙事中分出类别进而进行分析,可以将萨拉的话分别列表进行分析。

4. 从类别—形式角度分析萨拉

通过生活故事分析来研究认知技能预示了这样一个假设,展示生活故事的方式反映了思考过程。

比如,当萨拉描述自己作为家里的长女而备受宠爱甚至是溺爱的时候,就有了下面的对话:

咨询师:那么如果要你刻画一下第一个年龄段的自己,你会把自己描述为这么一个孩子,一个惹人喜欢的孩子吗?

萨拉:我想是这样的,是的,在每个年龄阶段,的确是每一个。

咨询师:是啊。

萨拉:在西班牙语里我们说 Bechorika——一个备受喜爱的长女。

……

在这个例子中,访谈对象提供了具体的例子,但是访谈者补充了更抽象的词语。尽管这些介入并不总是会产生各层次水平之间的转化,它们也可以让访谈对象感觉到,此时访谈者所期望的是什么,这就影响了访谈的前行路径。用叙事的语言学特征识别和评定其情感内容。

叙事研究不一定比统计或者实验的研究更好,然而,每一种方法都可能是比其他方法更适合某些研究目的,仅此而已,我们可以用各种不同的方式进行阅读和诠释。

❓ 思考题

1. 你如何理解苛勒"现象的经验是整体,是单元,不是感觉元素"?
2. 用案例说明叙事治疗的六个技巧:外化对话、重写对话、重组会员对话、定义式仪式、突显特殊意义事件的对话、鹰架对话及如何在临床工作中应用这些技巧。

📚 参考资料

1. 汪新建,王丽. 以心理治疗反思社会文化[J]. 南京师大学报(社会科学版),2007(03):98－102.

2. 王令. 试述人本主义治疗法[J]. 社会心理科学,2004,19(1):75－78.

3. 罗洛·梅. 人的自我寻求[M]. 郭本禹,方红,译. 北京:中国人民大学出版社,2008.

4. 蔡仲淮. 完形疗法入门[M]. 北京:北京师范大学出版社,2012.

5. Edwirl C. Nevis. 完形治疗:观点与应用[M]. 成都:四川大学出版社,2007.

6. 周志英. 叙事疗法对抑郁症的康复作用[J]. 中国实用神经疾病杂志,2011(23):46－47.

7. 施铁如. 后现代思潮与叙事心理学[J]. 南京师大学报(社会科学版),2003(02):88－94.

8. 刘斌志. 论"叙事疗法"在地震灾后心理重建中的运用[J]. 苏州科技学院学报(社会科学版),2009(02):125－130.

9. A. Lieblich,R. Tuval-Mashiach, T. Zilber. 叙事研究:阅读、分析和诠释[M]. 王红艳,译. 重庆:重庆大学出版社,2008.

第八章

心理咨询与治疗技术之五
——森田疗法

****

本章内容提要

　　森田疗法是治疗强迫症比较好的方法,"顺其自然,为所当为"是森田疗法的精髓所在,本部分重点讲述森田理论,在正确掌握理论的同时,正确地理解"顺其自然"这四个字则是治疗是否有效的前提条件。

本章教学目的

　　通过实验学生能够了解和掌握森田疗法的"接纳症状"、"为所当为"、"多想少做与少想多做"对症状另一个角度的关注——接纳等深入理解。

****

第一节　森田疗法的特点与发展

森田疗法。由日本学者森田正马创立。主张"顺应自然",即指导来访者接受自己的症状而不企图排斥它,带着症状生活,像正常人一样。这样症状就会慢慢淡化而消失。还主张"为所当为",即控制那些可以控制之事,例如人的行为。森田疗法是由日本学者森田正马于1920年前后创立的一种针对神经症(森田称之为神经质)的疗法。

一、森田疗法的主要特点

森田疗法不问患者的过去,而是重视现实生活,通过现实生活去换得体验性的认识是治疗的关键所在。

二、森田理论的发展

（一）高良理论

高良武久是森田的高徒,是现代森田学派的代表人物,他对现代森田疗法的发展起到了重大作用。

首先,他用"适应不安"取代了森田的疑病学说,用神经质症代替了神经质;其次,提出了"主观虚构性"和"伪装外表的防御单纯化"的概念。

1. 主观虚构性:神经质症患者往往不能冷静、客观地对待与自己有关的事情,特别对于症状,患者被劣等感所支配,再加上不安的情绪,往往作出明显失误的判断。而患者都极力夸大与自己不利的事情。这种现象称之为神经质症患者的"主观虚构性"。

2. 防御单纯化:不安心理是正常人常有的,可神经质症患者却难以承受,拼命地把那些所谓的不适全部当敌人来斗争。如果把一种心理现象当作对自己生存最有害的,并想把它排除掉,这种心理机制称为"防御单纯化"。

（二）大原理论

大原健士郎对森田理论也作出了较大的贡献,大原是高良武久的弟子。

1. 首先把森田的词语采用通俗易懂的用语加以解释,形成森田理论。将森田的"神经质",高良的"神经质症"称为森田神经质。

2. 论述了"疑病性与生的欲望、死的恐怖的关系"。森田认为,疑病性基础是人类先天性的人格核心,是精神能量的源泉,能量大时,显示出人格的倾向,形成的"生的欲望",是健康人的状态。如果受到挫折,情绪急躁,注意越固定于自己的身心变化,"死的恐怖"。此时,注意不再指向外界,生活状态变得非建设性。森田说的"生的欲望"和"死的恐怖"是同性质的精神能量,但方向不同。

3. 有关"生的欲望"是种种愿望的复合体。如果给人生的价值定义的话,大概是"自我实现的喜悦",从工作和学习、做学问、搞艺术、搞体育,对社会做奉献等方面获得,而不是从懒惰的生活或天天的轻松中得到。

(三)田代理论

田代信维从精神生理学的角度来探讨森田的理论。

1. 把森田各治疗期与人类的社会自我发育相比较，森田疗法是促进自我成长的一个过程。认为森田疗法治疗2—3个月的短期间再现了发育过程，接受了面临的各种现实问题。

2. 田代还引用了 Maslow A. H. 的欲望阶段来说明森田疗法使神经质症烦恼变化的经过，并进行了精神生理学的研究。田代等设想的精神结构的模式图，是在脑神经解剖和脑神经生理学的最新见解的基础上又加上认知心理学的知识、设想的精神模式图，很好地显示出神经症的心理烦恼。神经症患者，由于从认知的评价到意志的过程被心理冲突所中断，加重了不安，促使欲望变成了对死的恐怖，对意志的作用使之注意指向情绪影响的行为和症状，由于精神交互作用，使之被症状所束缚。由于自我中心，不得不逃避现实问题。森田疗法影响精神功能的多方面使之形成良好的认知、认识的评价，意志情报。精神活动不再陷于恶性循环。

三、森田疗法的基本概念与理论

(一)神经质与神经质症

森田把森田疗法的治疗对象称作神经质。他认为每一个正常人都有一种担心患病的精神倾向，这种倾向在其程度过强的时候，就开始形成一种异常的精神倾向（疑病素质），并渐渐呈现出复杂、顽固的神经质症状。因此，他把容易陷入疑病倾向的素质基础上产生的一些症状，作为神经症的一个类型，用时还采用了"神经质"这个用来描述性格倾向的术语。

神经质症是由高良武久提出来的。他认为，神经质症是神经症中的一部分，只有神经质症才是森田疗法的真正适应症。

(二)神经质症的特征

1. 患者具有克服病态恢复正常的强烈愿望。

2. 患者对自己的病态有批评能力。

3. 正常人能充分理解本症的发生机制，没有难于理解的心理变化。

4. 本症在疑病素质的基础上，由某种体验诱发，通过精神交互作用、自我暗示、精神拮抗、思想矛盾等使之发展，形成心因性疾病。

5. 症状带有主观的虚构性。

6. 患者可能有非社会性的一面（社会适应性差），但没有明显的反社会性。

7. 患者没有实质性的智能障碍或情感迟钝。精神自我冲突是患者的意志力和精神症状之间的冲突，表现为患者感到不能控制他自认为应该加以控制的心理活动和行为。临床上以有无精神自我冲突状态作为判断是否是神经质症的重要依据。

(三)森田神经质的发生机制

森田对神经质病理的主要理论是疑病素质学说和精神交互作用学说，他认为，发病 = 素质×机遇×病因。素质指疑病素质，机遇也称诱因，是指某种状况下使之产生病态体验的事情，病因指精神交互作用，而发病的最主要条件是疑病素质。

1. 疑病素质

人们健康的精神生活是靠这种内向性和外向性的协调活动而形成的，如果人的精神活动出现大的偏向，就会逐步形成一种明显的精神倾向性。具有疑病素质的人精神活动内向，内省力强，过分追求完美，对自己身心活动状态及异常很敏感，被自我内省所束缚，总担心自己的身心健康。神经质患者的性格并非是一种单纯的内向性，在其内向性的另一方面，还具有强烈的自我发展欲望(完善欲)、进取心、硬不服输的反抗心理。

2. 生的欲望

高良武久用"适应不安"来解释人们的不安心理。适应不安是指人在自然界中活动，人在人类社会中生存，必然会存在某种不安的心理，即为能否在不断变化的环境中生存下去，自身的身心状况能否适应外界环境这样的问题而烦恼。这种不安的心理在人的一生中经常会出现，称之为"适应不安"。适应不安的程度随着个人的素质、年龄、现在所处的环境等条件的不同而变化。

此外，高良武久还指出，恐惧、不安、担心、痛苦等心理虽然令人不快，但却是我们人类生存所必不可少的保护机制，是为适应环境发出的警戒信号。

3. 精神交互作用

精神交互作用是指因某种感觉偶尔引起对它的注意集中和指向，那么这种感觉就会变得敏锐起来，而这一敏锐的感觉又会更加吸引注意进一步固着于这种感觉，感觉与注意交互作用，彼此促进，致使该感觉越发强大起来的这一过程。

4. 思想矛盾和精神拮抗

思想矛盾即心理冲突，是指思想愿望和实际情况不同，因而发生了矛盾。森田认为，主观与客观、情感与理智、理解与体验之间，常常有不一致甚至矛盾的现象。不了解这种差异，根据个人主观想象来构筑事实或企图安排事实，希望客观事物按照自身的主观愿望产生某种变化，就会出现思想矛盾。

精神拮抗：森田认为人的精神活动，有一种对应和调节的现象，这种现象类似人体中作用相反、彼此制约、相互调节的拮抗肌的作用，因此被称为精神拮抗作用。

综上所述，森田神经质的形成机理就是由于疑病素质的存在，在偶然事件的诱因影响下，通过精神交互作用而形成神经质症状。

第二节　森田疗法的治疗原则与方法

一、森田疗法的治疗原则

(一)"顺应自然"的治疗原理及含义

顺应自然是指患者要老老实实地接受症状及与之相伴随的苦恼，真正认识到对它抵制、反抗或回避、压制都是徒劳的，不要把症状当作自己心身的异物，对其不加排斥和抵抗，带着症状学习和工作。顺应自然并非单纯地忍耐，在症状存在的同时，做日常生活中应做的事，进行建设性的行动，随着良好的实践自然而然的使被动的一面得以改变。

1.认识情感活动的规律,接受不安等令人厌恶的情感

要改变这种状况,就须使患者认识情感活动的规律,接受自己的情感,尤其是那些紧张、焦虑、抑郁等消极情感,不去压抑和排斥它,让其自生自灭。要让患者意识到,积极的情感是要通过亲身体验,并经过反复体验才能培养起来的。

2.认识精神活动规律,接受自身可能出现的各种想法和观念

要改变这一点,就应接受人非圣贤这一事实,接受我们每个人都可能存在邪念、嫉妒、狭隘之心的事实。认识到不好的想法在头脑中闪现,是精神活动中必然会出现的事情,是一个人靠理智和意志不能改变和决定的。但是否去做不好的事情,却是一个人完全可以决定的,因此不必去对抗自己的想法,而须注意自己所采取的行动。

3.认清症状形成和发展的规律,接受症状

神经质症患者原本无任何心身异常,只是因为他存在疑病素质,对某种原本正常的感觉看成是异常的,想排除和控制这种感觉,使注意固着在这种感觉上,造成注意和感觉相互加强的作用,即形成精神交互作用。这是一种继发性恶性循环,是形成症状并使之继续的主要原因。认清这一点,对自己的症状采取接受态度,一方面不会强化对症状的主观感觉。另一方面因为不再排斥这种感觉而逐渐使自己的注意不再固着在症状之上。以这样的方式打破精神交互作用而使症状得以减轻以至消除。

4.认清主观与客观之间的关系,接受事物的客观规律

神经质症患者产生精神冲突和苦恼的根源在于人的思想矛盾,产生这种思想矛盾的根本原因是在于不理解人性的实质。即对不安、恐惧、身体不适等一些令人不快的感觉,没有认识到它们是人人都会发生的一种自然现象,而总想避免或消除之。

总而言之,顺应自然,就应注意不以自己的主观想法去套客观事物,认清任何客观事物都有自身的活动规律,包括每个人的感觉、情感、精神活动以及神经质症状的形成与改变都有一定之规,这是不以人的主观意志为转移的。只有使主观思想符合客观事物的规律,才能跳出思想矛盾的怪圈。

（二）"为所当为"的治疗原理

顺应自然的态度并不是说对自己的一切活动都放任自流,无所作为,而是要患者一方面对自己的症状和不良情绪听之任之。另一方面要靠自己本来固有的上进心,努力去做应该做的事情。确切地说,为所当为应该是顺应自然的治疗原则的一部分。

1.忍受痛苦,为所当为

"忍受痛苦,为所当为"即一方面要对症状采取顺应自然的态度;另一方面要随着本来有的生的欲望去做应该做的事情。在具体的治疗中则以对患者行动的指导帮助患者重建生活作为治疗的目的。

实践的行动可以产生如下作用:会把一直指向内心的精神能量引向外部世界,防止对自己的过分洞察;行动时由于把原来集中于自身的精神能量投向了外部世界,注意不再固着在症状上,这有助于打破精神交互作用,使之从症状的束缚中解放出来,而症状也会在不知不觉间被淡化至完全消失;行动后必定有所收获,行动给患者带来了自信与成功的喜悦,同时让患者认识到一个人不必等到症状消除后才能行动;通过生活方式的训练,逐步陶冶患者的性格。

2. 面对现实,陶冶性格

要摆脱痛苦,首先就得正视现实,接受现实的挑战,通过实际行动体会生活的意义,在实际行动中体会成功的自信。面对现实,为所当为,势必将患者的精神能量引向外部世界。这是因为要做事情,就要将注意由主观世界移向外部,就要注意所做的事情,这就减少了指向自己心身内部的精神能量。而与外部世界的实际接触又可有助于患者认识自身症状的主观虚构性。这一过程实际上是使内向型性格产生某种改变的过程。

"顺应自然,为所当为"的治疗原则,还反映了森田治疗对意志、情感、行动和性格之间的关系的看法,即意志不能改变人的情感,但意志可以改变人的行为,而行为的改变可以培养一个人的情感,并陶冶一个人的性格。

二、森田疗法的治疗方法

(一)门诊森田治疗

治疗要点:

1. 指明症状的本质。应给患者以明确的信息,其症状表现是功能性的障碍,而并非器质性疾病,也非精神病,以减轻患者的顾虑心理。

2. 认识不安是欲望的一种体现。

3. 认识恶性循环。

4. 体验顺应自然。

5. 日记指导。

(二)住院治疗(详见后面的关于森田的实验过程)

三、本节实验

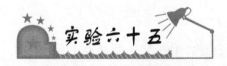

实验名称:森田疗法

实验内容:森田疗法的两种形式:门诊与住院。本实验在短时间内着重森田日记的批注。了解森田的几个阶段,案例研讨、分析、模拟。

目的要求:通过本实验,学生能够了解森田疗法的"顺应自然,为所当为"、"带着症状去工作"的精髓以及作为心理治疗师,首要的批改"森田战士"日记的功夫。批改日记在表面,理论内涵及对理论的悟性体现在日记批改语言点评上。

仪器设备:模拟咨询台、单向玻璃观察窗、音像设备、屏风。

具体操作:

强迫思维的矫治:高二男生,自升入高中以来,上课的时候经常溜号,想控制自己控制不住,为此,学习成绩下降……约有4—7天,要把病患完全隔离,禁止谈话、读书、抽烟及其他一切分神的事情,除用餐、排泄之外,终日躺在床上。其目的是:将卧床中精神状态作为辅助诊断;通过静休,心身疲劳得到调整,从根本上解除患者的精神烦闷,使其体验解脱烦闷的心境,其间也是采取隔离治疗,睡眠时间为7—8小时。白天在户外做轻微的作业,晚上则在作业室做夜晚工作。

主要目标:让患者能面对生理上不愉快的感觉或强迫观念,使其无聊而促进自动自发的活动欲望。从体验中去打破心理的预期焦虑。

根据患者的身体状态给予适当的作业,如锯木、劈柴、挖洞等轻微的劳动。

目的:培养对于作业的耐性,建立其自信,累积其从工作中获得的工作经验,培养气氛。训练其打破兴趣,执着,去除一切拘束,顺应外界的变化,准备恢复实际生活。

森田疗法在于帮助患者成长为不用自己的意志勉强去否定各种自然产生的情感或观念。森田强调患者在这段环境里,对于周围不必去挂虑,把是非善恶的理想主义的标准置于脑后,成为自由自在的自己,才能体会到纯粹的心。

1. 不问过去,注重现在;

2. 不问症状,重视行动;

3. 生活中指导,生活中改变;

4. 陶冶性格,扬长避短;

5. 身教重于言教。

求助者接受住院森田治疗时咨询师注意事项:

1. 对于求助者提出的问题给予回答;

2. 善于捕捉求助者的问题给予分析、指导,对求助者进步给予鼓励;

3. 当求助者对此疗法怀疑、动摇时给予劝慰、支持;

4. 日记指导求助者的认知及行为,对情绪或痛苦不予理睬;

5. 通过指导了解求助者的变化;

6. 语言以简短为好。

综合性、设计性实验项目

实验室名称:综合心理学实验室

课程名称	心理咨询与治疗学		实验项目名称	心理咨询项目演练——森田疗法	
实验项目性质	综合性[√] 设计性[√]	实验学时	3学时	实验室名称	行为观察与分析分室
实验主要内容	森田疗法的两个主要治疗原则是"顺其自然,为所当为","顺其自然"要求求助者对症状首先要承认现实,不必强求改变,要顺其自然,认识情感活动的规律,接受情感,不去压抑和排斥它,让其自生自灭,并通过自己的不断努力,培养积极健康的情感体验。"为所当为"是指在顺应自然的态度指导下的行动,是对顺应自然治疗原则的充实。在顺应自然的态度指导下的"为所当为",有助于陶冶神经质性格。森田疗法是融合了东西方文化中的医学和哲学思想与技术的一种心理治疗方法。主要用于治疗有神经质(神经质症)特征的心理障碍				

续表

课程名称	心理咨询与治疗学	实验项目名称	心理咨询项目演练——森田疗法
阐述综合性或设计性的理由	森田疗法(Moritatherapy)由日本慈惠医科大学森田正马老师创立,是一种顺其自然、为所当为的心理治疗方法。在治疗神经症上有重要作用。学生通过该技术演练,可以掌握森田疗法的一般步骤,培养学生各方面的发展,增长学生咨询与治疗的知识与经验		
主要仪器设备	心理咨询台		
实验对象	应用心理学专业学生		

森田疗法

一、实验介绍

1. 核心理论

森田疗法的核心理论是精神交互作用说。森田认为,"所谓精神交互作用,是指对某种感觉如果注意力集中,则会使该感觉处于一种过敏状态,这种感觉的敏锐性又会使注意力越发集中,并使注意固定在这种感觉上,这种感觉和注意相结合的交互作用,就越发增大其感觉。这一系列的精神过程,称为精神交互作用"。该作用是神经症形成的原因。

2. 治疗特点

该疗法具有两个鲜明的特点,其一是充分强调人类本身所具备的自然治愈能力,认为所有的心理上的不适都是一种自我感受而不是病,只要"保持原状,听其自然",不为"症状"所扰,各种"异常感受"就会自消自灭。其二是针对由"神经质"发展起来的神经症,该疗法认为疾病发生发展的根本原因在于"精神交互作用",对神经症治疗的关键,就是破坏或阻断精神交互作用,以达到治疗目的。

3. 治疗意义

森田疗法提倡面对现实,积极生活,这是基于人的本性的心理疗法,它对人们重新认识人之本性,自觉寻找自己该走的路,具有不可小视的意义。在治疗对象上,该疗法开拓了新的领域,如配合适当药物治疗酒精依赖症、边缘性人格障碍、精神分裂症等,都取得了一定的疗效。在治疗形式上,该疗法也在向不同方向发展和改进,如门诊森田疗法、森田小组疗法－生活意义疗法等。正如日本森田疗法学会理事长大原健士郎老师所评价的:森田疗法只是森田在世那个时代的称谓,今后可以改称新森田疗法。森田疗法的本质是通过亲身体验来理解。森田先生常说"日新又一新",其含义是指一种为自我实现所必须的、不断的创造性。所以,该疗法也可改名为"创造性的体验疗法"。森田疗法有三种方式:住院森田疗法、门诊森田疗法和生活发现会,我们主要介绍住院森田疗法。

二、实验目的

让学生了解森田疗法治疗的一般流程,学会用森田疗法来解决求助者的问题,同时也可以用森田疗法来提高自身心理健康水平。

三、实验仪器

心理咨询台、森田日记本。

四、实验过程

1. 住院森田疗法

住院治疗是森田疗法的主要形式,一般适用于症状较重,正常生活、工作受到较明显影响的求助者。医院为求助者提供了一个新的环境,杜绝其与外界的联系,使其专心致志地接受治疗。大致需要40天,分为5个阶段:

①治疗准备期

在治疗神经症求助者时,首先告之森田疗法的原理与要求,让求助者认清神经症到底是一种什么样的疾病,其症状是怎样发生的,神经症者的性格特征。搞清神经症的本质对治疗有极重要的作用。有些求助者弄清了症状的本质就很快治愈了。

②绝对卧床期:需要4—7天

绝对卧床的目的是:消除心身疲劳;锻炼对焦虑、烦恼等症状的容忍和接受;激发生的欲望。绝对卧床期,求助者进入一个封闭的单人病室,除进食、洗漱、排便之外,要安静地躺着,禁止会客、读书、谈话、抽烟等活动,并由护士监护。主管医生每天查房一次,不过问症状,只要求求助者忍受并坚持。求助者在绝对卧床期间经历了从安静到无聊、烦躁不安、解脱、强烈地想起床干事的心理过程。

③轻作业期:3—7天

此阶段仍禁止交际、谈话、外出,卧床时间限制在7—8小时。白天到户外接触新鲜空气和阳光,晚上写日记。晨起及入睡前朗读故事等读物。求助者从无聊到自发地想活动、作业。逐渐减少对其工作的限制,允许劳作。此时,求助者从无聊中解放出来,症状消失,体验到劳作的愉快,并越来越渴望参加较重的劳动。与此同时,治疗师指导并批改求助者的日记。

④重作业期:3—7天

求助者转入开放病房,参加森田小组活动。每天打扫卫生、浇花、进行手工操作、参加文体活动。每天晚上记日记并交医生批阅。治疗师不过问求助者的症状和情绪,只让求助者努力工作、读书。此阶段求助者通过行动,体验带着症状参与现实生活的可能性和成功感,学会接受症状,并逐渐养成有目的地行动的习惯。

⑤生活准备期:7—10天

此阶段对求助者进行适应外界变化的训练,为回到实际生活做准备。咨询师每周与求助者谈话1—2次,并继续批阅日记,给予评语。允许求助者离开医院进行复杂的实际生活练习,为出院做准备。

2. 门诊森田疗法

门诊森田疗法的治疗特点有以下3个:

①进行详细的体格检查,以排除严重躯体疾病的可能,消除求助者的顾虑;

②指导求助者接受症状,而不要试图排斥它;

③嘱咐求助者不向亲友谈症状,也嘱咐亲友们不听、不答复他们的病诉。

3. 生活发现会

生活发现会的主要活动有三项:

①发行会刊《生活发现》;

②定期举办集体讨论会;

③组织基础学习会。

生活发现会每周一次,每次两个小时,连续三个月;或者采取集中连续学习五天的方式,参加者同吃同住同学习。生活发现会的参与者要共同学习,交流体会以及如何写日记等。学习的内容如下:神经症是怎样形成的;神经症的性格特征;欲望与不安;情感的法则及情感与行动的活动规律;正确理解"顺应自然"的治疗法则;积极的生活态度——行动的原则;神经症的治愈。

④协作治疗手段:抗焦虑药、绘画疗法、音乐疗法、娱乐疗法和体育疗法等。

案例一:

1. 基础资料

来访者,男,小刚(化名),28岁,有8年反复关门跟关水龙头的行为,总觉得门没关好,水龙头在滴水,在精神紧张或人际关系欠融洽时症状加重,在排除器质性疾病后医师给予住院森田疗法意见。

2. 咨询过程

①治疗准备期:医师向当事人阐述治疗的基本过程,劝说其接受治疗。

②绝对卧床期:7 天,封闭式生活,除了就餐、洗漱和如厕外不得下床,不能进行阅读、会客、通话、娱乐等活动。当事人第一天适应,第二天开始烦恼,出现强迫行为,第三、四天加剧,第五天后又适应。

③轻作业期:5 天,在封闭式院内,让当事人进行打扫、绘画等轻微活动;每天保证 8 小时卧床;晚上写日记,记录直观体验,避免出现复杂心理。当事人的强迫行为和思维明显减少。

④重作业期:5 天,让当事人参与较重的体力活动,并阅读森田疗法专著,写日记,只记录工作体验,不谈病情。当事人工作体验愉快,与人交往意愿渐强,但仍有少量强迫思维的记录。

⑤生活锻炼期:10 天,回单位工作,晚上回治疗室继续治疗,阅读森田疗法专著,写短篇读后感。当事人强迫思维进一步减少。

⑥效果检验期:Yale - Brown 强迫症量表(Y - BOCS)评分为 10 分,当事人主观体验好转,强迫思维和行为明显减少,治疗有效。

结论:此案例当事人症状较轻,以强迫行为为主,伴一定程度的强迫思维。经过森田疗法治疗,近期效果明显。

案例二:

☞ 1. 基础情况

来访者:男,小杨(化名),某单位中层管理人员。上高中时有一次在课堂发言时出现了紧张、脸红、心动过速，怕同学看出来瞧不起自己，所以此后他做事尽量低调。他认为，一个优秀的人应该具有演讲家的风格，在与人交往时应该从容大方、谈吐风趣、情绪平静，而不应该感到紧张，更不应该表现出脸红、面部肌肉颤抖等没有出息的行为。从那以后他就开始在与人交往方面出现问题，不敢交朋友，有陌生人的场合不敢说话，尤其在公众场合讲话出现心悸，伴脸红、脸部肌肉抖动、手发抖等情形，如果是他认为重要的场合就更严重，而期待性焦虑的痛苦会使他在事情发生很多天以前就开始紧张。参加工作后，工作的性质要求他经常与人接触，这更加使他难以适应，压力很大，在特定的场合来临很多天前就开始焦虑，想控制自己的情绪，但难以改变。之后，他进行了很多努力，但都没有什么效果，所以主动前来求医。

☞　2. 咨询与治疗过程

刚进咨询室时，他的怀疑心重，一方面怀疑自己不能被完全治好，另一方面又希望有什么办法可以立刻解决问题。

在初次交流之后，心理专家觉得他的个性和发病符合森田神经症的形成机制，他具有疑病素质（因为幼年时看到邻居得心脏病而死，此后就开始担心自己万一得了心脏病怎么办），性格内向、内省力强、完善欲望高，偶然的一次挫折导致病态，在精神交互作用下，愈来愈烈，治疗的关键在于"精神交互作用"这一环节，只有切断这一交互循环过程，让当事人接受症状，以顺其自然的心态与人相处，根据心理专家的经验，是完全可以自愈的。

因此，决定用森田疗法进行治疗，并约定开始每周 1—2 次，两周后每周 1 次，一共 3 个月，每次 1—2 小时，其余时间要求恢复工作，正常上班。在治疗中贯彻以下原则：要求求助者"顺应自然，为所当为"，减少疑病性基调，打破精神交互作用，发挥生的欲望作用，适应社会，适应环境，恢复社会功能。

①要让求助者理解症状的实质，不要为此担心、焦虑，也不必急于克服，要以正常工作为目的地去活动，要让求助者明白，情绪及症状用意志的力量，无论如何是不能控制的，用药物是治标不治本的，应逐步减少药物的用量直到完全停用，唯有"听其自然"，以自己的力量像健康人一样生活才是重要的。

②给予环境适应心理辅导和个性调整支持。根据求助者的实际情况，建议制定近期个人的工作目标和工作的重点与原则，鼓励其多参加集体活动，使生活外向化，逐渐形成顺应个性、顺应现实的态度，从自我中心的防卫状态中解脱出来，改变困于求助者自身的精神力量的方向使之朝向外界，使求助者摆脱精神内部冲突。

☞　3. 分析与讨论

治疗结束后，求助者的焦虑症状明显减轻，工作有了很大的进步，生活质量也有了很大程度的改善。

五、分析与讨论

与受试者讨论治疗过程中的心理变化，以及治疗后心理发生的改变，交流治疗过程中的收获与成长，了解受试者在治疗期间哪些阶段是最难过的，受试者又是通过什么方式克服的，这对于以后指导其他求助者有重要意义。

(一)基础理论

钱铭怡对"顺应自然"的含义从四个方面进行了阐述。

①认识情感活动的规律,接受不安等令人厌恶的情感。要改变这种状况,就要使患者认识情感活动的规律,接受自己的情感,尤其是那些紧张、焦虑、抑郁等消极情感,不去压抑和排斥它,让其自生自灭。

②认识精神活动规律,接受自身可能出现的各种想法和观念。要改变这一点,就应接受"人非圣贤"这一事实,接受我们每个人都可能存在邪念、嫉妒、狭隘之心的事实。认识到不好的想法在头脑中闪现,是精神活动必然会出现的事情,是一个人靠理智与意志不能改变和决定的。但是否去做不好的事情,却是一个人完全可以决定的。因此不必去对抗自己的想法只需注意自己所采取的行动。

③认清症状形成和发展的规律,接受症状。神经症患者原本心身无任何异常,只是因为他存在疑病素质,把某种原本正常的感觉看成是异常的,想排斥和控制这种感觉,使注意固着在这种感觉上,造成注意和感觉相互加强,即形成精神交互作用。这是一种继发性恶性循环,是形成症状并使之继续的主要原因。认清这一点,对自己的症状采取接受的态度,一方面不会强化症状的主观感觉,另一方面因为不再排斥这种感觉而逐渐使自己的注意不再固着在症状之上。以这样的方式打破精神交互作用而使症状得以减轻以至消除。

④认清主观与客观之间的关系,接受事物的客观规律。按照森田理论的观点,神经症患者产生精神冲突和苦恼的根源在于人的思想矛盾,产生这种思想矛盾的根本原因在于不理解人性的实质。即对于不安、恐惧、身体不适等一些令人不快的感觉,没有认识到它们是人人都会产生的一种自然现象,而总想避免或消除。人睡眠时间过长,会感觉头重,饮食过度,会感觉胃不舒适,惊恐会引起心律过速等,这是正常的,有其不可避免的因果关系,这些不顺心如意的事,除顺应自然以外,别无他法。总而言之,顺应自然,就应注意不以自己的主观想法去套客观事物,认清客观事物都有自身的活动规律,包括每个人的感觉、情感、精神活动以及神经症症状的形成与改变都有一定之规律,这些规律是不以人的主观意志为转移的。只有努力使主观思想符合客观事物的规律,才能跳出思想矛盾的怪圈。

(二)"为所当为"的治疗原理

顺应自然的态度并不是说对自己的一切活动都放任自流,无所作为,而是要让患者一方面对自己的症状和不良情绪听之任之,另一方面要靠自己本来固有的上进心,努力去做应该做的事情。确切地说,为所当为应该是顺应自然的治疗原则的一部分。

1. 忍受痛苦,为所当为。"忍受痛苦,为所当为"即一方面要对症状采取顺应自然的态度,另一方面要随着本来有的生的欲望去做应该做的事情。在具体的治疗中将帮助患者重建生活作为治疗的目的。实践的行动可以产生以下作用:

①会把一直指向内心的精神能量引向外部世界,防止对自己的过分洞察。

②行动时由于把原来集中于自身的精神能量投向了外部世界,注意不再固着在症状上,这有助于打破精神交互作用,使之从症状的束缚中解放出来,而症状也会在不知不觉间被淡化甚至完全消失。

③行动后必定有所收获,行动给患者带来了自信与成功的喜悦,同时让患者认识到一个人不必等到症状消除后才能行动。

④通过生活方式的训练,逐步陶冶患者的性格。

2.面对现实,陶冶性格。要摆脱痛苦,首先就得正视现实,接受现实的挑战,通过实际行动体会生活的意义,在实际行动中体会成功的喜悦,获取自信。面对现实,为所当为,势必将患者的精神能量引向外部世界,这是因为要做事情,就要将注意由主观世界移向外部,就要注意所做的事情,这就减少了指向自己心身内部的精神能量。而与外部世界实际接触又有助于患者认识自身症状的主观虚构性。这一过程实际上是使内向型性格产生某种改变的过程。"顺应自然"、"为所当为"的治疗原则,还反映了森田疗法对意志、情感、行动和性格之间的关系的看法,即意志不能改变人的情感,但意志可以改变人的行为,而行为的改变可以培养一个人的情感,并陶冶一个人的性格。

(三)森田疗法的治疗方法

1.门诊森田疗法治疗要点

①指明症状的本质;

②认识不安是欲望的一种体现,欲望越强,不安则愈重;

③认识恶性循环;

④体验顺应自然;

⑤日记指导。

2.住院治疗(详见前面关于住院森田疗法程序)

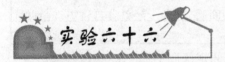

实验名称:森田疗法调适人际关系适应问题

实验内容:实验核心内容为森田疗法对人际关系的调适,针对目前的两种森田疗法:门诊与住院治疗,实验采用指导教师描述、学生体会、三人小组演练、教师现场指导的方式进行。重点把握"为所当为"、"顺应自然"、"带着症状去工作"的理论精髓。

目的要求:通过本实验,学生能够了解森田疗法的"顺应自然"、"为所当为"、"带着症状去工作"的理论精髓以及作为心理治疗师首要的批改"森田战士"日记的功夫。批改日记的理论内涵及对理论的悟性体现在日记批改语言点评上。

仪器设备:模拟咨询台、单向玻璃观察窗、音像设备、屏风。

具体操作:

综合性、设计性实验项目

实验室名称：综合心理学实验室

课程名称	心理咨询与治疗学		实验项目名称	心理咨询项目演练——人际关系问题
实验项目性质	综合性[√] 设计性[√]	实验学时	3 学时	实验室名称	行为观察与分析实验分室
实验主要内容	通过该项目的实验,学生能够综合所学的森田疗法的相关知识帮助来访者解决生活上的困扰。森田疗法是由日本学者森田正马创立的一种心理治疗方法,即主张指导来访者接受自己的症状而不企图排斥它,带着症状生活,像正常人一样。这样症状就会慢慢淡化而消失。通过控制那些可以控制之事,帮助来访者重新审视自己,调整认知状况。森田疗法不问来访者的过去,而是重视现实生活,通过现实生活换得体验性的认识,协助来访者以"顺应自然","为所当为"的原则处理自己的生活,建立正常的人际交往途径与模式			
阐述综合性或设计性的理由	通过本实验,学生能够了解森田疗法的"顺应自然"、"为所当为"、"带着症状去工作"的理论精髓,锻炼他们作为心理治疗师所必备的批改"森田战士"日记的功夫。森田疗法有三种方式:生活发现会、门诊森田疗法和住院森田疗法			
主要仪器设备	心理咨询台			
实验对象	应用心理学专业学生			

一、实验介绍

森田疗法是由日本学者森田正马于 1920 年创立的一种针对神经症(森田称之为神经质症)的疗法,主张"顺应自然",即指导来访者接受自己的症状而不企图排斥它,带着症状生活,像正常人一样。这样症状就会慢慢淡化而消失,还主张"为所当为",即控制那些可以控制之事,例如人的行为。

森田疗法的主要特点是:不问患者的过去,而是重视现实生活,通过现实生活换得体验性的认识是治疗的关键所在,它的治疗原则概括起来为:顺应自然、为所当为。

"顺应自然"的治疗原理。顺应自然是指患者要老老实实地接受症状及与之相伴随的苦恼,真正认识到对它抵制、反抗、回避或压制都是徒劳的,不要把症状当作自己心身的异物,对其排斥和抵抗,带着症状学习和工作。顺应自然并非单纯地忍耐,在症状存在的同时,做日常生活中应做的事,进行建设性的行动,随着良好的实践自然而然地使被动的一面得以改变。

二、实验目的

通过本实验,学生能够了解森田疗法的"顺应自然"、"为所当为"、"带着症状去工作"的理论精髓以及作为心理治疗师所应具备的批改"森田战士"日记的能力。培养咨询师对日记的语言点评能力。

三、实验仪器

模拟咨询台、单向玻璃观察窗、音像设备、屏风。

四、实验过程

来访者:李治(化名),高一男生。自述自升入高中以来,上课的时候经常溜号,想控制自己,但控制不住,因此学习成绩下降。

在家长的陪同下李治来到咨询室寻求帮助,在向李治说明森田疗法的各项要求之后,咨询师安排他进入特制的小屋中进行森田疗法的治疗。此后4—7天,李治处于完全隔离的状态,禁止谈话、读书、看电视或是与外界通话等,除用餐、排泄之外,李治终日躺在床上冥想反思。

在此期间,咨询师一直通过单向玻璃窗观察李治的精神状态。他能够较好地遵守卧床期的规定,这预示着其治疗效果较好,这是李治在治疗强迫症的道路上迈出的第一步。

通过绝对静卧期的观察,咨询师基本排除了李治患有精神分裂症、抑郁症、人格障碍等神经症的可能。而几天下来的安静修养也调整着李治疲倦的身心。咨询师要求李治每晚都必须写日记,将自己的感悟写出来。之所以这样做是希望李治烦闷的心境在体验中能够得到解脱,正如前文所言,若求助者能够明白"如果对烦闷任其自然,那么烦闷和痛苦就会通过情感的自然规律逐渐消失,从根本上解除自己的烦闷和苦恼",那么离治愈也就不远了。

以下是咨询师摘录的李治在绝对静卧期末期的一段日记:

"今天也是一如既往地什么也没有做,但是不知道为什么,我的不安有些减轻了。从前在课堂上的时候,总是不由自主地开小差,想到许许多多的问题,想到两年后就要高考了,隔壁班那个漂亮的姑娘有了男朋友,想到还欠楼下店老板好几百的游戏币没有还……可是光想又有什么用呢? 担心高考的话就好好听课,喜欢的姑娘有了男朋友就祝她幸福,欠着老板钱,就省一点儿平时的三餐费,或者多和姥姥撒几次娇也就是了,凡事都是如此,无论怎样的问题,都有解决之道。我不去想如何解决问题,只是一味地沉浸在问题里,反而更加焦虑,继而反复去想,又企图让自己不要想……这不是自寻烦恼吗? 我突然觉得从前的自己有些作茧自缚,如果想要什么,追求就好了,如果害怕什么,逃避就好了,如果不得已必须勇敢,那就遵从命运的安排,直面危机,是的,一切问题都有解决之道,只是时间和觉悟的问题。只要做好当下应该做的事情,未来就不会可怕……"

从李治的日记中,咨询师可以大约感受到他已经有了初步的"顺应自然"、"为所当为"的思考,其实许多青春期的孩子都有相似的迷惘,早先李治所表现出的强迫思维并不说明他心理异常。

在这段过程中,每当李治流露出"顺应自然"的意愿时,咨询师就适当给予鼓励和赞扬,以引导他继续深思下去。但是对于李治所抱怨的痛苦和低落的情绪,咨询师并不理会,而是要他自行领悟如何处理。

接下来的轻工作期所采取的方式依然是隔离治疗,睡眠时间为7—8小时。白天在户外做轻微的作业,晚上则在作业室做夜晚工作。根据李治的日记,咨询师能够发现,在面对低强度的工作时,起初李治有些沮丧,因为从前在课堂上困扰他的那些强迫思维又重新抬头。

但当这些想法涌进脑海时,李治尽量做到以第三方的角度去审视,便很快打破其中的恶循环,渐渐平静下来。

为了培养对于作业的耐性,建立其自信,累积李治从工作中获得的工作经验,咨询师安排李治从事简单的劈柴工作,偶尔也做泥罐,以培养平和的气氛。

"今天劈柴的时候,那种感觉又开始轻微地浮现在心头,我以为我会突然变得很焦虑和狂躁,但是令我惊讶的是我没有,我只是微微觉得有些可笑。觉察到那些想法的时候,就好像感觉自己心里有一个小孩子正在胡闹,我知道自己有要做的事情,不能被他影响。这样一来,也就渐渐平静下来了。"李治这样写道:"毕竟,我已经长大了,不再是那个处处担心的孩子,我应该能够做到与自己和平相处。"

在那之后,李治顺利完成了重工作期的任务,平稳度过了生活训练期,在这期间,咨询师训练其摆脱执着,去除一切拘束,顺应外界的变化,准备回归实际生活。治疗效果较好,经过近一个月的治疗,李治已平稳回到原先的校园生活。

五、讨论与分析

森田疗法在于帮助患者成长为不用自己的意志勉强去否定各种自然产生的情感或观念。森田强调患者在遮断的环境里,对于周围不必去挂虑,把是非善恶的理想主义的标准置于脑后,成为自由自在的自己,才能体会到纯粹的心。概括起来为如下五点:第一,不问过去,注重现在;第二,不问症状,重视行动;第三,在生活中指导,在生活中改变;第四,陶冶性格,扬长避短;第五,身教重于言教。

在整个治疗的过程中,咨询师将通过日记了解求助者在治疗中的变化。咨询师必须把握好过程的节奏,根据求助者的情况调整整个治疗的步调,对于求助者提出的问题要及时给予回答。根据求助者的日记,咨询师要善于捕捉求助者的问题,并给予分析、指导,对求助者的进步给予鼓励,当求助者对此疗法怀疑、动摇时给予劝慰、支持,同时也要注意,日记是用来指导求助者的认知及行为的,对于求助者的低落情绪或痛苦,咨询师应不予理睬,以免造成依赖,破坏求助者的治疗效果,也正因如此,在给予回应时,语言应以简短为好,以留给求助者更多的思考空间。

思考题

1. 批阅"森田日记"时需要注意哪些事项?
2. 对于森田疗法中的"顺应自然"、"为所当为"、"带着症状去工作",你是如何理解的?
3. 强迫症该用心理治疗还是药物治疗?

参考资料

1. 钱铭怡. 心理治疗过程中认知改变的作用[J]. 中国心理卫生杂志,1994(3):122 – 124.
2. 路英智. 门诊森田疗法与药物治疗 R 神经症的对照研究[J]. 中国心理卫生杂志,1994(6):265 – 281.
3. 张向阳,吴桂英,张培琰. 住院森田疗法治疗广泛性焦虑症 17 例临床报道[J]. 中国心理卫生杂志,1995(1):27-28.

4. 路英智,田代信维.日本有关森田疗法治疗精神分裂症的试验性研究状况概略[J].中国心理卫生杂志,1995(6):271-273.

5. 施旺红.战胜自己——顺其自然的森田疗法[M].西安:第四军医大学出版社,2009.

第九章

心理咨询与治疗技术之六
——内观疗法

****

本章内容提要

系统介绍内观疗法的理论,"要想知道自己是不是有信心,可以去查查过去一天天度过的日子"。要求内观者围绕"他人为我做的","我给他人的回报","我给他人带来的麻烦"三个主题对自己的生活经历反复进行回忆,使内观者对他人产生感激之情……重点讲述情境的设计与进入。

本章教学目的

本实验设计的内观主要为一日内观、集中内观,虽然,集中内观应用最为广泛,但碍于实验室的条件更适合一日内观,通过这种内观,学生能够了解具体操作时的注意事项、情境的进入以及对效果的把握。

****

第一节　内观疗法概述

内观疗法始创于 1953 年,由日本学者吉本伊信提出。吉本认为:"要想知道自己是不是有信心,可以去查查过去一天天度过的日子。"经过近半个世纪的发展,内观疗法在心理咨询、治疗机构、医院心理治疗中心,得到了广泛的运用。在中国的天津、上海、山东和甘肃等地也有比较广泛的运用,收到了明显的效果。内观疗法比较适合治疗人格障碍、青少年品行障碍、酒精依赖等。

根据吉本的自述,他读小学二年级时,家中四岁的妹妹死了,母亲非常难过,从而对参加宗教信仰活动更为积极,吉本每天和母亲到寺里参拜,因而有机会接触日本净土真宗的宗教精神修养法,即不饮食、不眠去悟生死无常、转迷开悟的修养。

吉本认为不眠、不饮食相当痛苦,将会阻挠人求道进取之心,而且不能持久。吉本把宗教精神修养法加以改造,使一般人也可以做,并改称为"内观"。

吉本自己在进行内观时,总共经历了四次才成功。前两次都是被迫进行的,因无法忍受生理上的痛楚而放弃,第三次虽是自愿,但也因饥饿而放弃,直到第四次,在他二十二岁那年大悟。吉本对于此修行法只限于狭窄的宗教团体和少数人的做法感到疑惑,他将此修行加以修改,期能推广拓展。经过 42 年的发展(至 1995 年),在日本有专设的 10 多所内观疗法研修所。在心理咨询、治疗机构、医院心理治疗中心,内观疗法得到广泛应用。美国和欧洲的一些国家也已经设立了内观疗法的专门研究机构。

一、内观的含义

"内观"是"观内"、"了解自己"、"凝视内心中的自我"之意。借用佛学"观察自我内心"的方法,设置特定的程序进行"集中内省",以达自我精神修养或者治疗精神障碍的目的。内观疗法可以称作"观察自己法"、"洞察自我法"。如坐禅般地面壁而坐,坐一周或两周。期间隔绝工作、运动、入浴等一切外在刺激,安静地反省自己。内观疗法和坐禅的不同之处是内观疗法需有指导人员从旁诱发其进入自我反省的领域。

二、实施要求

严格的内观疗法是让来访者在一个两米见方的小房间或用布隔开的小空间里静坐,姿势可以自由选择,心理困扰严重者可以躺下。从每天早晨 6 点到晚间 9 点,持续一周,进行回忆和思考。

三、主要观点

(一)人性观

内观疗法的人性观则认为不光明的人都是当事人,亦即在健康者与精神官能症患者之间未有明确的界限。内观疗法强调人性暗淡的一面,要求患者学习正确的反省方法。

(二)内观疗法认为"无明"是精神官能症的根源

"无明"是佛教语汇,也就是说神经症来自欲望太大,过分执迷而拘泥于此欲望。此执迷与拘泥乃是由于不了解一切是空,一切是由无我的"无知之无明"(迷惑)所引起的。

因此,精神官能症的根源是欲望,而欲望的根源是"无明"。内观疗法认为只要无明消失,欲望将转为欲生,精神官能症就可以治愈。内观疗法认为欲望为精神官能症的根源,这种观点与现代精神医学的理念不谋而合。

第二节　内观疗法的治疗方法

一、治疗方法

(一)集中内观

集中内观的步骤如下:

1.面向墙壁,保持放松的姿势,坐下。为了遮断心理上和视觉上的隔离,可以在屋里的一个角落,用屏风围起来,坐在中间。内观者可以躺着,可以闭眼睛也可以睁开眼睛。设定孤独的、自己静静地面对自己的情境。

2.要反省自己对别人采取的行为。要从母亲开始,包括三点具体的事实:

①母亲为我做过哪些事情?(20%)

②我报答过母亲哪些事情?(20%)

③我带给母亲的困扰有哪些?(60%)

④时间分配比率。

3.调查按年代顺序,从幼年时代到现在。

4.依次为父亲、祖父母、兄弟、姐妹、配偶、子女、公司同事等,针对身边的每一个人进行调查。在一个循环后又回到自己对于母亲的主题,时间切割得更细。

5.每两个小时有三至五分钟的晤谈,晤谈者打开屏风,互相敬礼之后,谘商员按照当事人所反省的各方向加以询问,每天晤谈七次左右。

6.内观的主题包括生活费的计算、撒谎、偷窃等。每一个主题都要严格质问自己,要站在对方的立场去看自己有没有过失。

7.上午六时起床,六时三十分至晚上十时就寝为止,实施十五小时三十分的内观(洗澡、上厕所以外的全部时间。严禁收听收音机,看电视,读书,与别人交谈。除非紧急事件否则不能打电话。三餐送到内观处,边内观边用餐)。

(二)日常内观

1.每日定时实施,像集中内观那样针对特定人物做一定时间的内观。

2.针对昨天和今天的人际关系进行内观。

3.因靠自己难维持日常内观,可以设法由有内观经验者引导做日常内观,或每周写一封信给谘商员,报告内观的结果,也可以写内观日记,接受检查。

(三)渐进内观

医院实施内观疗法,拘束性的强弱对于治疗效果有影响,因为吉本模式的内观疗法拘束性太强,医院实施起来比较困难,于是有"渐进内观"的产生,所谓"渐进内观"是指随着内观

的进行逐渐增加每天内观的时间,增强整体的拘束性,这种改良式内观疗法不但容易导入,治疗效果也相当不错。实施的过程:

1. 导入期

先由内观指导员播放内观法的录音带让内观者确认内观的目的与方法。第二天说明察觉自己的意义、过程及可能产生的抗拒,然后导入内观。

2. 初期

初期阶段因痛苦、杂念与内在抗拒而无法集中。内观疗法称此情形为初期的困惑状态,其原因如下:

①课题与目前的苦恼脱节:内观的第一个课题是要省察幼小时候的自己和母亲的关系,与当前的苦恼似乎无关系,在毫无心理准备或并无明确答案下勉强接受此课题,难免感到困惑。

②思考模式不熟悉:设身处地去想,或者把过去认为是理所当然的事情从否定自己的角度去看,当事人很不习惯此种思考模式。

③唤起记忆的困难:日常生活的思考并不需要重视太早的记忆,内观疗法要求对于过去做系统而具体的回忆,诚非易事。

④生理上的痛苦:在狭窄的空间静坐,从早晨至夜晚,很不舒服,伴随生理上的痛苦。

⑤自我防卫机制与抗拒:内观思考是把自己错误的待人感情或事件暴露出来,因此,在潜意识里表现出对杂念、记忆追溯之困难。

3. 中期

第三天至第六天左右属于中期。内观加深,痛苦也随之增加,能够忍受这个痛苦,继续进行内观,就能感受到自己被尊重、得到别人恩惠的事实,由衷觉得自己的存在完全被接纳。内观思考的确立或内观所达成的人格变化戏剧性地展开,它是可以观察的。内观疗法称它为"转机"。改变的契机或类型是多种模式,并且是很微妙的。其因素或条件如下:

①内观思考的增强:并非在某一段时间的冥思、祈祷或借助他人的力量,乃是以在有限的时间内靠自己的力量去改革自我的意志为前提。集中思考训练,亦即通过时间上的连续、反复、查验、指导等增强学习,即使反复相同的主题,也应具备在质的方面有求变的意志。

②粉碎概念:内观的命题不只是要否定自己的过去,也要否定自己的思考模式。吉本称此为"粉碎概念",即粉碎并改变陋习的自我训练。起初会有不愉快的感觉和厌恶自己的感觉,到了饱和点之后,反而觉得舒适与放心。

③记忆的重现:记忆的重现非常困难,不仅在数量方面减少,并且不切实际。及至在内观进行到某一阶段之后,回忆的数量会增加,时间的隔绝也随之缩短,现实感觉增加,然后才会有"转机"的出现。

④洞察与情绪经验的出现:其特征如下:自我批判带来伴随情绪激动的自我否定,可能因自我厌恶、自我怜悯、自卑而哭泣不已,于是有呆然若失或落魄的状态产生;生理上会有疲劳;心理上呈现一片空白状态;精神上非常苦闷;同时伴随着安乐的心境,亦即大欢喜、非常肯定的经验;精神上摆脱一切重担、怀疑、否定感情,感激自己生存的事实,对于社会有奉献爱心;刹那间虚脱或落魄的状态消失,充满活力;在他人眼里也认为整个人都改变了;以上的

情形或者短暂经过,或者同时发生几种现象。

4. 结束期

如果是集中内观,通常会有 1 小时左右的结束座谈会,互相交换内观体验。辅导员也会鼓励大家在日常生活中能继续进行内观。

通过内观人际互动的三个主题——别人为我做了些什么、我向别人回报了些什么、我做了些什么不该做的(给别人添了一些什么麻烦),引导人们观察自我内心、凝视内心、自我观照、自我启发、自我洞察。

按照内观治疗的程序,回顾对方给自己的关照,使内观者重温被爱的感情体验,唤起内观者的自信、责任感、受恩要报的义务感。

回顾自己给对方添的麻烦会唤起羞愧感、非病理性罪感(在日本这种罪感体验和认识是针对自己侵害了人们之间已经确立的关系准则和秩序)。以上两类感情互成表里,加剧了内观者的情感活动,从而为破坏原来的认知框架创造了基础。通过内观,内观者爱他人的社会性意向、重建自我形象的意向、改进人际关系协调的意向均会提高,这对革新自我有重大意义。把遗忘的、混乱的、杂乱无章的经历,按照题目回忆整理,达到自我洞察和对人的理解,建立新的关系和新的生活。通过内观,可以重新了解自己、减轻烦恼、提高自信、振作精神。

指导者每 1—2 小时听一听来访者的思考报告,进行下一步的指导。在治疗期间,除用食、饮水、排泄、就寝以外,一直要以静坐为主。要让上述的思考单一化,来访者要做这方面的努力,指导者要进行这方面的指导和支持。

日程	第一天	第二天	第三天	第四天	第五天	第六天	第七天
时间	1 小时	3 小时	5 小时	8 小时	10 小时	12 小时	15 小时

咨询师对来访者的评量如下:

受试者	内观前	内观后
A	现实意识薄弱,好夸耀自己,有强烈的不信任感,自我本位	察觉自我本位,能客观地了解自己
B	固执、脾气暴躁,容易受诱惑,渴望爱情,情绪不稳	有自我反省,对于不擅妥协已有反省,探讨自我,逐渐恢复人性
C	日常用语流露出身及成长环境差、好虚荣、自尊心强、冷淡	察觉自我意识,更加了解自己,心情有转变的迹象
D	好虚荣,撒谎,言行不一致,喜欢利用别人,以自我为中心,不能信赖	察觉过去的自己无人生的价值,希望从头做起
E	虚有其表,骄傲,以自我为中心,防卫心强,表里不一致	严格要求自己,有罪恶感,但太好面子

续表

受试者	内观前	内观后
F	温和,胆怯,经不起打击	了解自己的缺点,认清自己优柔寡断、久缺良心、冲动而不和谐的个性
G	好夸耀自己,脾气暴躁,容易兴奋,附和雷同,缺乏自制力,以自我为中心	能够从不同的角度去看问题,思考能力颇有提升

①罪恶的意识与接纳

吉本伊信说:内观的目的在于祛除"我执"。要祛除"我执",在内观上需要先察觉自己的"我执",如果以内观的自我省察三个观点来说,就是要察觉到自己得到别人的恩惠太多,却一直未注意及此,不但未感恩图报,反而带给别人太多的麻烦,自我本位、放任、傲慢、缺乏体贴心是这些罪恶的根源。罪恶感的察觉在治疗上有何意义呢? 这是内观疗法非常重要的一点。从治疗的观点可以归纳如下:

可以祛除拒绝改变的心态。接受心理咨询的同时有两种心理,一为祈求改变的需求,一为害怕改变的心理。来访者因内观而面对自己的丑陋与脆弱,抗拒改变的心理也迅速消失。

一旦认识到自己是错的,自己太任性,并且是个加害者,则怨恨与不满将无存在的余地。不仅如此,还会对别人的温馨、恩惠产生感谢与喜悦的念头。可以摘下虚伪的面具,寻回真正的自我。对于自己的丑陋有正确的认识之后,就能平心静气地接纳自己及别人。

②爱的重新体认

内观疗法除了要求去察觉个人的罪恶,同时也强调要去察觉他人的爱。内观疗法的基本课题是"了解他人对自己照顾了多少,自己又向这些人回报了多少"。亦即检讨过去到现在的具体事实看是"施"多还是"受"多。要去体会在过去的人生过程中有哪些人关爱自己或别人为我做了哪些事情。而在内观的过程中,感受最强烈的,莫过于洞察到"别人对我有献身的、牺牲行为的爱,而自己却有背叛性行为,尽管如此,别人仍然宽恕自己"。换言之"自我牺牲"的宽恕才是人类最高的爱。

从正面去内观他人的爱就能回忆过去自己所遗忘的爱,并且去感受别人给予自己的爱,因此,过去认为自己未被爱而有被害者意识,一旦想起自己被爱的事实,心理会有很大的冲击,内观加深。一个人到了这个境界,就会放弃对于周遭人的偏见,与其他人和谐相处,称为"人我一体感"。

二、本节实验

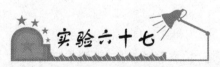

实验六十七

实验名称:内观疗法

实验内容:本实验由于需要的时间很长,从最初的导入到中期内观。实验中,采取演练方式,用屏风遮挡形成内观区域,体会静坐"观内"、心灵的净化、静静地思索以及咨询师与之对话的过程。

目的要求:通过本实验,使学生了解内观疗法的"我执"、"内观"的精髓以及作为咨询师,在内观期间同来访者对话的重要意义。

仪器设备:模拟咨询台、单向玻璃观察窗、音像设备、屏风。

具体操作:

综合性、设计性实验项目(1)

实验室名称:综合心理学实验室

课程名称	心理咨询与治疗学		实验 项目名称	内观疗法治疗离家出走的少女
实验 项目性质	综合性[√] 设计性[√]	实验 学时	3 学时	实验室名称	行为观察与分析实验分室
实验 主要内容	通过"离家出走的少女"这一案例的实验演练,学生能够深刻领悟内观疗法的要义与应用方法。"内观"即是"观内"、"了解自己"、"凝视内心中的自我"之意,它借用佛学"观察自我内心"的方法,设置特定的程序进行"集中内省",以达成自我精神修养或者治疗精神障碍的目的,是心理咨询与治疗常用的方法之一。通过隔绝工作、运动、入浴等一切外在刺激,安静地反省自己之过去,调整来访者认知状况与交往方式,使其从欲望中跳脱,达到重新审视自己的效果			
阐述综合性 或设计性的 理由	第一阶段:综合咨询心理学的出诊接待理论,如何建立咨询关系,如何共情、理解当事人。第二阶段:如何选择咨询方法,分析来访者问题成因,协助来访者解决问题。第三阶段:结束,巩固,使来访者将咨询中获得的解决问题的方法应用到实际生活中			
主要 仪器设备	心理咨询台			
实验对象	应用心理学专业学生			

实验课程名称——内观疗法治疗离家出走的少女

一、实验过程

来访者:阿衡(化名),高中二年级学生,来自单亲家庭,与母亲一同生活,生活条件较好。初次到咨询室时阿衡的衣着过分朴素,有明显做旧的痕迹,长发随意披散,表情中带有玩世不恭的轻蔑感。她随舅舅和母亲一道前来。阿衡几乎不微笑,对待外界的反应通常在放声大笑和愤怒吼叫之间,十分夸张。

据阿衡妈妈反映,阿衡一直是个比较沉默的孩子,升入高中之后和一些社会上的青年交了朋友,虽然校内成绩并没有受影响,但是变得非常叛逆。不久前阿衡妈妈在她的 QQ 上看见阿衡写道:"从小到大,你已经给我设计好今后的路线,是吗? 你认为我是一个你让我干啥我就干啥的好孩子吗? 你以为我会什么都听你的吗? 你凭什么支配我的人生? 你不让我联系这个人,不让我联系那个人,你以为我真就那么傻吗? 你错了,如果我没有自己的脑袋,我就不是我自己! 我真是受够你了。"

阿衡妈妈认为这都是因为女儿和坏孩子们在一起待久了的缘故,也坦言她一直在努力维持家庭生计有时忽略了女儿的感受,阿衡妈妈希望咨询师能够劝女儿回心转意,回到正常的生活轨道。

由于在咨询初期,阿衡存在一定的阻抗情绪,因而咨询师采用了渐进内观的方式,循序渐进地引领阿衡进行内心的反省。

来访者在内观初期表现出一定程度的烦躁,认为这样做没有意义,并且哭闹着要求停止治疗,后在咨询师的劝慰下答应坚持,再试一试,由此渐入佳境。

在内观时,阿衡保持着放松的姿势,面向墙壁而坐。为了遮断心理上和视觉上的隔离,咨询师将内观的地点选在屋里的一个角落,并用屏风将另两面包围起来,让阿衡坐在中间。咨询师告诉阿衡,在内观的过程中并没有特别要求的姿势,她可以自行选择坐着、站着或者其他舒适的姿势,保持孤独而安静的状态来面对自己。

在内观的过程中,咨询师引导阿衡开始反省自己对于别人采取的行为。从她的母亲开始,主要反思三类具体的事实:母亲为我做过哪些事情? 我报答过母亲哪些事情? 我带给母亲的困扰有哪些? 反省的时间分别占20%、20%和60%。

在初次内观约两个小时之后,咨询师与阿衡隔着屏风进行交流。

咨询师:经过这几个小时的思索,你有什么感悟吗?

阿衡:很难说……

咨询师:不必拘泥于言辞,想到什么,说出来就可以。

阿衡:我一直觉得没有人理解我,但是现在觉得,好像也没有人理解她(指母亲)。我总是想着自己的事情,也没有在意她的心理需求。她一直默默地支撑着我的生活,即使后来我出去和那些朋友厮混,她也一直很耐心地劝慰我。我当时也不知道那样做对她而言有多艰难,那时候她也没有和我发火……我觉得好辜负她的期望……(哭)

咨询师:……(给阿衡递去纸巾)

阿衡:但是我也没有办法,我也想过和她说一说心里的事情,但就是觉得那样好别扭,宁可吵架也不想好好和她说话,看见她着急心里就觉得有快感,但旋即就很难过,很难过很难过。后来我干脆就离家出走,我也觉得很愧疚,但就是一直没有承认。我真是不知道为什么自己要这么做!

咨询师:(点点头)嗯。

阿衡:我想到之前我生病的时候,学校开家长会的时候,还有那些朋友去学校找我被老师发现,然后老师叫家长来学校的时候……她一直就在我身边,照顾我,帮我应付老师,再和我谈心,真的做了很多。我小时候也常常帮我妈做一些家务之类的……但是之后再也不做了……真的亏欠她好多……不细想,都不知道……

由于情绪比较激动,在交流时阿衡显得有些语无伦次。在她恢复了平静之后,咨询师继续让她按照年代顺序,回想自己的父亲、祖父母、至交好友、老师等角色,依然思考先前的三个问题。在问题结束后,将话题继续切回母亲,要求回忆生活中的每一处细节,回想自己的过失,并切身实地地从对方的角度重新审视自己的所行所为。

在这一阶段的治疗中,阿衡基本保持每日十五小时三十分的内观,治疗效果十分显著。

二、讨论与分析

阿衡是一个十六岁的少女,一直以来都是一个非常优秀的孩子,也正因如此,她的心理问题很容易被掩埋在乖巧光鲜的外表之下。十六岁的孩子正值青春期,处在一个力求挣脱束缚、寻求自我的重要时期。阿衡在同龄人身上得到了在家庭中没有得到的认同感,因而选择与母亲眼中的"坏孩子"交朋友,但同时她在校的成绩并没有因此下降,可见她在这件事情上有自己的把握和度量。但是像阿衡以这种叛逆的方式向她的母亲宣示自己的成长,于人于己都是一种伤害。通过内观她领会到母亲照顾她的辛苦,也能够站在母亲的角度,审视自己一直以来的行为举止,对于一个十六岁的少女而言,这一份愧疚和歉意足以让她在以后的时间里寻求一种更平静的方式与母亲沟通。

内观法比较适合有一定文化基础的来访者,来访者必须有清晰的意识和一定的自控力,只有这样才能够从忍受内观治疗带来的烦躁、痛苦中渐渐过渡到能够通过内观重塑自己内心世界的境地。由于内观法与佛法彼此互通,其效果也与个人的领悟能力有关,因而它的治疗时长、治疗效果也会因人而异。

因此,在内观的过程中,咨询师必须有足够的耐心。首先要提供给来访者一个足够安静的环境,保证内观的过程不被任何人打扰,并对来访者进行适当的引领,与此同时也要随时根据来访者的反应调整治疗方案,以期达到最佳的治疗效果。

综合性、设计性实验项目(2)

实验室名称:综合心理学实验室

课程名称	心理咨询与治疗学		实验项目名称	心理咨询项目实验——内观疗法
实验项目性质	综合性[√] 设计性[√]	实验学时	3学时	实验室名称	行为观察与分析实验分室
实验主要内容	让来访者处于完全封闭的环境中,咨询师会偶尔与来访者交谈几分钟,其余时间断绝来访者与外界的一切交流。来访者每天要遵守严格的作息计划,除吃饭、上厕所外,其余时间均要进行内观。严禁来访者看电视,听收音机或与人交流,严禁一切娱乐活动,有时甚至不可以洗澡,尽量让来访者心无旁骛,可以专心进行内观。初期内观时间为八到九小时,然后每天增加一小时,最长的内观时间可达十六七小时。内观过程中,来访者主要思考三个问题"别人为我做了什么?""我为别人做过什么?""我给别人带来了什么麻烦?"直到来访者对于这三个问题有了答案,内观治疗也就达到了目的				

续表

课程名称	心理咨询与治疗学	实验项目名称	心理咨询项目实验——内观疗法
阐述综合性或设计性的理由	内观疗法是1953年日本学者吉本伊信提出的。"内观"指"观内"、"了解自己"、"凝视内心中的自我"之意,借用佛学"观察自我内心"的方法,设置特定的程序进行"集中内省",以达自我精神修养或者治疗精神障碍的目的。内观疗法可以称作"观察自己法"、"洞察自我法"。通过该项目的演练,学生能够掌握内观疗法的基本步骤,学会用内观疗法帮助来访者解决自身问题,用内观疗法来提高自身,完善自我		
主要仪器设备	心理咨询台		
实验对象	应用心理学专业学生		

内观疗法

一、实验过程

案例:

来访者:男,小伟(化名),21岁,大学生,于今年2月份因物品丢失与同学产生矛盾,遂起强迫怀疑之心,担心自己的物品被同学偷盗,为此要反复检查皮夹、手机是否放好,抽屉是否锁好等。常怀疑别人是否碰了自己的电脑、床铺,因而要反复询问,直到别人反复担保才肯罢休。回家后也怀疑父母是否碰了自己的东西,其实自己内心也知道这种怀疑是没必要的,却不能控制。对已经完成的事仍然不放心,如怀疑门窗是否关好,放茶杯、插插座等总要重复多次,口中还不停计数,严重时要重复数十次才肯罢休。洗澡时总觉得自己身体脏,反复清洗,要持续2小时以上,来访者自觉没有必要,极力控制但不见效,自觉痛苦,情绪烦躁,易激怒。

治疗:咨询师在对来访者(内观者)进行认知矫正的同时保持高度的尊重与宽容。一次治疗需要进行7天,每天要按照内观疗法的要求进行14小时的回忆。内观过程中要求内观者坐在一个清静、舒适、用屏风围住的两平方米的空间里,如上所述围绕着"内观三个主题"按年龄段,对过去进行回忆。除了睡觉、洗漱、去卫生间以及面视之外,要求内观者不能走出屏风,而且除了面视者之外不与任何人交流和联系。每隔一个半小时进行一次面视,面视时要求内观者向面视者陈述回忆的内容。

具体实施内观治疗前,首先向当事人介绍内观疗法的整个过程,当事人同意后签订内观协议书,然后开始内观治疗。

每天从9:30开始,11:00第1次面视,半个小时吃饭后继续回忆,13:00第2次面视,14:30第3次面视,16:00第4次面视,白天面视结束。晚上给当事人布置作业,仍和白天一样从三个主题出发回忆某个人,从18:30开始到21:30结束,每一个半小时自己记录回忆内容,第2天早晨起来从6:30开始到8:00之间再做一次回忆并记录内容。

该来访者回忆顺序如下：

母亲(第1次)——父亲(第1次)——祖父——外婆——朋友——母亲(第2次)——父亲(第2次)——说谎、偷盗——母亲(第3次)——父亲(第3次)——同学(第1次)——亲戚——母亲(第4次)——父亲(第4次)——同学(第2次)。

内观结果：

第1天：

刚进屏风20分钟存在焦虑，给予心理疏导后注意力逐渐得以集中，回忆量少，感情几乎没变化。

第2天：

回忆量普通，感情有变化，态度好，自我洞察有一定的深度。来访者在对过去的回忆中意识到父母为自己做得太多，而自己对亲人的回报几乎没有，因此感到极度内疚。来访者认为意识到这点非常重要。来访者在对外婆的回忆中，提到当外婆在家里住的时候，嫌外婆脏，怨外婆唠叨，甚至有时戏弄外婆，恨不得让外婆早一天离开自己的家。但外婆临走时，却把女儿给的506元钱给了自己300元，现在外婆已经去世了，想到这些事情很愧疚，自叹"我怎么会是这样一个人？"说明来访者的认知已发生初步改变。

第3天：

来访者对今天的内观感受不太满意，认为与昨日无明显变化，对内观疗法能否治好自己的病缺乏信心，面视者嘱咐来访者不要试图追求某种目标，不要指望内观之后病就一定能好，执着了就不自然了，提示来访者只要按照内观的三个主题进行回忆就可以了。

第5天：

回忆量开始丰富，对母亲内观后，来访者领悟到了一种纯真的母爱以及做一位好母亲的艰辛和不易，对母亲的教育方式应该给予理解，而不是去排斥。来访者一直对母亲有逆反心理，通过内观，对母亲的态度开始转变。对父亲内观后感到十分惭愧。第6天对说谎及偷盗行为认真回忆后有愧疚感，这对来访者自我认知的转变起到很大的作用。第7天意识到了与同学相处时心高气傲的态度导致了许多矛盾的产生，逐渐体会到了"谦卑"的重要性，意识到了自己的渺小，明白了包容人的人做内观才能找到自己内心的弱点，来访者承认与同学之间的矛盾是使自己的强迫症状加重的原因之一。

二、讨论与分析

内观结束后与来访者交流进行内观时的感受以及内观结束后，对于自身与他人的关系有了哪些新的认识，对今后的生活起到哪些积极的作用。

思考题

1. 你对内观疗法中的"粉碎概念"是如何理解的？用案例说明。
2. 内观疗法治疗抑郁症的作用机理是什么？
3. 对于内观疗法中"凝视内心中的自我"，通过本章的学习，你是如何理解的？佛学"观察自我内心"的方法与此相同吗？

参考资料

1. 孙时进,等.内观疗法对情绪体验影响的 ERP 研究[J].心理科学,2011(2):456-460.

2. 杨阳,张钦,刘旋.积极情绪调节的 ERP 研究[J].心理科学,2011(2):306-311.

3. 王红欣,程灶火,毛洪祥.集中内观疗法对 6 例心理障碍患者的治疗[J].中国临床心理学杂志,2006(3):326-330.

4. 刘佩佩.医学生社交焦虑内观认知疗法干预研究[D].天津:天津医科大学,2012.

第十章

心理咨询与治疗技术之七
——交互分析疗法

＊＊＊＊＊＊＊＊＊＊＊＊＊＊＊＊＊＊＊＊＊＊＊＊＊＊＊＊＊＊＊＊＊＊＊

本章内容提要

　　交互分析(Transactional Analysis，TA)，又名交流分析或交往分析，是由美国心理学家伯恩(Eric Berne)于20世纪50年代创立的。该理论在古典精神分析的基础上发展起来，但又不似精神分析理论那样复杂、难解，而是一种容易理解、简便易行的心理咨询疗法。

本章教学目的

　　通过本章实验，学生能够了解和掌握交互分析技术，改善生活中的朋友关系、婚姻关系、亲子关系，提高个人的沟通效能；改善组织机构中的人际关系，消除沟通障碍，提高组织机构的沟通效能，学会运用TA人际沟通分析学。

＊＊＊＊＊＊＊＊＊＊＊＊＊＊＊＊＊＊＊＊＊＊＊＊＊＊＊＊＊＊＊＊＊＊＊

第一节　沟通分析理论的发展阶段

伯恩认为，大多数心理失常，实质上是日常交往行为中交际态度的失常，因而改变心理失常的良策应来源于人们对交际行为的研究。"TA 作为一种人格理论，是一种针对个人的成长和改变的有系统的心理治疗方法。"目前 TA 是国际上心理咨询和治疗领域重要的流派之一。TA 理论实际上是在心理治疗工作中发展出来的，是一种了解并改变人际关系的技术，也是一种互动治疗法，目的在于提高当事人的知觉水准，使其能对未来的行为、生活做新的适当的决定。TA 自创立至今，已被全世界 65 个国家吸收并广泛应用于心理治疗和咨询、个人成长、团体辅导、组织训练与公众教育。TA 主要应用于来访者咨询、团体咨询、人际沟通培训、人力资源管理、领导力提升、企业文化建设、亲子教育、学校教育等。目前 TA 三个主要应用方向为：心理治疗、人力资源管理、公众教育。近年来，国际许多机构运用 TA 理论在企业的 EAP 领域，取得了非常好的效果。

TA 理论的发展经历了四个不同的阶段，即"自我状态"阶段（1955—1962）、"交互分析"和"心理游戏"阶段（1962—1966）、"脚本分析"阶段（1966—1970）、"精神自我"阶段（1970至今）。

一、"自我状态"阶段（1955—1962）

自我状态（ego states）是 TA 理论的起点，也是 TA 理论的主要基石。伯恩对自我状态的定义是："一种思想与感觉一直的系统，借由一套相对应的欣慰模式呈现于外。""自我状态"分为"父母自我状态——P"、"成人自我状态——A"和"儿童自我状态——C"，三种自我状态整合成一个完整的人格结构。

1. 父母自我状态（Parent ego state），简称 P，代表父母的价值观和告诫，它是父母在教导子女时将自己的人生态度和是非善恶标准加诸子女身上而形成的子女的标准。表现出保护、控制、呵护、批评或指导倾向。他们会照搬政策和标准，发表类似如下的意见：你知道规则，必须遵守规则。

2. 成人自我状态（Adult ego state），简称 A，它反映出对环境的客观评价，是指儿童有能力区别父母所灌输的观念及自己所体验的观念，并建立思考观念的结果与过程。在其形成初期是试探性的，并以"尝试错误"的方法慢慢摸索体会而建立属于自己的认知态度。表现出理性、精于计算、尊重事实和非感性的行为，试图通过寻找事实，处理数据，估计可能性和展开针对事实的讨论，来更新决策。

3. 儿童自我状态（Child ego state），简称 C，反映了由于童年经历所形成的情感。它可能是本能的、依赖性的、创造性的或逆反性的。如同真正的孩童一样，具有孩童心态者希望获得他人的批准，更喜欢立即的回报。从那易动感情的语调中就可以辨别出这种心态，就像当一名员工向他的主管提意见说"你总是对我吹毛求疵！"时所用的语调。

这三个自我状态与精神分析有本质的不同：伯恩的三个自我人格成分都是可以实际观测得到的，他的一个表现是基于父母式自我、成人式自我还是儿童式自我，是可以明确观测和判断的。对于一个成人来说，当他高兴得手舞足蹈或者痛哭流涕的时候，是出于儿童式自我的控制,如果他表现得很严厉、很苛求,可以说是处于父母式自我的控制之下,如果他表现得很沉稳,处事很得体,认为他正处于成人式自我的控制之下。伯恩认为人的自我是实际观测得到的,而精神分析的本我、自我、超我是主观臆断的东西,他认为是不同的。不过一般认为它们还是有关联的。父母式的代表超我的力量,成人式的代表自我的力量,儿童式的代表本我的力量。在健全、成熟的人格结构中,P、A、C 三种自我形式应占有相同的分量,三者相互衔接而不重叠。其人格特征为身心发展平衡,有社会认可的是非善恶标准,有独立自主的判断能力,有坦诚的个性和温暖的情感。

二、"交互分析"和"心理游戏"阶段(1962—1966)

交互分析也译作"沟通分析",是指发生于两个个体的自我状态之间的刺激与反应所形成的交流系统。复杂的沟通可能牵涉两个或者三个自我状态。按照伯恩的解释,心理游戏是两个人相处时一连串的交流与沟通,其中包含着许多双重的、暧昧的信息,并且导向一些可预测的结局。心理游戏的典型特点是,人们在做一件事的过程中隐藏了内在的动机。

三、"脚本分析"阶段(1966—1970)

脚本分析就是让来访者表演自幼以来的经历和体验,透过对自己和他人的剖析,了解自己的人生态度、人生脚本、接受爱抚的方式与内容,进而对症下药,建立起健康的人生态度,让自己生活得快乐、自在。

四、"精神自我"阶段(1970 至今)

此阶段的特征是将新的技术合并到沟通分析实务工作中,加入一些得自人类潜能的运动、完形治疗、会心团体、心理剧的技术等。在伯恩去世后,TA 组织蓬勃发展起来了。

第二节 交互分析疗法

一、交互分析疗法评析

1. 交互分析理论和方法所运用的术语容易理解、定义清晰、技术简单实用,适用于个别咨询和团体咨询。

2. 能使来访者觉察、了解他们在儿童时期由于听从内化作用而做的早年决定。交互分析理论和方法比较容易与其他咨询理论,如完形疗法、行为疗法等结合起来运用,且效果良好。

3. 交互分析疗法由于过分强调认知的作用而受到批评。此外,交互分析疗法虽然也强调咨询师与来访者的对等关系,但与罗杰斯的人本主义理论不同。在实际咨询过程中,来访者依然摆脱不了咨询师的操纵,而且,交互分析理论极少对咨询过程中咨询师的个人品质给予必要的关注,这也是交互分析疗法的欠缺之处。

二、本节实验

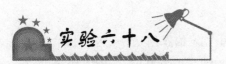

实验名称:交互分析治疗

实验内容:本实验基于父母、成人和儿童三种自我状态的观念的人格理论,在"人有改变决定的能力"的基本假设前提下,咨询师采用结构分析、沟通分析、角色分析、游戏及苦难经验以及脚本分析等施以使个人成长和改变的系统性的心理疗法。

目的要求:交互分析心理咨询的目的:协助来访者成为一个统整的人,使个人从父母式自我、成人式自我和儿童式自我的交互模式中解脱出来,增强个人对外界环境的客观反应与评价,不再受他人的支配。推动来访者深刻反省其人格中"父母式"与"儿童式"两个自我之间的冲突,以"成人式自我"的眼光来审视个人的生活脚本,积极地面对生活的种种挑战,增强自信心。通过本实验,学生能够了解交互分析中人际沟通、人际互动模式对个体婚姻、人际交往、沟通等的影响。

仪器设备:模拟咨询台、单向玻璃观察窗、音像设备、多功能生物反馈仪。

具体操作:

综合性、设计性实验项目

实验室名称:综合心理学实验室

课程名称	心理咨询与治疗学		实验项目名称	交互分析治疗(Transactional Analysis,TA)
实验项目性质	综合性[√] 设计性[√]	实验学时	3学时	实验室名称	行为观察与分析实验分室
实验主要内容	通过该项目的实验,学生能够综合所学的交互分析疗法的相关知识,解决儿童、青少年、成人、家庭、团体等各种群体所面临的心理问题。它的主要目的是促进个人的成长与改变,因此交互分析治疗实际上是由心理治疗工作发展出来的一种了解并改变人际关系的技术。它适用于所有有关人际关系的心理障碍和精神疾病的心理咨询与心理治疗			
阐述综合性或设计性的理由	通过这个综合性与设计性实验,咨询师为来访者提供一个接纳、信赖、温和与安全的环境,在咨询过程中使来访者能够发展意识、培养解决问题的技能,并在日常生活中通过增强其力量和资源来促进个人成长。TA可以被应用于短程焦点式咨询、中程咨询、长程咨询以及深入的心理治疗,最终促使来访者自我治愈能力得以发挥,进而达到预期效果			
主要仪器设备	心理咨询台			
实验对象	存在心理疾病或心理障碍(如情感障碍、创伤后应激障碍)的来访者的扮演者			

实验课程名称—— 交互分析治疗

一、实验介绍

交互分析又名沟通分析,20 世纪 50 年代中期由艾里克·伯恩创立。交互分析治疗法是基于三个自我状态的观念,父母(parents)、成人(adult)和儿童(child)的一种人格理论及一种针对个人的成长和改变的系统性心理疗法,这是国际交互分析心理学会为交互分析下的定义。其人格理论乃是一套描述有关推测人类内心及人际层面如何运作的理论。

交互分析基于"人有改变决定的能力"之基本假设,强调治疗历程中关于认知、理性与行为的层面,认为人是以过去经验为基础而做出了现在的决定,当事人在了解到他们有能力再决定,并重新选择生活方向时,他就能改变那些已经不适应的早年决定。交互分析咨询师通过与当事人一起签订的契约来推动治疗。在治疗中,咨询师可使用各种方法,其中包括结构分析、沟通分析、角色分析、游戏及苦难经验分析以及脚本分析。

TA 源于精神分析,诞生于认知和行为学院,渗透了存在主义的思想,使用了现象学的方法,并且以当事人为中心。TA 一直持续不断地发展自身的理论、技巧和相关的模式,在实践中寻求从其他方法中整合和吸纳最有效的部分。TA 在心理学概念和应用两个方面都整合了认知、情绪、行为以及生理方面的内容。因此,在众多心理咨询和治疗方法中,它具有无与伦比的包容性、适应性和灵活性,并且可以焦点式地用公式来表达来访者的需求,设定干预目标。

交互分析疗法的主要观点有以下四个:

1. 人格由三种自我状态组成:"父母式自我"、"成人式自我"和"儿童式自我"。其中父母式自我代表父母的价值观,是其内化的结果偏向权威化;成人式自我是个人对外界环境的客观反应与评价,它既不情绪化,也不权威化;儿童式自我是人格中的儿童欲望与冲动的表现,是其本能部分,偏向情绪化。这三种自我状态,构成了人格冲突与平衡的基础。

2. 人皆渴望得到他人,特别是得到生活中重要人物的爱护与肯定。这通常包括父母、师长、领导、朋友、恋人等。个人在人格成长中得到的关爱与肯定越多,其人格冲突便越少,自信心则越强。正面的"父母式自我"、"成人式自我"与"儿童式自我"之间的交互作用,会产生积极、正面的生活脚本。反之,则会导致不良的人格表现,使人在交往中充满焦虑和自卑。

3. 心理咨询的目的在于使来访者成为一个统合之人,使个人从"父母式自我"与"儿童式自我"的交互模式中解脱出来,增强"成人式自我"的效能,而不再受他人的支配。由此,学会与他人建立亲密的人际关系,并在交往中学会自我反省,是交互分析疗法的核心任务之一。

4. 在操作技巧上,交互分析疗法十分强调倾听分析的作用。它旨在推动来访者深刻反省其人格中"父母式自我"与"儿童式自我"的冲突,以"成人式自我"的眼光来审视个人的生活脚本,积极地面对生活的种种挑战,增强自信心。

二、实验目的

通过这个综合性与设计性实验,最终达到治疗的目的。

三、实验仪器

模拟咨询台、单向玻璃观察窗、音像设备。

四、实验过程

交互分析的治疗常用的一些技术大部分可用在个别治疗和团体咨询之中。其中主要技术包括结构分析、沟通分析、游戏与苦难经验分析等。

1. 结构分析

结构分析是帮助人们觉察其父母、成人与儿童自我状态内容与作用的工具。交互分析的当事人必须学会如何确认自我状态。结构分析帮助他们接触固有状态,也使他们能够找到行为所依据的自我状态。有了这些认识之后,他们可以决定自己的选择。与人格结构相关的两种问题,可用结构分析来处理,即污染与排斥两种。

当一种自我状态混杂了其他状态时,即为污染。例如,父母自我状态或儿童自我状态侵入成人自我状态,则干扰了成人自我状态的清晰思考能力与功能。父母自我状态受到污染一般来自偏颇的观念与态度。儿童自我状态受到污染,则是对现实的曲解,当承认自我状态受到父母或儿童自我状态,或者两者同时污染时,就开始进行"疆界清理工作",使每一个自我状态的界限能划分清楚。在自我状态的界限被重新划定之后,这个人就可以了解自己的儿童和父母自我状态,而不再受到污染的影响。受到父母自我状态污染的例子有"不要跟不同类的人为伍"、"注意机械的东西,它们每次都会欺骗你"、"你不能依赖十来岁的年轻人"等等。受到儿童自我状态污染的例子有"每个人都一直挑剔我,没有人认为我是对的"、"任何我想要的东西,我现在就应该得到"等等。

排斥作用是指,排他的儿童自我状态阻碍了父母自我状态,或排他的父母自我状态阻碍了儿童自我状态,自我状态的界限变得僵硬,彼此之间不允许自由移动,将人限制在只与父母、儿童或成人等自我状态有关的范围里。不变的父母自我状态排除了成人和儿童自我状态,这可从那些被责任缠身和因工作较忙而不能轻松快乐的人身上发现。这种人好批判,道德要求高,很会要求别人,他们也常常表现出支配和权威的态度。不变的儿童自我状态则排除成人与父母自我状态,极端时会表现出攻击的反社会行为而不自觉。受到不变的儿童自我状态操纵的人永远是孩子气的,他们拒绝长大,不去思考或者做决定,但会依赖他人以逃避自己行为的责任,并且寻找能够照顾他们的人。成人则排除父母与儿童自我状态,是客观的,亦即只要投入并不关心的事情,成人就表现得像机器人一样,很少有情绪与自发性。

2. 沟通分析

沟通分析是指分析两个人彼此接触、相互交谈、传递讯息时他们的自我状态交互运作的情况,共有72种类型。在此举其中一种类型。

①互补沟通

刺激与反应相互平行的沟通,各种不同的自我互补沟通共有9种。这种沟通是适当的、良好的正向沟通。在此举一例:

学生:"老师,请问我这次考了多少分?"

老师:"60分。"

②交叉沟通

刺激与反应相互交错,发出刺激的人并没有得到预期的反应,使发出刺激者感到挫折、不受重视,因而可能中断沟通,造成彼此沟通的障碍或冲突。共有 72 种类型,在此试举一例。

学生:"老师,请问我这次考了多少分?"

老师:"分数这么低,还好意思来问我?"

③暧昧沟通

表面上发出合理的信息,实际上是发出别的信息,蕴藏不同的动机和目的,这种模式常常带来不舒服的感觉,但确是心理游戏中最常见的玩法。

儿子:"爸爸,我考了 60 分。"

父亲:"你哥哥考了 90 分,你姐姐考了 100 分。"(内在)"你最没有出息了。"

3. 游戏与苦难经验分析

游戏与苦难经验分析是了解人们与他人沟通的重要层面。了解一个人的苦难经历,以及苦难经历如何与一个人的游戏、早年决定以及生活脚本发生关联,在交互分析中是一个很重要的过程。苦难经历涉及唤起与收集感觉,用来辩护生活脚本以及各种决定的正当性。例如,如果某女士收集压抑的感觉,她与别人所玩的游戏,就常常以压抑作为游戏的补偿。当她积累了许多压抑的感觉之后,她就想用这些来证明自己应该自杀,而自杀正是她在生活脚本中早就编好的收场结果。对一个得到"不要存在"信息的人来说,这有可能发生。一个人可能学会把生气转换为悲伤,并在经历几年的感觉冲击之后变得沮丧。或者在几年之后,许多的愤怒被囤积起来并加以转换,最终使人无法再忍受,愤怒就以向自己或者向他人报复的方式表达出来。

①伯恩的 G 公式

饵 + 钩 = 反应——转换——混乱——结局(公式中的划底线的三件事几乎都是同时发生的),在此举一个心理游戏的顺序来说明:

甲:你认为我会好起来吗?(渴求状)

乙:我们才刚刚开始,很难说。(谦虚的)

甲:你曾经处理过和我有相同问题的人吗?(阿谀的)

乙:有啊,你的问题一点也不算特别。(给予保证)

甲:他们都好了吗?(轻微引诱)

乙:是的,有些人好多了。

甲:这么说来,我也会好起来哦?(引诱)

乙:对,我认为有可能。(有力的)

甲:有可能?为什么你这么说呢?(伶俐的)

乙:嗯,哦,你知道,我在这方面有一些经验。(不太确定)

甲:所以,当你这样说的时候,没有任何事实根据。(攻击的)

乙:啊,没有啊,不是这么说,但我尽量在做……(难过的)

甲:你们都一样,只会坐在那儿,以为自己什么都知道,到最后谁也帮不上忙。(愤怒的)

乙:我只是想要帮助你……(懊恼而难过)

在这段对话中,以 G 公式可以将之分析为:

A. 帮帮我吧,伟大的治疗师——饵。

B. 我这伟大又谦虚的治疗师可以帮助你——钩。

C. 伟大谦虚的治疗师到伟大厉害的治疗师——反应。

D. 走开,你这吹牛大王,不要觉得自己无所不能——隐藏其中,这个来访者玩的游戏到此为止。

E. 治疗师玩的游戏原则——我只是想要帮助你。

五、讨论与分析

交互分析疗法关于"治愈"的观点是一个隐喻,治疗师身处一个独自工作的位置来帮助来访者好转。从这种意义上来说,TA 治疗师要成为"真正的医生"来帮助患者痊愈,而不是把时间浪费在与患者空谈理论或者无意义的聊天上。对来访者的尊重是极为重要的。一个 TA 治疗师应该在其态度和行为上向来访者示范这一点。例如,在制定的会见来访者的时间内,要证实我们是体谅的、亲切的、有伦理的、及时的。一个"真正的医生"要明确地朝向治愈患者的方向训练自己,而这应该始终贯穿于他的实践过程,且高于一切。一个"真正的医生"能够计划他的治疗,能了解每一个阶段自己在做什么以及为什么要这样做。一个"真正的医生"能够清楚地区分研究和实验与内科或外科治疗之间的区别,而前者永远是后者的辅助部分。更重要的是,一个"真正的医生"能够独立承担治愈其患者的责任。

在治疗的过程中,当我们要谈论任何关于治疗的事情时,我们都需要直接地对来访者说。TA 治疗师并不保留职业秘密,也绝不以一种贬低的方式来谈论来访者。TA 从业者区别于他人的特征,即是 TA 从业者在个人发展过程中所包含的价值与目标:

1. 追求自己和他人的自主性。

2. 尊重自己和他人——"我好,你也好"。

3. 个人的责任和自我认识。

4. 人本主义立场。

5. 开放地交流:与来访者讨论治疗,而不是保留一部分作为职业秘密,在来访者没有给予任何许可的情况下不讨论它们,这是真诚的表现。

6. 避免心理游戏。

7. 合作。

8. 精通情绪。

9. 给出清晰的协议。

10. 遵守本国 TA 组织的伦理道德规范和从业规范。

案例:当事人,男性,36 岁,公司主管,硕士研究生学历。主要求助原因:脾气暴躁,经常乱对公司职员发脾气,感到难以控制自己,因此,人际关系较差。

咨询步骤:

①评估阶段:咨询师与当事人交流,了解他以往的生活情况,尤其是当事人幼年与父母亲的关系以及他们之间是如何互动的。运用角色扮演的技术再现其童年经历。当事人的父亲十分严厉,性格暴躁,对当事人不苟言笑,管教他时经常使用暴力;母亲性情懦弱,且偏爱

弟弟,当事人童年常常有被忽视的感觉,觉得自己是多余的。

②对当事人采用交互分析治疗方法,分析他的自我状态结构。其父母自我状态(P)占据了主导地位,表现为控制、追求完美。同时,当事人惊讶地发现,虽然他一向自认为很成熟,可是详细审视自己的结果是,他在人际互动中除了父母自我状态(P)以外,常常表现得像一个10岁左右的爱捣乱的小孩,这就是那个急躁、不能控制自己、反抗的儿童自我状态(C)。而他的成人自我状态(A)虽然有知识、有能力,却处在微不足道的地位。父母自我状态和儿童自我状态占上风,并且二者产生了剧烈冲突。

③帮助当事人理解并领悟,他目前的问题与幼年的成长经历之间的联系。通过年幼时期的学习、模仿,他父母的教养行为的内化,形成了他对己、对人要求苛刻的性格。在随后的成长经历中,他不断重复幼年习得的游戏规则,于是在人际交往中屡屡受挫并造成恶性循环。当他意识到这点时,他也就认识到,小时候学习和养成的模式,有一部分由于年龄、能力的局限是歪曲的、不适宜的,不再适合已经成人的他,必须加以改变。

④帮助当事人通过调整与平衡自我的三种状态,来实现他想要的改变。对于一个健康、平衡的人格而言,三种自我状态都是必须的。需要成人自我状态(A)来处理当前的问题,帮助我们更好地生活;而父母自我状态(P)提供一定的规则,帮助我们更好地适应社会;儿童自我状态(C)则包含自发性、创造力和直觉力,也是不可或缺的。在本案例中,当事人决心提高他的成人自我状态,让其更多地发挥作用;减少父母自我状态的比重;给儿童自我状态更多的关爱,与其和谐相处。这样,他就不必再通过"捣乱、发脾气"来吸引别人的关注或满足自己。

⑤咨询结束阶段。练习新的沟通模式。①

思考题

1. TA从业者区别于他人的主要特征是什么?

2. 谈谈TA理论应用于婚姻、人际交往、组织沟通的策略。

3. 在弗洛伊德看来一个人的童年影响着这个人今后的生活,如果6岁之前,特别是3岁之前要是受过什么创伤那就很难再恢复了,但是交互分析法注重的是此时此地,不太关注童年时候的事情,认为"既然你为自己做了早期决定,那么在往后的生命历程中,你可以有能力来改变自己,并重新做出新的决定",那么如果一个人真的是因为童年的创伤而导致人格缺失,真的可以通过治疗而改善吗?

参考资料

1. 段琪. 交互分析理论视角下大学生人际交往影响因素及提升策略[D]. 天津:天津大学,2011.

2. 张陆,佐斌. 自我实现的幸福——心理幸福感研究述评[J]. 心理科学进展,2007(1):134-139.

---

① 本案例节选自谢际春. 交互分析理论在实践中的应用(上)[J]. 中国社区医师. 2007(8).

3. 贾慧蓉. 交互作用分析在中学教育中的运用[J]. 职业圈,2007(3):145-146.

4. 林荣茂,胡海沅. TA 理论下的人际交往新解读[J]. 社会心理科学,2009(5):41-44.

5. 欧嘉瑞,安妮卡,罗南. 人际沟通分析—TA 治疗的理论与实务[M]. 黄珮瑛,译. 成都:四川大学出版社,2006.

6. Berne E. Classification of positions[J]. Transactional Analysis Bulletin,1962(3):23.

7. Stewart I,Joines V. TA today:A new introduction to transactional analysis[M]. Nottingham:Life space Publishing,1987.

8. White T. Life Positions[J]. Transactional Analysis Journal,1994(4):269-276.

第十一章

心理咨询与治疗技术之八
——家庭疗法

****

本章内容提要

家庭治疗是以家庭为对象实施的团体心理治疗,其目标是协助家庭消除异常、病态情况,以执行健康的家庭功能。家庭治疗的特点:不着重于家庭成员个人的内在心理构造与状态的分析,而将焦点放在家庭成员的互动与关系上;从家庭系统角度去解释个人的行为与问题,个人的改变有赖于家庭整体的改变。

本章教学目的

通过本章的教学与实验,学生能够认识到在每个人的成长历程中,会遇到很多的问题,这些问题看似是夫妻问题,实质不是夫妻问题,而是原生家庭带来的心理创伤,家庭治疗致力于探索人与人之间、人类本质上的各种问题,力求从家庭、社会等系统方面着手,更全面地处理个人身上所背负的问题。最终目标是使个人达致"身心整合,内外一致"。

****

第一节 家庭疗法概述

本节包括各类家庭治疗,如结构式家庭治疗、系统式家庭治疗,以及不同学派的家庭治疗。各种家庭治疗虽各有自己的理论观点与技术方法,但均强调个体问题是系统问题的反映。治疗注重了解个体在成长中受到不同背景因素影响的重要性,认为只有调整个体的家庭或其他使之受到影响的系统,才有助于个体改变的产生。因此,这类治疗与上述的治疗不同的地方是治疗并非是个体性的,而是涉及整个家庭。

第二节 家庭疗法的相关实验

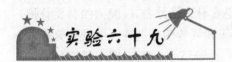

实验名称:家庭治疗(1)

实验内容:本实验家庭治疗强调家庭关系的理顺,家庭积极功能的强化,以达到改变个人所处的家庭环境,帮助家庭和个人同时成长的目标。采用循环提问方法,使每位家庭成员感到自己是被重视、被平等对待的,并绘制家谱图,为进一步的分析提供前提。

目的要求:通过本实验,学生能够了解很多孩子的问题更多的是由家庭问题、父母的教养方式、夫妻二人的互动等引起的,因此,进行家庭治疗,首先要寻求原生家庭的内在问题。

仪器设备:模拟咨询台、单向玻璃观察窗、音像设备。

具体操作:

李叶(化名),女,15岁,初中三年级学生,父母离异,同母亲生活在一起。母亲主述:自父母离婚后,李叶像变了一个人一样。从前的乖巧、懂事、爱学习全部跑到九霄云外去了。李叶反对学校、反对老师、反对班级的任何一个同学,经常与同学吵架,不写作业,不听话,你说什么,不管对错都跟你对着干。无奈在原来的学校已经待不下去了,我给她转学了。我现在就担心李叶到了新学校还这样怎么办。这孩子怎么变成这样?

综合性、设计性实验项目(1)

实验室名称:综合心理学实验室

课程名称	心理咨询与治疗学		实验 项目名称		家庭治疗技术
实验 项目性质	综合性[√] 设计性[√]	实验 学时	3学时	实验室名称	行为观察与分析实验分室

续表

课程名称	心理咨询与治疗学	实验项目名称	家庭治疗技术
实验主要内容	通过该项目的实验,学生能够综合所学的沙盘疗法的相关知识解决家庭个体的心理问题,应用与家庭技术相关的知识,更深入地掌握家庭技术的使用。个人问题的背后通常蕴藏着更为严重的家庭问题。因此,要想有效并彻底地解决个人问题,不能仅从个人身上寻找原因和方法,而应该以家庭整体作为治疗对象,从家庭整体的角度去理解个人,找到个人问题的真正症结,通过对家庭内部系统的调整和改善来达到对个人问题的治疗		
阐述综合性或设计性的理由	通过这个综合性与设计性实验,咨询师从家庭的角度出发,分析来访者所遭遇的心理问题产生的原因,与来访者一同探索找出原因。依情境采用不同的家庭治疗技术来解决来访者的问题,通过合力寻找答案把治疗过程推向深入,最终促使来访者自我治愈力得以发挥,进而达到预期效果		
主要仪器设备	沙箱、沙子、玩具、记录用纸、笔		
实验对象	存在心理疾病或心理障碍的来访者的扮演者		

实验课程名称——家庭治疗技术

一、实验介绍

家庭治疗是以家庭为治疗单位,改变家庭成员间不良的互动方式以及家庭内部不良的互动结构,改善、整合家庭功能,从根本上解决个人和家庭的问题。家庭治疗强调通过理顺家庭关系,加强家庭的积极功能,以达到改变个人所处的家庭环境,帮助家庭和个人同时成长的目标。因而在家庭治疗中应遵守的第一条原则就是以家庭为治疗单位,此外还有中立原则,即保持客观中立的态度,不对家庭成员或关系做评价或带入感情色彩;保密原则,中国人都重视"家丑不可外扬";循环提问原则,这是系统家庭治疗中的技术,循环提问,即逐一向每个家庭成员提问,可以使每位家庭成员感到自己是被重视、被平等对待的,避免家庭成员感到自己是被冷落,被孤立的。

多世代家庭治疗的基本理论的创始者博文(Bowen)认为,慢性焦虑是所有病症的主导原因,无论是精神分裂,还是癌症或厌食症。相应的对策以及预防药就是"区隔化"。这里的区隔化指的是在能够维持自身独立完整的同时要与隶属于家庭的或其他群体的两种驱力保持平衡。区隔化低的人情绪融合度高,也就是说容易受他人情绪的影响。人们倾向于找与自己区隔化程度相似的伴侣。当焦虑程度增大时,区隔化程度比较低的夫妻就容易互相影响,增大彼此的焦虑感,他们会寻找各种途径来降低紧张和潜在的威胁。其中最典型的就是把第三个人牵扯进来,形成三角关系。如一对夫妻的矛盾未解决,他们可能不去直面自己的矛盾,而是把注意力和焦点转移到照顾子女上。多世代传承是博文独特的一个观点,博文认为不良的情绪系统是几代延续下来的。博文的家庭治疗至少要了解三代的家庭关系,并绘制家谱图,提供进一步的分析。

结构派家庭治疗:结构派家庭治疗的核心概念是家庭结构(family structure)、次系统(subsystem)和边界(boundary)。家庭结构就是指家庭成员之间的亲疏程度和家庭联盟。在一些功能不良的家庭结构中,可能存在着母亲与孩子联盟,父亲被孤立的家庭结构,这样的结构导致夫妻次系统的功能不健全,在教育子女方面就会失调,教育子女是夫妻双方的事,但若母亲和子女形成联盟,子女不听父亲的话,这样的家庭互动模式会带来子女在受教育方面的缺失,也使家庭中夫妻次系统边界不清。

系统派的治疗特色是"反矛盾"(counter paradox)。治疗师不但警告家庭不要过早改变,甚至还会扩大家庭成员间的矛盾和差异,使家庭成员在高压的情况下不得不寻找解决的办法。系统派的家庭治疗的工作模式是以团队的形式开展的。第一,假设形成(hesizing)阶段,这是一个关于家庭系统或关系的陈述。治疗师在同家庭成员会谈之前,通过与团队成员的讨论,提出导致家庭问题的可能成因。这就像一张关于家庭问题的地图,给治疗师指引一个方向去询问各种问题,并用收集到的信息去证实、修改或推翻假设。第二,要注意循环性,也就是说家庭互动模式不是线性的因果序列,而是由互为因果的反馈链构成的。相对应的技术就是循环提问(circular questioning)。这一技术反映了米兰派系统性的理论假设。治疗师通过提问发掘不同家庭成员对于某些事件或关系在观点上的差异,因而其所关注的是家庭的关系,而非个人症状。第三,保持中立(neutrality),是指治疗师努力与所有家庭成员维持联盟,避免陷入家庭的联合与同盟之中。

在系统派的治疗技术中具有代表性的是正向解读(positive cormotation),即治疗师暗示病症或负面的行为背后的动机是好的,把症状解读为积极的、正向的,可以减少家庭对治疗师给出的分析、解释以及对未来改变的阻抗。而另一个被称为策略派家庭治疗(strategic family therapy)的治疗师则认为,问题本身是真实存在的,必须由治疗师提出一套策略来加以解决。所以,只要治疗师用他的指导者和权威的姿态下达指令,要求家庭执行新的互动关系,问题就会改变。显然,在这里,治疗师是掌控全局的,并对家庭的改变负有全部的责任。

萨提亚的家庭治疗模式与社会建构主义家庭治疗的理论和方法是基于人性本善的基本信念以及对于家庭沟通的重视。萨提亚家庭治疗模式的关键是将控制个体或家庭病态表现的能量重新塑造和转化,而不是单纯地消除症状,是健康的治疗方法,因此又被称为人性认同过程模型。

社会建构主义家庭治疗的主要观点是,我们的信念系统不是真实客观存在的,是我们对这个社会的"建构",因而,治疗师不可能揭示家庭的"现实"。治疗师不是一个外来专家的角色,而是平等地和家庭成员对话,共同建构出新的意义。

二、实验目的

通过本实验,学生能够应用与家庭治疗技术相关的知识,更深入地了解家庭治疗技术的理论与实际操作程序。

三、实验仪器

心理咨询台、单向玻璃观察窗、家庭治疗室。

四、实验过程

案例:顾森(化名)是家中独子,今年13岁,初中二年级,马上升入初三。父母不睦已久,在家中几乎不交流。双方对小森的成长非常关心,但是常常指责对方没有尽到一个家长应尽的责任。小森夹在中间非常痛苦。

在数天前,小森因为学校收取学费,向其母要300元,其母愤愤不平,责令小森应该向父亲索要学费,小森不得已转向父亲,其父亦十分不悦,责问小森为何不向其母讨要学费,事后小森突然发怒,指责父母均不尽职尽责履行对自己的抚养义务,在家中吵了一架之后离家出走,两天后由警方寻回。

由于父母双方经常在小森面前相互诋毁对方形象,因而小森在家中越来越沉默寡言,逐渐出现失眠、体重减轻、常常莫名哭泣等症状,其母担心小森身体,但小森不以为然,已听不进父母半句话。后由其双亲陪伴,来寻求咨询。

咨询师采用系统排列家庭治疗的工作模式,经过与团队成员的讨论,咨询师提出以下假设:

1.家庭的主要矛盾在于顾森父母之间的关系,一旦两人的关系恢复正常,则问题自然消除。

2.家庭的主要矛盾在于顾森父母的联盟心态,都希望能够将孩子拉到自己这一边,因而让顾森对双方都失去了信任。

3.家庭的主要矛盾在于顾森自己,他的行为加剧了父母之间的摩擦,如果顾森恢复正常,则家庭也恢复正常。

……

提出以上假设之后,咨询师开始对家庭成员进行会谈。

咨询师:你父母之间的摩擦,大约是从什么时候开始的呢?

顾森:大概两年前就开始了,那时候他们还知道不要当着我的面吵架,现在根本……一点顾忌也没有了。

咨询师:我能理解你的这种感觉,他们之间的争吵总是让你夹在中间,好像这么做理所当然,完全没有考虑你可能会因此产生痛苦和无奈。

顾森:……我真的觉得很难过,你知道吗,明明这两个都是我最近最亲的人,每次和他们在一起的时候,我非得附和着说另一个不好,才能让这一个开心起来。

咨询师:你有没有做过什么努力,试图挽回他们之间的这种关系。

顾森:嗯,其实我找到了一个方法,虽然有点消极,但是真的很管用。就是我在家里大闹,或者我生病,他们就会一起来哄我,也就不会吵了。

咨询师:你大概多久这么做一次呢?

顾森:没有什么固定时间……反正他们一吵架我就头疼,是真的头疼,他们也就好一些了。

咨询师:这么做能起到多大作用呢?

顾森:其实没什么用。我只是不想看他们吵。老师,你有什么办法吗?

从顾森的话中我们了解到在这个家庭中,初中生顾森以"牺牲"自己的方式吸引家长的注意,他可能存在一定的躯体化症状,并且会通过刻意做一些意外事情引起双亲的注意。然而顾森的反常举动会引来顾氏夫妇的相互指责,进而深化这个家庭矛盾。

咨询师:顾太太,你愿意和我说一说你是怎么看待小森最近的反常行为的吗?

顾太太:这孩子是越大越不听话,都是他爸给他灌输的。我反正和他爸过不到一块儿去,迟早得离。

咨询师:嗯,那顾太太觉得小森最近行为反常,有什么原因?

顾太太:那你得问他(顾先生)去了,谁知道我不在的时候他和森森说了什么。

咨询师:在教育孩子的问题上,你们夫妻没有达成共识吗?

顾太太:……他听不进我的话,我也不想和他说。其实我有儿子就够了,我现在就想早点离,带着儿子离他远远的。我就想让儿子理解我,我知道他爸肯定也是这么想的,反正我和他爸早晚要离的,我绝对不会让森森跟着他爸,但是不知道为什么感觉现在森森对我也不冷不热的,也不知道你们做咨询的有没有遇到过这种情况?我就想让儿子多听一听我的,他现在还小,有很多不成熟的想法,但是我教的他又听不进去,真是好失败……

顾太太最后在咨询师面前哭了起来,可见情感压抑之深。

可以看出顾森的妈妈非常希望能够得到儿子的支持,也就是所谓的"联盟",但是父母双方的争取都太过激烈,以致让孩子失去家的温暖,造成恶性循环。

由此大约可以判断,家庭中存在的问题是假设中的第二个。在治疗过程中,顾森展示出对父母的不满。治疗师从积极的角度,对这些"不满"重新赋义,使信息中的积极一面展现出来,比如父母在孩子面前诋毁另一半,是为了得到孩子更多的爱和欣赏,而不是单纯为了折损另一个人的形象。

这样更利于家庭的改变。咨询师用得较多的技术是安排任务,使家庭成员从行动上开始改变。行动的改变能给家庭成员带来不一样的认知。有时家庭治疗和药物的结合,有明显的效果。顾森的心理测评 SCL—90 结果在治疗前后的改变显著。治疗师力求塑造一种多维度的家庭治疗方法,最好能够将结构式家庭治疗法、系统式家庭治疗法以及萨提亚家庭治疗法这三种传统的治疗方法予以融合,从更加全面的视角,运用更加丰富的治疗技巧帮助来访者解决家庭问题。从治疗结果来看,这种多维度的家庭治疗方法具有一定的实践性和有效性。不仅求助者的个人问题得到了有效控制而且隐藏在其后更深层的家庭问题也成功得到了解决。

五、讨论与分析

在家庭治疗中,要使症状得到解决,首先需要让家庭成员意识到问题不仅仅是在一个人身上,需要家庭成员共同做出努力。家庭治疗有家庭治疗的特点和技术。但是在建立关系以及咨询的整个过程中,咨询的共同要素(同感、共情、倾听、真诚、理解)同样需要遵守。家庭治疗的各个流派之间不是孤立的,在治疗过程中,可以灵活运用。例如,在治疗社交恐惧的案例中,运用了多世代家庭治疗的区隔化理论,使用了结构家庭治疗的重构技术、换位技术,使用了萨提亚家庭治疗中的家庭雕塑技术,但要使治疗能达到效果,需要灵活使用这些技术。这与治疗师对理论的理解和个人经验有关系。由于参与治疗的人是一家人或是家庭的一个次系统,时间上的安排比较受局限,连续性可能会受阻,因而家庭治疗的发展需要治疗师融汇各个流派的理论基础,增加个人经验。

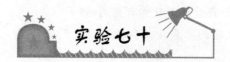

实验名称:家庭治疗(2)

实验内容:家庭治疗师将改善家庭内部的交流作为首要的治疗目的,在此基础上改善个体的功能与症状。实验整合结构式家庭治疗、分析式家庭治疗、体验式家庭治疗、策略式家庭治疗、叙事式家庭治疗和系统家庭治疗,体会每种家庭治疗对不同家庭治疗的重要作用。

目的要求:通过本实验,学生能够了解家庭治疗是以家庭为对象实施的团体心理治疗,其目标是协助家庭成员消除异常、病态情况,以执行健康的家庭功能。

仪器设备:模拟咨询台、单向玻璃观察窗、音像设备、生物反馈仪。

具体操作:

综合性、设计性实验项目(2)

实验室名称:综合心理学实验室

课程名称	心理咨询与治疗学		实验项目名称	心理咨询项目演练——家庭治疗
实验项目性质	综合性[√] 设计性[√]	实验学时	3学时	实验室名称	行为观察与分析实验分室
实验主要内容	以家庭为治疗对象,利用标签当事人的症状进行行为观察,扰动家庭固有的结构、情感等级、行为模式,以帮助家庭扩大沟通、建立有效的互动方式,降低内部张力,促进家庭功能健康发展。通过该项目的实验演练,学生能够了解家庭内部的运作方式,加深对家庭、对成长中的个体心理健康影响的认识。家庭治疗有结构式、分析式、体验式、策略式、叙事式和系统家庭治疗这几种治疗方式。学生只有初步了解这几种治疗方式的操作方式以及治疗效果,才能灵活运用于实践			
阐述综合性或设计性的理由	人生活在家庭之中,家庭对人的影响举足轻重,通过对家庭治疗的学习,学生能够学会从家庭系统的角度去解释个人的症状与成员间的关系。家庭治疗区别于其他的治疗方式的最重要的一点是,家庭治疗的对象是家庭,而不是个人,这是心理治疗的一个拓展与创新。让学生了解家庭治疗的特殊之处,这样学生的咨询与治疗知识才能不断丰富			
主要仪器设备	心理咨询台			
实验对象	应用心理学专业学生			

家庭治疗

一、实验介绍

1. 理论流派

20 世纪 50 年代:约翰·贝尔开始家庭会谈,那萨·阿克曼出版《家庭生活的心理动力学》。利兹提出精分母亲、婚姻分裂、婚姻倾斜。威纳率先应用"家庭系统",提出软性现实、假性互惠、交流偏异概念。伯温(Bowen)开创家庭病房,感兴趣于"寄生式"母子互动关系,发展出家庭系统理论。20 世纪 60 年代:控制论、反馈理论、系统论进一步应用,精神分析出现客体关系理论,贝特生(帕罗阿多小组)的双重束缚理论认为孩子是不良家庭关系中的代罪羔羊,并把儿童精分看成交流系统无能。米纽琴(Minuchun)提出家庭治疗的结构、界限、子系统、权力等级与互动模式。家庭治疗有了几个重要概念:家庭规则、内稳态、多余信息、对称性或互补性关系、循环因果。20 世纪 70 年代:受结构主义、建构主义和存在主义的影响,Satir 发展了体验式治疗,用迅速准确的直觉和沟通来处理矛盾信息,促进交流,形成人道主义模式。Palo 小组的悖论情景与建构真实、Milan 小组的策略治疗、差异信息与中立—假设—循环提问受到关注。20 世纪 80 年代:人本主义盛行,信息论的引入,使人们注意到不同文化对家庭的影响,家庭治疗出现整合与创新。大多数家庭治疗师的首要目的是改善家庭内部的交流,其次才是改善个体的功能与症状。

2. 基本治疗方式

家庭治疗分为很多学派,每种学派的治疗方式和方法各不相同,有结构式家庭治疗、分析式家庭治疗、体验式家庭治疗、策略式家庭治疗、叙事式家庭治疗和系统家庭治疗,每种治疗方式针对不同家庭有重要作用。虽然不同学派的观点不同,但所有治疗都有共同的治疗方式:

①签订治疗协定:取得家庭成员的认可;

②预备性会谈:绘制家谱图、了解来访者背景和标签当事人的治疗经历;

③治疗性会谈:布置家庭作业和确定回访日期,可兼有对成员的个别访谈;

④间隔时间长,疗程短:每月 1 次,1 次 50 分钟。

二、实验目的

让学生了解家庭治疗的一般步骤,了解团体治疗与个体治疗的异同,了解家庭内部运作方式以及可能出现的矛盾,并且学会如何调节这一矛盾。

三、实验仪器

心理咨询台、家庭治疗室、多功能生物反馈仪、团体沙盘。

四、实验过程

1. 结构式家庭治疗

三阶段:参加——描述——干预。

七步骤：参加与接纳、融入互动、诊断、调整互动、确定边界、打破平衡、挑战概念。

治疗目的：改变家庭结构，调整其功能，重建边界、权力等级与互动模式。

2. 分析式家庭治疗

倾听、共情、解释、维持、分析。明白症状与家庭行为的双向关系、症状的功能。哪些担心使家庭停留在冲突中，哪些问题与过去的创伤有关，治疗师如何解释重要冲突。

治疗目的：将多代关系中的压力与债务意识化。消除禁忌与情感联结，促进家庭和个体成长。

3. 体验式家庭治疗

利用沟通游戏模拟家庭会谈。利用家庭塑型、重塑，换位、身体触摸来引发正确的情绪体验。

治疗目的：促进沟通，释放焦虑，增强成员间的理解与共情。

4. 策略式家庭治疗

简洁、明快、索解取向。常用提问—扰动、反常处方、维持症状、反权利游戏等建构新的问题。

治疗目的：改变固化的反馈系统，限定症状的意义，破坏原有的稳态，让家庭按照动力学方向改变。

5. 叙事式家庭治疗

提问—共同创作，用家庭的历史来导向关系松解，用变化的新视觉重新释义问题。

治疗目的：改变症状的意义，激发新的认知系统与应答行为。

6. 系统家庭治疗

循环提问。假设提问和差异性提问，通过提问建构新的家庭现实。阳性赋义与症状处方，家庭作业。

治疗目的：扰动家庭，改变动力学模式，让家庭通过自组织创造新平衡。

7. 实验的一般流程

①用分析式眼光来阅读家谱图，对家庭成员的个性分化、相互连锁病态、内在冲突、家庭动力学做分析，并将其作为重要证据放在记忆中。

②根据咨询过程描述家庭的结构、互动方式、结盟与三角化问题，不做是非判断，只是让家庭知道治疗师看到了什么。

③用系统思维为家庭创造新问题（导向冲突减弱，或增加家庭协作），调整家庭对治疗的期待以符合心理治疗的范围。

④用体验治疗的技术：通过激发交流、换位、家庭排列、触发积极的躯体感觉与情绪。引导新建问题的解决，并判断家庭接受变化的能力。

⑤用系统思维分析家庭原有问题：利用家庭结构、价值系统、沟通方式、冲突类型、外周影响多方面构成的平衡，找到这种平衡的意义和重要的关键点。

⑥尝试扰动这些关键问题，用叙事疗法的技术鼓励家庭接受新的家庭故事，这个阶段也要部分解决第一阶段在治疗师心中遗留的问题。

⑦用策略式的咨询风格来鼓励家庭保持问题，并通过认同症状来让家庭减轻未来的焦虑。如果家庭仍然纠缠在一些冲突中，引入时间中断、角色扮演、反常游戏来处理。

⑧对治疗的预期，保持系统的思想，家庭是自组织，家庭是否继续伴随问题还是导向问题的松解不是治疗师能决定的。

案例一：

来访者为家中独生女，18 岁，青春期后期起病，父亲是成功的推销员，在外地工作。来访者以害怕上学为主要表现，第一次治疗时母女俩儿一直为她不能上学而哭泣，她一上学就头疼、胃疼，一到学校就想起不愉快的事情，无法坚持上学，案例表面上看与家庭无关，是学校引起的恐惧症，但当把个人的症状引入到整个家庭的关系问题上的时候，发现当她父亲从外地回家时，她躯体不适的症状就会减轻，而且可以上学。可是父亲一走，母亲因担心她会精神分裂，就默许她不去上学，也就是说，母亲的软弱才是她不能上学的真正原因。

治疗：首先提升母亲的能量，要求母亲尽量控制她的情绪，表现出在面对困难时的坚定，母亲很快成了协同治疗师，从第二次治疗开始，母亲已经能在女儿哭泣时，坐得很直，而不是身体前倾，表现出对女儿的特别关注了。在此后的治疗中，鼓励女儿直接与母亲沟通，反复强调她是一个 18 岁的青年，并让她站起来与母亲比个子，暗示她已经长大了，即提升孩子的能量。当她在咨询师面前表现出成熟的一面时，提醒母亲，她在她的面前却像个孩子，隐喻她有成长的能力。由于父亲远在昆明，咨询师只见了母女二人，所以假设母女之间纠缠太紧，因为她们朝夕相处，父亲则无法进入她们的系统，所以在第三次治疗中，试图让母亲了解到，不能与孩子太接近，因为这样，孩子就无法去面对外面的世界，这不仅伤害了孩子，还使父母都陷入痛苦的深渊。在治疗中，让她们感觉到只有她们自己才是解决问题的良方。同时，还告诉她们，问题并不那么严重，这样就把家庭正常化起来。

当母亲说孩子欺负她，还说其实孩子与父亲是很亲密的，只是由于父亲脾气很大，孩子只是害怕父亲发脾气而已的时候，咨询师从孩子有"两个不同面的父亲"入手，再现出家庭的图景，原来父亲经常发脾气，母亲则很传统，是典型的中国妇女，逆来顺受，实在忍不住，就会哭泣，或者不理丈夫，这时丈夫就会收敛一些，做家务或者哄妻子，但不久依然故我。咨询师把家庭比喻成三步的舞蹈，丈夫发脾气——妻子忍受——丈夫收敛，并问母亲，她喜不喜欢这个奇怪的舞蹈。

从这个案例中大家可以看到孩子的问题往往是父母关系问题的产物，她痛苦地挣扎在害怕父母因为吵架而离婚的恐惧中，每次她一不能上学，她父亲就必须从外地回来，她牺牲了个人，维护了家庭，巧妙地把父母拉在了一起。母亲也正因为同样地需要丈夫回来，才默许孩子不去上学。

要想改变家庭中这种奇怪的舞步，就要让她们学会改变其他家庭成员的行为方式，治疗师要一方面鼓励孩子成长，另一方面鼓励母亲放飞孩子，在第五次治疗中，利用已经成为协同治疗师的孩子，提升丈夫的能量，要求他多与妻子沟通，使他能够把妻子从女儿身边拉回来，这样就重整了家庭的结构，使夫妻之间建立正常的家庭结构中应有的配偶同盟，并树立夫妻双方与孩子的界限，拉开父母在心理上与孩子的距离，促进孩子真正的成长，自己去面对困境。

在这个来访者的治疗后期，父母开始讨论孩子的教育问题，他们对孩子的要求很高，希望孩子考上重点大学,这时,咨询师找到了进入治疗第二阶段的入口,也就是要把家庭的问题引入到整个社会这个大系统上去,也就是说家庭的小系统还要受整个社会这个大系统的影响。由于社会的压力,家庭不得不与学校联手给孩子压力,孩子生病也正是对这种双重压力的反抗与控诉,减轻这个社会大环境的压力不是治疗师能够做到的,但是帮助这个家庭应对大环境的压力却是咨询师可以做到的。咨询师帮助孩子与父母一起深入讨论学习的问题,如何应对整个社会环境对于家庭和孩子的双重压力,让父母和孩子联手,面对他们共同的困难。

从这个案例中大家可以看出,如果治疗师始终在家庭中同情家庭中的每一个成员,让家庭中的每一个成员表达他们的痛苦。表面上看是做了很多,实际上却是什么也没做,做的不起任何作用。

案例二:

来访者:小雨(化名),男,16岁,独子,高三学生,因学习困难,高二留级复读一年。因临近"高考",学习焦虑感上升,注意力不集中,解题速度慢,学习成绩差,一学期五门功课不及格。在门诊做智力测验智商为86分,体格检查和神经、精神检查未发现明显异常。小雨系早产儿,父母均为工人,长期练习气功,曾让小雨学气功,结果小雨未接受。为了提高孩子的学习成绩,迎接高考,父母携子四处求医,心理测评及各项结果检查均无明显的"阳性症状"。来访者自觉有"精神障碍",不能继续学习,在父母的陪同下,来心理门诊求治。

治疗:

1. 对家庭问题的评估。家庭治疗的第一步是要对家庭进行诊断评估,了解求助者家庭的交互作用模式、家庭诸因素与求助者学习困难的联系、求助者的求治动机,以便明确治疗的目标。以下是治疗过程中的一段对话:

咨询师:"能否告知我,是谁介绍你们来这儿寻求咨询的?"(关注来访者的转诊背景,以便迅速同家人"接合",小雨未回答,其父母在对面的长沙发上相背而坐,父亲欲言,但被母亲抢过话题)

小雨母亲:"我们带着孩子去过好多医院求治,吃了不少药,但未能提高孩子的学习成绩,医生推荐到心理咨询门诊寻求帮助,你们可有提高学习成绩的办法?"

咨询师:"那要取决你们全家人是否能积极参与治疗……"(提高家人积极参与治疗的动机;在介绍家庭治疗的性质后,转向询问小雨)"你最近感觉怎样?"

小雨:"我不想学习了……"(看到母亲正瞪眼怒视着自己,马上转变话题)"我有精神障碍,要休学。"

小雨父亲:"精神障碍是他妈妈的评语,他根本没有障碍,只是动作太慢,平时在家我只好帮他的忙……"

小雨母亲:"就因为你事事替他做,袒护他,害得他一考试就紧张。"

至此,家庭交互作用的模式与问题系统已反映出来:父母之间与亲子之间的情感交往不良,母亲说了算,对孩子严厉,父亲袒护孩子,且父母对孩子的教育态度不一致,使孩子无所适从,缺乏自信心和学习动机;而父母又因孩子的学习困难相互责备……如此恶性循环。

孩子为什么说自己有精神障碍?父母的真实想法是什么?显然需要进一步了解。随即咨询师布置了家庭作业,希望小雨和父母回家讨论"精神障碍",重在当前表现,不追究孩子过去的学习问题,下次来访再谈各自的看法。

2.扰动家庭中的问题系统。扰动是指通过提问、解释等技术手段干扰、搅动来访者家庭中的原有规则,激发家人思考,形成家庭的新观念、新目标和新行为。第二次治疗开始,咨询师先单独与小雨交谈,了解到小雨所称的"精神障碍",是指已有长期的频繁手淫的习惯(每周两次),已被父母知道,自觉"元气丧尽",愧对父母。咨询师向小雨解释手淫行为的发育性质,使其排除罪恶感,再请父母参与讨论。以下是治疗的片断:

咨询师:"你们说孩子有精神障碍吗?"

小雨母亲:"当然有,他注意力不集中,学习不专心,总是胡思乱想。"

咨询师:(打断母亲的话,控制强者,辅助弱者,问父亲)"假设孩子有青春期的生理冲动,发生自慰行为,你怎么看?"

小雨父亲:"孩子长大了,恐怕这些行为不是异常吧。"

小雨母亲:"孩子这些行为都如此频繁了,不影响身体? 你还在迁就他!"

咨询师:(又一次打断母亲对父亲的埋怨,转问小雨)"你还记得第一次自慰行为发生的情景吗?"

小雨:"嗯,是小学二年级时在书摊上看到女孩的裸体图片。"(父母愕然地相互看了一眼,虽知道孩子有手淫的习惯,但难以相信这么早就发生了,孩子手淫已有8年! 是社会上的不良因素害了他)

咨询师:(及时小结,改变话题)"孩子上小学时学习并不差,可见学习困难还有其他的原因……你们希望孩子将来做什么?"

小雨父亲:"希望他通过高考,考入普通大学。"

小雨母亲:"希望他能上一表大学,不要像我们,没有权,又没有钱。"

咨询师:(问小雨)"你的想法呢?"

小雨:"我觉得自己不是读书的料,他们的要求太高……"

父母:……(无语,但若有所思)

咨询师进一步地解释,孩子目前的学习困难并不是手淫导致的结果,而是与父母过高的期望相关;孩子未能参与对自己前途的设计,学习无动机,开始用厌学的方式来对抗父母的要求,以"精神障碍"求助者的角色来缓解家庭的压力。父母在教育问题上不一致的态度和方式使孩子有机可乘,厌学情绪和学习困难表现加重。

3.家人之间的对话和对未来的讨论。随后的两次治疗在咨询师主持下进行了家人之间的相互对话,让亲子之间互换角色想问题,使父母逐渐明白他们为孩子拟定的目标并不切合实际,认识到教育态度不一致对孩子会产生消极影响;孩子也逐渐明白自慰行为并不是精神障碍,与学习困难无直接联系,扮演求助者的角色逃避学习既不能解决问题,还会伤害父母的良苦用心。咨询师又布置了新的家庭作业,要全家人共同拟定或讨论孩子的成长方案,把未来的路开拓得宽一些(咨询师只提建议,不代替家人做最终决定)。

经过四周共四次治疗,获得了短期效果。孩子与父母共同拟定了学习成长方案,把参军或就业作为第一目标,考进职业学院为第二目标,第三目标为考入普通大学……父母能够相互合作,对孩子的教育态度和方式一致,不袒护,不斥责,为孩子创设良好的家庭心理环境;孩子也树立了学习的自信心,能够集中注意力,自慰行为逐渐减少,并通过咨询师的进一步指导训练,掌握了一些学习方法与考试技巧,充满信心地迎接高考。

五、讨论与分析

与家庭成员讨论治疗时的心理变化,了解治疗后家庭的改变以及家庭改变后对各个成员的影响。

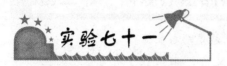

实验名称:萨提亚家庭治疗(1)

实验内容:萨提亚沟通模式,从家庭、社会等系统方面着手,在消除"症状"的同时,达致"身心整合,内外一致"。在实验中体会这种理念,在案例中应用这种方法与技术。

目的要求:通过本实验,学生能够了解萨提亚家庭治疗对个体行为的调控以及对身心健康的调适。深刻体会萨提亚模式,这一联合家庭治疗以及心理治疗的新方法。把握来访者家庭、社会等系统方面的因素,更全面地处理其身上所背负的问题。

仪器设备:模拟咨询台、单向玻璃观察窗、音像设备、生物反馈仪。

具体操作:

综合性、设计性实验项目(3)

实验室名称:综合心理学实验室

课程名称	心理咨询与治疗学		实验 项目名称	萨提亚家庭治疗	
实验 项目性质	综合性[√] 设计性[√]	实验 学时	3学时	实验室名称	行为观察与分析实验分室
实验 主要内容	通过该项目的实验,学生能够综合所学的家庭治疗相关知识解决家庭个体的心理问题,应用萨提亚家庭治疗相关知识,更深入地掌握萨提亚技术的使用。萨提亚家庭治疗是一种心理治疗的新方法,是从家庭、社会等系统方面着手,更全面地处理个人身上所背负的问题。萨提亚创立的心理治疗方法,最大特点是着重提高个人的自尊、改善沟通及帮助人活得更"人性化"而不只求消除"症状",治疗的最终目标是使个人达致"身心整合,内外一致"				
阐述综合性 或设计性的 理由	通过这个综合性与设计性实验,咨询师从家庭的角度出发,分析来访者所遭遇的心理问题的原因,与来访者共同探索找出产生问题的原因。依据情境采用不同的治疗技术来解决来访者的问题,合力寻找答案把治疗过程推向深入,最终促使来访者自我治愈力得以发挥,进而达到预期治疗效果				
主要 仪器设备	心理咨询台				
实验对象	在婚姻家庭或人际关系上存在心理问题的来访者的扮演者				

实验项目名称——家庭治疗技术

一、实验介绍

维琴尼亚·萨提亚（Virginia Satir,1916—1988）是美国最具影响力的首席治疗大师,被美国著名的《人类行为杂志》（*Human Behavior*）誉为"每个人的家庭治疗大师"。她一生致力于探索人与人之间,以及人类本质上的各种问题,她在家庭治疗方面的理念和方法,备受专业人士的尊崇与重视。

萨提亚模式（The Satir Model）又称萨提亚沟通模式,是由维琴尼亚·萨提亚女士所创建的理论体系,又叫联合家庭治疗。联合家庭治疗是一种心理治疗的新方法,它从家庭、社会等系统方面着手,更全面地处理个人身上所背负的问题。萨提亚建立的心理治疗方法,其最大特点是着重提高个人的自尊、改善沟通障碍以及帮助人活得更"人性化",而不只求消除"症状",治疗的最终目标是使个人"身心整合,内外一致"。

萨提亚模式不强调病态,它将心理治疗扩大为成长取向的学习历程,只要是关心自我成长与潜能开发的人,都可在这个模式的学习过程中有所收获。她动态地解释人及人在与家庭及社会的互动中所产生的种种问题,这对现代人的生活具有非常明确的指导价值,正是因为这个特点,她的理论不会因为社会与文化的变迁而失去实用性。

这一模式缘起于1951年萨提亚所负责的一个来访者。这一年萨提亚第一次尝试运用后来被称为"萨提亚模式"的方法,为一个家庭做治疗。一开始,她处理一个被诊断患有精神分裂症的少女,在进行6个月的治疗后,情况发展良好。可是之后她却接到女孩母亲的电话,说萨提亚离间她们母女的感情。

萨提亚以其敏锐的洞察力觉察到母亲不满的言语背后的恳求意味。她要求这位母亲与女儿一起与她见面。当母亲和女儿一起来见萨提亚时,萨提亚发现她之前与女孩建立的良好关系竟然消失了,女孩又回到6个月前的状态。

萨提亚继续为这对母女进行治疗。母亲、女孩、萨提亚之间慢慢建立起一个新的、良好的关系。这时萨提亚邀请家庭中的父亲/先生一起参与。结果,当他成为面谈中的一员时,本来建立起来的治疗关系又掉回原来的状态。

萨提亚在这个时候了解到她可能已经接近了某个关键的问题。而正是这个问题,后来成为她创立全新治疗模式的契机。她询问这个家庭是否还有其他成员,当仅余的这位被称为"天之骄子"的儿子/兄弟来到治疗面谈中,并展现他在这家庭里举足轻重的地位时,萨提亚更清晰地看到了女孩在家里被"力量架空"的角色,以及她在家庭里力求生存的痛苦挣扎。

这些经历以及之后的经验让萨提亚发现,治疗并不能仅限于"那认定的当事人",也需要整个家庭系统的介入。也即,她可以借改善家庭成员彼此间的关系,来带动整个家庭的改变——当然,也自然而然地改变了家庭中每一个个别的成员。

这也让她开始强而有力地使用"雕塑"的技巧,她让案主以不同的身体姿态来代表、呈现沟通的信息。这些身体姿势可以使案主觉察到那些他没意识到的信息,从而有所改变。例如,萨提亚就让那位"天之骄子"站在椅子上,让他的父母朝他摆出崇拜的姿势,且不留一丝余地给女儿。借着让家庭成员演出这一场景,萨提亚使他们认识到他们经常否认女孩时,女孩的感受,这个体验也促使他们去改变彼此之间的关系。萨提亚从这次经验出发,发展出以系统取向来帮助家庭的家庭治疗,这对治疗界产生了巨大的影响。

萨提亚模式在诸多家庭治疗理论中,一直是难以归类的派别,有的教科书将之列为沟通学派,有的将之纳入人本学派,究其原因,在于萨提亚模式不强调病态,而将心理治疗扩大为成长取向的学习历程,只要是关心自我成长与潜能开发的人,都可在这个模式的学习过程中有所收获。

因而,萨提亚治疗模式的适宜人群可归纳为以下几种:

1. 有关系上的困惑的人:在亲密关系、亲子关系、家庭关系中有自己难以逾越的障碍,但未找到合适的解决方法的人;

2. 有感情上的困惑的人:难以安全地进入一段感情,或是一段感情、婚姻结束后,无法放下过去,难以开始新的感情生活的人;

3. 有情绪上的困惑的人:经常受到情绪的困扰,容易发脾气,事情过后会后悔自责,但在当时又难以控制的人;

4. 希望有更高生活品质的人:对生活有更美好的期待,希望获得心灵成长、提升自己生活品质的人;

5. 专业心理工作者:从事助人工作,希望可以提升自己的助人能力、学习助人技巧的专业心理工作者。

萨提亚模式的家庭治疗分为以下几个阶段:

第一阶段:回溯原生家庭,重塑自我

原生家庭指个人从小成长的家庭。心理学研究已经证明:原生家庭影响我们最早,持续时间最久。例如家庭的氛围、父母的行为方式、家庭的规矩等等,这些对我们的信念、价值观、行为模式都产生了长期、深远的影响,有时甚至影响我们一生。

当我们带着原生家庭的心理烙印开始自己的成长历程时,会遇到很多的问题。比如,很多看似夫妻的问题,其实质不是夫妻问题,而是原生家庭带来的心理创伤,是在与亲密的人互动时旧有的幻象再次浮现,以前没有从父母那里得到的满足,现在要在爱人身上加倍得到,亲密关系因此不胜负荷。所以,心灵成长的第一步就是回溯过去,处理未完成的期待。

完成原生家庭回溯之后,我们就把目标放在提升内在的自我价值上。萨提亚相信每个个体生命存在本身就是有价值的,只有当我们可以这样珍视自己的时候,我们才能同样地珍视别人、爱别人。如果我们不喜欢自己,我们就会对别人充满嫉妒或恐惧。当我们具有较高的自我价值的时候,当我们可以发自内心欣赏自己的时候,我们就更有能力以一种高贵、真诚、勇敢的姿态,充满活力和爱心地面对我们的生活。

在这一阶段,咨询师会运用各种萨提亚模式特有的体验式活动和练习,带领大家回溯自己的原生家庭,处理那些儿时遗留下来的未满足的期待;帮助大家学会带着爱,清理原生家庭对自己的影响,划清此时此地和过去的界限,从而清醒地活在当下;带领我们检视我们的自我价值,清理过往经历在自我价值上对我们产生的负面影响,带领我们提升自我价值,重塑我们的心灵。

第二阶段:关系的舞蹈

　　当我们清理了过往事件产生的影响，重塑自我之后，我们会比以往更加清晰地了解自己、关爱自己、欣赏自己，这是一切关系的基础。当我们多真爱自己，就会少要求别人；对别人要求得越少，对自己就越信任；越相信自己和他人，就越有能力付出爱；对别人多一点爱，就会少一些恐惧；和他人多一点沟通，就会增进一份连接。因此，只有自信才能帮助你摆脱孤独，不再疏远家庭、他人、集体和民族。健康的关系都来自平静、安全和自信的心灵。一个人越是活在当下，越是自我价值较高，就越懂得关爱自己，同时也有勇气改变自己的行为，让自己与他人、情景相和谐，在关系中潇洒穿过，翩翩起舞。

　　在第三阶段，咨询师带领家庭成员进一步学会欣赏自己，同时也欣赏他人。通过一系列的活动，家庭成员能够学会如何更好地了解自己和他人，了解我们与世界的互动模式，从而更好地与他人相处，获得一个理想的人际关系、亲密关系、亲子关系。

　　一般而言，在萨提亚家庭治疗的过程中，咨询师通常秉承着这样的治疗信念：

1. 改变是有可能的，就算外在的改变有限，内在的改变还是可能的；

2. 父母在任何时候都是在尽他们所能去做；

3. 我们拥有一切所需的内在资源，可以成功地应对困难及成长；

4. 我们有许多选择，特别是在面对压力时做出适当回应而非对情况做出实时反应；

5. 治疗需要把重点放在健康及正向积极的部分，而非病理负面的部分；

6. "希望"是"改变"最重要的成分；

7. 人们由于相同而有所连接，由于相异而有所成长；

8. 治疗的主要目标是个人可以为自己做出选择；

9. 我们都是同一生命力的明证；

10. 多半的人倾向选择对他而言是熟悉的而非舒适的应对，尤其在压力之下；

11. 问题（或困难）不是问题，如何应对问题才是问题；

12. 感受是属于我们的，我们拥有它们；

13. 人性本善，他们需要找寻自己的宝藏，以便联结及确认他们的自我价值；

14. 人常重复在他们成长过程中熟悉的形态，即使那些形态是没有功能的；

15. 我们不能改变过去已发生的事件，只能改变那些事件对我们的影响；

16. 欣赏并接受"过去"，可以增加我们支配"现在"的能力；

17. 所谓全人性的目标是接受父母也是人，而不是只以他们扮演的角色来相处；

18. 自我价值是高低呈现在应对的方式上的，自我价值愈高，应对的方式愈全人性化；

19. 人类的过程是普遍性的，因此适用于一切情况、文化及环境；

20. 过程是"改变"的途径，故事内容形成情境，而"改变"就在那里发生；

21. 萨提亚模式的主要目标是达到表里一致以及高的自我价值；

22. 健康的人际关系建立在平等的价值上。

　　通过三个阶段的治疗，咨询师最终将实现让家庭成员提高对自己的评价、对自我价值进行重新评估的目标，并鼓励他们在家庭关系的处理中学会做更好的选择，比从前更有担当；不仅仅学会为自己的内在体验和外在行为负责，同时意识到是我们在驾驭它们，为它们做出选择，并通过它们体验喜悦，在与自己接触的同时，兼顾自我、他人与情境，使生活更加和谐一致。

二、实验目的

通过本实验,学生能够应用与萨提亚家庭治疗相关的知识,更深入地了解家庭技术的使用。

三、实验仪器

心理咨询台、单向玻璃观察窗、音像设备、抱垫。

四、实验过程

家庭成员:陈先生、赵女士、阳阳。

治疗过程:

第一阶段:回溯原生家庭

1. 创造一个舒适的环境,针对这个家庭的特点,布置一下接待室,使其有家的感觉,让案主无拘束感。

2. 营造一个祥乐的氛围,例如在接待室中摆一些鲜花,灯光适当打得柔和一些。

3. 案主家庭进入接待室,并进行第一次会谈:

咨询师(起身迎向这个家庭,以表示自己的热忱):陈先生,赵女士还有阳阳,欢迎你们。

(案主一家落座在安排好的沙发上。咨询师环顾了这个家庭,父母走在前面,儿子跟在父母后面,在父母落座后几分钟才在父母旁边坐下来。阳阳时不时地东张西望,看似很不专心,被母亲打断后才不情愿坐好。)

母亲(很严厉的语气):阳阳,别乱动,见了老师也不打招呼? 不知道是谁教你的啊,这么没礼貌。

阳阳(别过头去,很不情愿地对着另一边,故意很大声地):老师好!

母亲(瞪了一眼阳阳):老师,这孩子就这样,您别介意啊!

咨询师(微笑着):没关系的。现在我们可不可以请阳阳来讲一下你希望自己的家庭将来有什么样的改变呢?

阳阳并不理会咨询师的提问,继续玩手边的东西,陈先生急躁起来,眼睛瞪向阳阳。

咨询师:(在观察到陈先生的变化之后,咨询师在对方发话之前抢先转变话题)那妈妈能不能先回答这个问题,然后再由阳阳说,可以吗? 最后轮到爸爸,好吗?

在咨询师这么说了之后,阳阳转过头来,停下手中的动作,看向妈妈。

母亲(顿了顿,很激动地说):作为母亲,我当然最希望的是这孩子能听话,不要老给我们添麻烦,学习成绩要好,而不是像现在这样占用我们时间;作为妻子,我最渴望的是他(父亲)能把生意做大,但同时也要关心这个家,而不是把孩子的事情都交给我管,我还要管家里的杂事,真的是很累很累。

阳阳听后略显得有点愤怒,过了半分钟后才深呼吸说:你以为我想这样吗? 你们老觉得我是给你们添麻烦,怎么不想想我为什么要这样? (指着母亲)你说希望爸爸多关心这个家,那你呢? 你有真正关心过我吗?

咨询师观察到了阳阳情绪较为激动,此时母亲很是震惊,显然不知道自己之前的行为会引起孩子如此大的反应,咨询师便借此机会问阳阳他心中的家庭是怎样的,他觉得应该如何做,才不会像现在一样。

阳阳原本很激动,在听到咨询师的问话后,吸了吸鼻子。

阳阳:我希望爸爸妈妈不是一味地认为满足了我的物质需求就是对我好,我虽然还是个孩子,但我也是有感觉的,我想让父母关心我,除了问我学习外,还可以问问我生活和感情,更希望我们一家三口可以经常一起吃饭,他俩可以一起陪我做作业,父母可以不是每次都为了谁来管我的学习或是为了工作而吵架。每当看到别的同学们带着父母做的自己喜欢吃的饭菜到学校吃中午饭的时候,我心里就很不是滋味,我中午要么吃学校订的饭菜,要么是妈妈给我准备的快餐,你们知道我的心情是怎样的吗?你们根本就不把我当回事。

咨询师观察了父母的表情,父母听了这些话后都有点尴尬,有点落寞、伤心。

父亲:我一直认为作为一个男人,让妻儿衣食无忧是我最大的责任,我要做的就是保证他们在经济上要有什么就有什么,这样才是幸福,才是爱他们。现在却变成了一个不了解自己孩子的父亲和不关心家庭的丈夫,我真是……我希望妻子能够多体谅我,给我点力量,我们一起为孩子的学习和关心孩子做努力,而不是一味地为了谁管孩子、为了多做自己的事业而争吵,也希望我们的宝贝儿子能够正常地生活、听话、好好学习,给予爸爸空间,我会努力改正。

咨询师总结:你们爱家人各有各的方式,陈先生和赵女士可能觉得物质更重要,而阳阳纯粹地是因为想要父母的关爱而做出异常的行为来得到父母的注意,但你们的谈话始终围绕着"想凝聚这个家庭"这样一个话题,是这样吗?

第二个阶段:关系的舞蹈。

第二次会谈:

在这一阶段,咨询师开始运用各种技巧,帮助陈先生一家改变原来的互动方式,增强解决问题的能力。

咨询师:现在从爸爸开始,谈谈你们对妻子(丈夫或孩子)说的话有什么感受?

父亲:我知道自己对家庭和孩子过于疏忽,但我真的是想让家人过得好些,想好好保护家人,想阳阳将来能有出息,没想到会出现那么多的问题,阳阳甚至为了得到我们的关注而愿意耽误自己的学业,完全与我的初衷相违背……

母亲:其实我是特别不会把事情憋在心里的人,又很自我,总觉得自己需要工作,虽然工资不如老公,但总胜过在家里做一个全职妈妈呀。我又要忙家里的事情,还要管孩子的学习,而老公就只需要工作,之前认为这孩子老给我惹事,我又是怕事多的人,所以心里特憋屈,所以只要一触及孩子的学习管理,就会和老公吵架,同时也会无意识地去想不管孩子的事情。虽然心里很急孩子的学习,但越急越心烦,就越不想管,没想到还是给孩子带来了影响,唉!我一直按自己的方式生活着,没有因为成家而为先生和孩子改变些什么。

赵女士转过头看向陈先生,眼睛有些红了,治疗师示意陈先生递上纸巾。

阳阳(语气开始缓和):其实我很依赖父母的,也知道父母忙。让我参加那么多的辅导班,其实是为了给我的未来提供保障,以前我成绩也是很好的,但是父母却不曾多管我,后来有几次我成绩不好,他们反而管我,虽然也只是以骂骂我的形式管我,但我却认为这至少也是在关心我,哪怕在忙的时候偶尔来说说我,我也觉得开心,因为我特希望得到他们的关爱,所以便开始做一些特别的行为来引起他们的注意……

咨询师示意父亲给儿子一些安慰,父亲起身坐到儿子身边,用手环住了儿子。

咨询师总结:你们都知道自己的问题出在哪儿,所以今后最重要的是把自己的想法说出来,对孩子的教育要以爱为主线,多给予孩子关爱,了解孩子希望父母如何对他,而不是以自己的想法来代替孩子的想法,父亲要多关心这个家庭,如果这个家庭散了,最重要的两个家人都离开你,你赚那么多钱也没办法兑现你的诺言,妈妈要心平气和地和丈夫说清楚自己承担那么多角色的压力,同时也要多和孩子交流,分享彼此的心事与对方的愿景,你们说这样好吗?(阳阳开心地点头,一家三口的手紧紧握在了一起)

在这个阶段中,咨询师又与他们进行了三次会谈,一个月一次。

第三个阶段:自我评估期。

第一步:咨询师和陈先生一家回顾治疗的过程,使他们了解已有的改变,并记录这些改变,以便将来有需要的时候,知道怎样继续改变。

第二步:咨询师选择阳阳作为这个家庭中的观察者和反馈者,因为孩子的敏感性比较强,这样可以提高一家人对家庭状态的敏感度。

在经过一段时间之后,咨询师对陈先生一家的咨询效果制定了四个方面的评估标准:

1.陈先生一家人是否已经以开放式的互动模式进行交流。

2.三个人不同的意见、想法和决定能否获得彼此的尊重与关注。

3.一家人是否开始顾及自己、别人和情境的需要。

4.父母是否真正去关心孩子内心的需要,真正了解孩子的需求。

五、讨论与分析

在萨提亚家庭治疗中并不强调某一个"当事人",而是将重点放在一个动态的环境中,关注家庭成员的互动所造成的影响。在来访者中,我们发现陈先生一家的情况正是如此——每一个家庭成员都在用自己的方式向其他成员表达爱意和索要关心,却走入了不沟通和强加压力的恶性循环。

在这个例子中,被"病态化"的阳阳集中了家庭的矛盾与压力,又将它重新释放给家庭的其他内部成员。在处理这样的案例时,咨询师必须看清隐藏在阳阳问题之后的、更深层次的家庭矛盾——这个家庭的成员彼此缺少交流,无法给予对方想要的温暖,缺少了相互陪伴的时间。这是导致家庭矛盾的最终原因。

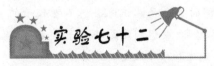
实验七十二

实验名称:萨提亚家庭治疗(2)

实验内容:在本实验中心理咨询师综合应用咨询技巧,包括对质、幽默、冰山理论等,打破家庭成员间的隔阂,最终让家庭成员都更好地表达自己,解除病态,收获成长。

目的要求:萨提亚模式认为人是活在环境、关系中的。所以,一个症状的出现,与人和他人、环境的互动有很大的关系。通过实验,学生认知到一个人在原生家庭中经验到的各种关系,以及各种应付方式,对这个人的一生影响有多重大。因此,在咨询与治疗中注重家庭对个体的影响的重要意义有助于更好地解决来访者的问题。

仪器设备:模拟咨询台、单向玻璃观察窗、音像录制设备。

实验步骤

综合性、设计性实验项目(4)

实验室名称:综合心理学实验室

课程名称	心理咨询与治疗学		实验 项目名称	实验项目——萨提亚家庭治疗
实验 项目性质	综合性[√] 设计性[√]	实验 学时	3学时	实验室名称	行为观察与分析实验分室
实验 主要内容	通过该项目的实验,学生可以综合所学的家庭治疗相关知识解决家庭个体的心理问题,并能够应用萨提亚家庭治疗相关知识,更深入地了解萨提亚技术的使用。家庭治疗是一种心理治疗的新方法,是从家庭、社会等系统方面着手,更全面地处理个人身上所背负的问题。萨提亚建立的心理治疗方法,其最大特点是着重提高个人的自尊、改善沟通障碍以及帮助人活得更"人性化",而不只求消除"症状",治疗的最终目标是使个人达到"身心整合,内外一致"			
阐述综合性 或设计性的 理由	通过这个综合性与设计性实验,咨询师从家庭的角度出发,分析来访者所遭遇的心理问题的原因,与来访者一同探索找出原因。依情境采用不同的治疗技术来解决来访者的问题,通过合力寻找答案把治疗过程推向深入,最终促使来访者自我治愈力得以发挥,进而达到预期效果			
主要 仪器设备	心理咨询台			
实验对象	应用心理学专业学生			

实验课程名称——萨提亚家庭治疗

一、实验介绍

心理学研究发现,很多成年人对个人生活的不满足感,以及很多成年人遇到的问题和困扰,都不是成年后的生存环境造成的,而是要追溯到童年时期在家庭中所受的影响和限制。一个小孩从出生到长大成人,都会和他的原生家庭有着千丝万缕的联系。他父母对他的影响会成为他生命中最深刻的烙印,这种影响有时会伴随他一生。

萨提亚女士是全球知名的家庭治疗创始人,她一直认为,无论旧有的成长模式带给我们怎样的经历和感受,都值得尊重和接纳。同时,萨提亚女士也相信每个人本身就是一个奇迹,不断地在演变、成长,永远都有接受新事物的能力。

萨提亚模式下的婚姻家庭治疗,不是仅仅将焦点放在处理个人和家庭的问题上,而是创新了一套协助个人和家庭由负向成长转为正向成长的理论和方法,是一套成长取向的治疗模式。其最大特点是在迅速消除来访者"症状"的同时,着重提高个人的自尊、改善沟通障碍,帮助人活得更"人性化"。其治疗的最终目标是使个人达到"身心整合,内外一致",从而获得来自内心的生命能量,实现个人潜能的最大发挥,塑造丰盈和谐的人生。

在遇到的婚姻家庭治疗问题中,萨提亚疗法运用的理论有以下几个:

1. 冰山原理:著名的冰山原理是由全球著名萨提亚治疗大师、心理学家约翰·贝曼在继承了萨提亚女士的概念之后,完善发展成的一个很奇妙的工具。透视冰山下的不同层面,你可以发现每个人的每个行为背后,那些来自内心深层的推动力——渴望与期待。

2. 家庭重塑:过去发生的事情无法改变,但透过家庭重塑的过程,往往能对过往经验和期待所产生的思想及感受带来巨大转变,放下包袱,更有力量地走向明天。

3. 萨提亚语言模式:是一套极为优美和有力的语言模式,如流水般在不经意间帮助案主脱离困境。使用萨提亚模式进行治疗时,就能体验到萨提亚深入人心的语言魅力。

4. 雕塑:由萨提亚女士发展而来,是将内心互动外显化的一种非常生动而强有力的治疗和学习方式。让人们不只是用头脑而是用整个身心去体验转化的过程,效果震撼。

5. 一致性沟通:在沟通中同时考虑到我、你和环境的因素,同时拥有关怀、自我肯定、智慧及创造性的特质,为我们创造和谐的关系。

6. 天气预报:由萨提亚女士发展,它提供一个安全而信任的环境,使人们可以直接沟通。无论在家庭还是工作环境中运用,都能起到很好的状态调控和关系改善的效果。

二、实验目的

通过本实验,学生能够应用与萨提亚家庭治疗相关的知识,更深入地了解家庭技术的使用。

三、实验仪器

婚姻家庭治疗室、单向玻璃观察窗、音像设备、抱垫。

四、实验过程

来访者是来自南方的一对结婚七年的夫妇。一年前刚刚有了儿子,丈夫北城抱怨妻子亚美完全变了一个人,亚美在没有知会丈夫的前提下,以"先为孩子准备着"的理由用两人的存款买了一架钢琴和一把小提琴,同时在家里购置了一套健身器材,耗资极巨。

在进行初步的接触之后,咨询师与来访者都认为这是亚美的原生家庭在她身上留下的痕迹。

咨询师:初为人母想为孩子准备好成长所需要的一切,这样的心情其实是每一个母亲都有过的,不过,你能不能解释一下,为什么一定要为孩子准备这三样东西呢?

亚美:我记得我小时候就很想练钢琴和小提琴,但是家里还有两个哥哥,没办法,只能以他们为主……我觉得会演奏乐器的男孩子才有气质,儿子以后一定也会喜欢的,我就先买回来,熏陶熏陶。

北城:儿子现在连话都说不全你就成天东买西买,你这哪里是给孩子买,你根本想着的就是你自己。

亚美:你懂什么? 你懂什么!

妻子对丈夫在心理上有隔阂,在治疗过程中,要让每个家庭成员都参与进来,但要避免指责式的发言。

咨询师:(适时地)其实很多母亲都会有希望为孩子安排好一切、准备好一切的心理,在这一点上我是能够理解你的。亚美女士,你愿意讲一讲你小时候是如何喜欢钢琴、小提琴的吗?

亚美:我吗……我记得从前上小学的时候,班上有一个会弹钢琴又会拉小提琴的女生,每次班上开联欢会的时候,她都会表演一个节目。她家其实还没有我家富裕……但是小时候母亲和父亲的心全放在两个哥哥身上,平时都叫我小丫头片子,我在家里一直就扮演那种逗人开心的角色,谁也不会把我和钢琴、小提琴这种充满贵族气质的东西联系起来。

咨询师:但其实你心里很在乎父母是否像在意哥哥那样在意你,是吗?

亚美:大概吧! 那时候家里买过一架钢琴,是给二哥的,但是二哥没毅力,学了三个月就不练了,然后那架钢琴就被爸爸卖掉了,也没有人问我想不想要……我现在有了儿子,我特别不希望这种事情发生在我儿子身上,我就想让他知道,妈妈心里就只有他一个,不管他想要什么,妈妈都会尽力给他。

北城:唉,家里已经有了孩子,负担本来就已经变重了,过日子哪有那么容易啊,这件事情你和我商量过了吗? 在孩子的教育问题上,我也有想法啊。

夫妻双方各自听到了对方的观点,如果双方很信任,那么在家中就不会产生不良互动。

亚美:我也不是……我知道你肯定不会赞成。你肯定和现在一样,就觉得这是浪费钱……所以我一开始就没打算过要商量。

咨询师:就像你父亲当初把钢琴无声无息地卖掉,也没有征求你的同意一样吗?

亚美:(怔住)啊,是的,是这种感觉。

北城:(难过)怎么会呢,我们完全可以做一个完备的规划,孩子什么时候学什么,我们什么时候准备什么,你应该相信我啊。

亚美:(沉默,低下头)

这时需要将注意力集中在突发事件上,在大多数情况下,处理完之后再回到原来的互动上,不会有太多损失。在这个情景中,家庭成员的非语言信息很重要。家庭成员间不会表达亲密,这一点表现得很明显,可见在婚姻中的沟通确实不够。

咨询师:亚美女士,你觉得呢?

亚美:(惭愧)确实……我实在是……

咨询师:嗯,你们现在都把事情说出来了,是这样的吗?

北城:嗯。

亚美:嗯。

家庭成员共同交流,表达对症状的理解,并对彼此有了新的认识。

由于婚后在财务的支配和对孩子的教育问题上产生争执,致使夫妻二者之间缺乏沟通。即使丈夫回家,两人也是充满了争吵,互相不理解,得不到对方的认可,都表现出低自尊。

案主觉得得不到丈夫的支持,有很多的愤怒情绪和失落感。通过与案主交流,咨询师希望帮助案主提升自我价值,使她意识到,出现问题并不是自己一个人的原因。家庭是一个系统,个人出现问题与家庭成员都有关系。个人的外在可能不好改变,但是每个人的内在是可以改变的。治疗过程需要妻子、丈夫的参与,通过与家庭成员的互动,了解彼此内心深处的想法,敞开心扉交流和沟通。

在之后的治疗过程中,咨询师主要是使其从过去的伤痛中走出来,努力朝前看,做长远的打算。利用冰山原理使其认识自己深层内在的感受和想法,寻找机会去改变,促使其由沟通不良状态向沟通良好状态改变;帮助案主建立应对问题的信心和信念,我们不能改变所有发生的事情,但是我们可以将破坏的影响降到最低。

咨询师应鼓励案主用新的应对方式与丈夫沟通,多倾听丈夫的想法而不是自己一味揣测。丈夫也要避免再与妻子争吵,避免指责妻子。关心妻子的心情,彼此协商解决问题。

在这个过程中,家庭治疗师也应酌情使用一些技巧,比如对质、幽默、冰山理论,来打破家庭成员间的隔阂,最终让家庭成员都更好地表达自己。

五、讨论与分析

萨提亚建立的心理治疗方法,其最大特点是着重提高个人的自尊、改善沟通障碍以及帮助人活得更"人性化",而不只求消除"症状",治疗的最终目标是使个人达到"身心整合,内外一致"。

萨提亚模式不强调病态,而是将心理治疗扩大为成长取向的学习历程,只要是关心自我成长与潜能开发的人,都可在这个模式的学习过程中有所收获。她动态地解释人及人在与家庭及社会的互动中所产生的种种问题,这对现代人的生活具有非常明确的指导价值,正是因为这个特点,她的理论不会因为社会与文化的变迁而失去实用性。

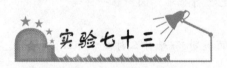

实验名称:家庭系统排列疗法

实验内容:同表格中实验内容。

目的要求:通过本实验,学生能够掌握家庭系统排列的用法、技术的临床应用。

仪器设备:模拟咨询台、单向玻璃观察窗、音像录制设备。

实验步骤

综合性、设计性实验项目

实验室名称:综合心理学实验室

课程名称	心理咨询与治疗学		实验 项目名称	课程实验项目——家庭系统排列疗法
实验 项目性质	设计性[1] 综合性[2]	实验 学时	3学时	实验室名称	行为观察与分析实验分室
实验 主要内容		在家庭系统排列过程中,由咨询师指导当事人选择其他成员代表自己家庭里的成员,例如:父亲、母亲、爱人、孩子或者爷爷、奶奶、弟弟、妹妹等。然后由当事人扶着这些人的肩膀,将他们彼此的互动关系排列出来,在房间里各位代表找到自己舒服的位置。令人难以置信的是,如果真实地排列出自己的家庭状况,代表们就会产生一些感觉和想法,这些想法与他们代表的人在家庭中的感觉和想法非常相近,而这些他们事先并不知道		
阐述综合性 或设计性的 理由	我们把这个设计性实验分为三个阶段。第一阶段:咨询师根据来访者对家庭成员的代表物的摆放位置和顺序来分析来访者内心的冲突现状。第二阶段:家庭系统排列显示出人们心灵深层本性的治疗力量,它不断地朝着人性的深度和生命存在的空间不折不挠地探索,向周围美好的一切寻找更多的资源、更好的解决办法,对它而言真正看得见的、正在发生的事情、困惑就是需要处理的事情。第三阶段:根据沙盘摆放的方式来对儿童的心理问题进行分析,并通过几次的摆放逐渐改善其心理,使儿童得到一个良好的发展				
主要 仪器设备	心理咨询台				
实验对象	应用心理学专业学生				

实验课程名称——家庭系统排列

一、实验介绍

家庭系统排列是系统排列中的一种,系统排列是一套团体心理疗法,在一些古今中外的文化里都可以找到,但却鲜为人知;亦包括一些传统及近代心理治疗学派的东西:精神分析(Psycho – Analysis),NLP(身心语法程式学),催眠治疗(Hypnotherapy),交叉分析治疗(Transactional Analysis),原始疗法(Primal Therapy),萨提亚派的家庭治疗法(Virginia's Family Therapy),完形疗法(Gestalt Therapy)等众多宗派。此外,它对中国的道家思想非常认同,它的思想和治疗技巧,都不同程度体现了道家思想。它隶属于现象学,通过来访者代表的形式呈现当事人在系统中的状态。

二、实验目的

通过家庭系统排列引出好的解决方法之后,变化的不仅仅是来访者,甚至没有到场的家庭成员也会发生好的变化,角色代表、参与人员也都会发生好的变化,这就是家庭系统排列迷人的地方。

三、实验仪器

心理咨询室。

四、实验过程

马丽(化名),女,36 岁。因为与母亲关系紧张而求助于家庭系统排列。马丽是位公司的高级主管,三个月前与丈夫离婚,有一个 4 岁的女儿,母亲今年 58 岁,现在与她们生活在一起。马女士称:父亲于三年前去世,从她父亲去世之后,她与母亲的关系就很紧张,总为一些小事争吵不休,想通过家庭系统排列找到问题的症结和解决方式。

排列过程:

每个代表都让当事人挑选,然后根据她自己的感觉,双手扶着代表的肩膀把代表排在适当的位置。首先挑选自己的代表入场。当这个当事人(我称她为妻子)代表上来以后,首先表现得无所适从。然后让她挑选母亲的代表进入,当母亲面对妻子(自己的女儿)时,向后连退了三步,妻子越靠近母亲,母亲越往后退,后来妻子停了下来,很失望地看着母亲。母亲看着妻子,慢慢地走近她,并拉住了她的手,母女四目对视了很久,终于抱在了一起,哭泣。然后挑选丈夫和女儿进入。丈夫远远地看着妻子,面无表情,女儿站在了妻子的左边。后来,母亲一手拉着丈夫,一手拉着妻子,把他们拉在了一起,女儿也站在他们的中间,分别拉住了爸爸和妈妈的手,四个人围成了一个圈。

咨询师:妻子感觉怎么样?

妻子:我感觉这样不错,一家人在一起,我不再孤单。

咨询师:丈夫感觉怎么样?

丈夫:还行吧。

咨询师:女儿呢?

女儿:我觉得这样可以,一边是爸爸,一边是妈妈,我还能看到姥姥,我觉得很安全。

咨询师:母亲呢?

母亲:我觉得应该是这样。

咨询师:请把你的妹妹请上来。

妹妹:我感觉站在母亲和姐姐中间最好。

这时女儿站在了姥姥的身后,丈夫脱手远离了她们。接着女儿也脱开妈妈的手走到了她爸爸的面前,看着她爸爸,然后两人手拉着手,相互对视而笑。母亲拉着妻子的手来到丈夫的面前,然后和妹妹站在了一起。女儿把爸爸和妈妈抱在了一起,但丈夫并不开心。

咨询师让妹妹回到座位,然后让妻子站在母亲的面前,向母亲鞠躬,充满爱心地对母亲说:妈妈,你是我亲爱的妈妈,生命由你和爸爸传承给我,谢谢你,谢谢你!我现在已经长大,我会用活得更好,来荣耀你们,请祝福我!哭泣与母亲紧紧拥抱。

排列结束,让各位代表谈谈感受。

妻子代表:我认为母亲是个很强势、控制欲很强的女人,她的出现让我很不舒服,她总是按她的意志在行事,而我还不好意思违背。

丈夫代表:我感觉无所谓,只有与女儿手拉手的时候感觉最好。

母亲代表:刚开始我对这个女儿是排斥的,我不太想接近她,可看到她孤苦伶仃的样子我起了怜悯之心,然后才走到她面前。后来与她拥抱的时候,不由得在心里涌起了一份爱。

女儿代表:我喜欢和爸爸妈妈在一起。

咨询师:你们家的真相已经大白,你的母亲是个控制欲很强的女人,她试图主宰你的婚姻,力图把你和老公强拉在一起,可你的老公并不乐意,他在这个家里只关心他的女儿。而你一直在受母亲的控制,虽然不太情愿,可也没有反抗,这可能就是你与母亲发生冲突的原因吧。

妻子代表:是的,我家的情况确实如此,我最接受不了的就是妈妈的强势,什么都要听她的安排,否则她就会以出走相要挟,让我哭笑不得,我该怎么做?

咨询师:症结已经找到,解决的方法只有一个:接纳。带着感恩的心完全地接纳,明白吗?

妻子代表:我明白了,谢谢老师!

五、讨论与分析

家庭系统排列的功能,可以协助我们辨认出隐藏的规律,揭露问题的根源,然后随着治疗师的引导重新调整这个被扰乱的系统,恢复身体健康,解决生命中困难的问题,并且使它不会传递给无辜的下一代,让生命恢复和谐的次序,让爱回到其自然的位置。

思考题

1. 家庭治疗中如何促进个人的心智成熟、有效的情绪管理、有效的人际沟通、和谐的亲密关系、和谐的亲子关系,最终使儿童、青少年身心健康,快乐成长?

2. 家庭治疗案例:资料:女,25岁,某高校大四学生,来自贫困偏远的山区,家中的长女,下有两个妹妹,一个弟弟,父母均为农民。当事人面容憔悴,情绪低落,因抑郁而寻求咨询。主诉:临毕业了,父母给自己施加的压力很大。父母认为全家人辛苦赚钱供她上大学,现在正是她回报家人的时候了。前段时间她与自己初中同桌恋爱,父母知道后,强烈反对,以各种方式阻挠,父母希望自己找一个富足的人嫁了,这样可以缓解家庭的经济状况。为此,亲子关系恶化……根据本案例,你的治疗步骤和策略是什么?

3. 萨提亚家庭治疗模式的理念是什么?

参考资料

1. Michael P. Nichols,等. 家庭治疗基础[M]. 林丹华,等,译. 北京:中国轻工业出版社,2005.

2. I. A. A. Basahi, Training families to better manage schizophrenics' behaviour[J]. Eastern Mediterranean Health Journal,2000(1):118 - 127.

3. 傅文青,岳文浩. 系统式家庭治疗过程中的若干观察和思考[J]. 中国心理卫生杂志,2000 (5):353 - 355.

4. 王瑜,王玉玮,王贵菊,等.家庭环境与学习障碍儿童行为、自我意识、个性的相关性[J].中国心理卫生杂志,2003(7):441-444.

5. 侯永梅,胡佩诚,张咏梅,等.认知行为治疗联合系统性家庭治疗改善轻中度产后抑郁[J].中国心理卫生杂志,2012(10):741-747.

第十二章

心理咨询与治疗技术之九
——沙盘疗法

✳✳✳✳✳✳✳✳✳✳✳✳✳✳✳✳✳✳✳✳✳✳✳✳✳✳✳✳✳✳✳✳✳✳✳✳✳✳

本章内容提要

　　整体介绍了沙盘游戏治疗方法的形成、理论基础、治疗原则、基本设置、过程与分析、实践与体验，主要凸显沙盘游戏治疗在中国的实践和发展以及案例治疗。

本章教学目的

　　了解沙盘疗法是指在咨询师的陪伴下，来访者从玩具架上自由挑选玩具，在盛有细沙的特制箱子里进行自我表现的一种心理疗法。咨询师与来访者之间构建一份心灵的默契，逐渐达到治愈的目的。

✳✳✳✳✳✳✳✳✳✳✳✳✳✳✳✳✳✳✳✳✳✳✳✳✳✳✳✳✳✳✳✳✳✳✳✳✳✳

沙盘疗法是目前国际上很流行的一种心理治疗方法。在学校和幼儿园,它被广泛应用于儿童的心理教育与心理治疗;在大学和成年人的心理诊所,它也深受欢迎。通过唤起童心,人们找到了回归心灵的途径,进而使身心失调、社会适应不良、人格发展障碍等问题在沙盘中得以化解。

一盘细沙,一瓶清水,一架子各式各样的物件造型,加上治疗师的关注与投入,来访者的自由表现与创造,这就构成了沙盘游戏的最基本的要素。而就在这简易的设置中,内心的世界得以呈现,心灵的充实与发展、治愈与转化也获得了可能。

这就是在国际上受到普遍推崇的沙盘游戏治疗方法。除了荣格的心理分析之外,它也被人本主义治疗、格式塔治疗和整合性动力治疗等广泛接受,成为表现性和艺术治疗的主流,同时也被逐渐运用于学校心理教育与心理治疗。

今天的沙盘游戏治疗最终来自于瑞士心理分析家多拉·卡尔夫(Dora Kalff),她跟随荣格学习心理分析,同时也深受洛温菲尔德世界技术的启发,最终结合荣格分析心理学的基本理论和中国文化中的哲学思想,在简易的沙—水—容器世界中找到了一条心灵治愈的有效途径。

第一节 沙盘疗法的简介

一、沙盘疗法适应人群

1. 沙盘疗法(关于沙盘,目前有学者称其为箱庭,即沙盘疗法又称箱庭疗法,本教材中一律采用"沙盘疗法")适用于儿童青少年、成人、家庭、团体等各种人群。对有自闭症、恐惧症、社交困惑、躯体化等心理障碍的儿童也能提供心理辅导,可以广泛应用于幼儿园及中小学。

2. 成人做沙盘游戏,可以提高自信心,完善自我性格,提高人际交往技巧,有效地宣泄消极情绪、释放压力等。

二、沙盘疗法应用范围

沙盘疗法可以由个体单独进行,也可以由家庭或其他形式的团体一起完成。

1. 个体沙盘游戏可以深入展示个人的内心世界,让自己与潜意识对话,了解自己的深层次需要。

2. 家庭沙盘游戏可以有效地改善家庭成员关系,呈现成员的无意识反馈,促进成员间深层次的心灵沟通,尤其是对培养孩子的良好性格习惯有积极作用。

3. 某一特定团体进行沙盘游戏,如学生、教师、医护人员、当事人、企业高层管理人员、销售人员、公务员等,可以促进团队精神的升华,提升团队凝聚力,培养协作性人才,发现团体中的共性,加强成员间的精神交流,改善团队气氛。

三、沙盘游戏形式自主

来访者可以自由地完成沙盘,也可以根据一定的主题做主题沙盘。一般情况下,个人进行沙盘游戏宜采用自由完成沙盘的方式,团体进行沙盘游戏适宜做主题沙盘。

各种方式有其特别的程序,但都遵循容纳、保护和自由的无意识工作方式,其根本目的和治愈原理都是要通过沙盘游戏的过程来接触无意识,进而达到心灵发展和转化的目的。

第二节　沙盘游戏治疗的过程

沙盘游戏作为一种治疗方法受荣格积极想象技术及其理论的启发,经由洛温菲尔德和多拉·卡尔夫等人的不断努力,再加上古代传统的启迪和儿童天性的自发表现,在20世纪60年代最终形成得以问世。一开始,它的治疗对象主要是儿童,现在已逐渐扩展到对成年人的心理分析与治疗。

一、沙盘游戏治疗简介

沙盘游戏疗法也叫沙盘疗法。沙盘疗法的精髓,可以成为心理咨询的一个良好平台,帮助来访者在简易而丰富的沙盘世界,将自我的心理冲突或矛盾通过沙盘制作有意无意地进行释放和整理,使无意识意识化,整合自我,从而获得心理问题的解决。[①] 张日昇老师认为,沙盘疗法不是单纯的心理咨询技术或心理治疗技法,也不是单纯的深层心理学的临床应用,而是一门人生哲学。

1939年,受威尔斯"地板游戏"的启示,英国伦敦的小儿科医生洛温菲尔德将"地板游戏"凝缩到空间限定的箱子,并将这种游戏看成是一种治疗技术。最初,是将收集的各式玩具模型放在箱子之中,让孩子们在箱子中游玩,孩子们将这个箱子称为"神奇的箱子",后经对玩具及箱子进行整理,将这一儿童心理治疗方法命名为"世界技法"(the world technique)。

瑞士的精神分析学家卡尔夫接受了洛温菲尔德的指导,并和荣格的分析心理学的象征理论和原型理论相结合,为来访者创造一个"自由与受保护的空间",来访者在沙箱中运用玩具、模型来表达自己的无意识世界,这样可以使其自我治愈力(self-healing)得以发挥。卡尔夫特别重视咨询师与来访者的信赖关系的确立,将咨询师与来访者的关系称为"母子一体性"。她开始使用"sandplay"来区别洛温菲尔德的"世界技法"。

二、沙盘疗法的材料

来访者在咨询师的陪伴下,运用所提供的沙箱和各种玩具在沙箱里制作作品,以达到心理治疗的目的。因此,在沙盘治疗室或沙盘咨询室或沙盘游戏室里,沙箱、沙子和玩具是必备的材料。

1. 沙箱

沙盘疗法的箱子规格为57 cm×72 cm×7 cm。箱子内侧涂成蓝色,是为了使人在挖沙子时产生挖出"水"的感觉。此外,蓝色能够让人烦躁的心平静下来,箱子的重要作用是保护制作者自由地表现内心世界。沙盘的箱子是一个有边界限定的容器,四角正是相对于"天"的"地"而言,大地作为母性的象征给来访者一种安全与受保护的感觉。

---

① 张日昇. 箱庭疗法 [M].北京:人民教育出版社,2006.

2. 沙子

沙子是沙盘疗法中必不可少的。沙盘以沙箱为中心,以箱子和沙子创造出一个自由与受保护的空间。其中沙箱构成了沙盘的一个保护的外在限制空间,而沙子在某种程度上构成来访者一个内在释放和保护的空间,外围的限制与内在的释放有机结合在一起,对心理治疗起到调和与维护的作用。"玩沙"作为一种非言语的交流方式,有助于来访者与咨询师的沟通,给人们自由、放松、休憩的感觉,提供了一个自由、释放、保护的空间。

3. 玩具

沙盘疗法使用各式各样的玩具或物品。玩具或物品本身接近于现实之物。玩具是使梦、理想的境界及难以用语言表达的情感等,可以通过沙盘这样的三维空间表现出来的工具。沙盘疗法并不要求特定的玩具,只要咨询师能准备各种各样的玩具或物品,让来访者能充分表现自己即可。必须准备的玩具有人形玩具、动物、树木、花草、车船、飞行物、建筑物、桥、栏杆、石头、怪兽等。

三、沙盘疗法的实施

在实施沙盘疗法时,只需要咨询师下达如下的指示词:"请用这些玩具,在沙箱里做个什么,做什么都可以。"一般来说,来访者一看架子上的玩具和沙箱自会明白,并不需要更多的说明,特别是孩子,更不需要什么说明就会马上做起来。同所有的投射法测试一样,咨询师只需回答:"你想怎么样都可以"或"你按自己的想法去做就可以了"。

来访者在制作沙盘的时候,咨询师的首要任务是为来访者提供一个接纳、信赖、温和与安全的环境,咨询师在沙盘创作过程中,应尽量不去进行语言交流,更不要对来访者的制作进行干预。咨询师要仔细观察来访者使用和不使用哪些玩具以及怎样使用它们,必要时进行简单的记录。

沙盘作品完成以后,咨询师可以与来访者进行语言交流,可以询问:"这是什么呢?能说明一下吗?"也可让来访者对自己的作品主题进行命名。咨询师应以欣赏来访者沙盘作品的姿态,并通过支持、解释、整合、疏通、启发,帮助来访者澄清制作的沙盘作品所代表的意思、表现的主题,达到对来访者的共感理解。来访者愿意的话会对沙盘做较多的说明,由此展开一些讨论,从而把治疗过程推向深入,最终促使来访者自我治愈力得以发挥,实现沙盘疗法的治疗作用。

四、沙盘疗法的治疗假设

沙盘疗法为什么能够达到心理治疗的效果呢?其治疗假设可以简要归纳为以下五点:

1. 重视来访者与咨询师的关系,可称之为"母子一体性"。
2. 以沙箱为中心,创造一个自由与受保护的空间。
3. 这一自由与受保护的空间可以使来访者自我治愈力得以发挥。
4. 普遍无意识的心象。
5. 玩具的象征意义。

沙盘疗法对于来访者心理问题的治疗机制来说,在于其可以促使来访者的自我治愈力得以恢复。每一个人的心灵深处,都有一个自我治愈心灵创伤的倾向。但这一自我治愈力因各种原因有时会难以发挥其原有的机能,而以沙箱为中心,创造出一个自由与受保护的空间,来访者的自我治愈能力就能得以发挥。

使用箱子、沙和玩具制作的沙盘作品,可以将人的心象充分地表达出来。心象是指有意识与无意识、内在世界与外在世界相互交错时产生的由视觉所捕捉的映像。这样,通过象征的作用,在自由与受保护的空间里,来访者回归到婴儿般整合的状态,进而滋长新生力量,抵制消极力量,并得以保持,促进个体的自我整合。

五、沙盘疗法的适用范围

沙盘疗法适用于包括儿童青少年、成人、家庭、团体等各种人群。

由于非语言性的特点,沙盘疗法特别适合言语能力还未充分发展的儿童或言语能力有障碍的儿童、自闭症儿童,对于多动症、攻击行为、情绪问题、创伤后应激障碍(PTSD)、抑郁症、焦虑症等均有疗效。

另外,沙盘疗法对于注意力不集中、厌学、沉默内向等一般心理问题也有明显的帮助。

六、沙盘疗法的应用

(一)沙盘疗法的心理临床应用

1. 日常咨询中的作用

在日常的心理咨询中应用沙盘疗法,能够广泛地治疗诸多心理疾病或心理障碍(如情感障碍、创伤后应激障碍、自闭症等),在培养自信与健全人格、提高想象力和创造力等方面也能取得较好的效果。

2. 在危机干预中的应用

可以将沙盘疗法应用于危机干预中,对危机干预中筛选出来的心理问题学生实施个体沙盘或团体沙盘治疗,能够有效预防心理危机事件的发生。

3. 在团体咨询中的应用

可以利用团体沙盘开展团体咨询。针对某一特定的团体、家庭、同宿舍学生、小组等开展团体沙盘,对增进人际关系技能、调节人际关系以及提升团体的亲密度及凝聚力等都有显著效果。

(二)在医疗系统的应用

1. 个体治疗:便于对来访者进行更准确的诊断和深层心理分析与治疗。

2. 团体治疗:对同类来访者,比如同一科室或同一医生的来访者集中进行游戏训练,释放压力,缓和冲突。

3. 医护人员的自我调节与成长:医护人员和心理咨询师在长期的工作之中也存在巨大的心理压力,沙盘制作可以在更安全和受保护的情况下对自身的心理压力进行释放。

(三)在幼儿园、学校系统的应用

作为游戏疗法的一种,沙盘游戏在幼儿园、大中小学中的应用有着广阔的前景。

1. 幼儿或学生个体及团队的心理咨询与辅导:提升幼儿、学生的自信心、想象力和创造力;促进幼儿、学生的社会适应性、情感和学业能力的发展;对有辍学倾向、学校恐惧症、同伴关系困惑等心理障碍的学生提供针对性辅导,可显著改善其困境,更可以促进团队精神的升华,提升团队凝聚力,培养协作性能力。

2. 教师团队的心理咨询与辅导:释放教师心理压力,有效预防教师的职业倦怠,提升教师的教学和管理能力。

七、本节实验

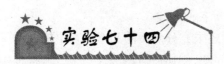

实验名称:沙盘疗法

实验内容:本实验应用一盘细沙,一瓶清水,3000多个物件造型,同时也需要咨询师的关注与投入、来访者的自由表现与创造,来完成来访者内心世界的呈现,并结合荣格分析心理学滋长新生力量,抵制消极力量,保持、促进个体的自我整合,构建和谐统一,达成治愈与转化。

目的要求:通过本实验,学生能够在掌握理论的同时了解沙盘疗法的沙具之象征意义,在心理分析基础上为来访者进行个体分析与治疗。明晰沙盘咨询师与来访者之间的默契的建立以及案例掌握对治疗的关键作用。

仪器设备:模拟咨询台、单向玻璃观察窗、音像设备、沙具、个体干沙箱与湿沙箱。

具体操作

综合性、设计性实验项目

实验室名称:综合心理学实验室

课程名称	心理咨询与治疗学		实验项目名称	实验项目之——沙盘疗法	
实验项目性质	综合性[√] 设计性[√]	实验学时	3学时	实验室名称	行为观察与分析实验分室
实验主要内容	通过该项目的实验,学生能够综合所学的沙盘疗法相关知识解决儿童青少年、成人、家庭、团体等各种人群所面临的心理问题,运用沙盘中的各种材料,使来访者得到心灵的放松				
阐述综合性或设计性的理由	通过这个综合性与设计性实验,咨询师为来访者提供一个接纳、信赖、温和与安全的环境,同时仔细观察来访者使用和不使用哪些沙具以及怎样使用它们。在沙盘作品完成以后,再以欣赏来访者沙盘作品的姿态,并通过支持、解释、整合、疏通、启发,帮助来访者澄清制作的沙盘作品所代表的意思、表现的主题,达到对来访者的共感理解。来访者愿意的话会对沙盘做较多的说明,由此展开一些讨论,从而把治疗过程推向深入,最终促使来访者自我治愈力得以发挥,进而达到预期效果				

续表

课程名称	心理咨询与治疗学	实验项目名称	实验项目之——沙盘疗法
主要 仪器设备	沙箱、沙子、玩具、记录用纸和笔		
实验对象	存在心理疾病或心理障碍(如情感障碍、创伤后应激障碍、自闭症等)的求助者①		

实验课程名称——沙盘疗法

一、实验介绍

沙盘疗法在临床心理中的应用十分广泛,它既可以作为日常咨询中的一部分,使咨询取得较好的效果,也可以在危机干预中使用。对危机干预中筛选出来的带有高危心理问题的学生实施个体沙盘疗法或团体沙盘疗法,能够有效预防心理危机事件的发生。此外,在团体咨询中,咨询师可以利用团体沙盘疗法开展团体咨询,针对某一特定的团体、家庭、同宿舍学生、小组等开展团体沙盘。这些举措对增进人际关系技能、调节人际关系以及提升团体的亲密度及凝聚力等都有显著效果。

除了在日常咨询中的应用,沙盘疗法在医疗系统中也同样受到一定重视。首先,它可以进行个体治疗,便于对来访者进行更准确的诊断和深层心理分析。其次,在团体治疗中,它可以对同类来访者,比如同一科室或同一医生的患者集中进行游戏训练,释放压力,缓和冲突。同时它还能够起到使医护人员进行自我调节的作用,医护人员和心理咨询师在长期的工作之中也存在巨大的心理压力,沙盘制作可以使其在更安全和受保护的情况下对自身的心理压力进行释放。

随着心理学的普及,在幼儿园、学校系统中,也同样可以见到沙盘的应用。作为游戏疗法的一种,沙盘疗法在幼儿园、大中小学中的应用有着广阔的前景。幼儿或学生个体及团队的心理咨询与辅导重在提升幼儿、学生的自信心、想象力和创造力。咨询师利用沙盘可促进幼儿、学生的社会适应性、情感和学业能力的发展,对有辍学倾向、学校恐惧症、同伴关系困惑等心理障碍的学生提供针对性辅导,可有效缓解学生的不良心理。除此之外,沙盘更可以促进团队精神的升华,提升团队凝聚力,培养协作性能力。在教师团队的心理咨询与辅导中,沙盘同样用于释放教师心理压力,预防教师的职业倦怠,以此提升教师的教学和管理能力。

二、实验目的

通过本实验,学生能够在掌握理论的同时了解沙盘疗法的沙具之象征意义,在心理分析基础上为来访者做个体分析与治疗。明晰沙盘咨询师与来访者之间的默契的建立以及对案例的掌握是治疗的关键,综合所学的沙盘疗法相关知识解决儿童、青少年、成人、家庭、团体

---

① 此实验系黑龙江大学实验室基金项目《沙盘疗法对大学生心理问题的调适作用》,招募30个求助者。

等各类人群所面临的心理问题。

三、实验仪器

模拟咨询台、单向玻璃观察窗、音像设备、沙具、个体干沙箱与湿沙箱。

四、实验过程

沙盘疗法的过程分为以下五步：

1. 咨询师向来访者介绍沙盘疗法中的沙和水的使用方法，介绍各种模具的类别和摆放位置，让来访者感到安全、自由，让他明白有充分的条件可以选择任何模具来做任何形式的创造。

2. 咨询师帮助来访者以一种自发游戏的心态来创造沙盘世界以及自由地表达内在的感受，帮助来访者唤起"童心"。

3. 来访者开始摆放沙盘，此时所奉行的是"非言语的治疗"原则，治疗师尽可能保持一种守护性和陪伴性的观察和记录，并努力让来访者自己和沙盘交流。

4. 沙盘摆放结束后，治疗师开始陪同来访者对沙盘世界进行探索，努力对沙盘世界进行深入的体验和经历，在适当的地方给予共情，以及在必要的情况下给出建议性、隐喻性或提问性的诠释。

5. 对沙盘世界进行拍照记录，这样做的目的是为整个沙盘游戏治疗疗程留下记录，也是对心路历程的一种纪念。

果果(化名)是小学二年级的男生，性格比较内向，由于在数学课上被老师当众责骂，回家后郁郁不乐，一星期后出现学校恐惧症，一提到去学校就哭闹不止，并出现腹绞痛的症状，但经过医生诊断又没有任何躯体病症。果果由其母带来心理咨询室，经咨询师认定决定对其施以沙盘疗法。

据果果的同学说，因为他数学成绩在班上属于差等，所以数学老师常常为难他、训斥他，并经常叫他去办公室训话。上星期有一天果果上课迟到了，正好赶上第一节课是数学课，数学老师将果果"拎"到黑板前，让全班同学"检举揭发"果果的缺点。

以下是果果摆的沙盘：

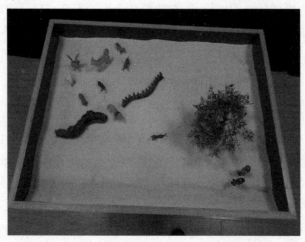

（图1）

可以明显看出沙盘中分有两个区域,果果放置了许多野兽和篱笆在沙盘中,在摆沙盘的过程中,果果神情平静。

咨询师:果果,在这个沙盘中,你觉得什么是你自己呢?

果果:这个小狗。

咨询师:这个小狗在干什么呢?

果果:小狗想喝水,但是水里面有怪兽,后面又有狮子在追它。

咨询师:哦,那妈妈和爸爸在哪里呢?

果果:(果果伸手指了两个在角落的泥塑人像)在大树后面,他们被篱笆挡在外面,进不来。

咨询师:他们能看见你吗?

果果:(摇头)他们在篱笆外面,他们什么也不知道。

咨询师:那如果小狗想喝水,那该怎么办呢?

果果:它喝不到的(果果伸手拿起小狗),除非怪兽去了其他地方,否则不管在什么地方喝水都会被咬死……啊,我给它挖个小池子。(果果伸手在"河流"的边上挖了一个小坑,又把小狗放在坑边)

咨询师:这样它就能喝到水了吗?

果果:暂时可以吧? 但是怪兽会变身,一下子在水里,一下子又能上岸,到时候就跑不了了。

咨询师:有没有什么办法不让怪兽吃掉小狗?

果果:(低头玩沙盘里的玩具,不再说话,过了一会儿,把怪兽移到了篱笆外面)这样就可以了。

咨询师:那狮子呢?

果果:只要怪兽不在,狮子和小狗就能一起玩(这样说着,果果又把树下的爸爸妈妈放进了篱笆里面),这样就更不怕怪兽了。

五、讨论与分析

在果果的案例里,我们可以明显看出果果所选择的玩具都具有鲜明的现实意义。怪兽代表着果果的数学老师,而父母在篱笆之外,视线被大树挡着,意味着果果觉得,父母并不知道自己处在怎样危险的情形中。

果果曾经被班级的同学共同"检举揭发",而在果果的描述中"在没有怪兽的情况下,小狗是可以与狮子一起玩的",换言之,狮子即代表果果的同学们。为了避免被欺负,果果选择在一旁挖一个坑,远离群体,也就是果果现在的情况——抗拒去学校。

在进行了第一次沙盘之后,果果说话的声音比刚来的时候要大了一些,神情也比之前要开朗。经过与果果家长的深谈,发觉果果一直没有将这些事情告诉过家人,在以沙盘的形式倾诉之后,孩子低落的情绪得到了一定的缓解。

在进行了首次沙盘疗法之后,还需要进行第二次、第三次,甚至更多的沙盘治疗,直到果果能够摆脱阴影,重新上学为止。

思考题

1. 沙盘疗法在治疗小儿孤独症方面的研究进展程度如何？

2. 沙盘心象的各种形态：求助者在沙漠或是茂密的森林里搭建一座城堡，没有水，没有桥。这个沙盘的意象是什么？

3. 在沙盘的制作中，使用了很长的时间，只是排放了一个或两个小物件，此时，作为心理咨询师，你如何做？你的评估与分析是什么？

参考资料

1. 张雯,张日昇,孙凌. 近十年来箱庭疗法在中国的研究新进展[J]. 心理科学,2010(2)：390－392.

2. 童佳君. 短程沙盘游戏疗法对学龄前儿童行为问题的矫治[D]. 上海：华东师范大学,2009.

3. 陈静. 团体沙盘游戏技术对儿童行为问题的干预研究[D]. 广州：华南师范大学,2005.

4. 高岚,申荷永. 沙盘游戏疗法[M]. 北京：中国人民大学出版社,2012.

5. 张日昇. 箱庭疗法[M]. 北京：人民教育出版社,2006.

6. 赵玉萍. 一沙一世界：手把手教你箱庭疗法[M]. 武汉：武汉大学出版社,2012.

第十三章

心理咨询与治疗技术之十
——心理剧疗法

＊＊＊＊＊＊＊＊＊＊＊＊＊＊＊＊＊＊＊＊＊＊＊＊＊＊＊＊＊＊＊＊＊＊＊

本章内容提要

　　心理剧是一种可以使求助者的感情得以发泄从而达到治疗效果的戏剧。通过扮演某一角色,求助者可以体会角色的情感与思想以及遇到的矛盾冲突、处事偏见等问题,剧中设计的一些情节可以使求助者的日常敌对情绪、抑郁情绪等很多不良情绪得以释放,通过表演缓和下来。

本章教学目的

　　通过心理剧实验,学生能够在专业教师的指导下编排心理剧,在教师与学生共同清晰思路的导引下,在专门训练的情况下随着剧情的发生、发展及变化使求助者身心成长。值得注意的是:剧中表演者或观众不能为难和攻击求助者,应当热情地帮助求助者按照既定目标要求把剧演完,从而把问题解决好。

＊＊＊＊＊＊＊＊＊＊＊＊＊＊＊＊＊＊＊＊＊＊＊＊＊＊＊＊＊＊＊＊＊＊＊

第一节 心理剧疗法概述

心理剧是由雅可布·莱维·莫雷诺(Jacob Levin Moreno,1989—1974)创造的。莫雷诺是犹太人,出生于罗马尼亚的布加勒斯特城,大概在五岁时全家移居到奥地利维也纳。莫雷诺在家里六个小孩中排行老大,他从自身的成长经历、生活体验中获得启发,在工作服务对象中获得力量和灵感,他于1925年移民美国,创办心理剧院,成立专业协会,出版专著、文集,推广发展心理剧,并致力于探究人们的情绪及人们与社会的关系,通过行动与表达的方式去探索发展心理剧、社会剧、社会测量。

一、心理剧的发展阶段

参照莫雷诺的人生过程,大致可以将心理剧的发展分为3个阶段:探索实践期(1908—1925年)、成长发展期(1925—1974年)、成熟壮大期(1974年至今)。

(一)探索实践期(1908—1925年)

心理剧由莫雷诺始创于20世纪初。他从1908年开始,和孩子在维也纳公园玩戏剧游戏,1918年为第一次世界大战军人工作,1919年,莫雷诺第一次使用"心理剧"这个名词,1921年正式宣告"心理剧"的诞生。早期的心理剧和心理治疗与我们现在所使用的心理剧方法很不一样,早期侧重于即兴的、戏剧样的演出,心理治疗的功能不突出。

(二)成长发展期(1925—1974年)

1925年,由于当时的特殊情况,莫雷诺到美国纽约发展心理剧。他提出了人际关系社会测量方法,并有效地改造了一所监狱。1936年,他买下一家诊所,设立心理剧场,这推进了心理剧的发展。他还在监狱开展心理剧治疗工作,成立Elizabeth医院心理剧剧院(1941年)、美国团体治疗与心理剧协会(ASGPP),建立周末开放式聚会(open sessions)。1942年,莫雷诺与哲卡·莫雷诺(Zerka Moreno)认识并协同工作,两人于1949年结婚,哲卡成为他生命中的重要人物,同时也是其事业上最得力的助手,她为心理剧的发展增添了重要力量,做出了不可磨灭的贡献。她协助莫雷诺做好心理剧的导演、训练工作,也着手帮莫雷诺整理文字著作资料,先后出版《谁将活下来?》(Who Shall Survive?)、《心理剧文集》等专著,使心理剧得到了进一步的发展。同时,培养了美国的雅宾鲁斯基,德国的露兹,法国的秀森葆和英国的马修·卡璞等12名导演,这为今后的心理剧在世界各地发展培养了中坚力量。

(三)成熟壮大期(1974年至今)

在世界各地心理剧专业工作者数十年的努力和推动下,心理剧逐渐成为一种重要的心理治疗流派。

二、心理剧在英国的发展

心理剧花了很长一段时间才在英国建立起来。莫雷诺曾经在1951年来到英国,在莫兹利医院以及其他几个地方介绍他的工作。后来,几个美国的训练者陆续在1960—1970年间来到英国,但是直到由莫雷诺训练的12名导演之一——马修·卡璞于1974年(即莫雷诺去世的那一年)建立了 Holwell 心理剧中心后,心理剧才成为一个确定的心理治疗方法,开始在临床和非临床的场所被接受。

大约在同时一对夫妇创立了欧洲心理剧训练团体。1981 年 Holwell 中心得到心理剧的第一张证书。在 1983 年英国心理剧协会创立,同年年底 Zerka Moreno 发起了第一份英国心理学期刊。到了 1997 年,英国已经有七个训练中心,有超过二十个训练师以及七十个合格的咨询师。心理剧成为一个成熟的,并且被尊重的心理治疗方法。1991 年,英国心理剧协会被英国心理治疗协会的"人文及整合心理治疗组"所接受。尽管在心理治疗的世界中奠定心理剧的地位是很重要的,但是,将心理剧应用在非临床的领域,特别是教育界、工业界以及其他临床以外的地方,也是很重要的。

英国有三种应用心理剧。第一种,传统心理剧。传统心理剧在过程上已经很完整了,它根据莫雷诺的角色理论发展而来,透过跟有自发性的辅角对话,并加上特定的技巧,用来协助童年时受到心理创伤的幸存者。这样的发展基本上是追寻同一路线,其基本也是莫雷诺的哲学。第二种,精神分析的心理剧。精神分析的心理剧是在心理剧中加入"没的"想法,特别是减少肢体的接触以及导演的分享。有的时候会花更多的时间用精神分析的方法,而不是社会计量学的技巧,来分析团体的过程。第三种,个人中心的心理剧。个人中心的心理剧(主要是由 Jenny Biancardi 所发展)是将 Carl Rogers 的方法整合进来,用这样的方式运作的心理剧。这样的团体引导比较少,并鼓励团体自发性地互动、使用替身以及讨论。尽管逐渐有其他的理论跟发展加入,但英国的心理剧仍然比较靠近传统的方式。

在成熟壮大这一时期,有了心理剧在不同地区和不同领域方面的治疗实践和深入发展。除了美国团体治疗与心理剧协会每年定期举办会议外,英国心理剧协会已举办 2 期影响较大的国际会议,目前澳大利亚和欧洲 28 个国家和地区等均有相关的组织和机构。迄今为止,心理剧已发展出传统、人本、精神分析取向、社会剧、易术、螺旋治疗模式(TSM)、音乐治疗整合、家族树、角色理论等 10 多种流派。

三、心理剧在世界的发展历程

在莫雷诺先生去世后,哲卡女士仍不遗余力地大力推广心理剧,其脚步遍及世界各地。作为当代心理剧的领袖和旗帜,已经 88 岁高龄的哲卡仍然关心、支持和推进心理剧的发展。美国的布莱特纳(Adam Blatne,1937—)进行了世界范围内心理剧研究的总结归纳工作,撰写了《心理剧导论》(*Foundations of Psychodrama*)、《心灵演出》(*Acting – in*)、《演出的艺术》(*The Art of Play*)等重要学术专著。美国的凯特(Kate Hudgins)运用螺旋治疗模式进行创伤后应激障碍(包括 SARS 创伤)治疗研究,瑞默(Remer)运用心理剧进行青少年暴力和社会家庭问题研究。美国的约瑟夫·莫雷诺(Joseph Moreno)进行了有效的心理剧与音乐治疗实践与研究。

澳大利亚的苏·丹尼尔(Sue Daniel),作为国际团体治疗与心理剧协会主席,与同仁一起开展了颇有生气的角色扮演(role play)心理剧治疗研究工作。

奥地利是心理剧的发源地,奥地利心理剧协会一直致力于心理剧的研究与发展工作。米切尔·魏瑟(Michael Wieser)着重开展了分享阶段的身份与角色反馈研究工作。

法国的秀森葆作为 J. L. 莫雷诺第一批训练的 12 个导演之一,开展家族树和心理剧的研究,取得了卓越的成效。

非洲(南非)、南美洲(阿根廷,国际 Zerka 心理剧研究院)等地区也开展心理剧的研究实践。韩国、泰国等亚洲国家近年来也邀请瑞默、约瑟夫·莫伦诺等人进行专业培训并开展本国的心理剧治疗工作。日本较早地学习借鉴了心理剧技术和方法,并开展了治疗研究工作。

四、临床心理剧的发展

心理剧治疗在英国的发展开始于 20 世纪 60 至 70 年代,是个人成长的一部分,跟完形治疗、沟通分析以及个人中心的会心团体一起发展。常常会有某一群人自助地会面,或是由某个参加过几次团体,甚至只是读过书、知道这些理论的力量的人来带领。这样的方式明显有些危险,也很可能因为某些人负面的经验,导致其他人对心理剧产生怀疑,认为心理剧是"危险的"。

从美国来的训练师,特别是 Marcis Karp,强调完整训练的重要性,同时也鼓励心理卫生专业人员在自己的工作中使用这一技巧。这样的强调让心理剧成为心理治疗更专业的方法。20 世纪 70 年代末,在 Holwell 接受训练的几个受训心理师,开始将心理剧介绍进入心理卫生环境中,特别是各种不同治疗活动跟团体的日间医院跟日间中心。

到了 20 世纪 80 年代后期,长期的门诊病患团体也开始进行心理剧治疗,通常是从分析式团体心理治疗的模式学习而来。然而,心理剧治疗仍然跟 NHS 有很强的关联,私人的团体还是比较少,到了 20 世纪 90 年代,心理剧被应用到各种不同的来访者团体中心,包括学习障碍的团体(Spague,1991),家庭(Farmer,1995),以及童年期性侵害幸存者(Karp,1991;Corti and Casson,1990)。

在牛津有一个令人兴奋的新发展。在 St. Bartholomew's 医学中心有几个心理剧团体被当作是心理卫生医疗的一部分来进行。心理剧已经变成心理卫生服务的一个主要部分,它提供三个长期的心理剧团体,一个年轻妇女的团体,一个童年期性侵害幸存妇女团体,以及整合两种方式的心理治疗团体,将心理剧以其他治疗的方式加在一起进行。

五、心理剧在我国的发展

20 世纪 80 年代中期,心理剧作为一种心理治疗方法正式被介绍到我国,被我国心理咨询领域的专家学者了解并开始有所实践。在近 20 年的时间里,美国的约瑟夫·莫雷诺、龚钵和哲卡,奥地利米切尔·魏瑟、凯特先后来到我国进行心理剧和音乐治疗、心理剧治疗自杀人群、创伤后应激障碍(PTSD)、心理剧基本技术等专题的培训与讲学。同时,全国的同仁先后将心理剧的理论与技术应用在大学、中小学心理健康教育、临床治疗实践中,也将心理剧的角色扮演方法应用在学校的外语、语文、医学等学科教育、道德教育以及禁毒教育中。

第二节　心理剧疗法的相关实验

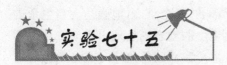

实验名称：心理剧治疗(1)

实验内容：实验内容以实验目标为导向编排心理剧。注意角色之间的互动的治疗作用。

目的要求：通过学生编排的心理剧实验,学生能够在角色扮演中得到心理剧疗法的真谛,把握随着剧情的发展变化案主内心世界的变化程度,及时抓住契机开展治疗工作。

仪器设备：单向玻璃观察窗、音像设备、团体 5~8 人的空间。

具体操作

综合性、设计性实验项目

实验室名称：综合心理学实验室

课程名称	心理咨询与治疗学	实验项目名称	心理咨询与治疗实验——心理剧治疗		
实验项目性质	综合性[√] 设计性[√]	实验学时	3 学时	实验室名称	行为观察与分析实验分室
实验主要内容	本实验通过心理剧的三个过程——暖身、演出及分享整合,运用演出的方法,促进个体成长,并且使个人的创造潜能最大程度地发挥,从而能够有效地面对生活中的挑战和机遇,在一定程度上抚平来访者因心理因素而造成的痛苦				
阐述综合性或设计性的理由	通过本实验,学生能够在掌握理论的同时了解随着剧情的发生、发展,对剧中人物的内在变化的把握对于治疗的提升程度。在掌握团体的前提下,应用心理剧形式解决求助者内心的困扰				
主要仪器设备	模拟剧场、单向玻璃观察窗、音像设备。				
实验对象	应用心理学专业学生				

心理剧疗法

一、实验介绍

1.心理剧发展历史(详见理论介绍部分)

2.心理剧五要素

心理剧的五个要素分别是导演、主角、辅角(也称配角)、观众及舞台。

导演(director)是团体的领导者,扮演着制作人、治疗师、分析师和团体领导者四重角色。作为病人的治疗师,导演使用心理剧的方法来引导主角探究自己的问题。作为团体的领导者,导演应该充分理解主角的生存过程,并在团体中建立一种宽容和接受的气氛。如果有人有攻击或者其他不适当的行为,应及时干预,以保证成员能够安全、自由地表达。当主角讲述出自己的故事后,导演要把这个故事架构成一个个活生生的动态剧呈现出来。舞台上哪里应该摆设必要的家具、物品,哪些重要人物需要在场,主角和辅助角色何时交换角色等等都需要导演的指导。但导演必须注意,无论何时,都要保持剧作的发展线与主角的生活线基本一致。同时,导演也可以是观众,以便提供咨询、指导,有时他们还会退居于一个协同导演的身份,或者担当一个简单的主力,以便能够在剧中协助各个角色完成演出任务。

主角(protagonist)即当事人,第一个进入演出的人或是最为挣扎的人。心理剧的主角通过在舞台上展现出自己在现实中或者想象中的场景来处理引起心理冲突的问题或事件。所谓处理就是在表演的过程中探索问题、领悟问题,进而解决问题、使生活变得比以前更好。此外,被选为主角的人工作的主题,往往跟团体当时的状况最为接近。比如在一个中年妇女为主的团体中,女士因为家庭功能失调而被选为主角,此时此刻,主角不仅仅是作为一个个体接受指导,她的问题会是这个团体中相当有代表性的一个问题,团体的问题被具体化为主角的问题加以探究。

选择主角的方式有很多种,以下是常见的四种方法:

1. 在团体中先让主角候选人叙述自己的主题,团体成员在倾听的过程中去感觉哪个主题或人最能代表自己,并且将其选择出来。这是最常用的挑选主角的方法,这种方法中,团体有足够的智慧挑选出可以代表整个团体的主题。

2. 自我提名也是一种常见而且行之有效的方法,某个人愿意成为主角就自告奋勇,这种方式选出的主角在演剧之时往往非常投入,主动性很强,可以有效地带动整个团体的气氛。

3. 由导演选择主角的方法只在特殊状况下使用。因为这需要导演能够根据团体当时的需要作出恰当的选择,导演必须有丰富的治疗经验才能确保这种情况下的团体能够有效地工作。

4. 另一种方法是团体活动前事先选好主角,一般用于团体成员不能通过自发性热身进入角色。

配角(auxiliary),他是缺席者、个人妄想、象征、想法、动物或物体的代表,他们让主角世界变得真实、具体、可接触。他们是导演的延伸、探索跟引导,同时,他们也是主角的延伸,雕塑出主角真实或想象的角色。他们扮演主角心理剧中的重要人物,如主角的妈妈、姐姐等。通常由主角挑选团体中的成员担任配角,这样选择的原因可能是某个人与主角生活中的角色有一些相似的特质。被选出当配角的人有权拒绝这个工作,但是在分享的阶段,要请他去分享拒绝的原因是什么。

配角功能有三:身为一个演员来雕塑出主角世界中所需要的角色,身为一个咨询员来引导主角以及充当一个特别的调查员的角色。角色选定后,导演可以让主角介绍剧中其他角色的信息,以使配角理解自己所要扮演的角色,并据此进入角色。配角在剧中的工作就是尽可能演好被指派的角色,协助主角成长。配角在投入演出自己所扮演的角色时,会更深刻地理解主角。在此基础上,配角被孤立离开主角设置的剧情,自由地创造这个角色,其目的是让主角经历一种与以往不同的过程,达到使主角深入理解问题、改变固有的不恰当行为模式的治疗效果。

值得一提的是,尽管配角饰演的是别人的角色,但由于这个角色存在着某种相似性,演剧过程中可能接触到自我的一部分,必然会获得一定的回馈。即便配角与角色截然不同,也可能启发自己从不同的角度思考自己的问题。

观众(audience)由不参加演出的集体成员组成。虽然他们在剧中并不扮演角色,但是这并不意味着他们就是这场剧中的局外人、旁观者。因为在心理剧的现场,每个人都是团体不可或缺的一部分。一方面,只要剧中故事的一部分与自己的经历相似,就可以从中获得对自己和别人关系的洞察,因为舞台上的那个角色仿佛就是自己。如果剧中故事与自己关联不大,观众也能通过观剧,感受不同角色的心路历程,从而获得改变生活的灵感。另一方面,观众以一种开放性的眼光进行多视觉的观察,为进行富有建设性的讨论和分享做着重要的准备。观众通常在心理剧进行时默默地注视眼前的演出。但是在心理剧完成后,这些人可以与主角分享他们的感想,或与主角对话,观众对主角的支持与同感,是支持主角重生的一股力量,也是让主角反省和思考整个情境的动力。

舞台(stage)则代表了主角的生活空间,它应该足够宽敞,便于主角、配角和导演走动。

二、实验目的

通过本实验,学生能够在掌握理论的同时了解心理剧随着剧情的发生、发展,对剧中人物的内在变化的把握对于治疗的提升作用。在掌握团体训练的前提下,应用心理剧形式解决求助者内心的困扰。

三、实验仪器

模拟剧场、单向玻璃观察窗、音像设备等。

四、实验过程

一场心理剧,会经历三个过程——热身(warm up)、演出(action)及分享整合(sharing – integration)。

1. 热身

热身是心理剧的第一个阶段,其作用是帮助成员做好演出的准备,这个阶段的主要任务是创造一种真诚和信任的氛围,使成员产生表演和尝试新行为的意愿,并催化创造性的潜能。第一个阶段像是在编织一个安全的摇篮,在这个摇篮中,每个人都相信导演、团体以及心理剧这种方法。当这个房间变成一个温馨的、安全的港湾时,人们以前没有想到的事在这里也许就会想到,以前认为不可能的行为在这里就可能变成实际行动,以前难以启齿的言语在这里就可能被表达出来。

热身首先是导演对他的角色充分热身。导演在带领团体前需要先觉察自己是否害怕和焦虑,是否对团体有抗拒或期待,是否有一些自己生命中的经历可能会妨碍现在的角色等等,之后对觉察的结果进行处理。处理的方法很多,比如穿着固定的衣服使自己感到信心,以降低焦虑,清醒地意识到阻碍工作顺利进行的情结,并将它们留在团体之外。总之,导演的热身是为了激发自己的灵感,投入到工作中,以便有效地带领团体。

接着,要对进入团体的成员进行检核,例如一个新团体中每个人此时需要的是什么;一个持续的团体,上一次发生了什么事;哪些主题处理过了,哪些还没有。

然后是团体的热身。如果是新团体,导演可以对这个团体的工作内容、目的、兴致以及自己做一些见解并设定团体规则。要注意的是,在热身过程中,导演对信息的把握必须十分清晰,这样,团体成员才能从导演那里得到一目了然的信息,不致产生困惑。可在适当的时候,请成员配对或分组分享他们的体会,还可能借此产生活动的主题。

2. 演出

热身后,导演及被选出来的主角,更进一步地将问题从表面带入核心。被选出来的主角要将表现主题的剧情在舞台上表现出来,这就是演出的过程。演出把主角的叙述变成了发生在此时此刻的一个场景,把事件的经过从文字背后拉出来,缩短了团体成员和事件的距离,使得成员能够深入解读事件的意义。事件的主角看着自己的故事被一遍遍地演出来时,其内心的震动也是巨大的。

导演利用团体的成员作为辅角,来表现这个剧中重要的人物。其他团体成员,除非是担任角色,否则是不能坐在舞台上的。剧一旦开始上演,舞台就像是进行着某个仪式的地方,该发生在那里的事,就只在那个地方发生。

3. 分享

演出结束后,导演会邀请团体成员分享和讨论。分享时,要把演出的场景全部撤换掉,团体回到演出前的状态,可让成员围成一个圆圈,主角、配角也加入其中,一起讨论。

分享的内容是对于刚刚演出的剧情的感觉、想法和联想。这是一个让团体可以宣泄并且整合的时间,是一个"爱回去",而不是回归事件,不鼓励事件分析,但鼓励认同。每个人都能发现自己跟主角哪里像、哪里不像。让团体的成员去宣泄自己的情绪,或者是得到一些反省。分享更进一步的功能是冷静下来,让成员可以重新进入其个人现实世界。

分享有以下几点意义。第一,通过团体成员的认同,把主角的问题一般化,使主角更有效地整合起自身不同的部分,接纳自己的全部。第二,让成员更好地了解自己。第三,让成员表达出观剧引起的情感反应,达到宣泄的作用。第四,通过分享告诉导演,团体中哪些部分需要处理了。

4. 审视

审视一般在心理剧结束后进行,这是心理剧理性探讨的部分,工作的目标放在导演的工作上,主要探讨理论、技术层面的问题。比如,导演工作的理论根据是什么,使用了哪些技术,以及为什么使用这些技术等等都是讨论的内容。审视对于导演特别是正在受训的导演是一个很好的学习过程。对于成员和主角来说,也有很大的意义,他们可以更清楚地了解到整个过程中到底发生了什么。

一个常规心理剧的主要技术,可以是以下的某一种:

角色互换(role reversal):角色互换是心理剧角色扮演理论的核心,是指主角和舞台上的其他人互换角色。当主角扮演与他本身有冲突的角色时,导演一般会采用角色互换技术。

莫雷诺强调这一技术鼓励应最大限度地表达冲突情境,尽管在这些主角扮演与他们有冲突的其他人的角色过程中,这些人际关系的歪曲信念可以被解释、探究和矫正。通过角色互换,主角可以重新整合、消化和超越束缚他们的情景。角色互换可以充分表达他们对现实的理解,从团体中的其他人那里获得关于他们主观态度的反馈,一定程度上,修正他们发现的歪曲信念。

独白(soliloquy):独白是指主角直接面对观众说话,表达一些未觉察的感受和思想。在心理剧表演中,主角会被导演要求表达当时感受。独白给主角机会获得他自己或他人正在思考和体验而未直接表达的感受。主角也可能被要求在扮演自己之后,自言自语。这种做法可以使他总结概括他的思想,表达他的情感,更密切地检验情感。

替身(The Double):一个配角站在主角的身后与主角同台表演,或替主角说话,这个配角即是替身。替身可以模仿主角的内心思想和感受,并时常表达出潜意识内容。替身帮助主角觉察到内部心理过程,引导他表达出语言思想和感受。替身辅助主角,并充当导演与主角之间的联络人。替身可以发挥整合作用,加强主角与配角的相互影响。

多重角色的自我(multiple parts of self):也称多重替身。当主角有多重矛盾的感受时,多重替身技术可以被有效地运用。多重替身可以参与到心理剧中,展现主角的多面性,表现主角内部状态、渴望、优点和缺点。

空椅技术(empty chair):空椅技术是将一张空椅子放在舞台中间,让每位成员将其想象成一位他想诉说的对象而展开对话,从这个角度说,空椅子也是一个配角。空椅子技术也可以在预热阶段使用,通过每位参与者与空椅子的对话,可以选择一位有强烈情绪困扰而其问题又具有普遍性的人做主角。咨询师可与其共同商定演出题材。

角色扮演(role playing):让当事人扮演自己或去世的人,让彼此相互对话,直到某种冲突获得解决为止。

镜观(mirror):镜观技术是指让配角通过模仿主角的手势、姿势、表演中的语言,来反映主角的状态。在配角的模仿过程中,主角观察由他人反映出来的自己的行为,像别人一样来看待自己。这个过程有助于主角形成更加准确、客观的自我形象。

雕塑技巧(sculpting):雕塑技巧是从社会计量技巧中发展出来的,通常是让主角将他与家庭成员的关系以雕塑的方法表现出来。例如,某成员可能将他放在父母之间,然后将其他成员排在他的后面或背向父母等,而这些成员彼此之间的距离皆不同,或许他大哥与家人之间的距离最远,每个成员的姿势亦由主角摆布。一切完成后,即可让主角陈述整个雕塑的意义,以及对每位成员的感受,或与成员对话。

未来投射:未来投射技术用于帮助集体成员表达、解释他对将来的看法,包括:希望和愿望、对未来的恐惧,或是生活的方向。

其他心理剧技术还有中断行动(cutting the action),重演(replay),角色训练(role training),超现实场景(surplus reality scenes),魔术商店技术等。

案例:来访者:初中二年级女生灿灿(化名),13岁,两次自杀未遂。

灿灿在一个月前给同桌阿伟(化名)写了一封情书,但在阿伟回家之后,情书被阿伟的妈妈发现,阿伟的母亲立刻联系了班主任,将这件事情说了出去。第二天班主任当着全班同学的面批评灿灿的行为,灿灿羞愧难当,当天夜里就自杀了,幸而后来被救回。

在医院住了两个星期之后,灿灿重新回到学校,班主任再次旧事重提,并且提起了灿灿因为此事自杀的事情,灿灿觉得十分丢人,当晚回家再次自杀,所幸发现及时,没有自杀成功。

在面对灿灿的时候,咨询师采用了心理剧的疗法,让灿灿所在的班级全员参与,以期达到最好的效果。

在经过暖身之后,咨询师在舞台中央放置了一把空椅子,并告诉所有同学,此刻这把空椅子就代表着灿灿,请对着这把空椅子,说出你想对灿灿说的话吧。这么做的初衷,是为了让灿灿彻底放下自杀的念头,她因为这件事情而感到十分羞愧,只要将这种情绪宣泄出来,让她明白这并不可怕,就能触发灿灿新的思考。

首先上前的是灿灿的好友阿朱。

阿朱:灿灿,其实你知道吗,我一直觉得你非常勇敢……我都不知道你竟然喜欢阿伟喜欢了那么久,你一直把这份感情放在心里,没有和任何人提起。我觉得这真是太不可思议了,因为这个年纪的小女生,总是藏不住秘密,更何况还是喜欢上一个人这种事呢!而你,灿灿,你竟然还写了一封情书。就好像是爱情故事里的女主角一样,我欣赏你的勇气,我们也理解你的情感纠结,我在某个时间也有你这种情感,我看过一本书,书中说:"哪个少男不钟情,哪个少女不怀春",我当时还想,噢,这种情感很多人都有,我不是另类……但是在听到你自杀的消息之后,我惊呆了,而且很难过,我们是好朋友……我真的不希望你出事啊。

在阿朱之后则是灿灿喜欢的男同桌阿伟。

阿伟:灿灿,谢谢你喜欢我。刚才听到阿朱说的那些话,我忽然好感动,因为我不知道原来你这么喜欢我。只是我们现在都还太年轻,你一定能理解我这种感觉的。初中三年,有你的陪伴很美好,也很辛苦,我想所谓的喜欢,爱,应该不会这么轻易地发生。我其实没有你想象的那么好,我也有自己的缺点、坚持……和怯懦。我希望你能好好保重自己,因为对我而言,你是我最好的同桌,即便我们不会是恋人,也可以成为很好的朋友。多年以后,我们聚会的时候,我也会唱那首歌:"同桌的你,谁把你的长发盘起,谁给你做的嫁衣?再回忆我们这段同桌友谊,该是多么温馨、幸福……"我们以后一定会努力,考上一所自己喜欢的大学,就像我们课间休息时讨论的那样,所以,一定要好好活着啊,灿灿,我还要问你英语单词,还要同你讨论写作文。

一直站在一旁的灿灿在听了阿朱和阿伟的话之后,一直在低头哭着。

最后是灿灿的妈妈。

妈妈:……(从上台后一直在流泪,但没有说话)灿灿,妈妈就希望你能好好活下去……你还这么年轻,这么美好……(妈妈情绪非常激动,最终在咨询师的搀扶下,重新回到之前的位置上)。

空椅子结束之后,在咨询师的引领下,灿灿来到舞台中心,向大家说明她的感受。

灿灿:我之前一直觉得好丢人,觉得都没办法活下去了,还以为你们一定会笑我、指责我……没想到我的担心,都是我一个人的感觉。阿朱说她觉得我勇敢,其实我一点都不勇敢,因为……竟然会轻易地因为一句话、一个眼神,变得无比脆弱,想到去死。那时候我没有考虑过我的亲人,还有我的朋友,没有考虑到他们在听见我离去的消息的时候会是怎样的难过。所以,以后我一定好好活着,毕竟我还这么年轻……这么美好……我一定不会再做傻事,会好好地珍惜自己。

五、讨论与分析

在进行心理剧的时候,咨询师必须牢牢把握全场节奏。心理剧的目标是治疗,如果能将心理剧适当添加舞台戏剧效果,则既有心理剧的创伤性事件的演出和情绪宣泄,又有电视连续剧的精彩表演。一旦能够与来访者的某些特质的情绪情感发生联结,来访者就会准许自己被心理剧所震撼,或是落泪或是在心中深深地喝彩,并随着剧情的进程,开始审视过去的自己所遇到的类似处境,并由此产生启发、思考、变化和成长。

在进行心理剧的排演时,应从以下两点来加强效果:

1. 让主角学习角色是可以转换、补偿、丢掉、改变和重整定义的。个人可以去检视自己的角色是如何创造出来的,并找到事件发生的地点或起源状态。

2. 仪式:让主角困扰的情绪压力重复被分享,与困扰情绪保持距离并得以释放,最终达到治愈的效果,而观众也同样可以由此产生启发、思考、变化和成长。

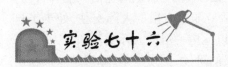

实验名称:心理剧治疗(2)

实验内容:本实验不设计题目,学生能够自选题目进行心理剧编排:可选范围在"学生人际关系交往不良"、"恋爱受挫后心理危机"、"偏执型人格在人群中的负面影响"等适合当代大学生心理与行为状况的材料。随着剧情的发生发展,指导教师指导解决具体问题。

目的要求:通过本实验,学生能够在掌握理论的同时了解心理剧随着剧情的发生、发展,对剧中人物的内在变化的把握对于治疗的提升作用。在掌握团体的前提下,应用心理剧形式解决求助者内心的困扰。

仪器设备:模拟剧场、单向玻璃观察窗、音像设备等。

具体操作

案例:当事人主诉:3个多月前,我因车祸导致左肱骨中段骨折及头部出现外伤。目前,骨折及头外伤已经痊愈,但我现在一走到大街上就有一种恐惧感,特别是汽车从我身边呼啸而过时,我现在该怎么办?

附:心理治疗小资料

1. 怎样判断您是不是患有心理障碍?

自己是不是患了心理病,可以从以下六方面加以判断:

①是否有人际交往的障碍?比如,是否对于人际交往感到恐惧?人前是否感到自卑?社交场合是否手足无措、脸红心跳?

②情绪是否恶劣?比如经常悲观、抑郁、焦虑、烦躁,或者易怒、喜欢攻击。

③是否有查不清楚原因的躯体痛苦?比如,长期慢性疼痛、植物神经紊乱、体力下降、长期失眠等。

④工作、学习和注意能力是否明显下降等。

⑤是否有反常的、自己控制不了的行为？比如，反复洗手、关门、做鬼脸等。

⑥是否极度讨厌自己和厌恶别人等。

上述六方面的表现，每一个健康人都会或多或少地表现一些，只有达到一定强度和一定时间的，才算得上是心理障碍。所谓一定强度，是指这些症状比较严重地影响了一个人的快乐和工作能力；所谓的时间，是指这些症状持续的时间，要在3个月以上。

2. 怎样判断您所患心理障碍的轻重？

对于一个患有心理障碍的人，客观评价问题的轻重是很重要的，可以使较轻的求助者不必担负沉重包袱，使较重的求助者能引起警觉，得到及时的治疗。

判断心理障碍的轻重，有以下三方面重要标准：最重要的标准，就是现实检验能力，它涉及一个人对事物的主观判断与客观现实的吻合度，主观判断与客观现实吻合度越差，现实检验能力越弱，他的心理病也就越重。重症精神患者对事物的判断被幻觉和妄想所控制，严重脱离现实，是现实检验能力最差的人，所以，他们属于最重的心理障碍患者。判断心理障碍轻重的第二条标准，就是他对人际关系和压力的适应能力。适应能力越差，心理障碍就越重。重症精神患者的适应性明显退化，只能躲在"自恋"的小圈子里，他的生活只能和自己，以及自己的幻觉和妄想进行；边缘障碍的求助者只能适应非常有限的人际交往，处于半自恋、半公开的"边缘生活"状态；神经症求助者通常都可以适应一般的人际交往和压力，只不过适应能力打了折扣。第三条标准，就是心理发育受损的阶段，受损越早，障碍越重。在出生后六个月内，心理发育受损，精神障碍在重症的范畴，可以出现精神分裂；六个月至十八个月期间受损，属于重症心理障碍，可以出现边缘型心理障碍、癔症；两岁至三岁期间受损，容易产生强迫或自恋障碍；三至五岁受损，容易出现社交恐惧等神经官能症和性心理障碍。把三条标准综合起来，就能对心理障碍的轻重做出比较准确的判断了。

3. 患了心理障碍，您该怎么办？

在知道自己患了心理障碍之后，人们的第一个情绪反应，往往是自卑。觉得自己被划到软弱无能的那类人中去了。其实，一个人是否患心理障碍，不是由个人的意志决定的，而是由一个人童年的成长环境决定的，换句话说，是"命运"性的。它只反映和代表了一个人的成长环境和发育背景，而不代表一个人是否坚强、是否有价值。

得知自己患了心理障碍后的第二个反应，就是悲观失望。因为他们习惯于认为自己是世界上唯一一个最不幸的人，自己患了没办法克服的疾病。其实，据保守估计，人群中的心理障碍患病率也在百分之二，就是说，在我国的十几亿人口中，至少也有两千万和你患有大同小异的心理障碍的求助者，所以，你并不是孤立的。心理障碍也不是不可以治愈的，可以说，大部分心理障碍都可以通过治疗，得到缓解和治愈。只不过缓解和治疗需要付出精神、经济和时间的代价而已。所以，患了心理障碍既不可悲，也不可怕，您只是不得不面对自己的患了心理障碍的"命运"。有了冷静的思考之后，就可以慢慢地去想，怎样克服自己的心理障碍了。面对自己的心理障碍，采取以下的心态会比较有益，首先，必须接受自己的"患病"现实；其次，必须自己承担起克服心理病的主要责任；最后，在条件许可的情况下，寻求专业心理帮助或专业心理治疗。

4. 在哪里可以获得专业心理帮助？

目前，社会上提供心理帮助的机构和部门很多，概括讲，有心理热线、心理咨询中心、心理门诊或心理诊所、心理病院和精神病院。这些心理帮助资源各有所长,也各有所短,心理障碍求助者应该根据自身的问题特点,选择求诊部门。

一般说来,紧急的日常心理危机,比如自杀、家庭纠纷和一般性的心理烦恼,适合通过心理热线暂时得到缓解。学习障碍、轻度社会适应不良的患者,适合于到由社会教育工作者主办的心理咨询中心,接受心理咨询。神经症、人格障碍和性心理障碍等发病时间较长、有一定人格基础的心理障碍,适合去心理门诊或心理诊所,接受系统心理治疗。而精神分裂症或躁狂抑郁症等重症精神病,在发作期适合到精神病院,接受以化学药物治疗为主的专业治疗。

5. 怎样选择合适的心理治疗师?

可以根据以下三点,选择心理治疗师。第一点,也是最重要的一点,就是医生的健康的人格,健康人格对求助者的影响,是心理治疗能够奏效的根本原因。人格是难以客观评价的,主要凭主观体验,这种体验,就是在与医生有了初步接触之后,产生了信任和喜欢的感觉。即使这个心理治疗师的人格是基本健康的,也不见得适合所有求助者。因为研究表明,并不是任意一个心理治疗师都能够适合所有类型的求助者,只有医生与求助者的人格比较匹配,才能产生比较理想的治疗效果。因而,那些在初次见面,容易使求助者产生好感的医生,可能对这个特定的求助者更有帮助。

第二点,就是医生的理论水平。这可以从其所受的教育、所获得的学位、所受的训练,以及咨询过程中对于心理问题的解释得到间接的了解。

第三点,就是治疗技术。治疗技术包括倾听技术、解析技术、修通技术等。对于技术水平的了解,可以通过治疗师工作经历的长短、治疗过程中对于节奏的把握、关键点的切入能力、核心情结的深入透彻理解力来逐渐进行。

此外,还可以通过学术界或从事心理治疗的同行那里,了解治疗师的背景和能力,以此作为选择心理治疗师的参考。

总的说来,那些看起来和蔼可亲、善解人意、令人信任和喜欢,有医学或心理学背景,学历较高,有长期丰富的心理治疗经验,年龄在30岁左右并且得到专业心理治疗协会或社会认可的心理治疗师,可能是比较适合的心理治疗师。最终是否适合,还是要靠求助者自己在心理治疗过程中去实际感受。当您考虑了上述的一些参考条件后,可能会使您的选择效率更高。

6. 怎样配合医生做好心理治疗?

为了配合医生做心理治疗,求助者必须做好以下准备。第一个必要准备,就是必须为心理治疗留下固定的时间。这对于成功的心理治疗非常重要,因为,在一定时间内,施加恒定的治疗和心理影响本身,就是心理治疗奏效的基本因素,时间保证不了,治疗就无从谈起。三天打鱼、两天晒网,或者治疗时间总是改来改去的治疗是不会奏效的,这是一种对治疗和改变的阻抗。通常心理治疗的频度在每周1至5小时,个别甚至可以达到10小时,总的疗程,根据疗法不同,时间长短不一,行为疗法可以是几个月,精神分析疗法需要几百小时,通常都需要几年,个别严重的,可能需要终生咨询。所以,在决定治疗前,必须做好时间安排。

第二个必要准备,就是做好经济上的准备。心理治疗费通常是比较昂贵的,在300—2000元/小时,而且,大部分治疗都难以在短时间内奏效,所以心理治疗的总费用大都在

5000—50000 元。在进行治疗前,必须对此有充分准备,量力而行。

第三个准备,也是最重要的准备,就是必须准备好承受治疗和改变过程中的痛苦。无论是行为疗法、内观疗法,或者是森田疗法,在治疗过程中,求助者都必须承受一些焦虑和痛苦,都必须面对、接受、承受自己的内心冲突,这是任何心理疗法都无法避免的。它相当于外科手术中不可避免的疼痛和失血。这些痛苦在治疗的一定阶段,甚至会超过心理病本身给求助者造成的痛苦。可以说,"小痛小悟、大痛大悟、无痛不悟",没有痛苦的心理治疗,只能算作止痛针和麻醉剂,真正的治疗并没有进行。伴随痛苦和改变的心理治疗,才是真正的心理治疗。没有勇气承受治疗痛苦的求助者,是无法从真正的心理治疗中获益的。

在上述的准备做得比较充分之后,就可以与医生进行治疗了。治疗中的配合包括多方面,最重要的,就是在治疗中尽可能做到真实,真实地表达和表现自己。其实,通常医生对求助者几乎没有过多的要求,只要能按时与医生接触,一切就都可以听其自然了,这是最佳的也是最难达到的理想治疗状态。

7. 决定心理障碍预后的因素

心理当事人在心理诊所中常问的一个问题就是,"我的病能不能好? 我的病治起来难不难?"通常心理医生很难马上回答这个问题,因为决定心理病能否治愈的因素很多。其中,最重要的因素是当事人的治疗动力,治疗动力越足,决心和恒心越大,治愈的可能性就越大。第二个因素是当事人与心理病症状的和谐性,当事人越适应症状、对症状的排斥性越小,治愈的难度就越大。因为这类当事人的治疗需要两步,第一步是增大当事人与症状之间的不和谐,然后,才能进入对心理病的真正治疗。第三个决定因素,是心理病的严重程度。通常情况下,精神分裂症对心理治疗的反应极差,可以说基本不适于心理治疗,顶多可以进行一些支持性的心理治疗。在适于心理治疗的求助者中,边缘型心理障碍最难治疗,即使当事人非常配合,疗程也要在三至五年甚至更长。相对来讲,神经症的治疗要容易一些,但通常也要三百小时以上的心理治疗。第四个决定因素,是发病的病程和年龄。初发者、年龄小者疗效好,发病在一年内、处于青春期是最佳治疗时机,病程在三年以上,年龄超过 45 岁的心理病求助者,治疗难度明显增大。第五个决定因素,是求助者是否具有"心理学头脑",换句话说,是否有一定的领悟力,缺乏必要的领悟能力,心理治疗将难以进行,心理病也难以治愈。第六个决定因素,是求助者的依赖性。依赖性越强,越难治愈。当您充分考虑了以上所说的六个因素之后,您就可以回答"我的心理病能不能好? 我的心理病治起来难不难?"这样的疑问了。

8. 心理病为什么难治疗?

不但心理病当事人哀叹"心理病难治",就连一些心理医生,私下里也认为,心理病确实难治。那么,为什么心理病这么难治疗呢? 原来,这是由心理病的特殊性决定的。心理病的核心问题,是一些持久的、无法排遣的"内心"痛苦,当事人能感觉到,但它是无形的东西,谁都看不见、摸不着,人们无法把它拿出来、搬走,或用刀把它切除,即使用药物,也无法把它彻底消除。心理治疗技术有能力使当事人的问题再现于心理治疗室中,但治疗仍很困难,因为据研究,心理病一方面妨碍当事人的成人生活,另一方面,它也是心理冲突的一种妥协,在能力有限的情况下,它对当事人还有一定的保护作用,消除了"心理病"也就等于消除了保护,使当事人面对更大的压力,自然会遇到来自求助者的抵抗。心理病难治疗的另一个原因,是心理病的发生是在成年,而它的形成从童年期就已经开始,早已为心理病的产生奠定了牢固的基础,心理病状态早已成为当事人习惯和人格的一部分。当心理治疗触及它的时候,也就触及了一个人从小养成的习惯和人格,而人本能上拒绝改变形成多年的习惯和人格,所以,心理治疗总会遇到来自当事人本身的顽强抵抗。这就是心理治疗与其他种治疗最突出的差别——当事人一方面来寻求治疗,一方面又下意识地抵抗治疗。这就像一个当事人一只手拉着医生请求施治,另一只手推拒医生拒绝治疗一样。当事人不自觉的抵抗,使心理治疗变得困难,而求助者或医生对于抵抗的无知,将使治疗难上加难。

9. 心理治疗有什么副作用?

世界上没有只有治疗作用而没有副作用的疗法,心理治疗当然也不会例外。心理治疗的副作用,体现在以下三个方面,一是使求助者停滞不前,二是使求助者的病情加重,三是使求助者增加了新的问题。

最常见的副作用,是使求助者停滞不前。比如,一个依赖型的求助者,把依赖的模式转移到咨询师身上,而这个咨询师没有察觉,下意识地在满足和鼓励求助者的依赖模式,这将导致求助者的依赖模式难以解决,治疗当然就会停滞不前了。还有的求助者心理问题的核心是被动、习惯于接受别人的控制,如果恰好遇到一个习惯于控制别人的治疗师,求助者和治疗师会形成"控制—接受控制"的病态同盟,这样的关系表面上似乎非常舒适,但是,求助者的根本问题并没有得到解决,求助者的人格没有得到发育和成熟。

第二种可能出现的副作用,是加重求助者的病情,这样的情况是非常少见的,通常发生在边缘型人格障碍的心理治疗。由于这些求助者的心理防御机制比较脆弱,如果治疗强度过重,会使求助者的防御机制崩溃,使病情一味性地加重。还有个别求助者,存在着隐蔽很深的自虐心理,将心理治疗视为自虐的工具,这样的人,心理治疗在表面上越成功,他的受虐心理越得到满足,病情也就越重、越顽固。

第三种可能发生的副作用,是制造新的问题。这样的情况是非常罕见的。它通常发生在一个非常变态的咨询师和一个心理上非常幼稚的求助者之间,是以咨访双方严重的施虐受虐心理做基础的。这种情况似乎只是在西方的心理片中可以领略得到。

心理治疗的副作用,主要是来自于咨询师的不成熟。好在心理治疗是一种"自纠"过程,求助者会本能地退出这样的治疗,而且,对心理医生督导制度的产生,也可以一定程度地避免心理治疗的副作用。所以,心理治疗和其他治疗比起来,还是属于安全度比较高的治疗,不必过分担心。

10. 心理病治疗的常见误区

在诊治心理病的过程中,我们发现,很多心理病之所以治不好,是因为求助者陷入了某些误区。最常见的误区就是,求助者一味地去寻求特效疗法,比如特效药、高级仪器、外国疗法等等,凡是媒体上宣传过的,都要匆匆忙忙试一试,而每种疗法又都是浅尝辄止,忽视了调动求助者本人的内在潜力和能动性。而调动求助者本人的内在潜力和能动性,恰恰是心理治疗的核心,也是治疗取得疗效的根本原因,如果忽视了核心和根本,治疗当然不会取得成功。第二种常见误区,是求助者在心理治疗过程中,颠倒了医生和当事人间的主次关系。心理病的诊疗与一般疾病的一个显著区别就在于,求助者是治疗的主体,心理医生是辅体。如果把心理病的治疗比作一次心灵手术的话,那么最合适、最理想的手术者并非心理医生,而是心理病求助者本人,心理医生只是手术的助手和顾问,绝不能越俎代庖,否则,只会拔苗助长。第三种常见误区,是求助者对于治疗的难度和所需时间估计不足。据研究,任何心理病的产生,都有病态性格做基础,性格基础不动摇,心理病的症状也将难以根除,而性格是在五岁以前的雏形作用形成的,五岁以后,就基本定型,一旦定型,终生难以改变。我国的谚语里,也有"江山易改、本性难移"的说法,可见,心理病的诊治原本就是艰难而漫长的。对此缺乏认识和没有足够的准备,陷入急于求成的误区,治疗就容易失败。

思考题

1. 疏泄作用在心理剧中的作用是什么? 个体意识的舒展以及心理能量的释放是如何通过疏泄来完成,最终达到自我的再发现的?
2. 心理剧治疗中隐喻的表现含义以及剧中对话形式你如何诠释,举例说明。
3. 生活总会留给人们需要解决的困扰及焦虑问题,在心理剧中很多感觉让某些角色不断重复,也是一种"行动渴望",思索你周围的人所扮演的角色在日常中的投射。

参考资料

1. 李鸣. 心理剧的历史和理论[J]. 临床精神医学杂志,1995(6):353 – 354.
2. 朱宪生. 俄罗斯抒情心理剧的创始者——屠格涅夫戏剧创作简论[J]. 上海师范大学学报(哲学社会科学版). 1998(1):95 – 97.
3. 胡志毅. 神话与仪式:戏剧的原型阐释[M]. 上海:学林出版社,2001.
4. Peter Felix Kellermann, M. K. Hudgins. 心理剧与创伤——伤痛的行动演出[M]. 陈信昭,等,译. 北京:高等教育出版社,2007.
5. Hammerschlag. 失窃的灵魂[M]. 汪芸,译. 台北:远流出版事业股份有限公司,1994.
6. 尤娜,杨广学. 象征与叙事:现象学心理治疗[M]. 济南:山东人民出版社,2006.

第十四章

心理咨询与治疗技术之十一
——团体疗法

****

本章内容提要

  本章团体基础理论内容含群体动力学、社会学习理论、人际相互作用分析、人际沟通以及个人中心治疗等理论；掌握团体辅导实践：团体成员相互信任与彼此接纳、个人成长、适应与发展、价值观探索、自信心培养以及与人合作交流能力。

本章教学目的

  通过本章的学习，学生能够明确团体咨询的重要意义，正确理解团体心理咨询的含义以及与个别心理咨询的关系，培养运用团体心理咨询的基本原理分析和解决生活和学习中的各种心理问题的能力。掌握团体理论和知识，学会理论联系实际开展团体分析和团体训练实际操作。

****

第一节　团体理论概述

团体咨询与辅导与个别咨询与辅导的最大区别,就在于学生是通过群体交流产生的影响力来调整自己的认知、态度、情感和行为的。

一、团体咨询与辅导概述

（一）团体的概念

关于团体,不同的学者有不同的描述。在心理辅导领域中,团体是指在一定的目标引导下,通过成员之间的互动,满足成员一定的心理需求的组织。

（二）辅导的含义

辅导,"辅"者,扶助,辅佐,非主要之意也。"导"者,引导,疏通。

团体心理辅导（group psychology counseling）:又称团体心理咨询或团体心理谘商,是相对一对一的个体心理辅导而言的。

团体辅导、团体咨询与团体心理治疗三者之间的关系如下图所示。

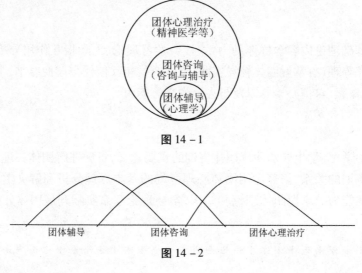

图 14 - 1

图 14 - 2

二、团体的类型

1. 根据团体成员背景的相似程度或问题的性质划分:同质团体;异质团体。

2. 根据团体辅导活动有无计划与目标划分:结构性团体;非结构性团体。

3. 根据团体目标划分:教育团体;讨论团体;任务团体;成长团体;咨询与治疗团体;支持团体;自助团体。

4. 根据学校团体辅导的组织模式划分:发展性团体;训练性辅导团体;治疗性辅导团体。

5. 根据团队成员的固定程度划分:封闭式团体;开放式团体。

6. 根据团体活动目的划分:训练团体;个人发展团体;学习团体。

除此之外,根据辅导涉及的心理与行为的性质可划分为情绪辅导、智能辅导、人格辅导、自我意识辅导、社交行为辅导、耐挫力辅导、性问题辅导等。也可以根据团体带队人的心理咨询与治疗的理论取向分为:心理分析团体、认知—行为团体、人本主义团体、存在治疗团体、现实治疗团体、完形治疗团体等。

三、团体辅导的功能

团体辅导的功能有教育功能、发展功能、预防功能以及治疗功能。在互动中增进对自己、对他人的了解,体验彼此的经验,共同分享彼此的感受以及多元的价值与信息的冲击、反馈的功效、现实生活的实验室,经济而有效。

第二节 团体理论

一、团体动力学

团体动力(也称群体动力)理论是德国心理学和行为科学家库尔特·卢因提出的,这一理论的研究成果对团体咨询的发展有重要影响。该理论研究团体通过对人行为的影响以及团体行为的规律,探索促成成员的成长发展的途径以及团体咨询指导者如何创设和谐温暖的团体气氛,以使成员有强烈的安全感、肯定感、归属感。

团体动力理论认为,无论正式团体还是非正式团体,都对其成员的行为有着重要的影响和作用。团体动力是在团体的发展过程中形成的,并且是不断发展变化的,总是处在不断地相互作用、相互适应的过程中。团体动力来自团体本身中成员的一致性。这一理论不仅为团体咨询提供了理论依据,而且为团体咨询过程中团体气氛的创设,团体内部建立共有的目标、规范,达成共同的思想和观点,共同的兴趣和爱好等等都提供依据。群体动力学的一些研究,如敏感性训练等,直接成为团体咨询的方法、技术,广泛应用于教育、管理、医疗等领域。

二、社会学习理论

社会学习理论是一种在行为主义刺激——反应学习原理基础上发展来的理论,它着重阐明是怎样在社会环境中学习的,最早在 1941 年由米勒和多拉德提出。他们以社会刺激(他人的行为)取代物理刺激,运用刺激回报和强化的基本概念来解释人们的模仿行为。这一观点奠定了现代社会学习理论的基础。

后来,班杜拉发展了社会学习理论的观点,主张把依靠直接经验的学习和依靠间接经验的学习(观察学习)综合起来说明人类的学习。强调人的思想、感情和行为不仅受直接经验影响,也受间接经验的影响,强调行为与环境的交互作用,强调认知过程的重要,强调观察学习,强调自我调节过程。社会学习理论的研究成果对团体咨询中如何改变成员的不适应行为提供了方法。

三、交互分析

交互分析(Transactional Analysis,简称 TA)又称交流分析、相互作用分析或人际相互作用分析，是由美国精神分析学家艾瑞克·伯恩（Eric Berne，1910—1970）于 1959 年创立的一种心理治疗的理论和方法。伯恩认为，"社会交往的单位称为互相影响。当两三个人或更多的人互相碰在一起时，迟早某人要说话，或者向他人的出现致意。这叫相互作用刺激。另外的人就会说一些或做一些与这种刺激有某种联系的事，那就是相互作用反应"。相互作用分析是以精神分析原理为基础创立的一种简便易行的治疗方法，用于检查"我对你做些什么，你反过来对我做些什么"一类的相互作用，并确定在具有多重性质的人格中，父母意识、儿童意识与成人意识哪一部分出现，交往双方关系是相辅、互补，还是矛盾冲突。相互作用分析治疗的目的是协助人们了解他们与别人互助的本质，教育当事人改变生活态度，对人际交往获得深刻的领悟力，建立自尊的、成熟的人际关系。

四、人际沟通

沟通概念使用广泛，从个人的信息传递，到各种大规模的社会文化制度、大众传播及其影响等。人际沟通（Interpersonal Communication）是指人与人之间运用语言或非语言符号系统交换意见，传达思想、表达感情和需要的交流过程，是人们交往的一种重要形式和前提条件，是个体适应环境、适应社会生活、承担社会角色、形成健全个性的基本途径。

五、个人中心治疗理论

个人中心治疗理论是 1940 年由美国人本主义心理学家 C. R. Rogers 创立的。20 世纪 60 年代后期至 80 年代，Rogers 开展了许多发展个人成长的团体咨询的研究和实践，并将这种理论应用到许多不同群体的中心团体中。同时，Rogers 将"当事人中心"扩大到"以人为中心"，并把它应用到人格理论和其他人际关系领域中，如择偶和婚姻等。目前，个人中心疗法不仅被应用于个别咨询中，也被广泛应用于团体咨询中，还被应用于心理咨询与心理治疗以外的众多领域，如教育、职业训练、家庭生活、组织发展以及健康保健等。

第三节　团体辅导指导者的特质

团体辅导的成效取决于团体指导者和团体的互动效果。团体指导者的人格特质与行为特征与团体辅导的成效绝对相关。

一、团体咨询与辅导者在团体中的作用

1. 它们在团体中，有一种"影响力"的作用，通过影响他人、激励他人以达到个人与团体的目标。

2. 确定良好的气氛，一种对团体成员接纳与信任的气氛，可以使每个成员不必防卫及隐藏自己，自由自在地表达自己，塑造开放、温馨、自然、无压力的团体情境，这样才能使团体咨询产生效果，并促使当事人改变和成长。

3. 在团体中扮演多角色。既是团体中的调和者、妥协者，又是团体中的标准设定者、鼓舞者以及观察者、评论者。

二、团体辅导者的特质

1. 人本主义心理学派代表人物 Rogers 曾经提出,指导者必须具备三种基本态度,那就是共情、真诚、无条件关注。

2. 有效的团体指导者应具备的特质:
①具有热情、温暖与情感流露的特质;
②自我觉察、自我接纳、尊重他人;
③有勇气、肯付出,勇于尝试新鲜事物;
④自信、有主见、开放、坦诚、有活力、有个人魅力;
⑤富有觉察力、创造力;
⑥公正、客观、负责、敬业;
⑦乐观、亲切、体贴、情绪稳定,人格成熟完善。

三、团体过程的领导技巧

领导技巧可分为反应技巧、交互作用技巧和行动技巧。

1. 反应技巧目的是促进关系建立,鼓励成员开放、表达自我,以促进他们的自我探索;

2. 交互作用技巧,它能促进团体的互动更有效、更富有建设性意义,如支持、联结、执着、阻止;

3. 行动技巧主要目的是促成成员积极的行动,如发问、调节、示范、建议;反暗示:凡外界刺激物的结果引起的相反的反应。

第四节　团体咨询与辅导的方法

团体氛围是由辅导教师和学生的共同行为创造的,这种氛围一旦形成,又可以反过来改变学生的行为,有时甚至会改变教师的行为。在团体活动中,营造坦诚、信任的团体氛围,消除学生对自由沟通和交流的防卫心理,是辅导教师最重要的责任、最主要的任务、最高超的技能,也是团体辅导活动最基本的环节。

一、团体辅导的准备

(一)团体辅导目标的设定

对于发展性团体在首次聚会时,团体指导者要同团体成员共同制定团体规范树(团体指导者或带团队教师此时最好将自己融入团队中,成为团队的一员)。治疗性团体,首先要制定团体目标。对于团体的终极目标及每一次团体的目标,团体指导者应事先设定并确切了解与掌握。

(二)成员背景资料的了解

在条件允许的情况下,首先对团体成员的有关资料进行收集,包括姓名、年龄、人格类型、智能、家庭状况、在校表现、老师评语、过去记录、是否志愿参加团体等。了解成员背景资料,有助于活动的设计与过程的掌握,但应避免对其产生先入为主的成见。如果学校已建立学生心理档案,则可查阅档案获悉。

(三)团体的人数

团体的组织以 8—12 人为宜,最多不能超过 20 人,最少不得少于 8 人。人数太多,分享时间较慢,容易使其他成员注意力不集中,影响探讨效果,情境也不易控制,辅导成效也因此容易降低;人数太少,团体气氛不容易形成,也会影响效果。目前在高校,发展性的团体辅导通常是以一个教学班为单位。班级人数在 60 人左右,分为 4—6 组。每组选出组长、观察员、记录员、报告员(组长是固定的,其他角色依不同的活动项目轮流替换),教师控制全部活动过程。

(四)聚会的时间

由于有些成员不易集中注意力,且耐力较差,所以每次辅导时间不宜过长,应以 60～80 分钟为宜。时间太短,不能形成一定的调适效果,时间太长,注意力涣散,影响效果。

(五)聚会的场所

以一般团体辅导室为宜,应避免易使成员分心的场所。此外,尚须注意环境的安全性。有些成员容易冲动,室内装潢色调以中间色或偏冷色为宜。

(六)协同辅导员的设置

最好能有一位协同辅导者来辅助团体气氛的塑造、活动的催化及冲突事件的处理。必要时,可增加一名观察员,在旁观察整个活动的进行,并协助处理突发状况。团体辅导者间必须要有良好的默契,对于整个团体过程的带领与团体成员的了解,应具有基本的共识。

(七)团体活动的设计

活动的设计宜浅显易懂、活泼有趣,以吸引成员的参与,引发成员的互动与成长。此外,由于团体过程中,常有偶发状况,阻碍原设计活动的进行,或者在了解成员互动状况后,常需要调整原设计的活动,所以,事先宜设计一些备用活动,以备不时之需。

(八)相关理论的阅读

辅导者除了多研究有关团体的文献外,应多阅读有关考试焦虑、人际交往障碍、外向性问题行为或违规犯过行为学生的报告,以深入了解其心态、问题行为的成因以及了解需要采取的相应措施与辅导的重点,以求能在整个团体辅导过程中,掌握全局,并能照顾到个别差异。

(九)先行接触

若能在团体辅导开始之前,与成员面对面地接触,尝试建立初步的良好关系,并协助成员了解团体的状况,将有助于团体的发展。

二、团体辅导过程的常用技巧

(一)温暖、尊重、同理与接纳

参加团体的部分成员在其生活环境中,因缺乏有效的支持系统,常觉得无人能了解他们,对周围人物常采取抗拒、逃避、封闭的方式应对。所以,欲使他们能在团体中开放自己,必须让他们感到辅导者与团体是温暖而安全的,是愿意也能够了解他们的。如此才能形成正向的团体气氛,成员也才能接受辅导者的催化,从而开放自己,迈向成长。

(二)与成员建立"良好"的关系

成员间良好关系的建立,奠定了温暖、尊重、同理与接纳的技巧。但要注意的是,由于有些成员对其行为的控制能力较弱,辅导者的角色最好能介于"老师"与"辅导员"之间,让成员对辅导者能"又爱"且能"又敬",如此才能有效地控制团体的秩序与进度。

(三)澄清与具体

成员的表达能力多半较弱,或较不愿表达,故辅导者需要经常澄清成员所欲表达的意念,并帮助其具体化,以使成员逐渐能学习自我探索与自我表露,使团体内的沟通较少阻碍。

(四)面质

有些成员常想逃避自我应承担的责任,或给予自己不当的行为一些合理的借口,所以,领导者必须经常面质成员,促其自我思考,勇敢面对现实。但在面质时要注意:面质的内容,并不是辅导者主观的价值判断;在方式上,以"鼓励"的做法为主,既肯定成员已有的优点,又鼓励其面对尚可突破的行为;除此之外,在使用面质时注意不要将面质演变成对个人的指责或群体的攻击,否则,当事人势必会受到伤害,甚至更加恶化所被面质的行为。

(五)即时性

团体中许多突发的状况,都必须立即而妥善地处理,尤其是冲突性事件,否则,团体气氛易被破坏,活动将无法发展或顺利推进。

(六)幽默

团体中若能轻松活泼地进行活动,将更能吸引成员的参与和投入。但是由于有些成员较为好动,需要注意幽默的程度,使其不致引起成员过分的吵闹、调侃或戏谑。

(七)行为改变技术的应用

团体中应有明确的团体规范,尤其应针对迟到、缺席、团体中的表现(如倾诉、尊重、投入)及团体期间的表现(如在家、在校行为),为成员共同商讨出一套明确而有效的规则,而且必须确实执行,以期使团体能有效地进行,也借此培养成员一些良好的群体行为。

三、团体成员在团体辅导中的心理反应

(一)团体辅导的基本原理定向阶段

此阶段团体成员的特点反应:焦虑担心、沉默、防卫心理、依赖领导者。指导者的任务是协助成员彼此认识、澄清团体目标、创造安全信任的气氛、建立团体规范,让成员了解团体是大家的。

(二)冲突阶段

特征:焦虑与挣扎、抗拒与防卫、冲突、挑战领导者。任务:理解、接纳成员的负向情绪,鼓励成员认识自己的焦虑与矛盾,并协助他们表达出来,帮助成员将防御行为转化为建设性行为。

（三）凝聚整合阶段

特征：信任与接纳、和谐的整体感、认同与承诺。任务：协助成员更深刻地认识自己，鼓励成员相互关心与帮助。

（四）成效阶段

特征：对团体充满信心与希望，深层的自我表露、面质、认知重建。任务：以身示范和塑造行为，协助成员从团体经验中认知重建，协助成员把领悟化为行动。

四、团体辅导操作方法

心理辅导的过程是学生的认知结构、情感体验、行为方式在辅导教师的干预下进行调整、重组、统合的过程。这个过程是一个主动的过程，而不是单纯依靠外力实现的"塑造"、"教育"的过程。

（一）重视内心的感受，不以认知为核心

辅导不是说教，不是安慰，不是训导，也不是逻辑分析；辅导是心灵的碰撞、是人际的交流、是情感的体验，是帮助一个人自助的过程。

（二）引导为主，教导为辅

心理辅导遵循的原则主要是"非指示性的"，辅导教师不应该对学生做强制的说理和武断的解释，必要时也可最低限度地采用暗示、忠告、说服等手段，即力求"随风潜入夜，润物细无声"。在引导中力争做到："顺其所思，予其所需，同其所感，引其所动，投其所好，扬其所长，助其所为，促其所成。"

（三）以口头交流为宗旨，弱化书面活动

这是一种非常简单，却又很容易被教师忽视的操作规范，它是辅导过程中有没有动态气氛的关键。

团体辅导与个别辅导的最大区别，就在于学生是通过群体交流产生的影响力来调整自己的认知、态度、情感和行为的。团体辅导的重点应放在学生与学生的交互作用上，主要通过学生彼此之间的相互影响力来达到辅导的目标。

（四）达成辅导目标，不拘泥手段

心理辅导活动最重要的是把握好辅导理念和辅导目标，如果只考虑形式和手段的新鲜花哨，就很可能会导致舍本求末。

现代化教学手段的辅助可以为心理辅导课增添生机和便利，但这种手段的使用一定要服从于辅导目标的需要，不要只是为了变换形式。实践表明，只要辅导教师吃透了辅导理念和辅导目标，活动设计又比较贴近学生实际，即使没有现代化教学手段，也同样可以使辅导效果达到最佳状况。

（五）注重真诚交流，回归自然本我

信任使人感到安全，才能敞开心扉。说真话难免会有错话，但对学生在成长过程中出现的错话持一种宽容而积极的态度，可强化学生自我向善的意向与努力。

（六）构建和谐氛围，不苛求完美

团体辅导是建立在成员之间相互信任、关心、了解、接纳的氛围中的一种互动的人际交往过程，每个成员的心扉就是在这种人际氛围中打开的。因此，催化出温暖、安全的团体氛围远比完美的理性探讨重要得多。

团体辅导的有效性主要依赖于通过辅导教师的行为所建立起来的团体社会氛围，这一氛围可以引发学生积极的回应，并导致学生认知和行为的变化。所以，营造坦诚、信任的团体氛围，消除学生对自由沟通和交流的防卫心理，是辅导教师最重要的责任、最主要的任务、最高超的技能，也是团体辅导活动最基本的环节。

（七）形式灵活机动，鼓励随时创新

辅导活动面对的是充满动感的学生个体和交互影响的群体，辅导现场的社会心态是千变万化的，教师必须灵活把握辅导活动的发展势头，不可刻板依照原定设计行事。

团体心理辅导活动是充满动感的，它的发展和推进往往是随机的、高度动态的。随着活动的深入，学生的潜在能力会随时随地被激发出来，各种奇思妙想、各种生动的生活经历，会在瞬间奔涌而出，会使整个团体活动变得生机勃勃、充满智慧的挑战。每个学生都会真切地感受到自己生命的意义和价值。这时，辅导者也将被辅导，教育者也将受到教育。这样的活动过程是任何周密的设计都难以事先预料的。

因此，必须随机应变，随机引导，不要死守原定的活动设计方案。特别是当有的学生涉及到多数同学关心的共性问题时，指导教师一定要及时抓住，充分展开。

（八）自我感知、自我升华，领悟人生真谛

领悟是学生克服心理不适应、促进自身发展的关键，它往往伴有深刻的认识飞跃。即使学生的自我升华还比较幼稚，教师也不可越俎代庖。

辅导活动的结束部分，应该是学生借助自己的内省、同学的回馈和心理辅导指导员的建议等，对自己的认知体系进行整理和重建的重要环节，这个环节也应该让学生主动参与来完成。目前一些高校的团体辅导活动的结束部分通常是分享。即由各小组选派报告员报告他们小组的活动情况。最后由指导教师加以点评。

五、本节实验

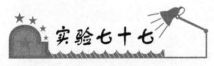

实验名称：社交焦虑团体治疗

实验内容：本实验的主旨是对存在社交焦虑的学生开展团体治疗。通过自我认知、人际交往、团队成员之间彼此感悟等活动调整社交焦虑状况。为求助者提供实实在在的学习场所。建立团体同盟，产生归属感，习得社交交往技巧，提高自信、改善社交焦虑症状。

目的要求：通过团体咨询与辅导，存在社交焦虑的个体能够在团体中——模拟社交环境中得以修正，并获得成长与进步。

仪器设备:模拟咨询台、单向玻璃观察窗、音像设备、活动桌椅。
具体操作:

综合性、设计性实验项目(1)

实验室名称:综合心理学实验室

课程名称	心理咨询与治疗学		实验项目名称	心理咨询与治疗实验——社交焦虑团体治疗	
实验项目性质	综合性[√] 设计性[√]	实验学时	3学时	实验室名称	行为观察与分析实验分室
实验主要内容	存在社交焦虑的求助者在与人交往的过程中,会感到不自然,不舒服甚至会感到紧张或恐惧,更有严重情形会影响他们平时的外出、购物,甚至连打电话都会有影响。这严重影响了正常的生活,也为求助者的生活带来了极大的不便。在团体心理治疗期间,团体成员就大家所共同关心的问题进行讨论,观察和分析有关自己和他人的心理与行为反应、情感体验和人际关系,并且相互关心和帮助,团体内形成一种和谐的氛围。这使得每一位求助者都能与其他人进行交流,使他们尝试以另一种角度来面对生活,通过观察分析他人的问题而对自己的问题有更深刻的认识,并在专业人员的帮助下解决自己的问题				
阐述综合性或设计性的理由	运用团体治疗治疗社交焦虑是一种疗效比较显著、应用也比较广泛的治疗手段,而且团体治疗与个体治疗方式不同。一个咨询师要同时面对多个来访者,通过此实验可以培养学生的组织能力,让学生掌握团体训练这一治疗方法,也可以将这种方法应用到其他心理障碍的求助者的治疗上				
主要仪器设备	操场或大教室、活动桌椅				
实验对象	应用心理学专业学生				

社交焦虑团体治疗

一、实验介绍

1. 社交焦虑

社交焦虑多在17—30岁期间发病,男女发病率几乎相同;常无明显诱因突然起病,其中心理症状围绕着害怕在小团体中被人审视,一旦发现别人注意自己就不自然,不敢抬头、不敢与人对视,甚至觉得无地自容,不敢在公共场合演讲,集会不敢坐在前面,故意回避社交,在极端情形下可导致社会隔离。常见的恐惧对象是异性、严厉的上司和未婚夫(妻)的父母亲等,或是熟人。可伴有自我评价低和害怕批评,可有脸红、手抖、恶心或尿急等症状,症状可发展到惊恐发作的程度。临床表现可孤立限于如公共场合进食、公开讲话或遇到异性,也可泛化到涉及家庭以外的几乎所有情景。部分患者常可能伴有突出的广场恐惧与抑郁障碍;一部分患者可能通过物质滥用来缓解焦虑而最终导致物质依赖,特别是酒依赖。

2. 团体治疗

团体治疗是指在团体中进行的治疗,是心理治疗的一种团体操作方式。团体治疗的重点在于针对成员的一般或特殊类型的个人问题进行治疗和矫正。团体治疗强调心理问题、行为问题、行为障碍及各种适应问题是在人际交往中,或特定的社会环境下产生、发展和维持的,那么解决这些问题就必须通过集体关系的功能来实现,这一点是团体治疗所依据的最重要的理论思想。因此,团体治疗十分强调群体关系的重要性。各种心理问题离不开群体和环境因素的影响,利用团体治疗的形式来促进这些问题的解决应该是合乎逻辑、顺理成章的事。传统的个别心理治疗往往把求助者同其问题产生的环境隔离出来,而团体治疗创造了一种与求助者的现实经验紧密相连的集体关系,也为每一位求助者提供了实实在在的学习场所。团体治疗中的每位成员一般会经历三个阶段:依赖期,冲突期和亲密期。团体治疗由于治疗同盟的建立,易使人产生归属感,通过设身处地地去体会其他成员的思想、情感或行为而产生共情。通过帮助他人,产生利他感。通过学习,习得一些技巧,对自信心提高、改善疾病症状有好处。

3. 团体心理治疗治疗社交焦虑

在团体中通过与经历相似的人进行沟通交流可以使社交焦虑的来访者逐渐开始与人交流,因为团体成员大多都会有相似经历,所以在进行交流时可以更加坦诚,而且团体成员之间相互学习,共同成长,能够更好地解决来访者的问题。

二、实验目的

让学生了解社交焦虑的发病机理,学会用团体治疗的方式治疗社交焦虑,也可以将在这项实验演练中学习到的知识应用到其他心理障碍的治疗中。

三、实验仪器

操场或大教室、活动桌椅、音像设备。

四、实验过程

1. 团体心理辅导的准备

①培训团体指导者和助手;
②确定辅导目标;
③设计辅导计划,计划内容主要包括小组规模,活动时间、次数及频率和活动场所等;
④辅导前的准备工作;
⑤小组成员的选择。

2. 导入阶段

导入阶段一般指团体的第一、第二次聚会,目的是让成员相互熟悉,相互了解,消除紧张,初步建立一种安全信任的气氛,为以后的活动奠定一个良好的基础。导入阶段的活动可以分为静态讨论和动态活动两类,前者适合于一些解决问题的团体,后者适合于多种类别的团体,尤其适合于青少年。

3.实施阶段

这一阶段是团体心理咨询的关键阶段,活动目标都主要是在这一阶段达到的。这一阶段采用的团体活动形式和技能因辅导的目的、类型、对象的不同而不同。本实验演练目的是治疗存在社交焦虑的个体,所以团队的活动应围绕着克服社交焦虑进行。

4.巩固终结阶段

这是指团体的最后几次聚会,也是个体咨询的结束阶段。这一阶段就是巩固先前的治疗成果,使来访者能够深入掌握在咨询与治疗阶段所获得的知识经验,把自己的学习成果能应用到正常的生活中,使自己达到真正的成长。结束活动的方式可以分成三类:

①回顾与反省;

②祝福与道别;

③计划与展望。

案例:自愿招募团队成员,经心理测评筛选有社交焦虑的个体8—10人,建立一个团体。团队成员通过团队中进行的活动,以及从团队中其他成员的身上学习到的,改善自身的社交焦虑。

治疗:测量工具,①抑郁自评量表(SDS)。SDS是相当简便的临床自评量表,用于衡量抑郁状态的轻重程度及其在治疗中的变化。②焦虑自评量表(SAS)。它能较准确地反映有焦虑倾向的精神病患者的主观感受。

团体心理治疗流程:团体心理治疗是由取得心理督导师注册的主任医师领导的治疗小组完成。

①开场白(5 min):由治疗师完成,主要是向参加团体治疗的来访者介绍团体心理治疗。

②自我介绍(30 min):建立基本信任关系,相互支持,引导成员谈论目前最困扰他们的问题及相应的感受并讨论。

③家庭雕塑(family sculpting,25 min):通过在空间中摆置家庭成员的肢体行为,由其中一位家庭成员扮演导演,来决定每个人的位置。所形成的生动场面代表这个人对家庭关系的象征观点。也就是通过由个别的团体成员将团体中其他成员放到某一位置中呈现肢体语言与距离的形态来反映雕塑者眼中鲜明提示家庭成员之间认识和感受的重要意义。

④结束语(5 min):由治疗师来完成,目的是总结这次团体治疗中的精华,鼓励他们在团体治疗中充分表达自己感受并使其行为泛化至团体外,以便寻求更多的社会支持。再次强调保密原则,大家要互相尊重彼此间信任。让求助者感到在团体里更安全、更可靠,这样才能够为后续更好地开展治疗奠定基础。

团体组在入组后每周参加团体心理治疗1次(90—100 min),共进行4次特殊团体心理治疗,4次特殊团体心理治疗完成后进行第2次SAS、SDS问卷评定,记录各量表分值。这时会发现团队成员的社交焦虑情况明显改善。

五、讨论与分析

通过团体治疗,团体中的每一个人都通过活动以及团队中的其他人,发现了自己以前从未发现的自身存在的问题,或者找到了改善自身心理情况的方法。通过团体心理咨询,团队成员的主观能动性被充分调动,他们能够更加主动地通过自己的能力去调适自己的心理问题,这对团队成员未来的发展有着积极的意义。

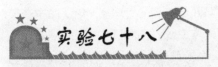

实验名称:个体咨询与团体辅导相结合调适大学生心理偏差

实验内容:团体辅导与个体咨询相结合。个体咨询采用认知疗法,团体辅导通过群体交流产生的影响力来调整来访者的认知、态度、情感和行为,通过二者的有效结合来共同商讨、训练、引导,解决存在心理偏差的大学生的心理问题。

目的要求:很多人存在人际关系不适应的问题,大学生的认知偏差亦如此。单纯的个体咨询很难解决问题,将个体与团体相结合,团体像一面镜子使大学生照出了自己的认知问题,更有助于其调节心理偏差。

仪器设备:模拟咨询台、单向玻璃观察窗、音像设备、活动桌椅。

具体操作:

综合性、设计性实验项目(2)

实验室名称:综合心理学实验室

课程名称	心理咨询与治疗学		实验项目名称	个体咨询与团体辅导相结合调适大学生心理偏差
实验项目性质	综合性[√] 设计性[√]	实验学时	3学时 实验室名称	行为观察与分析实验分室
实验主要内容	建立咨询团体,使团体成员就自身的人际关系、生活环境和家庭情况等多方面进行讨论,目的是让团体成员发现自己的心理偏差,并通过向团体中的其他人学习,对自身的心理偏差进行调适。在进行团体辅导的过程中同时进行个体咨询,这样既可以巩固团体辅导的治疗效果,又可以针对团体成员的具体问题进行重点治疗,推动团体治疗的进程。团体辅导与个体治疗相辅相成,对来访者的治疗可以起到事半功倍的效果			
阐述综合性或设计性的理由	以往的咨询一般是只进行个体咨询或只进行团体辅导,个体咨询与团体辅导相结合的治疗方式比较少见。团体辅导和个体咨询各有所长,将个体咨询和团体辅导相结合,可以取长补短,使治疗能够更加有成效。本实验可以训练学生的观察能力和分析能力,要求学生不仅能够引导团队还能够抓住团队中每个成员不同于其他成员的特殊的心理问题,这对学生的能力是一个极大的考验			
主要仪器设备	团体训练室、心理咨询台			
实验对象	应用心理学专业学生及实验室基金项目招募的求助者			

个体咨询与团体辅导相结合调适大学生心理偏差

一、实验介绍

1. 个体咨询的含义

个体咨询是当事人与心理咨询师之间同心协力的关系,在这种关系中,当事人充分信任咨询师,并对咨询师有着足够的信心,咨询师鼓励当事人自由地表达并探索内在的自我及与自身有关的问题。最终有效达成咨询目标。

2. 个体咨询的理论基础

心理咨询的理论流派和模式众多。各种理论此起彼伏,发展迅速,而对心理咨询的性质、目标和方法等方面影响较大的四个流派的理论有精神分析理论、行为主义理论、人本主义理论和认知理论。心理咨询理论是在实践中得以发展、成熟的,对理论的系统论述是心理咨询师在经验和观察的基础上实现的。所以,多数理论家意识到,没有任何一种理论可以适用于所有情形,而对同一个当事人同一种理论也不会长期有效。因此,心理咨询师必须有能力去识别和选择恰当的理论与方法。

3. 团体咨询的含义

团体辅导与个体咨询的最大区别是学生通过群体交流产生的影响力来调整自己的认知、态度、情感和行为。关于团体,不同的学者有不同的描述。就心理辅导领域来说是一种在团体情景下提供心理援助与指导的咨询形式,由领导者根据成员问题的相似性或成员自发组成课题小组,通过共同商讨、训练、引导,解决成员共同的发展或心理问题。

4. 团体咨询的理论基础

团体咨询作为心理咨询的一种形式,它与所有心理咨询的理论有关,同时,作为特设背景下的心理咨询与辅导,它又与团体发展的理论、人际互动的理论和社会影响的理论等有着密不可分的联系。同时团体辅导与个人中心治疗理论密不可分,虽然个人中心疗法广泛应用于个体咨询中,但该理论以其创造最优化的心理气氛的基本思想也开始适用于团体心理治疗。

二、实验目的

让学生了解、运用团体辅导与个体咨询相结合的方法治疗来访者的心理障碍。团体治疗中最大的挑战就是一位咨询师要同时面对多位来访者,每位来访者的情况都不尽相同,这对咨询师的咨询与治疗技巧的灵活运用是很大的考验,这就要求咨询师要有丰富的技巧,能够熟练运用各种咨询技巧。

三、实验仪器

团体训练室、心理咨询台。

四、实验过程

1. 对来访者进行个体咨询

与来访者建立良好的咨访关系,了解来访者的基本困惑和出现心理偏差的方面。询问其是否愿意参加团体,为来访者详细解释团体辅导的原理与意义。

2. 建立团体的准备

可以让来访者加入已经存在的团体,或者组织有不同心理偏差的成员组成一个新的团体。如果团体很大的话,可以培养一些团体助手,以便团体的活动得以正常开展。

3. 熟悉阶段

熟悉阶段一般指团体的前几次聚会,目的是让成员相互了解磨合,消除紧张,初步营造一种安全信任的和谐气氛,为以后活动的顺利开展打好基础。熟悉阶段的活动可以分为讨论和活动两类,通过活动使团体中成员之间的了解不断加深。其间穿插个体咨询,询问来访者对于团体中的活动的看法,以及其在团体中的感悟,了解团体对来访者的影响,并对来访者的一些困惑和问题进行解答。

4. 成长阶段

这一阶段是整个咨询的关键,基本咨询目标在这一阶段达到,在这一阶段中,来访者逐渐向团体中其他成员学习,开始主动调适自身的心理偏差。在这个阶段对团体中的成员进行个体咨询,结合团体成员在团体中学习到的知识调适他(她)的心理偏差。也可以灵活运用认知疗法调适他(她)的心理偏差,他(她)将从个体咨询中得到的启发用于团体中进行交流,使团体中的其他成员也可以受益。

5. 完善与结束阶段

经过以上几个阶段,来访者的心理偏差已得到调适,这一阶段的主要工作是结束个体咨询,举行最后几次团体活动。在咨询与活动中,巩固来访者的治疗成果。

案例:

小冉(化名),女,20岁,在校大学生,家庭经济状况不好,但学习成绩优异。考上大学后,来到了大城市,意识到自己的经济条件比不上身边的人,总感到别人看不起自己,甚至有时感到同学们在背后嘲笑自己,为此逐渐和周围的同学疏远,变得独来独往。有些同学主动与其交流,她均会认为是不怀好意,敬而远之,久而久之,没有人愿意与她交流,她变得更加孤僻了。她的辅导员老师为她感到担心,于是劝她前来咨询。

首先,对小冉(以下称求助者)进行个体咨询,建立良好的咨询关系。以下是咨询对话:

咨询师:能跟我谈谈你的特长、爱好吗?

求助者:我没什么特长,家里穷,没有那个条件。

咨询师:我听你的辅导员说,你的画画得很好,学院橱窗里的海报都是你画的。

求助者:(不好意思地笑了)以前一个人没事的时候就喜欢画画,画画的时候什么都不用想,沉浸在绘画里的感觉真好。

咨询师:那班级里有没有同样热爱绘画的同学呢?

求助者:我不是很清楚,他们都不爱跟我说话,可能因为我是从小地方来的,他们不爱搭理我。

咨询师：你为什么这么说呢？他们有这样说过吗？

求助者：虽然他们嘴上没说，但我知道肯定是因为这个原因。

咨询师：是不是这个原因咱们先不去探讨，现在我正在带领一个团队，里面有很多热爱绘画的学生，你愿意加入这个团队，和他们进行交流吗？

求助者：（犹豫了一会儿）好吧，我试试吧，如果他们也不愿意接受我，我就离开。

咨询师：好的，你不必感到不舒服，你想退出团体的话，随时都可以退出，但答应我，除非是你在团体中感到煎熬，否则不要轻易说退出，好吗？

求助者：好的，我尽力吧。

两天后，小冉加入了治疗团体，开始时小冉很退缩，但第一次团体活动，她总算是坚持下来了。之后又对小冉进行了个体咨询，对其在团体中遇到的事情进行了讨论分析。小冉答应咨询师，她会在团体中尽量表现自己，让大家更多地了解自己。在之后的几次团体活动中，小冉不断地进行尝试，后来她的绘画作品受到了其他团体成员的赞赏，不断有人和她交流绘画的问题，小冉渐渐有了自信，开始主动承担团体中的一些事务，也会逐渐和大家开一些玩笑了。

在之后的一次个体咨询中，小冉说她开始明白是自己的抵触心理导致了大家对她的疏远，而不是因为自己的出身，她以后会主动和周围的人进行交流，不会再因为自己的家庭而故意疏远其他人了。

通过团体辅导，小冉逐渐纠正了自身的错误观念，人际关系逐渐变好了。在最后一次团体活动中，小冉哭了，她不愿意离开大家，大家都哭了，他们通过团体活动建立了深厚的友谊，他们相约以后一定会经常联系。

五、讨论与分析

每个人都有主动学习和探索的欲望，我们可以通过向周围人学习，看到自身的不足，发现自己的心理偏差，从而发挥自己的主观能动性，对自己的心理偏差进行调适。从团体中的其他人身上学习是团体辅导较于个体咨询最大的优势，但团体辅导也有它自身的不足，如无法对来访者的特别问题进行帮助，而个体咨询恰恰弥补了这一不足，所以，用团体辅导和个体咨询相结合的方式调适大学生的心理偏差会很有成效。

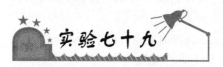 实验七十九

实验名称：生命教育团体心理辅导

实验内容：本实验是采用团体心理辅导的活动形式开展生命教育的，设计团体活动，凸显认识生命、珍惜生命、尊重生命、爱护生命、享受生命、超越生命是这一活动的重中之重。

目的要求：使学生了解到在心理与治疗中生命教育的重要意义，使来访者尊重生命、热爱生命，了解生命的真谛的实践意义，也使同学们通过实验了解心理咨询工作对生命的责任。

仪器设备：模拟咨询台、单向玻璃观察窗、音像设备、活动桌椅。
具体操作：

综合性、设计性实验项目(3)

实验室名称：综合心理学实验室

课程名称	心理咨询与治疗学		实验项目名称	心理咨询与治疗实验——生命教育团体心理辅导
实验项目性质	综合性[√] 设计性[√]	实验学时	3学时　实验室名称	行为观察与分析实验分室
实验主要内容	基于学生已有的认识,在学校制定的全校性生命教育规划的基础上,分别在分科课程、综合实践活动课程、生命教育专题课程及学校生活和管理等方面对生命教育进行整体安排,确定生命教育在各年段、各种实施途径要达成的目标,并处理好各年段、各种实施途径之间的衔接问题			
阐述综合性或设计性的理由	生命教育是以生命为核心,以教育为手段的,倡导一种认识生命、珍惜生命、尊重生命、爱护生命、享受生命、超越生命的提升生命质量、获得生命价值的教育活动			
主要仪器设备	团体活动室			
实验对象	青少年学生			

生命教育团体心理辅导

一、实验介绍

1. 生命教育的含义

生命教育有广义与狭义两种:狭义的生命教育指的是对生命本身的关注,包括个人与他人的生命,进而扩展到一切自然生命。广义的生命教育是一种全人教育,它不仅包括对生命的关注,而且还包括对生存能力的培养和生命价值的提升。

生命教育是在生命活动中进行教育,是通过生命活动进行教育,是为了生命而进行教育。从事生命教育的肖敬在《浅谈生命教育读本》中认为,生命教育是以生命为核心,以教育为手段的,倡导一种认识生命、珍惜生命、尊重生命、爱护生命、享受生命、超越生命的提升生命质量、获得生命价值的教育活动。让青少年认识生命和珍惜生命成为这一活动的重中之重。

生命教育既是一切教育的前提,同时还是教育的最高追求。因此,生命教育应该成为指向人的终极关怀的重要教育理念,其是在充分考察人的生命本质的基础上提出来的,符合人性要求,它是一种全面观照生命多层次的人本教育。生命教育不仅要教会青少年珍爱生命,更要启发青少年完整理解生命的意义,积极创造生命的价值;生命教育不仅告诉青少年关注自身生命,更要帮助青少年关注、尊重、热爱他人的生命;生命教育不仅是惠泽人类的教育,还应该让青少年明白让生命的其他物种和谐地生活在同一片蓝天下;生命教育不仅是关心今日生命之享用,还应该关怀明日生命之发展。

2. 开展生命教育的原因

原国家教育委员会副主任柳斌是我国素质教育的倡导者,倡导以人为本,尊重、关心、理解和信任每一个人。他又根据青少年身心发展的新特点,明确指出心理健康是青少年走向现代化,走向世界,走向未来建功立业的重要条件,而健康心理的形成需要精心、周到的培养和教育,父母和教师必须把培养青少年健康的心理素质作为更加重要的任务。2005 年 6 月18 日,他在了解"关爱生命万里行"活动的基础上又进一步提出,倡导以关注青少年心理健康特别是自杀心理为核心的生命教育。

许多人都知道,日本的青少年自杀率较高,日本针对这一社会现实,在 1989 年的新《教学大纲》中,明确提出了定位于敬畏人的生命与尊重人的精神这一理念的教育目标。我国南京心理危机干预中心和北京心理危机干预中心的成立说明我国开始关注青少年自杀问题,干预和防治青少年自杀成为一个学术性工程。我们也认为,生命教育理所当然地成为这一工程的必经阶段。

随着个别青少年物质追求的迷失、道德的堕落、身心发展的失衡、有限岁月的虚度,加之自杀行为亦有发生,我国推行生命教育变得刻不容缓:

开展生命教育是整体提升国民素质的基本要求。青少年学生是社会主义事业未来的建设者和接班人,青少年学生的生命质量决定着国家和民族的前途与命运。在中小学大力开展生命教育,有利于提高广大青少年学生的生存技能和生命质量,激发他们树立为祖国的繁荣富强而努力学习、奋发成才的志向;有利于将中华民族坚忍不拔的意志熔铸在青少年学生的精神中,培养他们勇敢、自信、坚强的品格;有利于提高广大青少年学生的国际竞争意识,增强他们在国际化开放性环境中的应对能力。

开展生命教育是社会环境发展变化的迫切要求。经济全球化和文化多元化的发展趋势,现代科技和信息技术的飞速发展,为不同民族、不同文化的交流与合作提供了有利条件,为广大学生获取信息、开阔视野、培养技能提供了宽广的平台,但随之而来的消极因素也在一定程度上影响了青少年学生的道德观念和行为习惯,享乐主义、拜金主义、极端个人主义等的负面影响,导致部分学生道德观念模糊与道德自律能力下降。此外,校园伤害、意外事故等威胁青少年学生人身安全的各种因素,也在一定程度上影响了青少年的身心健康。因此,迫切需要培养青少年形成科学的生命观,进而为其树立正确的世界观、人生观和价值观奠定基础。

开展生命教育是促进青少年学生身心健康成长的必要条件。现代社会物质生活的日益丰富和社会环境的纷繁复杂,使青少年学生的生理成熟期明显提前,极易产生生理、心理和道德发展的不平衡现象。长期以来,由于在生理发展过程中出现的困惑常常得不到及时指导,对无法预料且时有发生的隐性伤害往往难以应对,导致一些青少年学生产生心理脆弱、思想困惑、行为失控等现象。因此,需要积极引导青少年学生科学理解生理、心理发展的规律,使其正确认识生命现象和生命的意义。

开展生命教育是家庭教育的重要职责。家庭教育是生命教育必不可少的环节和重要组成部分。当前,现代化进程的迅速推进,使家庭教育面临着新的挑战,家庭教育还存在和青少年成长需求不相适应的方面,相当一部分家长不了解青少年学生身心发展的规律,忽视青少年渴望得到理解与尊重的需求,缺乏科学的家庭教育理念和方法,对孩子或者期望值过高,或者漠不关心,或者过分包揽,或者放任自流,加剧了部分青少年学生心理问题的出现,如厌学、离家出走、自杀等,有的甚至走上违法犯罪的道路。因此,迫切需要引导家庭开展科学、正确的生命教育。

开展生命教育是现代学校教育发展的必然要求。学校现有的课程和教材中的生命教育内容比较单一,对学生身心发展的针对性、指导性尚不明确;对学生生存能力的培养,缺乏有效的操作性指导;部分教师受传统观念影响,对青少年性生理、性心理、性道德发展的理解和指导存在观念上的误区;对校内外丰富的生命教育资源缺乏系统有机的整合。因此,必须加快对学校教育的改革,从生理、心理和伦理等方面对学生进行全面、系统、科学的生命教育,引导学生善待生命,帮助学生完善人格、健康成长。

二、实验目的

爱的传递。通过"生命教育"课的单元内容安排以及生命教育的目标,我们可以进一步深入了解生命教育的内涵。课程的十二个单元内容依次是:欣赏生命;做我真好;生于忧患;应变与生存;敬业乐业;信仰与人生;良性的培养;人活在关系中;思考是智慧的开端;生死尊严;社会关怀与社会正义;全球伦理。四个生命教育目标分别为:让学生体会生命的可贵,珍惜自己,关怀别人;让学生阐释、发扬生命的光辉,乐于助人,建立良好的人际关系;让学生了解生命的意义,感恩惜福,爱护大自然;让学生珍惜生命的价值,乐观进取,树立正确的人生观。

从生命教育近四十年的实践历程来看,它首先是从人们要求控制青少年自杀率上升的角度开始的,是作为预防未成年人自杀的权宜之计被提出来的,然而人生命的全部不仅仅是生物的躯体,自然的生命仅仅是人生命存在的前提和物质载体,真正让人和动物区别开的是人类有丰富的精神生活。因此我们在考察生命教育的内涵时要从多个层次入手,不仅要教育未成年人珍爱生命,还要帮助他们认识生命的本质、理解生命的意义、创造生命的价值。这是对人的生命形态和特征的本质要求。

三、实验仪器

团体活动室。

四、实验过程

基于学生已有的认识,在学校制定的全校性生命教育规划的基础上,分别在分科课程、综合实践活动课程、生命教育专题课程及学校生活和管理等方面对生命教育进行整体安排,确定生命教育在各年段、各种实施途径要达成的目标,并处理好各年段、各种实施途径之间的衔接问题。

1. 多学科渗透生命教育

生命教育是关于生命的教育,是对人这一复杂个体的认识,教育内容涉及学校的各个学科领域,科学、品德与生活、品德与社会、体育等学科,是生命教育的显性课程。要在这些学科的教学中增强生命教育意识,挖掘显性和隐含的生命教育内容,分层次、分阶段,适时、适量、适度地对学生进行生动活泼的生命教育。语文、音乐、美术等学科也蕴含着丰富的生命教育内容,是生命教育的隐性课程。教师要结合教学内容,对学生进行认识生命、珍惜生命、尊重生命、热爱生命,提高生存技能和生命质量的教育活动。同时充分运用与学生密切相关的事例作为教学资源,利用多种手段和方法开展生命教育活动。

2. 开展专题生命教育

生命教育要充分利用青春期教育、心理教育、安全教育、健康教育、环境教育、禁毒和预防艾滋病教育、法制教育等专题教育形式,开展灵活、有效、多样的生命教育活动。要从学生的兴趣、经验、社会热点问题或历史问题出发,结合区域、学校和学生的特点,力求将相关内容整合起来,形成校本课程。要注意符合学生的身心特点,进行人与自然、人与家庭的启蒙教育,探究生命的可贵、生活的意义以及自我保护等内容。

3. 结合综合实践活动

综合实践活动课程是实施生命教育的阵地。要注意围绕学生身边的问题,让学生通过行动研究来解决,提高学生综合分析和解决问题的能力。学校要充分利用各级各类青少年教育基地、公共文化设施开展生命教育活动,拓展学生的生活技能训练和体验。在动物园、植物园、自然博物馆、绿地和农村劳动中,让学生感受自然生态保护和休闲对促进个人身心健康的重要性;通过对与人生老病死有关的场所的了解,引导学生理解生与死的意义,使其珍爱生活,关心他人;通过情景模拟、角色体验、实地训练、志愿服务等形式,培养学生在遇到突发灾难时的人道主义救助精神。要积极引导家长参与家庭生活指导,通过亲子关系沟通、青少年身心保健等方面的服务,帮助家长掌握家庭管理和人际沟通的知识与技能,提升家庭情趣,营造健康和谐的家庭氛围。要充分利用社区生命教育资源。发挥社区学院、社区老年大学的作用,提供环保、居家生活设计,人文艺术欣赏,传统艺术欣赏制作和婚姻伦理等教育服务活动。宣传科学的生活方式,引导家长开展亲子考察等实践活动。学校的班团队活动、节日纪念日活动、仪式活动、兴趣小组活动也可以结合学生的现实需求,在了解学生需求的基础上,组织和安排生命教育活动,使学生在场景式生命教育活动过程中受到教育,感悟生命的价值。

4. 单独开设生命教育课程

单独开设的生命教育课程,如地方课程和校本课程中的生命教育专题课、选修课,可以使学生在专人指导下,从个人生活、学校生活、社会生活等各个方面,对生命问题进行较全面的分析,从而更好地理解生命问题产生的根源及可以采取的对策。

5. 结合日常生活与管理

学校要建立一套行之有效的规章制度和评价机制,鼓励全校师生员工参与生命教育,通过发动和组织师生参与集体行动,确定需求,动员各种资源,争取外力协助,有计划、有步骤地组织实施关于生命主题的活动,增进其对生命的认识,培养其尊重生命、热爱生命的情感,鼓励其实践具有生命意义与价值的行动。

案例：

小凯，15岁，因父母管教严厉而离家出走。小凯比较内向，对心中的不满几乎不会去表达，对生命的理解也很肤浅，认为活着没什么意义，每天都是学习、学习，如果死了也就不用学习了，有过轻生的念头，但胆子比较小，害怕死，为了逃避父母让其学习、对其打骂而离家出走。咨询师引导小凯唤起他对父母的爱的记忆，以下是咨询师让小凯完成的会话：

①我妈妈总是 ——；

②与妈妈在一起，我感到 ——；

③妈妈认为我 ——；

④我爸爸总是 ——；

⑤与爸爸在一起，我感到 ——；

⑥我对童年(6岁以前)最早的记忆 ——；

⑦假如还有一次童年时光，我希望 ——；

⑧我现在的生活 ——。

了解小凯内心的真正需求以及唤起其对父母的爱的记忆。

回忆小凯生病时妈妈的做法……

爸爸为小凯做了些什么？小凯回报父母的是什么？

五、讨论与分析

1.教育意义

国内外对于生命教育在具体议题上固然有不同的侧重，但面对这些问题的根本解决之道则是互通的。因此，真正的生命教育应从家庭、学校、社会各方面着手，帮助青少年探索与认识生命的意义，尊重与珍惜生命的价值，热爱并发展每个人独特的生命，并将自己的生命与天地人之间建立美好的共融共在关系。

2.具体介绍

①重视生命教育，应当使其成为教育部门新的教育使命。然而，除辽宁、上海、湖南开始启动生命教育外，生命教育仍然发展较缓慢，滞后于时代和我国社会的发展。我们要成为生命教育的发动者和引领者，要转变教育观念，与时俱进，从思想深处认识到对学生进行生命教育的重要性，将之纳入学校教育的目标中，并制定相应的教育政策加以推动。作为学校和各科教师，要成为生命教育的响应者，要把生命教育和自己所从事的实际工作结合起来，利用自己的优势地位去对学生进行生命教育。

②拓宽渠道，生动活泼地开展生命教育，开展生命教育要从学校的实际出发，因地制宜地进行。生命教育可以和学科教学、专题教育、课外活动、校园文化建设、德育、心理教育等有机结合起来，充分整合和利用学校的教育资源优势，调动广大教师参与生命教育的积极性，增强生命教育的效果。

③重视生命教育师资队伍的建设。建设一支有力的师资队伍，是开展生命教育的重要保证。一些地区在开展生命教育的初期就充分认识到了这一点，因而也相当重视对师资的培育。他们的具体做法是：采取指派教师和自愿报名相结合的办法，通过集中教育培训、加

强生命教育观念的宣传、举办读书会、现场观摩教学、观看视听教学资料、制定教师手册等方式组织教师进行培训。

④积极开展生命教育研究。短短几年间,一些学校的生命教育就取得了令人瞩目的成绩,这与社会各界积极开展对生命教育的研究是分不开的。我们要在倡导生命教育的同时,经常组织专家、学者、中小学教师等就有关生命教育的内容、途径、方法、教材、实施状况等方面开展研究和探讨。这些研究必将有力地促进我国生命教育的发展。

⑤重视家庭、社会力量,形成生命教育合力。生命教育是一项系统的工程,需要家庭、学校、社会密切的配合,共同参与。一些地区的生命教育最早就是由民间社团引入并逐步在全岛推广的。一些地区的许多民间团体、社会机构,如社会福利基金会、儿童生命教育协会等都积极投入其中。此外,现有的生命教育网站有些是由社会团体建立的。总体来看,社会生命教育尚处于萌芽阶段,需要全社会的广泛参与,要充分发挥社会、家庭的力量,形成教育合力,共同推动生命教育的发展。

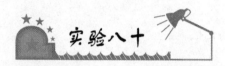

实验名称:个体咨询与团体心理咨询相结合调适考试焦虑学生

实验内容:本实验采用个体与团体二者相结合的形式开展。选取大学生中存在考试焦虑的学生做被试,通过个体认知调整、个体行为放松训练、系统脱敏等,以及团体训练中的活动项目认知、放松、减压等共同结合,缓解学生的考试焦虑。

目的要求:通过本实验,学生能够了解现实咨询与日常理论不完全一样,需要灵活运用,个体与团体相结合治疗考试焦虑的效果要强于单一的疗法。

仪器设备:单向玻璃观察窗、音像设备、团体 10—12 人的空间。

具体操作:

综合性、设计性实验项目(4)

实验室名称:综合心理学实验室

课程名称	心理咨询与治疗学		实验项目名称	个体咨询与团体心理咨询相结合调适考试焦虑学生
实验项目性质	综合性[√] 设计性[√]	实验学时	3 学时	实验室名称	行为观察与分析实验分室
实验主要内容	帮助存在考试焦虑的学生及时调整考试认知(个体心理辅导),使其调整好心态,正确地对待考试,放松心情,了解考试紧张、焦虑的原因,具体问题具体分析,在团队中训练个体的心理素质以及对焦虑开展系统脱敏			

续表

课程名称	心理咨询与治疗学	实验项目名称	个体咨询与团体心理咨询相结合调适考试焦虑学生
阐述综合性或设计性的理由	在考试之前,当考生意识到考试对自己具有某种潜在威胁时,就会产生焦虑的心理体验,这是在面临高考或中考的学生中普遍存在且部分学生突出的现象。他们怀疑自己的能力,忧虑、紧张、不安、失望、行动刻板、记忆受阻、思维迟钝,并伴随一系列的生理变化,血压升高,心率加快,面色变白,皮肤冒汗,呼吸加深加快,大小便增加等。这种心理状态持续时间过长会出现坐立不安,食欲不振,睡眠失常,影响身心健康。因此,本综合性设计性实验可以有效地缓解学生的考试焦虑		
主要仪器设备	团体活动室		
实验对象	选取存在考试焦虑的学生 10—12 人		

个体咨询与团体心理咨询相结合调适考试焦虑学生

一、实验介绍

1.考试焦虑

考试焦虑是考生中常见的一种以担心、紧张或忧虑为特点的复杂而延续的情绪状态。在考试之前,当考生意识到考试对自己具有某种潜在威胁时,就会产生焦虑的心理体验,这是在面临高考或中考的学生中普遍存在且部分学生突出的现象。他们怀疑自己的能力,忧虑、紧张、不安、失望、行动刻板、记忆受阻、思维迟钝,并伴随一系列的生理变化,血压升高,心率加快,面色变白,皮肤冒汗,呼吸加深加快,大小便增加。这种心理状态持续时间过长会出现坐立不安,食欲不振,睡眠失常,影响身心健康。这种心理是考生对考试具有自律性和责任心的表现。考试焦虑按照程度的不同,可以分为考试焦虑情绪、考试焦虑性障碍、考试焦虑症。

①考试焦虑情绪

考试焦虑情绪会有一定的紧张和焦虑,以致影响发挥,这种焦虑情绪主要可以从以下几个方面影响学生的考试:分散和阻断注意过程,使得学生的注意力难以集中,即使强制性坐下来考试,注意力也难以集中在考试上;干扰回忆过程,使学生脑子里出现一片空白的感觉,对过去所学的知识难以识记;思维过程受到影响,分析问题困难;神经过度紧张,导致大脑疲劳,肢体衰弱,发抖等;交感神经兴奋,血压升高,心跳加快;影响消化功能,长期可以导致胃炎、胃溃疡等疾病。其原因主要是焦虑紧张,大脑需氧量增加而减少了胃肠的血液供应,加上植物性神经紊乱。严重者可致胃溃疡急性发作;影响呼吸系统,使呼吸急促,胸闷。引起内分泌功能紊乱等,如血糖不稳,口干、口渴等。

导致考试紧张焦虑的原因主要是对考试成绩过分担忧。这与家庭、学校过分强调考试成绩,盲目追求分数有关,也受学生自身心理素质的影响。

②考试焦虑性障碍

考试紧张造成的心理障碍可以表现为以下不同的某一种症状：

A. 坐卧不宁、烦躁不安，难以名状的不舒服，从卧室到客厅，从计算机前到厕所，犹如关在笼子里的老鼠或是牢中的犯人一般无法安静。

B. 易发脾气，看什么事情都不顺眼，常因小事而大动肝火，尤其在家中比较明显，使全家都忍让回避。

C. 睡眠不好，入睡困难或早醒，或者需要人陪伴，为之拍背抚头，拉手才能安然。醒后内心失落，空荡荡的。

D. 注意力集中不起来，头痛头晕，心慌，出虚汗，手脚发抖，发凉，全身疲乏无力，没精打采。内心急躁但行动不力，埋怨自己身体不争气。

E. 反复检查整理物品、书籍，总感觉自己有什么东西似乎没有弄好。或是穷思竭虑地想一个念头。一遍接一遍，明知道没有必要但又无法控制自己不去想或做。

F. 感到自己丢人不愿出门见人，尤其是过去熟悉的或对自己有过好评的人。缩在家里，躲在家里不下楼，人少的时候偶然出去一次，也是低头顺墙根走。有些人对别人提议看医生也会很敏感，想去又下不了决心。

G. 茶饭不思、饥饱不顾、衣着邋遢，懒惰，贪睡，不愿起床。对生活中的日常事情失去兴趣，但可以受到欢快气氛的影响而高兴。做事没有耐力和耐心。有时情绪低落，自觉委屈，想哭，觉得活着没有意思。遇到亲人就想诉苦、呻吟。

③考试焦虑症

考试焦虑症是因为学习压力过大而造成的。其表现为：上课心不在焉，十分焦急，自己马上临考却仍然什么也记不住；烦躁不堪，见到任何事情都有发火的欲望；坐立不安，总觉得自己的每一个动作都是浪费时间；吃不好，睡不香，精神萎靡不振。

2. 考试焦虑的主要原因

考试焦虑症是因为学习压力过大而造成的，在这一过程中，老师和家长也起到很大的作用，孩子面临巨大的压力，如果不顾一切地给其施压，不仅不能提高其学习效果和成绩，反而会导致一系列的心理问题，从而"弄巧成拙"。作为父母，当发现孩子心理压力过大的时候，应当允许、鼓励、引导孩子适当地做一些放松，把其放到一个平稳的、开阔的心理环境中。中欧国际心理健康机构认为，在中学生之中，存在的考试焦虑主要有两种趋向：一种是考试之前开始感到紧张和焦虑；一种是在学习过程中长期存在学习焦虑，而一到考试之前则表现更为强烈。两者都是由考试这一紧张情景直接触发的，但前者的学习成绩有好也有差，后者则基本上是因为成绩一贯不是很好，对自己缺乏信心所导致的。对于存有上述两种焦虑的学生，首先，我们应该对焦虑本身有一个较为正确的认识。焦虑本身是人或动物对紧张情景的一种自然反应。不管是哪种焦虑，心理研究的结果都早已证明，适度的焦虑对于考试而言是最能发挥自己的水平的。一点不焦虑的同学反而很容易大意失荆州，而过度焦虑的同学则会对自己形成一种抑制作用。

二、实验目的

帮助学生及时地调整好心态，使其正确地对待考试，放松心情，了解紧张是不会给自己带来好的成绩的,学会用平常心应对各种事情。

三、实验仪器

1. 场地及配置:心理咨询台、沙盘、团体辅导室、抱垫等。

2. 主要技术

①自我暗示法

法国作家大仲马说过:人生是一串由无数的烦恼组成的念珠,达观的人总是笑着念完这串念珠的。在人们的生活中到处都是自我暗示法,例如,清晨你对着镜子梳洗打扮,如果看到自己的脸色很好,往往心情舒畅,这就是一种自我暗示。一位正处于"考试焦虑"的临考学生,听说有同学通过自我保健,考试焦虑情绪消失了,就会形成一个良好的自我暗示:我也一定会告别"考试焦虑情绪",做一个真正健康的人。

②睡眠消除法

事实证明,很多临考学生的"考试焦虑"是由学习过度疲劳、睡眠不足所引起的。针对这种情况,临考学生要注意,一般不宜"夜半挑灯"苦读,要养成中午小睡的习惯。因为良好的、充足的睡眠可以消除大脑疲劳,换取充沛的精力和清醒的头脑。充足的睡眠是从容应考的前提,也是克服考试焦虑情绪行之有效的方法。

③运动消除法

学生以脑力活动为主,而适当的运动是消除大脑疲劳的有效方法。临考学生可以根据自己的实际情况,采取适合自己的运动方式,如散步、打球、做体操等。因为运动可以消除一些紧张的化学物质,虽然使肌肉疲劳,但可以放松神经。

④兴趣消除法

人们在从事自己感兴趣的事情的时候,整个身心都会投入进去,进入一种物我两忘的境界,什么忧愁烦恼都会抛到九霄云外。因此,临考学生在紧张的学习之后,做一些感兴趣的事情,如唱歌、看报、听音乐等,都可以消除疲劳,化解烦恼,远离考试焦虑情绪。

⑤情绪宣泄法

情绪宣泄是缓解压力、保持心理平衡的重要手段。众所周知,有些考试焦虑情绪是由坏情绪的不断积压引起的,如:升学压力使人透不过气来,考试成绩不理想,家长的啰唆等,都可能使心情变化,久而久之,就会出现"考试焦虑情绪"。针对这种情况,可采用以下方法:聊天法,即通过向亲人或朋友,述说自己的积怨,求得他人的理解和同情,让自己的内心得到调整;哭笑法,如果内心憋得难受,又无法与人倾诉,应当找一个适宜的地方,放声大哭或大笑,以宣泄自己内心的不平;书面释放法,可以用写日记或书信的方式,释放自己的苦恼;上网法,有条件、会上网的临考学生也可以通过电脑网络与网友交流思想,排遣烦恼。

⑥游戏转移法

即通过开展游戏活动,让处于"考试焦虑情绪"中的临考学生参与其中,进入角色,忘记疲劳,转移注意力,释放体内积聚的能量,调整机体的平衡,摆脱内心的烦恼。

⑦食疗法

食疗法就是增加身体营养的方法,临考学生脑力劳动强度大,能量消耗大,需大量补充营养。因此,必须设法增加适量含蛋白质、脂肪、碳水化合物的食物,同时还要补充大脑所需的维生素、氨基酸以及钙、铁、锌等微量元素。

⑧音乐疗法

音乐能影响人的情绪行为和生理机能,不同节奏的音乐能使人放松,使人的生理、心理节律发生良性的变化。如:圣洁、高雅的音乐,可使人净化灵魂、境界开阔;速度较缓的音乐给人以安全感、舒适感;清澈、典雅的古典音乐,可以增进人们的记忆力、注意力;浪漫的音乐,可激起人们的恻隐、怜悯之心;流行的音乐,可使人感情投入;时尚的音乐,可释放心声。

⑨芳香疗法

芳香疗法在考试中的应用有着很久远的历史。在古希腊,学生在考场戴着迷迭香编织的花环以增强记忆和提高反应性。目前,芳香疗法用于缓解考试紧张已经成为新的趋势。在精油领域,迷迭香被认为具有增强记忆的功能,薰衣草具有镇静和催眠的效果,但是一些精油可能有过度的舒缓作用并影响考场发挥。一个理想的针对考试紧张的方案应能使考生的身心达到"心身和谐",它是一种充满能量的状态,轻松愉悦的同时保持足够的清醒,从而有助于提高考场表现。在"心身和谐"态下,HRV波形平滑有序。低频带(LF)会出现一个很高很窄的波峰(和谐峰),集中在0.1赫兹处。由于其被主要应用于缓解考试紧张(test anxiety)和比赛紧张,提升绩效,促进"心身和谐"态等领域,所以又被称为"考试香水"。

四、实验过程

每周1次,共5次,每次50分钟。

(一)第一次团体活动

1. 团体活动名称:让我们相识相知

2. 团体活动目标:

①帮助成员了解团体的性质;

②协助成员制定团体规范;

③帮助成员相互认识和了解。

3. 活动准备:用于写《团体契约书》的大白纸1张;每人1支笔;用报纸卷成的纸棒。

4. 活动程序:热身活动,你做我学(目的:缓解气氛,放松心情)

每个成员做一个动作或者表情,其他成员跟着学。

★团队活动项目1:滚雪球(目的:成员之间相互了解)

1. 成员2人1组,进行自我介绍:姓名、班级、兴趣、参加团体的原因和对团体的期待等。

2. 每2个小组组成4人小组,请成员将自己刚才了解的伙伴,向其他2位成员作介绍,轮流进行。然后依次组成8人组,10人组。

★团队活动项目2:棒打无情郎(目的:检验成员之间的相识情况)

成员围成一圈,请出一位成员站在中间,依次叫出其他成员的名字,如有错误或叫不出,就用纸棒在其头上敲一下,表示惩罚。成员轮流进行。

★团队活动项目3:共同制定团体规范

1. 小组讨论,共同制定团体规范,指导者引导并补充;

2. 将规范写在大白纸上;

3. 每个团体成员在"团体契约书"上签名,表示自己愿意遵守。

团体规范一般包括：

①准时参加所有活动,不缺席;

②小组内发生的事情不外传,不损害他人利益,遵循保密原则;

③活动中对其他成员信任,愿意分享自己的认识和情感,对别人的表露给予反馈;

④不对其他人进行人身攻击;

⑤活动中不做与活动无关的事情。

4.团队带队人简单进行本次活动的小结,并预告下一次团体活动的内容。

（二）第二次团体活动

1.团体活动名称:我看考试

2.团体活动目标:

①协助成员了解在备考阶段增强同学间的关爱和支持的重要性;

②协助成员了解自己对考试存在的不合理的认识。一些学生焦虑情绪的产生往往是由于存在许多不合理认识。

3.活动准备:每人1张"考试前后的想法"表;每人1支笔。

4.活动内容:

★ 团队活动项目1:"爱在指间"移动

1.活动要求:

将团体成员分成相等的两组,一组成员围成一个内圈,另一组成员站在内圈同学的身后,围成一个外圈。内圈成员背向圆心,外圈同学面向圆心,即内外圈的成员两两相视而站。成员在团队带队人口令的指挥下,做出相应的动作。

当团队带队人发出"手势"的口令时,每个成员向对方伸出1—4个手指:

①伸出1个手指表示"我现在还不想认识你";

②伸出2个手指表示"我愿意初步认识你,并和你做个点头之交的朋友";

③伸出3个手指表示"我很高兴认识你,并想对你有进一步的了解,和你做个普通朋友";

④伸出4个手指表示"我很喜欢你,很想和你做好朋友,与你一起分享快乐和痛苦"。

当团队带队人发出"动作"口令时,成员就按下列规则做出相应的动作:

①如果两个人伸出的手指不一样,则站着不动,什么动作都不需要做;

②如果两个人都是伸出1个手指,那么各自把脸转向自己的右边,并重重地跺一下脚;

③如果两个人都是伸出2个手指,那么向对方点点头;

④如果两个人都是伸出3个手指,那么主动热情地握住对方的双手;

⑤如果两个人都是伸出4个手指,则热情地拥抱对方。

每做完一组"动作—手势",外圈的成员就分别向右跨一步,和下一个成员相视而站,跟随团队带队人的口令做出相应的手势和动作。以此类推,直到外圈的同学和内圈的每位同学都完成了一组"动作—手势"为止。

2.团队带队人引导成员进行经验分享

①刚才握手和拥抱的亲密动作各完成了几个? 有什么样的感觉? 如果是把头转向一边

或只是点点头的动作又给你带来什么样的感觉?

②当你看到别人伸出的手指比你多时,你心中的感觉是怎样的? 当你伸出的手指比别人多时,心里的感觉又是怎样的?

③从这个团队活动中你得到什么启示?

3.团队带队人点评

在高考备考这个阶段,大家会觉得同学间的关爱和支持减少了,每个人都在拼命学习。在人际交往中,我们有一个共同的倾向——希望别人能承认自己的价值,支持自己、接纳自己、喜欢自己。越是困难时期,越希望得到周围人的鼓励、支持和肯定。对于我们周围的同学,我们应首先主动敞开心扉,接纳、肯定、支持、喜欢他们,保持在人际交往中的主动地位,这样别人才会接纳、肯定、支持、喜欢我们。

★团队活动项目2:我看考试

1.填写"考试前后的想法"表

考前、考中、考后我的想法及导致的结果。

2.小组讨论交流

把成员分成两个小组,每个成员把自己的想法和可能导致的结果谈出来,然后其他成员帮助他(她)找到不合理的认识。

3.小组总结

将小组成员的不合理认识全部归纳出来,下次活动时使用。

4.团队带队人做小结

对考试的不合理认识是导致紧张、焦虑情绪的重要原因之一,下次活动将介绍"合理情绪疗法",帮助我们建立合理的认知。

(三)第三次团体活动

1.团体活动名称:建立合理的认知

2.团体活动目标:①帮助成员初步掌握"合理情绪疗法";

②协助成员初步建立合理的认知。

3.活动准备:每人1张用于写"合理认知"的纸张;每人1支笔;用于蒙住眼睛的丝巾。

4.活动程序:

★团队活动项目1:"心"中的障碍

1.活动的过程:

在活动室的中间留有一个通道,通道上放有一些障碍物,然后请出一位成员,要求他(她)蒙着眼睛沿通道从活动室前面走到后面去。先请他(她)看好要走的通道,然后蒙上他(她)的眼睛。这时让其他成员悄悄搬开通道中的障碍物。这位成员会小心翼翼地、摸索着向前走,因为他(她)害怕碰到障碍物。

2.团队带队人引导成员进行经验分享

①被蒙眼睛的成员在活动过程中有什么想法?

②其他成员的想法是什么?

3. 团队带队人点评

以往考试失败的经验有时会成为我们"心"中的障碍物,削弱了我们的信心,阻碍了我们的行动。请把"心"中的障碍物搬开,放松心情去努力和奋斗。

★ 团队活动项目2:合理情绪疗法

1. 团队带队人做简单讲解

"人不是为事情困扰着,而是被对这件事的看法困扰着。"合理情绪疗法的创始人、美国心理学家艾利斯强调人的认知在情绪和行为中的主宰作用。他认为,人们往往不快乐,是因为被"绝对化倾向"、"过分概括化"、"糟糕至极"等不合理的认知束缚了心灵,导致了情绪困扰。要想从消极的情绪中解脱出来,就必须与不合理的信念作斗争,用合理的认识来取代不合理的认识。

2. 调整认识

按上次活动的小组进行。把每一种不合理的认识都换一个角度写出新的认识,比如不合理的认识:"高考一旦失败,我就没有前途了。"

反驳:升学考试不理想,人生前途必定黑暗吗?

合理的认识:高考不是非胜即负。人生漫长,一次机会没抓住,怎能说以后没有第二次、第三次呢? 根据下面所给格式,把话写完整。(目的是通过形成合理的认识,调整自己的情绪)

①高考越来越近了,我既兴奋,又紧张,因为……

②备考这段时间有些紧张、烦躁的心情是很正常的,因为……

③虽然在模拟考试中我的成绩不太理想,但是…… 或者:在模拟考试中我的成绩不错,我相信……

④昨天已经过去,永不复返,所以……

3. 团队带队人简单进行本次活动的小结,并预告下一次团体活动的内容。

(四)第四次团体活动

1. 团体活动名称:放松训练

2. 团体活动目标:帮助成员了解和初步掌握放松的方法。

3. 活动准备:音响、可用于放松训练的背景音乐。

4. 活动程序:

①深呼吸放松法:

要领:深吸一口气让它到达腹部,然后缓缓地呼出来。

②想象放松法:

放松的要领:在整个放松过程中要始终保持深慢而均匀的呼吸;要能体验随着想象有股暖流在身体内运动。

指导语:(配合轻缓的音乐)

我仰卧在水清沙白的海滩上,沙子细而柔软。我躺在温暖的沙滩上,感到舒服,能感受到阳光的温暖,听到海浪的声音,感到温暖而舒适。微风吹来,使我有说不出的舒畅感觉。微风带走我的思想,只剩下一片金黄色的阳光。海浪不停地拍打海岸,思维随着节奏飘荡,涌上来又退下去。温暖的海风吹来,又离去,带走了心中的思绪。我感到细沙柔软、阳光温暖、海风轻缓,只有蓝色的天空和大海笼罩着我的心。阳光照着我的全身,身体感到暖洋洋的。阳光照着我的头,感到格外温暖。

轻松暖流,流进右肩,感到温暖轻松。呼吸变慢、变深。轻松暖流,流进我的右手,感到温暖和轻松。呼吸变慢、变深。轻松暖流,又流进我的右臂,感到温暖轻松。又流进我的后背,感到温暖轻松,从后背转到脖子,脖子感到温暖和轻松。

我的呼吸变慢、变深。轻松暖流,流进左肩,感到温暖轻松。呼吸变慢、变深。轻松暖流,流进了左手,感到温暖和轻松。呼吸变慢、变深。轻松暖流,又流回左臂感到温暖和轻松。

我的呼吸变得越慢、就变得越轻松。心跳也越慢越有力。轻松暖流,流进右腿,感到温暖轻松。呼吸变慢变深。轻松暖流流进右脚,感到温暖轻松。呼吸变慢变深。轻松暖流,又流回右腿,感到温暖轻松。

呼吸变慢,越来越深,越来越轻松。轻松暖流流进腹部,感到温暖轻松,流到胃部,流到温暖轻松,最后流到心脏,感到温暖轻松。整个身体变得平静。心里安静极了,已经感觉不到周围的一切,四周好像没有任何东西,我安然躺卧在大自然中,十分自在。(静默几分钟后结束)

③音乐放松法

春江花月夜、舒伯特《小夜曲》、肖邦《小夜曲》、德彪西《月光曲》、四季春、春之歌等乐曲

(五)第五次团体活动

1.团体活动名称:坦然面对高考

2.团体活动目标:

①帮助成员建立信心;

②成员之间互相鼓励。

3.活动准备:彩色纸每人1张、每人1支彩笔、歌曲《真心英雄》、音响。

★ 团队活动项目1:激励留言卡

活动要求:

①所有成员围成一圈,给每位成员发一张彩纸,对折,在中间用彩笔画一个心形,在心形中间写上自己的名字,然后依次向右传;

②每位成员都围绕着心形写下自己对其他成员的祝福和鼓励;

③每位成员在封面写上一句激励自己的话;

④每位成员轮流大声念出对自己激励的话。

★ 团队活动项目2:坦然面对高考

团队带队人引导:学习本来就是一项艰苦的长期的劳动,需要那种历经挫折、煎熬、仍不放弃的执着精神。"不经历风雨怎能见彩虹"、"没有人能随随便便成功",让我们在《真心英雄》的歌曲中结束我们的活动。所有成员起立,手拉着手,随着《真心英雄》的音乐,一起齐声歌唱,在激昂的气氛中结束团体活动。

五、讨论与分析

团体心理辅导的诞生、发展和青年教育培训与集体心理治疗的探索、发展有着极其密切

的关系。当前,大学生心理问题层出不穷,而心理咨询教师却十分匮乏,杯水车薪,难解燃眉之急,团体心理辅导可提高咨询的效率。从发展趋势上看,团体心理辅导将是大学心理健康教育的重要模式。目前,探讨团体心理辅导模式在大学中的应用具有重要的意义。

心理健康教育团体辅导应用案例

一、实验介绍

团体辅导是在团体情境下进行的一种心理辅导形式,它是以团体为对象,运用适当的辅导策略与方法,通过团体成员间的互动,促使个体在交往中通过观察、学习、体验,认识自我、探讨自我、接纳自我,调整和改善与他人的关系,学习新的态度与行为方式,激发个体潜能,增强适应能力的助人过程。

20世纪90年代以来,发展性团体辅导进一步受到重视,并在医疗咨询、学校教育、个体自我发展、人际训练和自我价值探索等日常生活中得到广泛应用。

在1990年以前,中国的一些精神卫生研究机构已经开始尝试对住院和门诊患者开展多种类型的集体心理治疗,并取得了良好的效果。1991年中国心理卫生协会举办了"团体咨询培训班"。之后,上海和北京等地的高校和中小学将团体心理辅导作为一项重要的心理健康教育工作的抓手,并取得了明显的成效。2001年,教育部专门成立了以复旦大学为核心的"团体心理辅导的理论与实践"课题组,并在上海、广州等城市的大中小学建立了上百所团体心理辅导的实验基地,使这项工作得到蓬勃发展。目前,团体心理辅导的作用和应用范围越来越大,这也是当前学校心理辅导的主要发展趋势之一。随着学校心理健康教育的不断发展,学校的团体心理辅导理论与实践将不断得到完善和补充,其将成为青少年健康成长的重要辅导方式和工具。

将团体作为一个微型社会,为那些在现实生活中受到挫折、压抑的成员提供一个宽松的环境,是团体辅导所必备的背景。在这一充满理解与支持的团体氛围中,参与者愿意尝试各种选择性的行为,探索自己与其他人相处的方式,学习有效的社会技巧;团体成员之间能够彼此相互觉察,并获得其他成员在团体中对其觉察的反馈,使之经由别人的观点来审视自己;培养成员之间的信任感与归属感,从对团体的信任到信任周围的其他人,从对团体的归属感扩延到对学校的认同感与归属感。

以校园团体辅导来说,道宁(L. N. Dowing)认为学校团体心理辅导有12个方面的优点

1.学生了解、体验到自己是被其他学生支持的,以获得公德心和增强自信心。

2.让每个学生都能够从与别人的相互关系中找到自己的利益,学生将得到单独与咨询师接触所不能得到的利益。

3.鉴别需要特别予以援助的学生。

4.增进个别的咨询,团体的经验可以提高辅导的需求,达到更好的成熟。

5.有利于发展社会性,在团体中所获得的社会化经验可以促进学习与改进行为。

6.可以提高矫治效果,更好地洞察组员。

7.使咨询师可以与更多的组员接触,这种接触可以帮助学生克服羞怯、减轻压迫感和改

善自己的态度。

8. 学生获得安全感,增强自信心。

9. 为组员提供接近咨询师的机会和增强学生的求助动机。

10. 综合各种教育经验以获得最大的利益,经过团体讨论使方法明确化后,将有助于学生对学校的各项活动感到有意义,能够认识更和谐的关系。

11. 松弛学生的紧张和不安。

12. 使辅导者和教师的工作更加有效。

团体心理辅导的过程是一个借助于成员之间的互动而获得自我发展的学习过程。它能够改善成员的不成熟的偏差态度与行为,使其心理良好发展,培养其健全的人格。除此之外,团体心理辅导是预防心理问题发生的最佳途径。在团体心理辅导的过程中,成员在团体中可以更好地了解他人、接纳他人和满足归属感。加上团体活动的情景比较接近日常生活与现实状况,因此处理情绪困扰与心理偏差行为时,更容易收到效果。

在进行团体辅导教育时,要明确以下几点:

1. 明确团体的纪律

在团体组建好开始运作前,首先要宣布团体的纪律或规则(每个组员在这些规则面前都是平等的)。纪律的内容一般包括:保守团体内秘密;坦率真诚;活动期间不与外界接触,避免干扰;避免只与少数人交流,积极参加团体活动。必要时要进行团体宣誓活动。

2. 团体心理辅导的原则

民主原则:有助于团体保持良好的秩序和轻松的氛围,增强团体的凝聚力。

共同原则:团体心理咨询是针对组员的共同问题而组织的,个体间相互关注,持共同的信念和目标。

启导原则:咨询的本质是教人自助,因此团体心理咨询应该本着鼓励、启发和引导的原则,重视团体内的交流与各种反应,培养成员分析和解决问题的能力。

发展原则:指导者要用发展变化的观点看待成员的问题和把握团体的辅导过程。

综合原则:指导者应该了解各种咨询的理论与方法,有选择和针对性地综合加以应用相关技术,有效地完成咨询的目标。

保密原则:在团体心理咨询过程中,在不损害他人的利益下,要充分尊重每一个成员的隐私,增强互信和理解,增加团体的凝聚力。

3. 团体辅导的方法

①团体讨论:就团体共同关心的比较有意义的问题展开交流与讨论,使问题更加清楚,达成共识。

②角色扮演法:让团体成员依据一定的故事情节,简单模仿故事中的人物,体验不同的社会角色,达到理解他人、最终相互了解的目的。

③行为训练法:安排一定的训练任务,要求组员按时完成,以达到养成良好行为、克服不良行为的目的。

遵循原则:从易到难原则;示范性原则;及时强化原则。

训练程序:情景的选择与描述—确定训练目标—团体讨论—提供示范—正式训练—总

结与评价。

④心理剧：是通过特殊的戏剧化形式，让组员扮演某种角色（角色扮演），在某种心理冲突情景下的自发表演，主角的人格结构、人际关系、心理冲突和情绪问题逐渐呈现于"舞台"，在主试的间接干预和同台参演者的协助下，使心理问题得到解决的一种团体心理咨询与治疗的形式。

基本要素：导演、主角、配角、观众和舞台。

表演过程：暖身—表演—分享与讨论。

基本技术：自我介绍，角色转换，独白，替身技术，镜照技术，梦幻商店，未来投射等。

⑤敏感性训练：是一种从团体心理治疗发展起来的团体训练技术，即对正常人在群体中的人际技能及其有效性获得反馈的方法。

⑥认知—行为改变法：通过改变当事人的认知——心理意象、观点、信念和思维方式，促使其理性化思考，进而改变其情感体验与行为模式的方法。其主要技术包括：理性情绪疗法、自我指导训练、应对技巧训练、内隐示范等。其程序一般是：热身活动（通过游戏等引出主题）；小知识（提供训练的基本信息）；心理活动（用心理剧、角色模拟等形式，进行小组互动）；小组讨论（谈感受，分享成功与体验）；主试总结（小结归纳，加深印象）。

二、实验目的

让学生们通过本实验，了解并掌握在团体中所学到的团体辅导知识，学会运用相关技巧，在团体辅导中帮助其他团体成员缓解心理压力。

三、实验仪器

团体活动室，彩笔等活动必备工具与道具。

四、实验过程

团体辅导的具体顺序可以灵活调整，但一般而言，分以下几步：

（一）团体活动前的准备

可以按姓氏、生日、喜欢的颜色、月份、属相、星座、喜欢的动物等以随机抽号的方式把一个团体分成若干小组，这样就为小组讨论和小组辅导奠定了基础。

小组认识活动：小组组建好以后，为了加深大家对小组的印象以及小组成员之间的熟悉程度，可以让组员讨论自己小组的组名、组歌、口号和组长，协商好以后可以进行小组交流。

（二）小组成员的互相自我介绍

在小组创建初期，组员之间的相互熟悉是很重要的。可以通过姓名、爱好、学校（班级）、特长、喜欢的动物、书籍、格言等的相互介绍达到初步的认识。

（三）小组成员的交流与讨论

为了使小组和团体的活动顺利开展，可以通过角色扮演、价值澄清、头脑风暴、协作游戏等增进成员之间的熟悉程度，例如可以进行小组认同游戏：

讨论：飞机紧急迫降山顶，机上人员带有滑雪装置、雪鞋、小刀、鱼线、鱼钩、打火机、信号枪、镇静剂、手电筒、绳索、烹调设备。请按照重要性排序,并说明理由。(这个问题比较开放,成员之间可以充分讨论,不强求答案统一,目的是让成员之间有认同感。)

(四)小组归宿活动

1. 下面你喜欢哪种动物(选一种)

狗、熊猫、狮子、猫、马、蛇、牛、兔子。

选项一致的就会有相同的归宿感,进一步加深小组成员间的了解。

2. "哑巴"排队:小组成员按照出生月份分组,根据出生日期的先后排队,不能讲话和用纸笔,只能用手势语。这个活动可以增强小组的凝聚力和协作精神。

3. 请按照你的方法将下列10样物品配成5对:盘子、咖啡杯、鞋子、人影、灯泡、蘑菇、人头、帽子、台灯、水壶。说明理由。这样可以让小组成员平等地对话,相互聆听,建立和谐的小组氛围。

4. 合作活动:同组组员之间合作,只用2张纸搭一尽可能高的物体。这样的活动既可以使成员间相互熟悉,又能充分发挥团队精神。

(五)角色扮演

1. 过障碍:3个人分别扮演成瘸子、瞎子和指路人。瘸子搀扶瞎子过障碍,另外一个人指路。这样轮流扮演,可以加强成员间的熟悉程度。

2. 下面是4组师生关系,请小组成员将其扮演出来,向大家展示。

A. 亲密无间、无话不谈;B. 敬而远之、交流平淡;

C. 关系紧张、互有距离;D. 知识灌输、没有情感。

角色扮演的主要目的是促进小组成员间的相互了解,使其学会沟通和处理与他人的关系,克服以自我为中心的习惯等。

(六)小组凝聚力活动

1. 汪洋中的一条船(站报纸):准备一张普通的报纸,展开放在地上。找4—5人同时站在上面(不能站在报纸之外,周围有人做好安全保护)约3秒钟,成员间可以相互用手协助。做完后再将报纸对折,重复上面的活动,以此类推,看在最小的面积上如何能够站下他们4—5人。这个活动可以增加小组的协作精神与凝聚力。

2. "向后倒":一人站在桌子上,背朝大家,双手交叉抱臂;另外6—8人面对面站好,双手交叉,形成保护网(和站立者的桌子一样高),然后站立者直立向后倒(注意保护:下面有软垫,活动者均不要戴手表、耳环等饰品),倒在下面人用手交叉形成的保护网上就成功。此活动要组员之间有充分的信任和配合,有一定的难度,需要在保护得当的情况下去做,最好是高中生及以上的学生做。

3. 手拉手绕圈:小组成员站成一圈,每位成员左右臂交叉(将左臂放在右臂上,每位成员均这样)用手拉住相邻两个组员的右手和左手,这样就拉成一个圈。然后小组成员要想办法打开交叉的手,最终手拉手,而手臂不交叉。整个活动中组员的手都不能松开。这个活动可以充分发挥成员之间的智慧和协作精神。

4. 用身体写数字。每位组员轮流带头分别用手、头、肩、脚和臀部等身体部位写0—9这10个数字。活动虽简单,但可以加强小组的活跃气氛和战斗力。以此作为正式活动的热身,让组内成员进入到完全放松的状态。

而这些活动也可以在一些游戏和体育训练中得到启示,进行自行设计。在进行一定的热身活动之后,就可以正式开始团体辅导训练了。

(七)团体辅导训练名称:人缘来自好性格

1. 案例目标:

①协助成员认识在人际交往中受欢迎的人格特质;

②协助成员检视自身的人格特质,发展受人欢迎的特质,克服不良特质;

③进一步增强团体的凝聚力。

2. 活动准备:

每人1张纸、1支笔,用于记录"魅力指数"的记号笔1支。

3. 活动程序:

(1)"坐地起身"暖身活动(10分钟)

①将成员随机分成两组,确保两组的人数以及男女生的比例差不多。

②每组先派出两名成员,背靠背、臀部贴地、双臂相互交叉地坐在地上。当咨询师发出"开始"的指令时,两人合力使双方一同站起。要求在站起的过程中,手不能松开,也不能触碰地面。如果成功站起,则该小组继续增加一人,三人一起手挽手地坐地起身。如果失败则重新再来一次,直到成功方可再增加一人。以此类推,小组成员全部成功地一起坐地起身者为胜方。

③在活动过程中,咨询师负责发出"开始"的指令,并监督各小组不要犯规。

(2)"魅力测试站"(50分钟)

①咨询师描述情景:你参加了一个夏令营,在这个夏令营里你结识了很多性格迥异的人,有真诚的、善解人意的、乐于助人的、体贴的、热情的、善良的、活泼开朗的、风趣幽默的、聪明能干的、自信的、心胸宽阔的、脾气古怪的、不友好的、饶舌的、自私自利的、自负傲慢的、虚伪的、恶毒的、不可信任的、性情暴躁的、孤僻的、冷漠的、固执的、心胸狭隘的等等。

②组织成员进行讨论:你最不愿意和哪三种人做朋友? 最愿意和哪三种人做朋友? 并简要地说明理由。请每位成员在心底对自己做一个评判(不需要说出来),你认为自己最类似于以上哪两种人? 优缺点各选一个。然后仔细倾听其他成员对此的评价,从而了解自己的性格在人际交往中的受欢迎程度。

小佳(本实验中涉及的名字均为化名):我愿意和温柔的、聪明能干的人做朋友,不喜欢和不可信任的、虚伪又固执的人相处。

咨询师:大家觉得呢?

大家:(纷纷点头)我们也是。

小佳:和温柔的人在一起,不知不觉心情就变得很宁静,而且很有安全的感觉。他们会顾及你的心情,说话也好,做事也好,都会为他人考虑,而不会使你觉得尴尬。而你也可以放心地将真实的自己展现在他们的面前,而不用担心他们会出卖你,或者把你的秘密讲出去。

小禾:我也觉得,而且,如果一个人既聪明能干,又温柔的话,他一定会是一个很成功的人吧。既能够妥帖地把握自己与其他人之间的距离,又能够处理好自己的事情不受他人影响。这就是我想成为的那种人!

在小禾描述之后,大家纷纷点头表示同意。

咨询师:也就是说,大家都很喜欢那些为他人考虑,而且值得信任的朋友,对吗。

大家:是的!

咨询师:看来温和的性格,确实能够为大家带来更多的朋友,更重要的是值得信赖,如果总是辜负他人的真心,随意地传小道消息,就会渐渐成为大家所不喜欢,不能接受的人。

小佳:(点头)是的,我就是这个意思。

③咨询师根据成员的发言,记录下每种性格的魅力指数。最愿意和某三种人做朋友。那么根据喜欢程度的高低,这三种性格分别记 +3,+2,+1 分;反之,最不愿意和某三种人做朋友,那么根据讨厌程度的高低,这三种性格分别记 -3,-2,-1 分。所有成员发言完毕后,计算每种性格的总分,得出该性格的人际魅力指数。

④组织成员进行分组讨论"如何培养最受欢迎的三种性格",以及"如何克服最不受欢迎的三种性格"。

(3)"人际财富"(25 分钟)

①给每个成员分发 1 张白纸,1 支笔。然后请成员跟着咨询师的指导语和示范,绘制自己的人际财富图。

A. 首先在白纸的中央画一个实心圆点代表自己。

B. 然后以这个实心圆点为中心,画三个半径不等的同心圆,代表三种人际财富或者人际圈。同心圆内任意一点到中心的距离表示心理距离。将亲朋好友的名字写在图上,名字越靠近中心圆点,表明他与你的关系越亲密。

C. 写在最小同心圆内的属于你的"一级人际财富"。你们彼此相爱,你愿意让对方走进自己心灵的最深处,分享你内心的秘密、痛苦和快乐。这样的人际财富不多,却是你最大的心灵慰藉,也是你生命中最重要的成长力量。

D. 写在第二大同心圆内的是你的"二级人际财富"。你们彼此关心,时常聚在一起聊天戏耍,一起分享快乐,一起努力奋斗。虽然你们之间有些秘密是无法分享的,但这类朋友让你时常感到人生的温馨。

E. 写在最大一个同心圆内的属于你的"三级人际财富"。这些朋友,可以是平时见面打个招呼,但是需要帮助时也愿意尽力帮忙的朋友;可以是曾经比较亲密但渐渐疏远,却仍然在你心中占有一席之地的朋友;也可以是平时难得见面,却不会忘记在逢年过节问候一声的朋友。

F. 同心圆外的空白处代表你的"潜在人际财富"。尽量搜索你的记忆系统,把那些虽然比较疏远但仍属于你的人际财富的人的名字写下来。

②咨询师引导成员进行思考和分享

一般而言,一个成年人需要与大约 120 人维持不同程度的人际关系,其中包括 2—5 个心理关系比较密切的人。如果人际关系过疏或过密,都容易引发个体的心理问题,或孤独无助,或自我迷失。你的人际关系现状如何? 是否合适? 你自己身上的什么性格品质给你带来了好人缘? 或者如果你的人缘不太好是什么原因导致的? 试着整理自己的人际财富,反思自己在人际交往中所体现出来的性格特点(比如是否因一时愤怒的情绪而失去了曾经的知己;是否因太以自我为中心,忽略他人的感受而被周围的朋友渐渐疏远),找出自己需要继续发扬和改进的地方。

（4）小结（5分钟）

①咨询师鼓励成员在日常生活中虚心听取他人对自己的评价和反馈，了解自己在人际交往中的受欢迎程度，分析其中的原因，然后积极培养受欢迎的性格。思考一些有建设性的管理人际冲突的基本方法，改变对人际冲突的消极看法；以合作代替竞争，实现双赢；学会换位思考，宽以待人；积极地进行沟通，真诚地表达自己的意见和需求；等等。

②预告下次团体活动的内容。

五、讨论与分析

在进行团体辅导时，咨询师需要注意用个别咨询进行补充，以提高咨询的效率。当对某一类学生进行同时辅导时，可以大大提高咨询的效率。合理地运用团体辅导这一方法，可以在一定程度上增进学生的心理健康水平和对学习、生活的自信心。在一个团队中，小组成员相互鼓励，协同发展，增强信心。在一个班级中，运用团体心理辅导的方式，可以促进班级内同学间的交流与沟通，形成良好的班风，并激发学生的自我教育和潜力。在辅导的过程中，提高教师的教育与共情的能力。

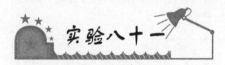

实验八十一

实验名称：单亲家庭孩子的团体心理咨询

实验内容：选取单亲家庭的青少年作为团队成员，依据他们的成长环境以及心理健康现状、当前要解决的重点问题等设计团队活动，如"爱在指间"移动、朋友互助小组、人生高峰体验等。

目的要求：使学生在掌握理论的同时，了解团体治疗的目的和关键以及作为团体咨询师应具备的特质、团体成员之间的对话、治疗的辅助作用等。要求在掌握团体心理辅导的基础理论的基础上应用团体治疗。

仪器设备：单向玻璃观察窗、音像设备、团体5—8人的空间。

具体操作：

1. 寻求同质团体或异质团体

2. 开始组建团队

3. 制定团队规范

4. 制定团体治疗活动方案

5. 具体实施

综合性、设计性实验项目(5)

实验室名称:综合心理学实验室

课程名称	心理咨询与治疗学		实验项目名称	单亲家庭孩子的团体心理咨询
实验项目性质	综合性[√] 设计性[√]	实验学时	3学时	实验室名称	行为观察与分析实验分室
实验主要内容	单亲家庭的孩子的行为表现有:唯我独尊的心理特点,事事处处以自我为中心;单亲学生有的因为父母离异觉得不光彩,因而也受到同学的歧视,慢慢对父母、家庭产生一种厌恶感,缺乏安全感或自尊不健全;行为退缩。本实验为在心理适应方面出现问题并企求解决问题的单亲孩子提供心理援助			
阐述综合性或设计性的理由	个体心理咨询针对性强,一对一操作,能更好地解决来访者的问题。团体咨询感染力强,影响广泛。这是因为群体的互动作用促进了信息的传递和自主性的激发,也就是团体动力的形成。在团体中,团体动力对于团体目标的实现有着很重要的作用,而团体成员也是靠着团体动力来相互作用、相互影响解决自己的问题的			
主要仪器设备	团体活动室			
实验对象	招募单亲家庭孩子10—12人			

单亲家庭孩子的团体心理咨询

一、实验介绍

1.团体心理咨询

团体心理咨询与个体心理咨询最大的区别在于求询者对自己的问题的认识、解决是在团体中通过成员间的相互交流、相互作用、相互影响来实现的。

团体心理咨询感染力强,影响广泛。这是因为群体的互动作用促进了信息的传递和自主性的激发,也就是团体动力的形成。在团体中,团体动力对于团体目标的实现有着很重要的作用,而团体成员也是靠着团体动力的相互作用、相互影响来解决自己的问题的。

团体心理咨询效率高,省时省力。相对于个体心理咨询一次只解决一个人的问题,团体心理咨询在解决问题方面,时间和精力是很有效率的。并且,团体心理咨询的复杂性,也会给团体成员带来其他的收获。

团体心理咨询的效果容易巩固。Gerald Corey 指出:团体心理咨询的基本原理是它提供了一种生活经验,参加者能将之应用于日常与他人的互动中。也就是说,团体心理咨询创造了一个类似真实的社会生活情境,增强了实践作用,也拉近了咨询与生活的距离,使得咨询较易出现成果而成果也较易迁移到日常生活中。

2.单亲家庭子女心理问题的表现

从表面意义理解,单亲家庭是指由于死亡或离异后只剩下夫妻中的一方与未成年子女组成的家庭。为此可以将单亲家庭子女的概念界定为:由父亲或母亲一方与其未婚的、年龄在18周岁以下的、没有独立生活能力的子女共同组成的家庭。家是驿站、港湾,是孩子成才的一块沃土。对于尚未成年的孩子来说,更是安全的代名词,是快乐之源,是健康人格的发展之端。而当父母双方离异或夫妻双方只剩一方时,对孩子来说,就意味着失去了一方的庇护,就如同鸟失去一翼,车失去一轮,在心理上必将承受巨大的痛苦,甚至对生活也失去勇气,对社会充满敌意。单亲家庭子女的心理健康主要存在着以下一些问题,例如自闭、自卑、自责、焦虑、抑郁、妒忌、逆反等。

二、实验目的

为在心理适应方面出现问题并企求解决问题的单亲孩子提供心理援助,最终帮助其调适身心健康,使其身心得到健康成长。

三、实验仪器及使用技术

1.场地及配置:心理咨询台、沙盘、团体辅导室、抱垫等。

2.使用的主要技术:

①主动倾听:专注于沟通过程中有关语言或非语言的行为,且不做判断及评价。澄清:确定成员所想表达的信息、感受与想法的具体含义。

②重复:以稍稍不同的措辞,重述团体成员的话,以澄清其意思。摘要:将互动过程中的重要信息,简要地进行综合归纳。提问:通过提出问题,引出成员自我探索问题的内容以及解决的方法。解释:对团体中某些行为、想法、感受提供适当的解释。支持:提供鼓励及增强信任。面质:对成员在团体中的语言、行动表现出的困惑或矛盾加以挑战。

③情感反应:反应成员的感受。同理心:能站在成员的立场,将心比心地体谅其感受及想法。催化:在团体中以开放性或引导性的方法,清楚地协助成员向有助于团体目标的方向去探讨。引发:在团体中引发行动,促使团体参与或介绍新的方向。设定目标:在团体心理咨询过程中,引发团体参与,并具体确定团体特点且有意义的目标。

④评估:评估团体进行过程和团体中成员及其相互间的动力。给予反馈:对成员专注观察后给予真诚且具体的反馈。建议:提出团体目标有关行为的信息、方向、意见及报告。

⑤保护:保护成员在团体中不必过早地心理冒险。示范:通过行动,示范对团体适合的行为。开放自我:对于团体发生的事件,个人开放此时此刻的感受或想法。

⑥处理沉默:通过对语言与非语言沟通的观察,对于团体沉默现象进行干预,促进团体的发展。阻断:对于团体中无建设性的行为,以适当的方式加以阻止。结束:以适当的方法,准备团体结束。

四、实验过程

1. 关系建立阶段(一般用 1—2 次活动时间完成)

运用"群体动力学"理论,创设和谐、温暖、理解的团体心理氛围,使团体成员有安全感、肯定感、归属感。在活动开始时,可以设计一些游戏,通过游戏让成员们彼此相识、彼此认同,消除沟通的障碍,引发成员参加团体的兴趣和需要,促进成员参与团体心理咨询的积极性。

2. 主题实施阶段(一般用 6—8 次活动时间完成)

营造充满理解、关爱、信任的气氛,创设特殊的游戏或讨论情境,使成员通过对他人的行为进行观察和模仿来学习和形成一种新的行为方式。成员开始融入团体之中,并找到自己在团体中的位置。他们彼此谈论自己或别人共同关注的问题,分享成长体验,争取别人的理解、支持,利用团体互动,增加对自我与他人的觉察力,把团体心理辅导作为练习和改善自己的心理与行为的实验场所,以期能扩展到社会生活中去。每次活动后,团体指导者还要请成员们做出反馈,及时地交流种种新的认识及感受。

3. 团体结束阶段(一般用 1—2 次活动时间完成)

经过多次的成功团体心理辅导之后,成员之间已建立了亲密、坦诚、相互支持的关系,其对团体心理辅导的结束可能会感觉依依不舍,有的还可能有强烈的情绪反应,因此系列团体辅导要提前几次预告团体活动的结束。要处理好可能的分离焦虑,做好结束活动,这对巩固团体心理辅导的成果,是非常重要的一环。我们设计游戏活动的主要目的,是为了使成员能逐步摆脱对团体的依赖,把团体学习成果应用到日常生活中;而团体成员之间在可能的情况下也可以继续保持联系,在必要时可互相鼓励、互相帮助。成长评价也是团体心理辅导结束阶段的一个重要程序,让成员填写"成员评量表",交流个人的心理体验和成长经历。

4. 具体案例分析

张敏(化名),女,14 岁,初中三年级学生,家庭经济较贫困。10 岁时,由于一场车祸,她的父亲为了救她,自己倒在了血泊中,小小年纪的她正好目睹了这惨痛的一幕。从此,在她幼小的心灵留下了深深的烙印,也使她的心理发生了变化:胆小、对任何事情都不感兴趣、在集体中不与同伴交往,心情忧郁,沉默寡言。特别是当她听到同伴兴高采烈地谈论自己的父母时,她便会伤心地流着泪,自言自语地说:"我没有爸爸,我的爸爸因为我死了。"

①原因分析

通过与敏敏的母亲交谈,了解到,她家的经济状况较贫困,孩子的爸爸单位效益差,他们一家和爷爷奶奶生活在一起,她本人是"外来妹",因此对自己在一家小饭店打工非常珍惜,工作也较忙且工作时间较长。平时,孩子与父亲接触得最多,父亲从小就很喜欢她,孩子对父亲的依恋和感情也最深。敏敏 10 岁前也是一个活泼、爱说的孩子。由于目睹了自己的父亲惨死在车轮下,精神上、心理上受到了较大的刺激和压力。那时,她虽似懂非懂,但随着年龄的增长,知道爸爸再也不会回到自己的身边,也不会来接送她上学放学了。她怕别人谈论爸爸,也怕别人说她没有爸爸而看不起她。而在家里,接触最多的人是爷爷奶奶,爷爷奶奶不会像爸爸一样天天跟她玩,讲故事给她听,她与他们的交流少,久而久之,心理障碍就产生了。

②心理辅导和教育过程

面对张敏的情况,具体工作步骤如下:

第一步:加强家校联系,老师和家长给孩子充分的爱抚,以补偿孩子失去的爱,使孩子心灵上的创伤得以愈合。说服家长每天尽量抽出一些时间陪陪孩子,与她多交流,说说有趣、开心的事,以及讲孩子爱听的故事。物质生活上尽量满足孩子必需的物质要求,尽量关心孩子的生活,使她的物质生活水平能同一般的父母双全的家庭的孩子相差不太大,消除其自卑心理。

在学校,老师利用游戏、自由活动时间与她单独说一会儿话,并运用一些肢体语言,如:对孩子笑一笑,拉一拉孩子的小手,拍一拍她的肩等,使她感受到老师对她的爱和关心。此外,找出孩子身上的长处,在恰当的场合给孩子一个积极的肯定,使孩子感到心理上的满足,以增强她的自信心。

第二步:在师生间、同学中架起关爱的桥梁,使她感受到来自班集体的温暖,恢复健康的心理平衡。并在同学中找一位活泼的性情温和、善交谈的同伴和她结成对子,做好朋友,带领她一起玩,使她体验集体生活的快乐和同伴的关心。

第三步:引导孩子积极参加集体性的社会活动。鼓励她与同伴一起做值日生等。创设一些机会让她担任一些愉快的"角色",引导她参加故事表演,并及时表扬鼓励,以培养其积极情绪和优良性格。

第四步:发现孩子的兴趣点和特长,鼓励她在大家面前展示自己的特长。咨询师发现敏敏喜欢听故事,对讲故事有一定的兴趣,于是,在团队中就经常创设一些机会,让她在集体面前讲述故事,每一次讲完后,大家都高兴地为她鼓掌,增强她的信心。帮助她从消极、悲观的情绪中摆脱出来。

五、讨论和分析

1. 循循善诱,重拾自信心

家庭生活的不幸使单亲子女对生活失望,使他们大都有自卑心理,缺乏自信心。作为教师,要善于发现孩子身上的长处,并给予鼓励和赏识,从其感兴趣和擅长的方面着手引导,善于捕捉孩子身上的闪光点,发现孩子有了心理、行为方面的点滴进步,及时地给予表扬,增强其自信心,让其带着自信和祝福上路,会取得意想不到的教育效果。

单亲家庭的孩子由于父爱或母爱的缺乏,家庭的先天不足使他们产生渴望被关怀的心理,在班集体中应创造一种生活上互相关心,学习上既竞争又合作的良好人际关系,使他们能感受到集体的温暖。鼓励单亲家庭的学生积极参加班上各项集体活动和社会活动,使他们提高自信心。

2. 维护孩子的自尊,帮助孩子处理好同学间的关系

鼓励孩子在班上多交几个要好的朋友,经常一起学习、度周末,孩子的群体生活一旦正常,许多问题便会迎刃而解。如果有个别同学说了刺激性的话,批评更应就事论事,与同学不能友好相处,过多的批评与责骂,最后只能形成恶性循环。班主任以适当的方式在班上讲清道理,以便形成正确的舆论。让孩子体会到集体、同学、老师对于他们的关爱,在友善、宽

容、平等的环境中,孩子会成长得更好。

3. 及时疏导孩子在父母离异后的偏执想法

父母离异后,许多家长便把孩子作为自己唯一的精神支柱,走入引导误区:有的对孩子过于怜悯,事事依顺孩子,更有把自己全部的希望都寄托在孩子身上的。这两种偏激做法的直接后果就是一方面容易导致孩子处处以自我为中心,变成自私、专横和任性的"小霸王",缺乏同情心和责任感,不懂得尊重他人,往往瞧不起含辛茹苦养育他们的父母。另一方面,如果对孩子期望值过高,势必导致孩子的心理负担过重,过于压抑不利于孩子的健康成长。教师在日常生活中要及时与家长保持热线联系,互通学生的情况,或定期家访,把孩子在学校的各种表现告诉家长,同时也可了解孩子在家的情况。如果遇到父亲或母亲对孩子缺乏适当的监督,应及时提醒家长,指导他们一些基本的教育方法。当孩子与新组建的家庭成员产生矛盾或对离异父母怨恨时,要当好协调员,使孩子能体会出"父母离异是因为双方有无法化解的矛盾,是无奈的选择,父母对孩子的爱不会因为父母的离异而淡化"。

4. 要培养孩子的耐挫力和责任感

教育孩子正视逆境,敢于向命运挑战,做到自强自立,勇往直前,并对他们取得的进步多表扬和鼓励。让其明白在家里要体贴长辈,生活自理,做一个懂事听话的好孩子;在学校里要尊敬师长、团结同学,关心集体。

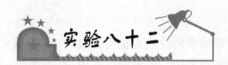

实验名称:企业 EAP 员工心理援助

实验内容:实验指导教师以其亲身操作——DQ 油田海外员工 EAP 心理援助、中国移动通信公司(H 省 H 市)EAP 心理援助等为例,通过介绍,学生模拟实验。

目的要求:通过本实验,学生能够了解和掌握心理咨询与治疗应用于企业 EAP 员工心理援助的方法,明确将个体咨询与团体辅导、婚姻家庭、亲子教育以及企业资源分析等多方位整合,为企业把脉,构建心理咨询与治疗新视野。

仪器设备:模拟剧场、单向玻璃观察窗、音像设备、助手若干人。

具体操作:

综合性、设计性实验项目(6)

实验室名称:综合心理学实验室

课程名称	心理咨询与治疗学		实验 项目名称	实验项目之企业 EAP 员工心理援助
实验 项目性质	综合性[√] 设计性[√]	实验 学时	3 学时	实验室名称	行为观察与分析 实验分室、模拟实验分室

续表

课程名称	心理咨询与治疗学	实验项目名称	实验项目之企业 EAP 员工心理援助
实验主要内容	EAP 是一项"基于工作场所的计划",该计划旨在帮助工作组织处理生产效率问题以及帮助雇员或客户甄别并解决个人所关心的问题。这些问题包括但不限于健康、婚姻、家庭、财务、酒精、法律、情感、压力以及其他可能影响工作绩效的问题。企业 EAP 项目可用于自我概念的提升和人际关系的调适,进而帮助来访者以正常的人际交往途径与方式开展人际互动活动,最终达到提升工作绩效的效果		
阐述综合性或设计性的理由	通过这个综合性与设计性实验,学生能够在掌握理论的同时了解企业 EAP 的大致流程,在心理分析基础上为企业员工提供心理援助,开展分析与治疗。综合所学的企业 EAP 相关知识解决企业员工中存在的各种心理问题		
主要仪器设备	心理咨询台		
实验对象	存在心理问题的企业工作者,EAP 负责为他们提供的咨询包括但不限于健康、婚姻、家庭、财务、酒精、法律、情感、压力以及其他可能影响工作绩效的问题		

企业 EAP 员工心理援助

一、实验介绍

EAP 英文全称为 Employee Assistance Program,中文翻译为员工援助计划,有的也翻译为员工帮助计划或员工辅助计划。"EAP"最早起源于美国,随后发展迅速。关于它的准确定义,目前还没有一个统一的认识。

根据国际 EAP 协会的定义:EAP 是一项"基于工作场所的计划"。该计划旨在帮助工作组织处理生产效率问题以及帮助雇员或客户甄别并解决个人所关心的问题。这些问题包括但不限于健康、婚姻、家庭、财务、酒精、法律、情感、压力以及其他可能影响工作绩效的问题。

(一)国际 EAP 的内容

由于研究的角度和认识的不同,EAP 的内容也不尽相同,国际 EAP 协会认为 EAP 的核心内容包括:

1.把咨询及培训援助给那些力图管理处于困境的雇员、改善工作环境、提高雇员工作绩效,并培养雇员和其家人了解 EAP 服务的工作组织的领导者。

2.为员工及客户所关心的个人问题提供保密和及时的问题甄别以及评估服务,这些个人问题可能会影响工作绩效。

3.采用建设性的面谈激励和短期干预的方法,帮助员工及客户处理可能影响工作绩效的问题。

4.向员工及客户推荐诊断治疗和援助服务以及案例监控和跟踪服务。

5. 工作组织与提供治疗和其他服务的供应商之间建立和保持有效关系以及在管理供应商契约方面提供咨询。

6. 向工作组织提供咨询,鼓励适用医疗和行为问题(包括但不限于:酗酒、药物滥用、精神和情感紊乱)的健康保障的实用性和可获得性。

7. 为工作组织和个人工作绩效提供的 EAP 服务的效果。

尽管 EAP 的定义不尽相同,但至少都具有以下共同特征:首先,EAP 是为个人和组织提供的一种咨询服务,这种服务范围很广,涉及面很宽,既包括员工本人和组织,还涵盖了员工家属和其他相关的人。其次,实施 EAP 的根本目的是为了解决员工和组织的问题,改善个人和组织的福利,从而提高组织的生产效率。再次,EAP 由组织负责提供,而不是由员工个人或某个部门提供。对于员工来说享受 EAP 服务是免费的。最后,EAP 不是单一的计划,而是由一系列方案组成的,从最开始的咨询、诊断,一直到最后问题得到解决,是一个系统工程。

(二)EAP 的模式

1. 非专业评估和甄别模式

这种模式与最初的员工援助尝试最接近,是一种典型的康复酗酒者对其他遭受相似困扰的个人进行援助的模式。这种模式通常在内部运作,尽管个人一般有些实际经验,但很少接受培训甚至没有由于该模式范围受限,已经变得很少了。

2. 集中限定评估和甄别模式

这种模式有时也叫作票据交换所。它的特点是包括了一种同时提供给单个或许多不同类型组织的非现场服务。服务可能是面对面的,也可能通过电话。提供服务的人可能接受过顾问方面的培训,但可能拥有最少的资质,相对于组织的规模来说,参与 EAP 的员工的比例通常比较小。因此,由于不在现场和缺乏对组织的了解,这些 EAP 计划通常只是涉及组织的边缘。

3. 职业评估甄别和情势咨询模式

这种模式提供了范围更广的选择,通常利用全面的战略视野来解决人性困难。处理的问题包括但不仅限于:个人心理问题、婚姻、家庭和子女的问题以及物质滥用、工作压力、财务和法律问题。受过专业训练的顾问和管理人员根据治疗资源来实施评估和在一定程度上监控治疗。通常在情势失控或急性危机的情况下,他们也可能提供某些短期咨询服务。这些模式的 EAP 也对团体资源进行一定深度的评估。如果福利不能自成体系,也不能替代 EAP。福利项目只是关注一般的雇员,而 EAP 主要是针对有严重的急需的心理或健康问题的特殊员工,两个计划需要不同的技能,员工援助顾问必须了解酒精和药物使用、成瘾以及精神和情感问题,而提供福利计划的顾问重点是在一般意义上了解生理和与健康有关的风险因素。

随着中国经济的发展,工作生活节奏的加快,竞争的日益激烈,员工的工作压力问题也日益凸显,诸多管理中的难题也随之而来。近年来,一些中国人力资源开发网联合国内一些媒体启动了"工作倦怠指数"调查。在针对工作倦怠中的情绪衰竭指数(情绪衰竭是指个人认为自己所有的情绪资源都已耗尽,感觉工作特别累,压力特别大,对工作缺乏冲劲和动力,工作中会有挫折感、紧张感,甚至害怕工作)的调查结果表明,确有少部分人有较高的情绪衰竭,只有约40%的人情绪衰竭程度较低或者没有。

可见,严重的工作压力最直接的后果就是导致员工出现工作倦怠等各种身心问题,进而导致工作效率和组织绩效的降低。同时,国内外很多研究也证实,工作压力除了可能会造成员工身心的伤害外,也会对组织及其他成员产生种种不良的影响。

20世纪80年代以来,EAP在英国、加拿大、日本、澳大利亚等国家有了长足的发展和应用。截止到20世纪90年代,90%的世界500强企业为员工提供了EAP福利。EAP进入我国最初是从港澳台地区开始的,台积电的EAP实践受到业内的广泛关注;大陆地区引入EAP较晚,2001年联想公司在国内率先实施了完整的EAP项目"联想客户服务部员工帮助计划"。EAP员工帮助计划逐渐被企业认可,越来越多的企业尝试开展EAP服务,EAP逐渐成为企业管理的一种新趋势。

二、实验目的

通过本实验,学生能够在掌握理论的同时,了解企业EAP的大致流程,在心理分析的基础上为企业员工作分析与治疗。综合所学的企业EAP相关知识解决在企业员工中存在的各种心理问题。

三、实验仪器

心理咨询台、心理模拟实验分室、行为观察与分析实验分室。

四、实验过程

家庭烦恼、感情纠葛、法律纠纷等种种看似凌乱无章、无从入手的个人问题都可以在EAP援助服务中给予完美的解答。

案例一:人际关系问题

安顺(化名)小姐在一家跨国公司做销售,收入颇丰,其丈夫也是出色的职业经理人。事业家庭都很成功的她理应是春风得意、无忧无虑的,然而她却向咨询师提出了她的苦恼:没有朋友。

根据安顺小姐的自述,就是朋友交一个,丢一个。和人打交道时,会不经意地压抑自己,聚会时冷场、尴尬的局面时有发生,因此怎么也找不到一个推心置腹的朋友。在她眼里,没有朋友、缺乏人脉的生活,就像是被关在狭小的牢笼中,死水一潭。长期的忧虑影响到了她的自信,也逐渐干扰着她正常的工作。她一直不明白自己在哪个环节出了问题,而且她还是一个优秀的销售员!

诊断:安顺小姐能很好地和客户沟通、交谈、拿下订单。然而一旦说话的对象变成了"朋友",就开始手足无措了。经过几次谈心后发现,她的关键问题在于对形象、言辞过度关注。她总是怀疑自己的措辞不够完美,审视自己穿着是否得体,敏感地关注对方的反应,甚至为任何失误感到焦虑。当然,她也会那么严格地要求别人。所谓"一鼓作气、再而衰、三而竭",屡次失败让她的自信心大打折扣。找到了原因,接下来的工作便容易多了。经过几周的面谈咨询和实践,安顺小姐终于能克服原先苛刻的眼光,转变为谨慎的态度,以放松的心情,愉快地和朋友们谈天说地了。

案例二:关于创伤打击

一次,某矿区出了工伤事故,此事让现场所有矿工产生了恐惧心理,种种谣言相互渲染,让整个矿区周围笼罩上了一层挥之不去的阴霾,工人们都选择了"罢工"。碰到类似的意外事件,公司老板也不知所措。这时唯一能做的就是赶快请来EAP专家,通过心理咨询手段帮助员工除去"心魔"。

诊断:首先告诉员工,他们的"顾虑和恐惧"是人的正常反应,不必为此而烦恼、忧虑。接下来便是给他们做团体宣讲,找出其中的"关键人物"进行个别疏导,这样矿工们很快便开工生产了。

案例三:职业发展焦虑

李淼(化名)小姐是一个外向活泼的女孩,喜欢五彩多变的生活,在一家国企市场部工作。一直以来她都向往能去外企工作。一次偶然的机会,她成功地跳槽去了一家著名的外企担任销售助理。然而几个月工作下来,整个人都无精打采的,对职业发展产生了困惑与迷茫。在她眼里,所谓的助理工作其实就是收集数据、做统计表格,日复一日毫无创新挑战可言。如此枯燥的工作与她当初的想象大相径庭。失望之余,选择马上跳槽、还是继续工作等待机会成了两难的选择。

诊断:类似于李淼小姐的困境,相信很多职场中人都会遇到,解决此类问题,首先,要看你如何理解职业发展的成功;其次,要透过表象对现有的工作进行分析,认识到它背后是否隐藏着挑战,或可以人为地创造机遇,寻找到突破口。

经过多方了解得知,李淼小姐的数据统计分析工作需要细心、敬业、积极、良好的沟通技能(要和销售部门、工厂、仓库时刻联系,得到他们的支持)。李淼小姐的数据直达上级,会影响每一次的企业计划,可谓举足轻重。因此,她绝对是一个被上级看重的"潜力股"。一旦你对此工作游刃有余,就可以不断提高工作效率,此外,还可以根据老板的意图做些分析调查,如产品市场发展趋势,找到数据变动的原因等。通过多次的咨询,李淼小姐终于从工作中看到了无数的亮点。

五、讨论与分析

EAP项目是由企业埋单、员工享受福利的专业咨询服务。企业和提供EAP服务的咨询公司建立长久的合作关系,然后由咨询公司的专业人员帮助员工及其家庭成员解决各种心理和行为问题,其核心不仅在于直接疏解员工的工作压力,而且更在于提供预防性的咨询服务,以协助员工解决困难,提供职业场所的人文关怀,提高生产率并有效减少开支,提高员工在组织中的工作绩效。企业EAP所面临的问题在于不能及时跟进每一个员工精神状态的变化,常常需要从侧面入手,通过各种渠道为员工解决问题。非常容易流于形式。员工辅助计划的核心是透过对员工深层的关怀,来提升他们"心的力量",促进他们"新的成长"。

思考题

1. 本实验对你的启发是什么？企业 EAP 员工心理援助如何发挥最佳效用？

2. H 省 H 市有一家著名的百年老字号,现在面临企业危机,请根据企业的具体情况做 EAP 援助。

3. 以富士康为例进行企业分析,制订 EAP 援助计划。

4. 团体心理辅导在心理咨询中的作用是什么？对于社交恐惧或学校恐惧的求助者,在心理咨询师的工作室与求助者实际的社交场合之间的治疗效果能迁移吗？你有什么更好的策略？

参考资料

1. 刘亚林. EAP(员工援助计划)研究综述[J]. 经济与管理研究,2006(6):67-71.

2. 王雁飞. 国外员工援助计划相关研究述评[J]. 心理科学进展,2005,13(2):219-226.

3. 曹国兴,何秀花. 国内员工援助计划相关研究述评[J]. 企业科技与发展,2008(10):15-16.

4. 赵勇. 企业员工压力及压力管理[J]. 企业研究,2010(22):36-39.

5. 张军胜. 员工心理援助计划(EAP)的实践与成效[J]. 中国石油企业,2012(7):64.

6. 谢念湘,赵金波,佟玉英. 积极心理学视角下的大学生心理危机预防[J]. 学术交流,2011(10):206-209.

7. 樊富珉. 团体咨询的理论与实践[M]. 北京:清华大学出版社,1996.

8. 谢念湘. 高等学校心理辅导理论与实践[M]. 哈尔滨:黑龙江人民出版社,2006.

9. 徐西森. 团体动力与团体辅导[M]. 广州:广东世界图书出版公司,2003.

10. 吴武典. 学校心理辅导原理[M]. 广州:广东世界图书出版公司,2003.